敦煌医学
内科方药化学生物信息学研究

脾肺篇

刘永琦　李金田◎主编

DUNHUANG YIXUE

NEIKE FANGYAO HUAXUE SHENGWU

XINXIXUE YANJIU

PI FEI PIAN

全国百佳图书出版单位

中国中医药出版社

·北　京·

图书在版编目（CIP）数据

敦煌医学内科方药化学生物信息学研究 . 脾肺篇 /
刘永琦 , 李金田主编 . —北京 : 中国中医药出版社 ,
2022.12

ISBN 978-7-5132-7836-2

Ⅰ. ①敦… Ⅱ. ①刘… ②李… Ⅲ. ①敦煌学—中医
内科—方剂学—生物信息论—研究②肺病 (中医) —方剂学—
生物信息论—研究③脾胃病—方剂学—生物信息论—研
究 Ⅳ. ① R289

中国版本图书馆 CIP 数据核字 (2022) 第 183468 号

中国中医药出版社出版

北京经济技术开发区科创十三街 31 号院二区 8 号楼
邮政编码 100176
传真 010-64405721
万卷书坊印刷（天津）有限公司印刷
各地新华书店经销

开本 710×1000 1/16 印张 17.25 彩插 17 字数 466 千字
2022 年 12 月第 1 版 2022 年 12 月第 1 次印刷
书号 ISBN 978-7-5132-7836-2

定价 176.00 元
网址 www.cptcm.com

服 务 热 线 010-64405510
购 书 热 线 010-89535836
维 权 打 假 010-64405753

微信服务号 zgzyycbs
微商城网址 https://kdt.im/LIdUGr
官 方 微 博 http://e.weibo.com/cptcm
天猫旗舰店网址 https://zgzyycbs.tmall.com

如有印装质量问题请与本社出版部联系（010-64405510）

陈 序

"敦煌"在《史记》《汉书》中已经有了记载，东汉应劭解释说："燉，大也；煌，盛也。"敦煌的地理位置十分重要，它东接中原，西邻新疆，自汉武帝时期（公元前140—公元前87）以来，就一直是中原通往西域的交通枢纽和军事重镇。敦煌总扼阳关、玉门关两关，控制着东来西往的商旅，古丝绸之路的西道、北道、新北道三条道路都"发自敦煌"，然后经"西域门户"的伊吾、高昌（今吐鲁番）、鄯善而达中亚、欧洲；从敦煌出发向东，通过河西走廊就可到达古都长安、洛阳。敦煌伴随着丝绸之路的兴盛而走向辉煌，作为丝绸之路"咽喉"的敦煌，既是东西往来的交通要道，又是中西贸易的集散地、中西文化的交汇之地，被称为"华戎所交－都会"。在秉承汉晋文化传统，呈现明显的中国文化特色的基础上，凭借丝绸之路文化交流这座桥梁，多方位、广渠道地吸纳古代印度文明、希腊文明、罗马文明、波斯文明和中亚地区多民族文明的因素。这种多元文化的共存、共生和共荣，铸就了辉煌灿烂的敦煌文化。

史料记载，期间途经敦煌的僧、俗、吏、庶不仅热衷投身于各种佛事活动、积极举办各类斋会，而且醉心于抄经、写经、转经、建窟、修塔、造幡等功德事业。这一时期，敦煌民众在莫高窟兴建和重修了数百个洞窟。敦煌石窟是汇聚多种文明的宝库。季羡林先生认为，世界上历史悠久、地域广阔、自成体系、影响深远的文化体系只有四个：中国、印度、希腊、伊斯兰，再没有第五个；而这四个文化体系汇流的地方只有一个，就是中国的敦煌和新疆地区，再没有第二个；敦煌文化的灿烂，正是世界各族文化精粹的融合，也是中华文明几千年源远流长不断融会贯通的典范。

敦煌藏经洞内所藏文献数量众多，价值极大，其中医学类文献种类完备，涵盖了医经、诊断、本草、方剂、针灸等各个方面，其中有一本颇具特色而有保存完整的著作《辅行诀脏腑用药法要》（简称《辅行诀》），其不仅保存了部分已经失传的经方，还具有完整、全面的辨治体系，对其深入研究可补充现有的辨治体系，还可促进对现有中医理论的研究，具有极大的发掘和研究价值。比如说《辅行诀》主要源自古佚书《汤液经法》，与《伤寒论》经方同出一源。但在《辅行诀》中找到了《伤寒论》中的一些佚失千年的经方，且《辅行》以五脏五行学说为基础，论述了疾病的治疗规律及方法，特别是载有古经方的主治及配伍方药用药独具一格，五脏辨治理论沿袭经典理论，却不被桎梏，五脏辨治理论把"体－用－化"哲学思维与分析模型引进经典的藏象、五行模型中，这种创新性思维补充了经典的脏腑辨证论治理论内容，同时融入了用五味配五行指导用药方法，自成一体，为现代临床实践提供了一种新的辨治思路。对推动与理解《黄帝内经》《伤寒论》用药法则研究及指导临床用药具有更为具体的参考价值。

习近平总书记提出要"注重用现代科学解读中医药学原理"，因而，如何运用新兴多学科的科学理论和前沿技术来解读中医药学原理，对于挖掘中医药宝库、打开钥匙、呈现瑰宝，加深对中医药奥秘的认识，以及促进中医药科技的创新发展具有重要作用。本书秉承传承精华、守正创新的理念，在系统阐述《辅行诀》独特的"体－用－化"模型结合五脏－五味配伍的五脏证治规律和理论基础上，以脾、肺脏病方为例，首先基于生物信息学分析了敦煌《辅行诀》脾、肺脏病方证治优势疾病；继而基于8个脾、肺脏病内科方药证治优势疾病分别利用传统方剂理论以及"体－用－化"配伍模型分析了脾、肺脏病方的化学生物信息学内涵；并结合现代药理学研究进展分析了脾、肺脏病方所含各药味的中药药理学及药味部分成分的化学结构、代表性成分的药理进展。利用大数据分析一方面尝试探讨各个处方证治优势病种的可能物质基础与分子机制，另一方面阐释了传统方剂理论以及"体－用－化"模型结合五脏－五味配伍的五脏证治法要各自指导方剂配伍、临床证治应用科学性、可行性、互补性的化学生物信息学科学依据。

本书的出版有利于科学解读《辅行诀》"体－用－化"模型结合五脏－五味配伍的五脏证治法要原理、揭开敦煌医学神秘面纱，进一步助推了敦煌医学走出经卷、走向临床，服务于人民健康；同时为以中医理论为指导，运用化学生物信息学等多学科理论与技术科学解读方药治则治法、方药证治优势疾病以及方剂配伍规律提供科学依据及基本研究范式。

中国科学院院士，国医大师

陈可冀

2022年12月于北京

刘　序

　　甘肃是中华民族和华夏文明的重要发祥地之一，也是中医药学的发祥地之一，被誉为"羲轩桑梓，河岳根源"。敦煌位于甘肃河西走廊茫茫戈壁滩的深处，地处丝绸之路咽喉地带。在很长的历史时期里，敦煌既是东西方国际贸易之重地，也是南来北往多民族交流、交融之所，更是东西方文化交汇、沟通的重要区域。著名学者季羡林先生曾说："世界上历史悠久，地域广阔，自成体系，影响深远的文化体系只有四个：中国、印度、希腊、伊斯兰，再没有第五个；而这四个文化体系汇流的地方只有一个，就是中国的敦煌和新疆地区，再没有第二个。"足见敦煌的历史文化意义。创建于4—14世纪的敦煌莫高窟，伴随着丝绸之路的繁荣，在中国历史上兴盛了1000年，不仅承载着古代敦煌的辉煌历史，还封存着隋唐之前中西文化交融、和谐共存的珍贵画卷。

　　1900年敦煌莫高窟藏经洞的发现，震惊了世界。其中所藏的敦煌遗书涉及宗教、医学、天文、历法、历史、地理、方志、图经、民俗、诗文、游记等各个方面，而且很多书籍是传统文献中不可得见的资料，具有极大的价值。医药文献是敦煌遗书中的重要组成部分，其中医药卷子超过100件，内容涉及医经、方药、针灸等各个方面。在众多的医学卷子中，《辅行诀脏腑用药法要》(简称《辅行诀》)是一个具有代表性的存在。《辅行诀》一书具有考据、文献、临床等多方面的价值。开展《辅行诀》等敦煌医学医籍的系统挖掘与研究，对中医药传承精华、守正创新发展具有重要意义。

　　本书遵循《辅行诀》五脏证治规律、"体－用－化"理论，首次利用中医药化学生物信息学研究方法，对《辅行诀》五脏证治脾脏、肺脏病方展开了多角度、多途径、多层次的科学解读。首先对《辅行诀》脾脏、肺脏病方优势病种研究分析，为《辅行诀》中药方的临床应用提供了基本框架；其次分别探求传统方剂理论和《辅行诀》"体－用－化"理论两个体系下脾脏、肺脏病方的化学生物信息学科学依据，一方面是对脾脏、肺脏病方的科学解读，另一方面也通过比较研究，探索两种体系不同之处的实质；之后从酸、苦、甘、辛、咸五味的角度研究了脾脏、肺脏病方中药药理学及中药成分的结构信息，力图解开《辅行诀》以味成方的科学内涵，也为《辅行诀》理论的临床服务奠定了良好的基础。

　　在中医研究中，传承是固根，传播是散叶，创新是扩枝发展。历史在发展，社会在进步，当今中医的发展，传承固然重要，但用现代的科学语言解读古老的中医理论，不仅让从小接受现代教育的人们能够更好地理解中医、运用中医，更会为中医广泛传播、走向世界及服务于人民健康打下良好的基础。本书作者开展的敦煌医学内科方药化学生物信息学研究，对科学解读中医药原理、促进中医药发展很有启发作用。

　　相信本书的出版，对中医药的文献研究、临床和科研工作都有良好的借鉴意义。欣然读之，乐以为序。

中国中医科学院教授，国医大师

刘志明

2022.10.19.

前　言

敦煌莫高窟于公元366年由乐尊法师最早开凿，后经北凉、北魏、隋、唐、宋、元等时期不断修建，历时千年，现有石窟700余个，是汇聚多种文明的宝库。敦煌医学是敦煌学的重要分支，是关于整理研究遗存的敦煌医药残卷、敦煌壁画及其他敦煌文物中医药史料的一门学科，具有独特的医学内容及医学体系。莫高窟藏经洞（约 1049—1054 年间封藏）内所藏文献数量众多，涉及内容涵盖了医学理论、诊疗、本草、医方、针灸等诸多方面。其中还涉及以中医学为主的学科群组合，包括中医药学、藏医学、印度医学、西域医学、道医、佛医等。敦煌医学的研究开始于20世纪初，其与"中医""西医"不是等同概念。作为敦煌学的一个重要分支，其出土的医学卷为校正著作疏误和遗漏、复原现代辑佚名著提供了非常珍贵的参考材料，填补了隋唐前后医学典籍之空白。经专家多次考证，医学残卷中记载的临床病种和处方用药真实有效，为临床治疗提供了宝贵的参考价值。敦煌医学具有地域特色，作为传统医学中一朵瑰丽的奇葩，在世界医学史上具有较高的学术价值。

敦煌医籍《辅行诀脏腑用药法要》(简称《辅行诀》) 不仅具有完整、全面的辨治体系，还保存了部分已经失传的经方。对其深入研究，可补充现有的辨治体系，还可促进对现有中医理论的研究，具有极大的发掘和研究价值。《辅行诀》传承《汤液经法》经典理论，又综合了儒、道、释思想对作者陶氏的影响及其平素的医药学术成就，最初著述目的即为指导人们服药祛疾以助养生修行，旨在实用。《辅行诀》以五脏五行学说为基础，论述了疾病的治疗规律及方法。特别是其载有内科古经方的主治及配伍方药用药独具一格，五脏辨治理论沿袭经典理论，却不被桎梏，五脏辨治理论把"体－用－化"哲学思维与分析模型引进经典的藏象、五行模型中。这种创新性思维补充了经典的脏腑辨证论治理论内容，同时融入了用五味配五行指导用药方法，自成一体，对推动与理解《黄帝内经》《伤寒论》用药法则研究及指导临床用药具有重要参考价值，为现代养生保健、临床诊疗提供了新的辨治思维与指导思路。

如何运用新兴多学科的科学理论和前沿技术来解读中医药学原理，对于挖掘中医药宝库、打开钥匙、呈现瑰宝，加深对中医药奥秘的认识，以及促进中医药科技的创新发展具有重要作用。信息医学是近年发展起来的新兴学科领域，其核心目标是在信息科学与生物医学交叉的基础上，强调用信息科学与技术促进生物医学的发展。中西医结合化学生物信息医学就是在中医药理论指导下，运用化学生物信息学等多学科理论与技术，多角度、多途径、多层次科学解读中医药学原理，揭示中医药起效的物质基础和分子机制，以阐明中医药学理、法、方、药科学内涵的新兴交叉学科，也已成为加快推进中医药现代化的又一重要支撑学科。基于中医药化学生物信息学理论与技术，在科学解读中医药防治新冠肺炎原理等研究领域得到了国内外权威学术期刊和多家媒体的报道，且相关研究成果荣获省级科技进步一等奖。

本书在系统阐述《辅行诀》独特的"体－用－化"模型结合五脏－五味配伍的五脏证治规律和理论基础上，以脾脏、肺脏病内科方药为例，首先基于生物信息学分析了敦煌《辅行诀》脾脏、肺脏病方证治优势疾病；继而基于方药证治优势疾病，分别利用传统方剂理论以及"体－用－化"配伍模型分析了脾脏、肺脏病方的化学生物信息学内涵；并结合现代药理学研究进展分析了脾脏、肺脏病方所含各药味的中药药理学及药味部分成分的化学结构、代表性成分的药理进展。利用大数据分析，一方面尝试探讨各个处方证治优势病种的可能物质基础与分子机制，另一方面阐释了传统方剂理论以及"体－用－化"模型结合五脏－五味配伍的五脏证治法要各自指导方剂配伍、临床证治应用科学性、可行性、互补性的化学生物信息学科学依据。特别是以期在用现代科学解读《辅行诀》"体－用－化"模型结合五脏－五味配伍的五脏证治法要原理、揭开敦煌医学神秘面纱的同时，助推敦煌医学走出经卷、走向临床，服务于人民健康。

本书付梓面世之际，十分感谢教育部敦煌医学与转化重点实验室、甘肃省高校重大疾病与分子医学重点实验室及甘肃省高校产业支撑计划项目（2020C—15）的支持，感谢中西医结合学科、实验室各位老师的支持，以及戚金风、苟丽红、陶金正、姬文京、刘伟等同学在书稿编写、资料整理等方面所做的工作。

本书编委会

2022年9月

目 录
CONTENTS

第一篇
CHAPTER ONE

导 论

第一章
敦煌医学概述

　　"敦煌"一词，早在《史记》和《汉书》中就已经有所记载。东汉应劭将"敦煌"解释为："敦，大也；煌，盛也。"作为丝绸之路"咽喉"的敦煌，既是东西往来的交通要道，又是中西贸易的集散地、中西文化的交汇地，被称为"华戎所交－都会"。在秉承汉晋文化传统，呈现明显的中国文化特色的基础上，凭借丝绸之路文化交流这座桥梁，敦煌多方位吸纳古印度文明、罗马文明、希腊文明、波斯文明和中亚地区多民族文明的因素。这种多元文化的共存、共生和共荣，铸就了辉煌灿烂的敦煌文化。1900 年敦煌莫高窟藏经洞被发现，其中所藏的敦煌遗书与河南安阳殷墟甲骨文、甘肃武威汉简、明清档案一起被称为中国近代古文献四大发现。敦煌藏经洞内所藏文献数量众多，价值极大，其中医学类文献种类完备，涵盖了医经、诊断、本草、方剂、针灸等各个方面，既包含以中医药为主体的汉文医药文献，亦有藏文医药文献，以及梵文、龟兹文、于阗文、粟特文等非汉文医药文献。敦煌医学文化在世界文化交流史中是一种独特、多元的存在，这得益于敦煌独特历史地域下形成的开放、融通的文化氛围。在医学文献中，有一本颇具特色而内容又基本保存完整的著作《辅行诀脏腑用药法要》（以下简称《辅行诀》），其理论体系完整，所载方药遣药组方传承经典又自成体系，具有极大的发掘和研究价值。

第一节　敦煌藏经洞及其所藏书籍概述

一、敦煌藏经洞的封藏

敦煌古属雍州，位于甘肃河西走廊的西端。在远古时代，我们的先民就在敦煌这一地区活动，从考古发现来看，火烧沟人是敦煌一带最早的居民。在公元前140年汉武帝即位时，汉王朝对敦煌进行了大规模开发，修长城、驻军队、开荒地、囤粮草，使得敦煌地区逐渐繁荣。在汉代，敦煌是中西交通的咽喉之地，中原地区的丝织品、金属工具及铸铁、凿井、建筑等技术通过敦煌输送到西域、中亚、西亚乃至更远的地方，而西域的胡桃、葡萄、胡麻等植物通过敦煌移植到中原，中亚的骆驼、汗血宝马、乐曲、乐器等也通过敦煌传入中原地区。

至隋代，丝绸之路分为南、北、中3条线路的格局基本定型，而敦煌是3条线路共同的关键要地。至唐代，中西方文化的交流达到了鼎盛时期，在唐王朝开放包容的制度之下，中西文化交流的范围进一步扩大，印度、希腊、中亚、西亚等不同系统文化的传入，使敦煌文化兼收并蓄、绚丽多彩。医药方面的交流也在这一时期达到了巅峰，印度、西域及阿拉伯地区的医学思想、药材和医疗技术渗透到东方，中国的医学思想、药材和医疗技术也不断向西传播。因此，丝绸之路既是"贸易之路"又是"医药之路"。

唐代中期，755年爆发了安史之乱，唐政府调动河西、陇右等西北各地的精锐部队入援中原，吐蕃乘机占领陇右地区，切断了河西和中原的联系，敦煌失去了往日的繁荣。848年，沙洲的张仪潮率众起义，结束了吐蕃在敦煌的统治。在宋初，914年，沙洲的另一大家族——曹氏家族中的曹仁贵统治了敦煌。从吐蕃占据敦煌至曹氏时期这100多年中的大部分时期，敦煌与中原的通道不甚通畅，经典书籍和纸张的来源比较困难，因此人们对纸张非常珍惜，纸张往往都是被两面抄写，在敦煌遗书中就保存了相当数量的被两面抄写的书卷。到北宋年间，敦煌自身经济又有了较好的发展，对外交流逐渐增多，佛典与其他文化典籍的来源渠道增多，除大量写本涌入敦煌外，刻本佛典也传入敦煌。大量崭新的写本、印本经典的涌入，使得敦煌地区势必淘汰原来残旧的经卷。于是在曹氏后期，1049—1054年，敦煌各个寺院对其藏书进行了一次大规模的清点，结果清点出一大批复本过多、残旧不全和一些少有人再读的经卷和其他文化典籍。他们把这些书籍和各寺院以前剔除而零散存放的经卷及其他书籍、过时文书、旧的幡画和一些佛像等物品集中于一起。中国传统文化向来有"文以载道"的思想，历代文人对书籍格外珍惜，而佛教更是认为"经所在处即佛所在处"，旧的佛典和法器不容亵渎。因此，当时按照传统办法，各寺院清点人员将这批经卷和文书用布包好，与一些旧的幡画、佛像及其他物品一道整齐地堆放在大小适宜的敦煌莫高窟第17窟中封存起来。

二、敦煌藏经洞的发现

敦煌藏经洞是由敦煌莫高窟守洞道士王圆箓首先发现的。王圆箓是湖北麻城人，由于家乡连年灾荒，于是逃荒流落到甘肃。他曾在肃州（今酒泉）巡防军当兵，退伍后，拜当地盛道法师为师，出家成了道士。大约在清光绪二十三年（1897年），他漫游到敦煌莫高窟，从此就在这儿安顿下来，再也没有离开过。

王道士走进莫高窟的时候，已经有"上寺"和"中寺"两座寺院，但当时这两座寺院的僧人是属于藏传佛教系统的喇嘛，对属于显教的洞窟没有多大兴趣。因此，莫高窟完全处于自生自灭之中，呈现出一派破败荒凉的景象。王道士见诸多洞窟无人管护，一片残破，便在莫高窟南区洞窟北头的一块平地上盖了几间茅屋，住了下来，并以"莫高窟住持"的身份自居，逐渐得到了当地居民和官绅的认可。

王道士安居下来以后，就开始四处募捐化缘，对莫高窟进行修缮。他粉刷了一些洞窟里历经风雨剥蚀、颜色剥落的壁画；又打通了洞窟之间的岩壁，修建了连接洞窟的一个个甬道，这样在各洞窟之间行走就方便多了，但岩壁上精美的壁画却遭到破坏。由于王道士信奉道教，在修缮洞窟的同时，他还把部分佛教洞窟改造为道教建筑。他看准了后来被编为 16 号的洞窟，想把它建成道教标志性建筑——太清宫。为了这一目的，王道士计划把 16 窟的上下两层打通，但洞窟中填满了多年的积沙，要想完成这项工程，必须先把积沙清理出去，于是王道士开始雇人清理积沙。在清理工作即将完成时，16 窟入口附近的一面墙壁上出现一道裂缝，王道士敲击墙面后，发现里面有空洞。于是在 1900 年 6 月 22 日的夜晚，他和一个伙计拆除了这残垣败壁，里面露出一个土坯垒砌的小门，拆除土坯后，呈现在眼前的是一个黑黝黝的复洞，大约几丈见方，里面堆满了无数叠放整齐、密密麻麻的白布包，每一布包裹经 10 卷，从窟底堆放到窟顶，又有数不清的佛帧绣像平铺在白布包之下，洞内还封藏了许多古物，所剩空间仅能勉强容下两人。这个洞窟就是后来举世闻名的敦煌藏经洞（敦煌莫高窟第 17 窟），洞内所藏书籍总数约 5 万卷，被后人称为"敦煌遗书"。

三、敦煌藏经洞书籍的特点

（一）数量众多，范围广泛

1900 年夏天，在敦煌莫高窟藏经洞中，王道士发现了 5 万余卷的遗书，即敦煌遗书（又称敦煌写本、敦煌卷子、敦煌文书等），其中包括 5—11 世纪多种文字古写本及少量印本，既有官方文书，又有私人文书。洞内所藏文献以佛教典籍最多，还收揽了医学、天文、历法、历史、地理、方志、图经、民俗、名籍、账册、诗文、辞曲、方言、游记、杂写等方面的书籍。其主要部分是传统文献中不可得见的资料，故成为多种物质文明和精神文明的重要依据和补充参证，价值尤为珍贵，所以被视为中国文化史上的四次大发现之一。

（二）文字丰富，形式多样

在敦煌藏经洞所藏书籍文献中，除了大批汉文文献之外，还有不少藏文、回鹘文、于阗文、龟兹文、梵文、突厥文、吐火罗文、希伯来文、西夏文等非汉文文献，因此敦煌书籍中所包含的文字非常丰富，对于文字研究具有重要价值。其中对汉语言文字方面的研究，内容极其丰富且新颖。另外，敦煌遗书在书籍发展史及书籍印刷史、装帧史上都是难得的实物资料。敦煌书籍形式多样，有拓本、印刷本和刺绣本，其中唐咸通九年的《金刚般若波罗蜜经》是现存最早的雕版印刷品。敦煌文献以卷轴装为主，又有梵箧装、经折装、蝴蝶装、册子装和单页等多种装帧形式。

（三）跨度较大，极具价值

目前所知，敦煌遗书时间跨度较大，最早的书卷纪年是魏高贵乡公甘露元年（256 年），最晚的纪年是宋咸平五年（1002 年），上起魏晋，下迄赵宋，跨越了十六国、北魏、隋、唐、五代、北宋等近 10 个朝代。

敦煌遗书保存了重要文物资料 5 万余件，堪称大百科全书，具有极大的价值。它不仅提供了其他史籍未曾记载的珍贵资料，还保存了从东晋到北宋各个时代的书法真迹，如真、草、隶、篆等各个书体，称得上是我国书法艺术的珍贵宝库。尤其难得的是，大量失传的古佚文书也包含在其中，大大丰富了我国文献宝库。敦煌遗书中保存了一大批吐蕃文文献，8000 多件，这对研究吐蕃史、敦煌史以及当时西北地区的民族变动具有重要价值；其中还保存了 50 多件回鹘文文书，对研究回鹘的历史和文化具有重要价值。此外，敦煌遗书中被保存的少量于阗文、粟特文和梵文文献，对研究古代的民族关系和中外交往具有重要价值。

藏经洞敦煌遗书的发现对于研究我国乃至世界的古代社会、经济、宗教、文化、历史、医学、艺术等都具有重要的学术价值。

四、敦煌藏经洞医学书籍的分类

医药文献是举世闻名的"敦煌遗书"中的重要组成部分，敦煌医药卷子总数应为 100 余件，根据种类划分和计数，基本情况如下。

（一）医经医论类文献

此类卷子有 20 多种，包括《素问》《灵枢》《伤寒论》《难经》及托名张仲景的《五脏论》残卷，内容涉及藏象、病因及医学杂论。这类卷子有些是对《内经》等古籍的进一步补充和发挥，有些则是与传世古医籍不尽相同的理论解说。其中，有现在可见最早的古本——《难经》残本；有见于 S.202 卷子的宋代整理编次前的《伤寒论》写本，它是目前所能看到的最早的《伤寒论》原卷抄写本，弥足珍贵。另外，五脏类著作的古传本《明堂五脏论》《耆婆五脏论》等，对今人研究中医五脏理论具有非常重要的意义。

（二）脉学诊法类文献

此类卷子约为 14 种，主要是脉学类文献，包括《脉经》《平脉略例》《玄感脉经》《青乌子脉诀》《七表八里三部脉》等多种脉学著作，也包括一些其他诊法文献。

（三）医术医方类文献

此类卷子近 40 卷，其中记载了 1000 余首医方，内容广泛，涉及内、外、妇、儿、五官、皮肤等科，此外还有不少美容、长寿方，体现了防治一体的学术思想。其所载方既有大量单验方，也有不少复方。在治法方面，其中既有内服法，又包含了很多贴敷、熏洗、摩膏等外治法，不少治法和方药用法都是古人的宝贵经验，值得后世深入研究和借鉴。

（四）本草药论类文献

此类卷子主要有《本草经集注》《新修本草》《食疗本草》3 种，也有个别不知名的古代药学著作残本，总共有 10 余件。

（五）针灸明堂类文献

此类卷子有 10 多卷，包括《针灸甲乙经》古抄本；P.2675 为《新集备急灸经》甲本、乙本残卷，其中亦有类似的残图；S.6168 及 S.6262 为两件古老的灸法图残卷，此 2 卷均先写主病之文，再绘用穴之图，文字记有病名、穴名及施灸壮数，图内点记穴位，图侧用引线标以穴名及部位；S.5737 为《灸经明堂》残卷、P.3247 为《人神流注》残卷，此 2 种卷子仅有文字。

（六）道佛医药类文献

道家、佛家医学文献约 20 卷。中医药原本与道家有同源关系，在佛教东传之后，佛家在中国也不可避免地和中医药发生了很多关联。因此，有一些明显具有道教、佛教色彩的文献，同时也是运用中医中药甚至结合了中医理论的道佛医药文献。其中，道医类文献多侧重于记载养生、辟谷、驻年等方面的方药；佛家类文献有一些印度僧医事迹的记载，也有一些佛医方的记载，其中用到了一些西域药物。

（七）医药外周类文献

文献中有一些本质上不属于中医药文献，但其内容与中医药有一定程度的关联，如提及或运用了一些中医药名词术语，或旁及一些中医药知识的文献资料。如《伍子胥变文》中的药名诗；习字课本中的病名、药名；佛家用中医方剂格式开具的"心灵处方"；类书中的医药人物；占卜、相书、具注历日中提及的病名等。我们将这类只是侧面或是偶然涉及医药术语的文献统称为"涉医文献"。

五、敦煌藏经洞医学书籍的价值

（一）极大丰富了隋唐前后医学典籍宝藏

首先，敦煌医学卷子弥补了隋唐前后时期医学文献的一大空白。我国在 4 世纪至 10 世纪初，即六朝至唐末五代时期，医学著作种类和数量均已相当繁多，据隋、唐史志所载不下二三百种。这些著作除了极少数是汉魏以前的古医书，绝大多数都是六朝以后的人撰写的，而在这个时期的大批医书中，能够比较完整保存下来的却只有屈指可数的几部医书，其中包括《肘后备急方》《诸病源候论》《千金要方》《千金翼方》《外台秘要》等。敦煌医学卷子为这一历史时期传世医书的短文现象弥补了很大的空白。

其次，敦煌医学卷子中属于隋、唐史志所未载者占绝大多数。这一事实既说明了收入史志中的医学书目是有很大局限性的，同时也说明了当时民间医书不论书名方面或品类方面还是广泛存在的，如俄藏敦煌文献的内容就是"妇科疾病民间单验方"。

最后，敦煌医学卷子是迄今为止除极少量汉墓出土医书外，我国古老的文字和内容最多的一批医书实物。

（二）为古医籍的校勘和辑佚提供了重要依据

首先，敦煌医学卷子为多种传世古医籍的校勘提供了早期根据。由于敦煌医书均是 10 世纪初以前的文献，因而可为隋唐及隋唐以前的传世古医籍的校勘提供重要旁证。

其次，敦煌医学卷子为辑佚、复原古医籍提供重要内容。在我国历史上，有些重要古医籍原书早佚，或虽有传本但已有很多残缺，而在敦煌医学卷子中保留有其佚文者可为辑佚、复原古籍提供重要内容。

最后，敦煌医学卷子中保存了许多未见著录的古医籍早期传本。这类著作在敦煌医学卷子中为数最多，如《玄感脉经》《明堂五脏论》等。

（三）多方面的医药学术成就

在敦煌遗书中不仅保存了众多的医学书籍，而且这些医学书籍很多具有较大的医学价值，能够体现在医学理论、诊断学、本草学、方剂学、针灸学等诸多方面，同时具有较大的临床实践和科学研究价值。

（四）解决了在医史研究中若干长期争议的问题

在医学史研究中，往往因原始资料的缺乏，而使某些涉及确定年代的问题上存在着学者们的不同意见长期不得解决。随着敦煌医学卷子被发现，因其抄写年代下限不晚于五代末期是确凿无误的事实，故可以在此基础上对若干长期争议的年代问题做出进一步的正确判定。

（五）提供了最早的藏医古文献

在敦煌遗书医学卷子中，共有 5 篇珍贵的藏医药文献，已于 1983 年被罗秉芬、黄布凡编译收录至《敦煌本吐蕃医学文献选编》。这些藏医文献是迄今所见西藏最早的古文献之一，它们为藏族医药学的起源提供了最新资料，在民族医药发展史上具有极为重要的作用。

（六）《辅行诀》的价值

《辅行诀脏腑用药法要》是敦煌遗书中一本颇具传奇色彩的著作。其不仅保存了部分已经失传的经方，还具有完整、全面的辨治体系，对其深入研究可对现有的辨治体系进行补充，还可促进对现有中医理论的研究。其价值具体如下。

1.《辅行诀》对传承与发扬经方具有重要作用

（1）提供更多经方，阐释组方规律:《辅行诀》中所择录的方剂主要源自古佚书《汤液经法》，与《伤寒论》经方同出一源，且在《辅行诀》中找到了《伤寒论》中的一些佚失千年的经方，如大、小朱鸟汤，大、小玄武汤，大、小阳旦汤，大、小阴旦汤等。其中还记载了数十首以五脏辨证补泻为理论治疗杂病的医方及开五窍救卒死诸法。因此，《辅行诀》对于研究医学史和仲景学说价值颇大。

《辅行诀》以五脏五行学说为基础，论述了疾病的治疗规律及方法，特别是此书记载了古经方的主治及配伍方药，用药独具一格。"五行互含之迹"启示了《伤寒论》组方理路。

（2）五行五脏格局，完备经方体系:《辅行诀》为经方提供了一个较为完备的体系。其书中治疗五脏的方剂是用五脏五行的格局排列的，而治疗外感的二旦、四神、大小等汤则单独成为一个完备的体系。在临床运用中，《辅行诀》将方剂与五脏五行理论联系得更为密切，将方剂的适应证和人体联系起来，从一个非常重要的角度对方证进行研究，而且方剂的使用还兼顾到了五脏之间的联系。

（3）严谨配伍理论，揭示配伍规律：《辅行诀》中的方剂配伍，以药物的"性味"以及五行属性为主要配伍依据，而且每味药物以及药物与脏腑之间的五行生克关系也是明确对应的。因此，《辅行诀》一书为医家研究《伤寒论》与《金匮要略》的组方规律和配伍理论提供了研究基础，极大地推动了方剂学的发展。

2. 提供了更具指导意义的用药分类方法

《辅行诀》中提出了用五味配五行指导用药的方法，认为各药的五味特性是：味辛皆属木，味咸皆属火，味甘皆属土，味酸皆属金，味苦皆属水。这与《黄帝内经》的论述不同。《素问·金匮真言论》云："东方色青，入通于肝……其味酸，其类草木……其味苦，其类火……其味甘，其类土……其味辛，其类金……其味咸，其类水。"《黄帝内经》中味辛属金、味咸属水、味甘属土、味酸属木、味苦属火的观点现在比较通行，但《辅行诀》是一种基于临床实际药效来定性的方法，就脾脏病"以甘补之，辛泻之"的治法为例，虽然所用的基本原理都是五行生克，但却与《黄帝内经》中的理解不同。在《黄帝内经》里味甘之药属土、味辛之药属金，而在《辅行诀》里味甘之药属土、味辛之药属木，从最终作用来看，以土补土、以木泻土的观点更符合实际。由此看来，《辅行诀》的分类方法更具指导意义。这种分类主要体现在"诸药之精"的 25 味药中。不仅如此，陶弘景还把每一种药味又分为五行，如"味甘皆属土，人参为之主，甘草为木，大枣为火，麦冬为金，茯苓为水"。这种临床指导用药的意义在于明确了药物的作用，如补脾土可以用人参，因其味甘属土，也可以用甘草来补，但甘草属土中之木，所以还可以治肝（木）病。从实际病证来看，甘草不仅可以补脾气，还可以治疗因肝病所致的各种疼痛，因甘草有缓急止痛的作用。

3. 对理解与研究《伤寒论》有重要作用

在中国古代医学中，伊尹所著的《汤液经法》与《伤寒杂病论》有一定的同源性，两者皆被称为"医方派"。又陶氏在《辅行诀》中言："外感天行经方之治，有二旦、四神、大小等汤。昔南阳张机，依此诸方，撰为《伤寒论》一部。"此言《辅行诀》与《伤寒杂病论》具有一定的相似性，且来源于《汤液经法》。因此，《辅行诀》的发现对于《伤寒论》的研究具有重要意义，可以通过对其深入研究而进一步阐释《伤寒杂病论》的组方规律与病因病机。第一点，从文献角度。《辅行诀》中许多方剂，无论是从名称还是从组成上均与《伤寒论》完全相同，如"泻心汤""白虎汤"等；也有组成相同但名称不同，如"小补脾汤""理中汤"等。第二点，《辅行诀》中陶氏云："汤液经图尽要之妙，学者能谙于此，医道毕矣。"可见，由此图探索《伤寒论》的用药规律，能够为研究与学习《伤寒论》提供一定的方向与坚实的基础。

第二节　敦煌医学研究概述

一、敦煌医学的概念

敦煌医学是敦煌学的重要分支，是关于整理研究遗存的敦煌医药残卷、敦煌壁画及其他敦煌文物中医药史料的一门学科，具有独特的医学内容及医学体系。1900 年，敦煌莫高窟藏经洞中发现了 4000 余件手写本和少量的木刻本文献，其中有 100 多个较为完整的卷子和大量的残片与医学有关，涉及内容涵盖了医学理论、诊疗、本草、医方、针灸等诸多方面。其中还涉及以中医学为主的学科群组合，包括中医药学、藏医学、印度医学、西域医学、道医、佛医等。敦煌医学的研究开始于 20 世纪初，其与"中医""西医"不是等同概念。作为敦煌学的一个重要分支，其出土的医学卷子为校正著作疏误和遗漏、复原现代辑佚名著提供了非常珍贵的参考材料，填补了隋唐前后医学典籍之空白。经专家多次考证，医学残卷中记载的临床病种和处方用药真实有效，为临床治疗提供了宝贵的参考价值。敦煌医学具有地域特色，依托于敦煌藏经和壁画而来，作为传统医学中一朵瑰丽的奇葩，在世界医学史上具有较高的学术价值。

二、敦煌医学研究现状

对于敦煌医学汉文文献的研究，始于 20 世纪 80 年代，历经几代学者的不断努力，现已成绩斐然、成果颇丰。学者早期进行了原始资料的搜集、复制、刊布、编目。中期基于对原始资料的整理，专家学者们逐渐展开了对敦煌医学汉文文献卷子的文字辨识、辑校、考证，诸多选编、类编、研究本的问世标志着敦煌医学研究的不断深入和敦煌医学体系的日益完善。敦煌医学发文量从 2000 年起整体呈上涨态势，于 2012—2014 年达到一个小高峰。主要研究主题方向在于敦煌文献（遗书或卷子）、敦煌医方、验案举隅、《灸经图》和《大正藏》等，其中涉及文献研究、临床研究、实验研究等各方向研究。总而言之，现阶段敦煌医学研究仍处于发展阶段。到目前为止，研究的热点在于对古代医籍的阐释与相关医方验案的总结。现已对敦煌医学的内容进行了相当的阐释与运用，但对医学原理的阐释和利用多学科技术转化推广应用方面还需进一步研究。

（一）文献研究

敦煌医学文献主要是指在敦煌莫高窟藏经洞出土的中医药古文献，也包括部分西域其他地区发现的个别敦煌医学残卷。敦煌医学文献的研究方向主要为对遗书的校勘、整理和考证，以及与对完成校勘的文献进行理论系统总结。因历史原因，敦煌医学卷子除了在国内保留外，还广泛分布于英国、法国、俄国和日本等国家。研究的部分受限于现有公布文献不全，如俄国馆藏文献于 20 世纪末才被部分公布，至今也仅有 20 年的研究时间。

据《敦煌遗书总目索引》等资料统计，敦煌医方类文献有将近 40 卷，记载了 1240 余首医方，内容丰富多样，涉及内、外、妇、儿、五官、皮肤等临床各科。此外，其中还有不少特色方剂，如疗服石方、美容美发方、膏摩方、佛道教养生方等，方剂组成形式多样化，既有大量单验方，也有不少组合方。敦煌医方卷子的重现促进了方剂学研究的深入，开拓出新领域，催生了新学问，同时极大地丰富了中医药资源宝库，为广大学者提供了充足的原始资料，而且部分古本的面世，为释读和考订传世医学经典提供了新的佐证。

在 20 世纪 50 年代前，敦煌医学文献研究以罗振玉、陈邦贤、王国维等学者为代表，侧重于对原始文献的搜集、复制、编目和题跋。20 世纪 50 年代后，以马继兴、赵健雄等为代表的学者则侧重于对文献资料的辑校、考释，奠定了当代敦煌出土医学文献研究的基础。20 世纪 90 年代中期以后至今，敦煌出土医学文献研究在向更精、更广的方向发展，填补隋唐前后医学典籍之空白，为古医籍的校勘和辑佚提供重要依据。敦煌医学中的医药学术成就丰富多彩，涉及医理、医方、本草、脉诊、针灸等方面，均具有相关的总结与论述，对中医学的研究和发展有重要的补充作用，为古医籍的校勘和辑佚提供了重要依据，丰富了医药学术成就。近些年来，敦煌医学的文献研究以文本的整理研究占据主导地位，并初步涉及思想、观念、技术、方法等学术本体与学术价值研究。在文本整理的基础上，全方位、多系统、深入研究学术本体及其价值，从而促进中医的发展、中医学术体系的传承与中医临床疗效的提高，现已成为敦煌医学文献研究的必然趋势。

在百余年来对敦煌医学文献研究历程方面，马继兴主编的《敦煌古医籍考释》最先出版，书中收集了医经类、五脏论类、诊法类、伤寒论类、医术类、医方类、本草类、针灸类、辟谷服石杂禁方类、佛家道家医方类、医史资料类等敦煌古医籍卷子共 11 类，80 余种，且对每本医籍从"书名""提要""原文""校注""按语""备考"等 6 项进行叙述。
1988 年，赵健雄编著的《敦煌医粹——敦煌遗书医药文献校释》出版，
该书以原文、校勘、注释、按语的体例进行编著，选择了敦煌医药文献
中最精粹的 15 卷，书后另附其研究敦煌医学的论文，成为当代敦煌医学
文献研究的又一里程碑式著作。其后，丛春雨收录了敦煌莫高窟发现的
古医书卷子 88 部，并将其整理分编成 102 部单独标目，每一标目下按
"编号""题目""述要""原文""厘定""校注""按语"等 7 项叙述，编
著而成《敦煌中医药全书》。1998 年 10 月，马继兴出版了《敦煌医药文
献辑校》，该书收录敦煌吐鲁番古医籍 84 种，分为医经诊法、医书医方、
针灸治法、其他医术等 4 大类，按"题解""释文""校注" 3 项校录，
辑校水平较高，影响较大。2000 年 4 月，丛春雨出版了《敦煌中医药精
粹发微》，全书分为正篇、副篇，正篇由医经、诊法、灸法、本草、方剂
及形象医学等章节构成，副篇为作者近年来在国内外学术刊物上发表的
有关"敦煌中医药学"的论文汇编。近年来，关于敦煌医学的期刊论文
也越来越多，如有一些专门研究敦煌医学的硕博士论文，有从语言学角
度对敦煌医籍医学用语进行探讨的论文，有对国外的一些文献进行重新
校勘的论文，有对延缓衰老、增加寿命功效的医方进行专门研究的论文。
这些研究都从不同角度对敦煌医学进行了探讨，丰富了敦煌医学文献研
究的内容。

　　由甘肃中医药大学敦煌医学与转化教育部重点实验室编写的《敦煌医
学研究大成》丛书于 2020 年 5 月正式出版。全书分为总论卷、简明总论卷
（英文版）、诊法卷、医方卷、本草卷、针灸卷、养生与杂论卷、藏医学卷、
形象医学卷（英汉对照）、人物与专著卷等内容，对敦煌医学的各个方面进
行了分类整理，是敦煌医学研究的集大成之作。尤为可贵的是，该丛书简
明总论卷和形象医学卷都翻译为英文，为敦煌医学向世界的传播迈出了可
喜的一步。

（二）临床研究

敦煌医学的临床研究主要体现在对于敦煌遗书中记载的内容进行的临床试验及疗效总结。目前，其主要的研究方向集中于对单方及疗法对应疾病的治疗研究，对某一思想在治疗某类疾病中的集中体现，以及对治法的具体论述。根据研究的方向不同可大体分为医学思想、医方、本草、脉学、针灸等几个大方向。敦煌医学思想内容丰富，重视"形神合一"的三才思想。依据文献研究得出，近年热点研究即三才思想。其在艾灸、本草、五脏疾病传变及治疗中都有体现该思想。在医方方面，敦煌石室文献中张仲景《五脏论》所记载的药对内容是现存较早的药对文献，其在临床方面具有非常重要的应用价值。

本草方面的研究主要体现在对古医籍论述的配伍结构以及用药思路的论证与实践。在脉学方面，敦煌遗书中涉及脉诊卷子共计20余种。目前，学者对其脉学的分布、命名、誊抄年代的考证及内容都有研究。但敦煌医学脉学文献残卷缀合、命名的不统一性及誊抄年代的不确定性，给脉学研究带来很大的困难，故其主要的研究部分还停留在文献的整理、校勘与总结阶段。针灸方面以对敦煌医学特色疗法研究为主。《灸经图》特色鲜明、传承久远，所载古穴未注明经络循行位置，仅以图示穴位，阐释主治和方法，因其简单实用，能够大范围、深层次地拓展使用，且为针灸治疗疾病拓宽思路，提供临床参考，故深受后世中医学者喜爱。敦煌医学在针刺疗法中强调脉证结合的辨证施治理论，提倡使用经络辨证下以特定穴为主的用穴组方，主张脏腑生克与针灸补泻相结合，还记载了针刺禁忌，其思想和方法在临床上颇具疗效，是传统医学中不可多得的文化瑰宝。在外治方面，敦煌医学记载了溻浴法、熏蒸法、涂敷法、贴法、熨法、摩擦法、塞法、导法、滴眼法、灌鼻法、塞耳法、含漱法、嚏法，共计13种方法，对后世中医外治疗法的发展具有深远的影响。此外，敦煌养生文化不断被关注，其内容包括佛家、道家以及敦煌壁画、塑像等养生导引方法，如呼吸静功妙诀、神仙粥等，对于体质的增强具有较好的作用。

甘肃中医药大学在敦煌医学的挖掘研究方面，建成了敦煌医学与转化教育部重点实验室以及两个省级人文社科重点研究基地等平台。在开展系统挖掘敦煌医学基础理论与方药作用机制的同时，其还在附属医院专门设立敦煌医学门诊，将敦煌医学的一系列理论和方剂运用于临床，创建了针对骨伤、脾胃病、皮肤病等多种临床适宜病种的诊疗技术与方法，开发了敦煌消定膏、敦煌消痹痛贴、敦煌活络洗液、敦煌石室大宝胶囊、敦煌平胃胶囊、萎胃灵胶囊、敦煌古方美容面膜等系列用药，运用于临床，疗效卓著。

（三）现代科学研究

随着现代科学技术在敦煌医学研究中的发展与运用，目前在敦煌医学特色素材数据库的建立与敦煌古方证型、方药组成及功用、药理研究以及动物实验等方面均取得了一定的成果。有学者对敦煌医学素材数据库进行了设计与实现，并从证型、方药组成及功用、现代药理等方面对敦煌石窟秘方调中理肾汤治疗脾肾阳虚型泄泻进行了探析；有学者对《辅行诀》中的大补脾汤对顺铂耗伤气阴的治疗效果做了系统论述；有学者通过实验研究证明敦煌石室大宝胶囊有促进大鼠学习记忆能力、保护大鼠脑组织细胞和损伤耐受的作用。实验研究证明，《辅行诀》大补脾汤对放射性肺损伤大鼠具有防护作用；还有研究证明，敦煌古方"紫苏煎"不但可清除慢性支气管炎大鼠的自由基，提高机体抗氧化损伤能力，而且可以调节和保持其血管舒缩，减轻炎症反应。由此可见，近年来医学界对敦煌医方的研究取得了诸多进展。但是，基于《辅行诀》"体－用－化"的理论基础对敦煌医方组方规律的现代科学内涵的阐释，包括对敦煌医方发挥作用功效的物质基础和分子机制的探索仍处在初级阶段。中医药化学生物信息学研究体系的形成和完善，为敦煌医方的现代科学研究提供了技术支持，也为进一步推动敦煌医学的现代化研究提供了研究模式的参考。

三、敦煌医方的特征

敦煌医方是敦煌藏经洞内发现的敦煌文献中的重要组成部分。它不仅包括古代医学典籍、古医方等，还囊括了当时人们对生命、疾病等方面的认识及与医学相关的所有文献，如与医药有关的佛教、道教文献，书画、文学作品，社会、经济文献，占卜文献。这些内容在壁画、彩塑、图案、题记、书法及藏经洞大批遗书中都有大量记载和描绘。"敦者，大也；煌者，盛也"。敦煌一名，即为古代敦煌政治、经济和文化发达、繁荣、昌盛状况的高度概括。敦煌地处丝绸之路要道，为古代中西交流往来之咽喉，故在千百年来的发展中，敦煌医学除了中医学，还综合了大量来自印度、西域乃至阿拉伯地区的医学思想。其开放性的思想使得敦煌医学不仅不拘泥于单纯一门医学，还广泛融入了中外宗教内容于其典籍之中，超前体现了学科交叉的思想，展现了敦煌医学学科的先进性。现存敦煌医药文献200余种，绝大多数系南北朝以后及隋唐时代的手抄本，内容涉及医经医论、脉学诊法、医术医方、本草药论、针灸明堂、道佛医药等。敦煌医方内容丰富，特征鲜明，总结为以下方面。

（一）融合中外，多元并存

敦煌藏经洞出土的医药文献中，既包含以中医药为主体的汉文医药文献，亦有藏文医药文献以及梵文、龟兹文、于阗文、粟特文等非汉文医药文献，多种医药文化济济一堂。敦煌医方集印度文化、中国文化、伊斯兰文化、希腊文化等不同地域文化于一身，形成世界文化交流史中独特的敦煌文化，这也正是敦煌学得以形成并赢得国际地位的根源。这种多元医学文化的融通得益于敦煌独特历史地域下形成的开放、多元的文化氛围，并呈现出宗教性和世俗性的特质。它以中国传统哲学为理论基础，集防治疾病、修身、炼养等为一体，贯穿古代先民生活的始终。

敦煌地处东西方交汇的咽喉，是丝绸之路的总枢纽。丝绸之路的本质是条商道，敦煌自身物产并不丰富，其繁华来自商品驿站的区域特性。研究表明，敦煌在一定历史时期可以说是国际贸易市场城市。盛唐时期，敦煌地区居住有大量的外来从事商业贸易的居民，这些人中以粟特人居多。敦煌本地出产贫瘠，但是市场上外来商品丰富，西到东罗马，南到印度，东到高丽，都有商品在敦煌出售。敦煌交易市场上用于交换的货币有金银钱币、金银器皿和丝织品等，从商人员、商品和使用的货币都呈现出国际化的特征。敦煌地处边陲，多民族杂居，历史上受儒家文化、道教文化、佛教文化的影响，这种国际化贸易更是营造了一种开放的、多元文化并生的氛围。再者，丝绸之路艰难险阻，商旅行人奔波劳顿，敦煌不仅是物品的中转站，同时是人们休养生息、心灵安顿的场所。多元医学文明正是在这种融合中外、先进包容、独特的文化区域中得以交流融通，共同调适身体危机，化解病患焦虑，提供生命期许。

（二）法度严谨，体系完整

敦煌遗书中的中医方剂，组方配伍法度严谨，体现了中医理、法、方、药贯通一体的基本精神，并且以八纲为依据，高度概括了汗、吐、下、和、温、清、消、补八法的组方运用，井然有序，寓意深刻，还十分重视八法的复合应用，如汗下并用、温清并用、攻补并用、清下并用等多种运用方式，进而适应疾病的复杂性和多变性。此外，敦煌遗书中的中医方剂，组方配伍重视五行格局，经纬五脏用药，别具特色。这种配伍方法主要体现在《辅行诀》的 46 首古经方之中。具体地说，就是首先将药物按照五行进行分类，而每一行中又可分为五行，具有无限可分性。《辅行诀》共列出了25 味药物的五行分类，故《辅行诀》云："凡列此二十五味，以明五行互含之迹，明五脏变化之用。五脏之中，必兼五气。"《辅行诀》在以五行分类药物的同时，又重视五脏的虚实和脏气的平和。卷中列举了五脏虚实的辨证方法，在具体应用上又将五行、五味与五脏证候相结合，并以图表的形式来反映（附图略），从图中可以领略出"五行五味，互藏互含"之机。

（三）内容丰富，包含各科

敦煌医学的内容包含各科，有医学理论、医方、脉诊、本草、祝由术等各方面，其中涉及科目包含传统中医学、藏医学、印度医学以及佛医、道医等，又根据所录医书的内容与性质分为医理、古藏医药、针灸、诊法、本草、医方、道医、佛医、医事杂论等 9 类。其中，敦煌医方内容丰富、范围广泛，涉及内、外、妇、儿、五官、皮肤等科。另外，也有相当一部分现世未曾保存的医籍，为当代医学研究与校勘提供了宝贵的资料，如涉及脉诊的《平脉略例》和《五脏脉候阴阳相乘法》等。

其记载的疗法也多种多样，包括汤剂、针灸以及导引等。针灸方面所涉及的文献包含针刺疗法、拔罐疗法、放血疗法、贴敷疗法等，其中贴敷就广泛涉及了皮肤科、五官科、儿科、妇产科及肛肠科等方面内容，以皮肤科与五官科记载最多。敦煌医学出土文献中有艾灸疗法专著——《灸经图》。其中，灸法包括普通灸法、耳灸法、火灸法、隔物灸等。隔物灸又包含隔面饼灸、隔雄黄灸及隔油灸等多种疗法，且存在轻症少灸，顽疾重灸的理论，壮数多则可至上千壮。

（四）剂型多样，内外并用

敦煌医方剂型种类齐全，包括汤、丸、散、膏、栓、丹、醋剂、酒剂、食疗等，可根据不同病证灵活运用。外治法有熏蒸法、外洗、溻浴法、涂敷法、贴法、熨法、膏摩法、催吐、灌肠、滴耳、塞法、导法、点眼法或滴眼法、纳鼻或塞耳法、含漱或含噙法等。敦煌遗书中除了有大量卓有成效的内服方以外，还保存了大量简便效捷的外用方。外治法是利用药物作用于皮肤和五官诸窍，使药物直达病所，同时又能借助冷热温度、摩擦熏熨等刺激达到治疗的目的，因其用药剂量小、吸收快、无肝脏首过代谢等优点，对临床及研究和开发中药外用药制剂有很重要的价值。其中仅用于润肤洁面、美白悦色的美容方有 17 首之多，保存较为完整，用药颇具特色，如油膏剂之羊髓面脂、面脂方、面膏方、玉屑面脂方、面药方、散剂；

面膜剂之治妇人欲得面白方、面膏方、面散方等。

(五）注重阳气，重视祛邪

敦煌医方中存在大量补阳气、散邪气的方子，这可能与地处西北的敦煌寒冷的气候有关。如来源于《杂证方书》（P.2565）的疗痰饮内消方，痰饮为病，病机总属阳衰阴盛，本虚标实，本虚为脾肾阳虚，标实为痰饮内停，治疗以升发阳气，温散饮邪为法，本方之妙在使用前胡、细辛、柴胡升阳气而以化饮邪，阳自下而上得升，饮自内而外得化；又如《杂证方书》（P.5435）中的疗男子冷积方，由附子、莨菪子、禹余粮三味药组成，莨菪子与附子相配，峻补元阳、逐风除湿，而禹余粮甘涩固脱，三药相伍，温中有散，散而不过，起到温阳散邪、固涩止痛之效，可治疗男子冷积造成的冷泄、冷痢、脘腹冷痛、阴冷脱肛等疾病。

敦煌医学中可以看到天人相应、天人一体模式的深深烙印。"天地合气，命之曰人"，自然界中阴气（地气）与阳气（天气）的交互形成了生命。其重视养生，多使用导引、艾灸、敷贴等法以祛邪外出，固护阳气。敦煌医方中对于邪气的祛除也十分重视，在《头、目、产病方书》（P.3930）中所载的治疗偏风项强，一边缓纵之证的椒桂附子汤，重用大辛大热之椒、桂、附温经活络、通经逐痹，辅之以白术、当归、牛膝兼补脾肾阴血，使祛邪之力有源可生，使伏于经络之邪得去，缓纵得除。

(六）因地制宜，就地取材

敦煌医方除了用中医药理论来指导用药之外，还擅长于本区域的取材用药，如黄芪、当归、肉苁蓉、白附子、锁阳、雄黄、藁本、独活、大黄、甘草等。以当地药材组方的黄芪苁蓉汤、黄芪磁石苁蓉汤等方剂，具有很好的治疗及保健价值。其中，肉苁蓉、甘草、大黄、独活等至今仍是敦煌地区的道地药材，这些药物在敦煌古医方中运用十分频繁。

丝绸之路，水草丰美，土地肥沃，宜牧宜农，盛产牛羊，所产牛羊品质上乘，为当地主要食物之一，在敦煌医学中，牛羊之品被大量运用。有学者对敦煌古医方中 20 首组成、方证较为明确的食疗方剂进行了研究，发现应用牛、羊之品的方剂共有 12 首，如肾劳汤、羊肉苁蓉饮、黄芪羊肉汤、橘皮羊肚羹等。此外，敦煌医学中一些方剂的命名也具有敦煌地域特色，如天王补心丹是一首临床广泛运用的方剂，研究认为天王补心丹就是从敦煌遗书 S.5598V《毗沙门天王奉宣和尚神妙补心丸》中衍化而来的。毗沙门天王信仰是晚唐五代敦煌地区盛行的佛教民间信仰之一。

（七）药治食补，相辅相成

在《黄帝内经》中就有"毒药攻邪，五谷为养，五果为助，五畜为益，五菜为充，气味合而服之，以补精益气"的记载。在敦煌医方中，多有药食并用之法。《辅行诀》5 首救诸劳损病方皆为药食同用，如养生补肝汤治疗肝虚筋极，既应用了桂心、芍药、芒硝等药物，又使用了蜀椒、韭叶、胡麻油等食品；又如调神补心汤治疗心劳脉极，除应用旋覆花、栀子和人参等药物，还配伍了栗子、葱叶和豆豉等食品。其他如治疗脾虚肉极的建中补脾汤，治疗肺虚气极的宁气补肺汤和治疗肾虚精极的固元补肾汤，均为药食同方，配伍有制，相辅相成。

在敦煌医方中，药食同用的治疗调理模式还表现在灵活巧妙地运用了"脏器疗法"，如卷子 S.14672 "治风邪惊狂及风癫、风痉诸方。丹雄鸡汤，诸风兼脏邪（耶）气恍惚，悲伤不已，恚怒无常，安神定志方。丹雄鸡一头（三岁者）、蛇脱皮一枚、麦冬三两（去心）、桂心三两、羌活三两、芎䓖二两、石菖五两、防风二两、牡蛎二两（末）、柏子仁二两、鸣蝉十枚（炙）、生姜四两、当归二两、人参二两、茯神二两、远志皮三两、麻黄二两（去节）、大枣三十枚（劈）。十七物，鸡如食法，勿以水，经腹裹出肝心血，以水二斗，先煮鸡取一斗五升，去鸡肉，内余药，煎取四升，内鸡肝心血也。又煎取三升半，分五服，日三，夜一，余汤明旦服"。该方突出使用丹雄鸡，以其心、肝血补阴血，安神志，止惊风，配方独运匠心。又如"安志丸，治大风入腹肠，喜恚恍惚善恐，开心逐邪，安神藏，除百病方。人参五两、附子六枚（炮）、赤术三两、猪心五两、羊心五两、牛心五两、马心五两、犬心五两、菖蒲五两、远志五两（去心）、茯苓五两。捣下筛，蜜和，服如杏子核一枚，日三，稍益如杏大，五心皆干乃称之"。该方以猪、羊、牛、马、犬五畜之心，专补心血、去忧患、安神志、止惊恐、疗健忘，这种以心补心的脏器疗法，将药食同用治疗调理模式运用发挥得淋漓尽致，颇具特色。

（八）注重养生，身心合一

敦煌医方也十分重视养生保健、益寿延年，如四时常服方、黄芪苁蓉汤、黄芪磁石肉苁蓉汤等方剂通过调补肝肾、补益气血达到养生保健的目的。

敦煌佛教养生导引方是敦煌医学的重要组成部分，也是佛教遗书中医学内容与中医学紧密结合的重要组成部分。敦煌佛教医方内容丰富、治法独特，在很大程度上丰富了中国传统医学宝库的内容。敦煌医学中的佛家、道家养生康复方的内容丰富，如以佛教义理组成药方，用于康复心神顽疾；佛教咒语配合香药洗浴，用于洁身保健；调息与食粥结合，用于条畅气血、补益脏器；某些道家养生方，可用于延年益寿等。同时，在敦煌壁画中发现大量有关练功、气功、运动的画面。敦煌医方配合多种养生方法以调身、调息、调心，达到心神合一的状态进而实现强身健体、防病治病的目的。

（九）急救有法，以外调内

在急症救治方面，陶弘景认为，"中恶卒死者，皆脏气被阻，致令内外隔绝所致也"。《辅行诀》载有5首救急方，通过点眼以通肝气、吹鼻以通肺气、着舌以通心气、启喉以通脾气和熨耳以通肾气，达到开窍启闭，急则治标之目的。难能可贵的是，陶弘景将硝石、雄黄共为极细末，置于舌下，救治心气闭绝的急心痛，这与西医学救治急性心绞痛，以硝酸甘油舌下给药的方法颇为吻合，反映了古代医家先进的急救知识和勇于探索的科学精神。

第三节　《辅行诀》概述

　　《辅行诀》是敦煌遗书中保存较完整的书卷，此书五脏方俱全，以五行学说为框架，引入了哲学"体－用－化"模型，融合了陶弘景行医经历与修行思想。其内容别具风格，蕴含着独具特色的五脏辨治思想，并且有严谨的组方用药法则，具有较高的学术价值。研究《辅行诀》中的五脏辨治理论，发掘其中的辨治特色，可以丰富中医辨证论治体系理论，拓展中医辨治法则，同时可为现代中医临床实践提供借鉴。

一、《辅行诀》的作者与相关版本

　　20世纪，《辅行诀》帛绢原卷出土于敦煌藏经洞，在法国伯希和掠夺性的"敦煌盗宝"过程中，幸被王圆箓暗藏，后张偓南得此卷秘藏，传于张大昌，后不幸损毁，但有张大昌及其弟子等诸多抄本流传于世。依据张大昌回忆，卷子是写在绫子上的，长一丈二三，高尺许，卷首有三皇像，在三皇像四周为二十八宿和朱雀、玄武、青龙、白虎四神像。

（一）《辅行诀》作者的考证

　　《辅行诀》原文卷首题："梁华阳隐居陶弘景撰。"关于《辅行诀》与陶弘景的关系，有学者认为《辅行诀》是由后人根据陶弘景的行医用药规律整理编辑而成，托名陶弘景。因《辅行诀》文中多见"隐居曰""陶云""弘景曰"等语，这些表达并非陶弘景自撰书的用语。其成书之后，未在其他后世书籍中出现，《华阳隐居内传》记述了"华阳先生在世所著书十九种一百六十六卷，先生在山所著书十三种五十七卷"，但其中皆无此书，故推断《辅行诀》是后人辑录陶弘景所学而成，为尊崇本师，托名陶弘景。

　　而钱超尘详细考证了陶弘景的生平，结合他养生修道、精通岐黄、性好著述的特点，认为《辅行诀》是陶弘景参考了《汤液经法》《神农本草经》及《桐君采药录》等书编撰而成的，以教弟子"进修内视之道"。未见于后世之作，或如《南史本传》云："陶氏所作，共秘密不传，及撰而未讫又十部，唯弟子得之。"即《辅行诀》由弟子秘藏，未流传于世。张永文等考证，南北朝梁时陶弘景，晚号华阳隐居，其思想糅合了儒、释、道三家学术精髓，素修身养性，好著书，其著作多冠以"诀"字，《辅行诀》的文笔风格及道家学术思想与陶弘景相近，故认为是陶弘景著《辅行诀》一书。

（二）《辅行诀》的学术传承

《辅行诀》的理论经过了《黄帝内经》《难经》《中藏经》及《伤寒杂病论》等典籍的发展完善，辨证指导的论治方法也继承了先贤思想。经考证，《辅行诀》与《伤寒杂病论》同源，原因有三：①《辅行诀》与《伤寒杂病论》的辨证论治思维同源于《黄帝内经》；②《辅行诀》与《伤寒杂病论》的方药组成均源于《汤液经法》；③张仲景开创辨证论治先河，对后世中医的发展影响极大，亦影响了《辅行诀》。综上，《辅行诀》的学术思想离不开先贤经典，取其精华而成书，运用五行生克制化联系五味与五脏，针对五脏的虚实病证，子母同治，补虚泻实。

（三）《辅行诀》名称及相关版本

《辅行诀》一书目前有两个名称：《辅行诀脏腑用药法要》和《辅行诀五脏用药法要》。前者见于 1965 年范志良抄本《辅行诀脏腑用药法要》，后者见于 1974 年张大昌抄本《陶隐居五脏用药法要》（七四年录本）。现多因经典脏腑辨证思想的影响而沿用《辅行诀脏腑用药法要》之名。"辅行"有"辅佐、辅助"之意；"诀"字用于书名常见于佛家、道教、医籍等书作，与南北朝时期著书命名之风吻合。

《辅行诀》原卷出土后，辗转数年，为张大昌所得，后原件被毁，之后张大昌将抄写本寄赠中医研究院以供世人研究。由于《辅行诀》具有极大的学术研究价值，王雪苔、马继兴、钱超尘等先后访求 21 个抄本，如张大昌追忆本、范志良抄本、王子旭"甲辰本"、衣之镖抄本等。他们依据这些抄本编辑出版"中研本"《敦煌古医籍考释》《敦煌医药文献辑校》《辅行诀五脏用药法要传承集》及《〈辅行诀脏腑用药法要〉校注考证》等书籍，为当代《辅行诀》的学术研究提供了条件。

二、《辅行诀》的内容及学术价值

（一）《辅行诀》的内容

《辅行诀》是陶弘景晚年隐居山林、养身修道之时所作，内容偏重于疾病的诊治方面，用以指导弟子平素调护身体、辅助修行的书籍。全书围绕着"五脏一体观"思想，引入"体－用－化"哲学模型，认为病归五脏，证分虚实，五味补泻以除病祛疾。该书开篇序文第一段表述了服药祛疾的重要性，修身养性的前提是祛除疾病，故用五味药食以补泻五脏虚实证候。正文有九个篇章，前五章是对肝、心、脾、肺、肾五脏杂病的证候机理分析并制定了遣方用药原则以及针灸治疗措施；其余四章是"五脏泻方""救五脏诸劳损病方""二旦六神大小汤"及"救五脏中恶卒死方"。有学者将原文分为上下两篇，五个部分。上篇：内损杂病（一、五脏杂病；二、五脏误治；三、五脏劳损），下篇：天行中恶（四、外感天行；五、中恶卒死）。

（二）《辅行诀》的学术价值

《辅行诀》作为历史文献，不仅记载了久已失传的经典书籍内容，并将这些珍贵的资料保存、流传下来，也将优秀的中医理论思维继承、发展，为后世的文献及医学研究提供了坚实可靠的历史证据。其作为临床医书，为临床疾病的诊治提供了完整而独特的辨证体系，理法方药一体，具有很高的临床实践价值。

1.《辅行诀》的文献价值

中医古籍大致分两种，包括"医经"和"医方"。前者的代表为《黄帝内经》《难经》，后者以《汤液经法》《伤寒杂病论》为主。《辅行诀》书中提及四部医籍：《神农本草经》《桐君采药录》《汤液经法》及《伤寒论》。由此可见，作为医术方书，《辅行诀》的参考文献比较严谨地选择了当时相对成熟且具有权威性的书籍。四部医籍中，现存于世的仅有《神农本草经》与《伤寒杂病论》，而《桐君采药录》和《汤液经法》已经亡佚。但通过对《辅行诀》的研究，不仅能够补充散佚的文献，还能使之与其他书籍记载进行对照，相互印证其历史真实性，也为重订、复刊古籍提供了可能性。

《辅行诀》在出土之初，并未引起医学界的重视，甚至被质疑其真伪性。经过钱超尘、马继兴、冯世纶、丛春雨、王淑民等诸多文献学家的研究，最终一致认为《辅行诀》不是伪书，并因为它这种秘密流传、小范围传播的情况，后世未对其进行大量的注释、传抄、增删等改动，一定程度上完整地保存了它的原貌。这对伊尹《汤液经法》、张仲景《伤寒论》等医书的研究提供了很有价值的参考资料。

《辅行诀》的显著贡献是节录了《汤液经法》，收载了其中的部分方剂。书中记载"依《神农本草经》及《桐君采药录》……商有圣相伊尹，撰《汤液经法》三卷"，指出伊尹根据《神农本草经》和《桐君采药录》撰写了《汤液经法》。同时言，"昔南阳张机，依此诸方，撰为《伤寒论》一部""汉晋以还，诸名医辈，张机……咸师式此《汤液经法》"，即张仲景以《汤液经法》为基础，撰写了《伤寒论》，这就印证了后世诸医家对《伤寒杂病论》的研究，称仲景依《汤液经法》而为书的说法。如林亿《伤寒论》序"乃勤求古训，博采众方"，皇甫谧《针灸甲乙经》序"仲景论广伊尹汤液为数十卷，用之多验"，吴澄《活人书辨·序》"汉末张仲景著《伤寒论》，而《伤寒论》即古《汤液经》，盖上世遗书，张仲景特编纂云尔"。因此，《辅行诀》将《汤液经法》与《伤寒论》联系起来，同时《汤液经法》是《伤寒杂病论》与《辅行诀》共同的参考书目。

2.《辅行诀》"体－用－化"体系的理论价值

《辅行诀》最初著述目的是陶隐居指导弟子服药祛疾以助修行，旨在实用。全书综合了儒、道、释思想对陶氏的影响及其平素的医药学术成就，其中记载的五脏辨治理论沿袭经典理论，却不被桎梏，配合"体－用－化"模型，自成一体。

通过对脏腑辨证论治发展的系统研究，发现诸多医书中脏腑辨证论治的理论根植于《黄帝内经》，由于各医家不同的学术思想而各有所专，但最终均流传发展至今，成为中医教材中经典的脏腑辨证论治体系中的组成部分。《辅行诀》中的五脏辨治思想形成于系统的脏腑辨证论治体系发展初期，此时中医各种理论学说百家争鸣、各有所长，《辅行诀》的五脏辨治理论与系统的脏腑辨证论治体系相比仍待继续发展完善，但已初具规模。对于其特殊的流传方式，从一方面来看，阻断了其中相关理论学说继续发展的各种可能性；但从另一方面来看，使其基本保持了著作的原貌，从所载内容可以窥见当时中医学术理论已经发展到了相当成熟的水平。陶隐居吸收当时先进理论知识，通过丰富的临床实践经验，使之转换成自身的学术理论，并糅合其他学科知识，著书立说指导养生修道。其中别具一格的五脏辨治理论把"体－用－化"哲学思维引进经典的藏象、五行模型中，这种创新性思维补充了经典的脏腑辨证论治理论内容，为现代临床实践提供了一种新的辨治思路。

3.《辅行诀》五脏辨治体系的临床价值

《辅行诀》流传至今，以其独特的"体－用－化"模型结合"五脏－五味配伍理论"，系统地阐述了五脏发病的病因病机及组方原则，其五脏辨治理论依据发病症状就能辨别疾病相关脏器，辨证仅有五脏病证，病证仅分虚实两端，用药重视药之五味，用五味补泻调治病证，为临床疾病证型的确定提供了方法。

研究《辅行诀》有助于我们更完整、全面地认识与继承传统中医药学。

同时，其所载的组方理论和 60 首录自《汤液经法》的古方，为我们解开经方配伍之谜提供了线索，有助于解决传统中医临床中的一些疑难问题。

第四节 《辅行诀》五脏证治规律

一、《辅行诀》中的五脏辨治理论

《辅行诀》遵循《黄帝内经》的五行藏象理论，论述五脏气血生理，辨析五脏虚实病机，以补泻为法则。但《辅行诀》中的五味与五行、五脏配属却与《黄帝内经》相异。《辅行诀》所载的《汤液经法图》中将"体 – 用 – 化"引入五脏配属五味关系中，一行应一味、一脏应三味，增强了五脏五味的联系，扩大了五味对五脏病证的治疗范围。并列举数十种草木药及金石药，将五行与五味互藏关系杂络，五味又分五行属性，以"明五行互含之迹，以明五味变化之用"。见图 1–1。

（一）《辅行诀》载五脏病证原文

1.《辅行诀》载肝脏病证原文

肝虚则恐，实则怒。肝病者，必两胁下痛，痛引少腹。虚则目䀮䀮无所见，耳有所闻，心澹澹然如人将捕之。气逆则耳聋，颊肿。治之取厥阴、少阳血者。

邪在肝，则两胁中痛，寒中；恶血在内，则胕善瘛，节时肿。取之行间以引胁下，补三里以温胃中，取耳间青脉，以去其瘛。

陶云：肝德在散。故经云：以辛补之，酸泻之。肝苦急，急食甘以缓之。适其性而衰之也。

2.《辅行诀》载心脏病证原文

心虚则悲不已，实则笑不休。心病者，心胸内痛，胁下支满，膺背肩胛间痛，两臂内痛，虚则胸腹胁卜与腰相引而痛。取其经手少阴、太阳及

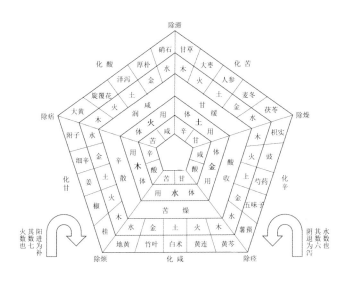

图 1-1　汤液经法图

注：图 1-1 中，由内至外为第一圈至最后一圈。第一圈为五脏体、用所对应药味的五味；第二圈为五脏的五行属性，其体、用与第一圈五味位置相对应；第三圈为本脏所用药味对应五味之功效；第四圈为本脏所用药味的五行属性；第五圈为本脏所用药味与第四圈所述五行属性相对应。最外圈"化"是指体、用互换过程中，体、用合二为一而形成的新的质体；"除"是指互为母子两脏的母脏用味与子脏体味不合化而产生"除的功效"。"阳数七，阴数六"，可理解为阳进顺时针旋转为补，以七为周期；阴退逆时针旋转为泻，以六为周期。故《辅行诀》五脏病证大补泻汤诸方中，大泻汤药味数是六味，即水数；大补汤药味数是七味，即火数。

舌下血者，其变刺郄中血者。

邪在心，则病心中痛，善悲，时眩仆，视有余不足而调之。经云：诸邪在心者，皆心包代受，故证如是。

陶云：心德在耎。故经云：以咸补之，苦泻之。心苦缓，急食酸以收之。

心包气实者，受外邪之动也。则胸胁支满，心中澹澹然大动，面赤目黄，喜笑不休，或吐衄血。虚则血气少，善悲，久不已，发癫仆。

3.《辅行诀》载脾脏病证原文

脾实则腹满，飧泄；虚则四肢不用，五脏不安。脾病者，必腹满肠鸣，溏泻，食不化。虚则身重，苦饥，肉痛，足痿不收，行善瘛，脚下痛。

邪在脾，则肌肉痛。阳气不足则寒中，肠鸣，腹痛；阴气不足则善饥，皆调其三里。

陶云：脾德在缓。故经云：以甘补之，辛泻之。脾苦湿，急食苦以燥之。

4.《辅行诀》载肺脏病证原文

肺虚则鼻息不利；实则喘咳，凭胸仰息。肺病者，必咳喘逆气，肩息，背痛，汗出憎风。虚则胸中痛，少气，不能报息，耳聋，咽干。

邪在肺，则皮肤痛，发寒热，上气喘，汗出，咳动肩背。取之膺中外腧，背第三椎旁，以手按之快然，乃刺之，取缺盆以越之。

陶云：肺德在收。故经云：以酸补之，咸泻之。肺苦气上逆，急食辛以散之，开膝理以通气也。

5.《辅行诀》载肾脏病证原文

肾气虚则厥逆，实则腹满，面色正黑，泾溲不利。肾病者，必腹大胫肿，身重，嗜寝。虚则腰中痛，大腹小腹痛，尻阴股膝挛，胕足皆痛。

邪在肾，则骨痛，阴痹。阴痹者，按之不得。腹胀，腰痛，大便难，肩背项强痛，时眩仆。取之涌泉、昆仑，视有余血者尽取之。

陶云：肾德在坚。故经云：以苦补之，甘泻之。肾苦燥，急食咸以润之，至津液生也。

（二）五脏虚实辨证

1.肝脏虚实辨证

肝虚证：肝之气血虚损，则肝经失养，胸胁隐痛，耳目不聪，恐惧不安，心中惊惕，如人将来捕。肝脏久病虚损，及肝劳。

肝实证：肝体阴而用阳，常见阴虚阳亢。肝气盛实，郁积胸胁，则胸胁胀满，痛引少腹；肝气上行，冲逆头目清窍，则耳聋目胀，颊肿。若寒邪伤肝，凝滞肝脉，寒主收引，肝藏血主筋，故见血凝留滞，筋脉拘挛疼痛，则胕善瘛，寒滞筋节而肿。误用叶法，致实邪结肝。

2. 心脏虚实辨证

心虚证：心虚则神机不藏，悲忧不已；心虚则心胸经脉失养，清窍不荣，晕眩欲仆，胸腹胁下引腰而痛，隐隐不休。心主血脉，能化赤生血，心虚则血气虚少，神气抑郁悲伤，日久不愈，郁积不出，则神癫欲仆。久虚则病心劳。

心实证：心气盛实，则神气旺，喜笑不休；心气郁滞心胸，则胸胁支满，胀痛不舒，牵引肩背臂膊；外邪来犯，心包受之，病邪遇火化热，则身热，面赤目黄，心中动，胸胁支满；火热迫血妄行，血随热上，则吐血、衄血。形体平素阳气盛实，外邪犯心，阻碍脾胃，升降乖乱，则心下痞满，胃气不降，则饮食不下，脾气不升，则下利不止，雷鸣腹痛。

3. 脾脏虚实辨证

脾虚证：脾虚则运化失司，水谷不化，腹满肠鸣，便溏泄泻，夹有不消化食物；气血虚少，则形瘦肉消，足痿不收，四肢不用；脾虚不运水湿，则身重肤肿；脾阳不足，则寒湿困脾，飧泄，腹痛绵绵，得温则舒。久虚则病脾劳。

脾实证：脾气盛实，运化亢盛，则善饥；若寒邪伤脾，脾阳阻遏，则形寒肢冷，手足厥冷，肠鸣腹痛，泻后痛减。

4. 肺脏虚实辨证

肺虚证：宣降失司，肺气上逆，则胸痛，咳喘、少气不足以息，耳目不聪，咽干。久虚则病肺劳。

肺实证：肺气郁闭不出，或气逆上行，或外邪侵袭，见喘息上气，咳嗽气粗，声音洪亮，肩背胀痛，汗出，正邪交争于表则发热恶寒，皮肤痛。

5. 肾脏虚实辨证

肾虚证：肾气不纳，气不下行，厥逆上气，气虚不运水湿，腹胀肢肿，身体沉重，倦怠嗜睡；腰府、骨节失养，腰腹痛，阴股下肢拘急疼痛，甚至不能行步。久病肾虚病肾劳。

肾实证：气滞水停，血凝不行，则腹满胀痛，水湿肿满，小便不利，大便不下；骨减髓消，腰腹痛，气不上荣，眩晕欲仆。

（三）五脏虚实病证遣药组方

1. 肝脏病证的遣药组方

《辅行诀》用五味药食以补泻法则治肝脏虚实病证，"陶云：肝德在散。故经云：以辛补之，酸泻之。肝苦急，急食甘以缓之。适其性而衰之也"。肝脏应五味：体味为酸，用味为辛，化味为甘。体为阴，用为阳。《汤液经法图》中"（左行）阳进为补，其数七；（右行）阴退为泻，其数六"，以阴阳体用补泻方法分析肝脏虚实病证所制方药如下。

（1）治肝实证：实者泻之，泻本脏或泻子脏。木气盛，则以金克之，以酸味泻本脏肝体，或苦味泻子脏心火。重用体味，轻用用味。

小泻肝汤：枳实、芍药、生姜。枳实味酸，属金中木；芍药味酸，属金中土；生姜味辛，属木中火。枳实、芍药属金，克制肝木，味酸以泻肝体；稍用辛味生姜以补肝用，防攻伐太过。

大泻肝汤：枳实、芍药、生姜、黄芩、大黄、甘草，小泻肝汤又加三味药入肝木。水中木黄芩味苦，以滋水涵木制火；火中木大黄味咸，以补心泻火；土中木甘草味甘，为肝之化味，以缓肝急。

（2）治肝虚证：虚则补之，补本脏或补母脏。木气虚，则滋水涵木，以辛味补本脏肝用，或苦味补母脏肾水。重用用味，轻用体味。

小补肝汤：桂枝、干姜、五味子、大枣。桂枝味辛，属木中木；干姜味辛，属木中土；五味子味酸，属金中金；大枣味甘，属土中火。桂枝、干姜味辛属木，直补肝体；酸味五味子泻肝体，以防滋腻；甘味大枣入肝脏化味而补，属土补脾，以生气血，从本补肝。

大补肝汤：桂枝、干姜、五味子、大枣、旋覆花、代赭石、竹叶，小补肝汤加三药。火中火旋覆花味咸，水中木代赭石味苦，水中金竹叶味苦。旋覆花味咸，补肝之子脏心火；代赭石、竹叶味苦，补肝之母脏肾水，以生肝木。

2. 心脏病证的遣药组方

《辅行诀》用五味药食以补泻法则治心脏虚实病证，"陶云：心德在耎。故经云：以咸补之，苦泻之。心苦缓，急食酸以收之"。心脏应五味：体味为苦，用味为咸，化味为酸。以阴阳体用补泻方法分析心脏虚实病证所制方药如下。

（1）治心实证：实者泻之，泻本脏或泻子脏。火气盛，则以水克之，以苦味泻本脏心体，用辛味泻子脏脾土。重用体味，轻用用味。

小泻心汤：龙胆草、栀子、戎盐。龙胆草味苦，属水；栀子味苦，属水；戎盐味咸，属火。龙胆草、栀子属水，克制心火，味苦直泻心体；用咸味戎盐以补心用，防攻伐太过。

小泻心（包）汤：黄连、黄芩、大黄。水中火黄连味苦，水中木黄芩味苦，火中木大黄味咸。

大泻心汤：龙胆草、栀子、戎盐、苦参、升麻、豆豉，小泻心汤又加三味药。苦参味苦，属水；升麻味苦，属水豉味酸，属金中火。苦参、升麻亦泻心体；金中火豉味酸，为心之化味，以收心缓。

大泻心（包）汤：黄连、黄芩、大黄、芍药、干姜、甘草。金中土芍药味酸，以化心火；木中土干姜味辛，补火之母，以防伤正；土中木甘草味甘，补子脏脾土。

（2）治心虚证：虚则补之，补本脏或补母脏。火气虚，则补肝木助心火，以酸味补本脏火用，或辛味补母脏肝木。重用用味，轻用体味。

小补心汤：栝楼、薤白、半夏。栝楼味咸属火，直补心用；薤白味甘属土，补脾以从本益心；半夏味辛属木，补心之母脏肝木，以助心火。

小补心（包）汤：代赭石、旋覆花、竹叶、豆豉。水中金竹叶味苦及水中木代赭石味苦，泻心体，以防滋腻；火中火旋覆花味咸，直补心用；金中火豉味酸，入心脏化味而补。

大补心汤：栝楼、薤白、半夏、枳实、厚朴、桂枝、生姜，小补心汤加味而成。枳实味酸，属金中木；厚朴味咸，属火中金；桂枝味辛，属木中木；生姜味辛，属木中火。桂枝、生姜味辛入肝，补心之母脏；厚朴补心用；枳实入心脏化味，防君相火旺。

大补心（包）汤：代赭石、旋覆花、竹叶、豆豉、人参、炙甘草、干姜。人参味甘，属土中土；甘草味甘，属土中木；干姜味辛，属木中土。人参、甘草补脾，以生气血，从本补心；木中土干姜味辛，补心之母脏肝木，以助心火。

3. 脾脏病证的遣药组方

《辅行诀》用五味药食以补泻法则治脾脏虚实病证，"陶云：脾德在缓。故经云：以甘补之，辛泻之。脾苦湿，急食苦以燥之"。脾脏应五味：体味为辛，用味为甘，化味为苦。以阴阳体用补泻方法分析脾脏虚实病证所制方药如下。

（1）治脾实证：实者泻之，泻本脏或泻子脏。土气盛，则以木克之，以辛味泻本脏脾体，用咸味泻子脏肺金。重用体味，轻用用味。

小泻脾汤：附子、干姜、甘草。附子味辛，属木中水；干姜味辛，属木中土；甘草味甘，属土中木。附子、干姜属木，木克土，又以辛味泻脾体；甘草补脾用，以防伤正。

大泻脾汤：附子、干姜、甘草、黄芩、大黄、芍药，小泻脾汤加味而成。水中木黄芩味苦，入脾脏化味，以平脾实；火中木大黄味咸，补脾之母脏，益火补土，以防伤正；金中土芍药味酸，补脾之子脏肺金。

（2）治脾虚证：虚则补之，补本脏或补母脏。土气虚，则益火补土，以甘味补本脏脾用，或咸味补母脏心火。重用用味，轻用体味。

小补脾汤：人参、甘草、干姜、白术。人参味甘，属土中土；甘草味甘，属土中木；干姜味辛，属木中土；白术味苦，属水中土。人参、甘草味甘入脾，直补脾用；干姜属木，木克土，又以辛味泻脾体，以防滋腻；

白术味苦，入脾脏化味，以调脾虚。

大补脾汤：人参、甘草、干姜、白术、麦冬、五味子、旋覆花，小补脾汤加味而成。麦冬味甘，为土中金；五味子味酸，属金中金；旋覆花味咸，属火中火。麦冬补脾用，五味子补子脏，旋覆花补母脏，益火补土。

4.肺脏病证的遣药组方

《辅行诀》用五味药食以补泻法则治肺脏虚实病证，"陶云：肺德在收。故经云：以酸补之，咸泻之。肺苦气上逆，急食辛以散之，开腠理以通气也"。肺脏应五味：体味为咸，用味为酸，化味为辛。以阴阳体用补泻方法分析肺脏虚实病证所制方药如下。

（1）治肺实证：实者泻之，泻本脏或泻子脏。金气盛，则以火克之，以咸味泻本脏肺体，用甘味泻子脏肾水。重用体味，轻用味。

小泻肺汤：葶苈子、大黄、芍药。葶苈子味咸，属火中水；大黄味咸，属火中木；芍药味酸，属金中土。葶苈子、大黄属火，克制肺金，味咸泻肺体；芍药味酸，补肺用，以防伤正。

大泻肺汤：葶苈子、大黄、芍药、甘草、黄芩、干姜，小泻肺汤加味而成。甘草味甘，属土中木；黄芩味苦，属水中木；干姜味辛，属木中土。甘草补母脏，以防伤正；黄芩补子脏肾水；干姜入肺脏化味，平肺实。

（2）治肺虚证：虚则补之，补本脏或补母脏。金气虚，则培土生金，以酸味补本脏肺用，或甘味补母脏脾土。重用用味，轻用体味。

小补肺汤：麦冬、五味子、旋覆花、细辛。麦冬味甘，属土中金；五味子味酸，属金中金；旋覆花味咸，属火中火；细辛味辛，属木中金。旋覆花泻肺体，以防滋腻；麦冬补母脏脾土；五味子补肺用；细辛入肺脏化味，调肺虚。

大补肺汤：麦冬、五味子、旋覆花、细辛、地黄、竹叶、甘草，由小补肺汤加味而成。地黄味苦，属水中水；竹叶味苦，属水中金；甘草味甘，属土中木。地黄、竹叶，补子脏肾水；甘草补母脏，培土生金。

5.肾脏病证的遣药组方

《辅行诀》用五味药食以补泻法则治肾脏虚实病证，"陶云：肾德在坚。故经云：以苦补之，甘泻之。肾苦燥，急食咸以润之，至津液生也"。肾脏应五味：体味为肝，用味为苦，化味为咸。以阴阳体用补泻方法分析肾脏虚实病证所制方药如下。

（1）治肾实证：实者泻之，泻本脏或泻子脏。水气盛，则以土克之，以甘味泻本脏肾体，用酸味泻子脏肝木。重用体味，轻用用味。

小泻肾汤：茯苓、甘草、黄芩。茯苓味甘，属土中水；甘草味甘，属土中木；黄芩味苦，属水中木。茯苓、甘草属土，克制肾水，味甘泻肾体；黄芩补肾用，以防伤正。

大泻肾汤：茯苓、甘草、黄芩、大黄、芍药、干姜，由小泻肾汤加味而成。大黄味咸，属火中木；芍药味酸，属金中土；干姜味辛，属木中土。大黄入肾化味，平肾实；芍药泻子脏肝体，以泻肾实；干姜补子脏肝木。

（2）治肾虚证：虚则补之，补本脏或补母脏。肾气虚，则酸味补母脏肺，金水相生，以苦味补本脏肾用。重用用味，轻用体味。

小补肾汤：地黄、竹叶、甘草、泽泻。地黄味苦，属水中水；竹叶味苦，属水中金；甘草味甘，属土中木；泽泻味咸，属火中土。地黄、竹叶属水，味苦补肾用；甘草泻肾体，以防滋腻；泽泻入肾化味，调肾虚。

大补肾汤：地黄、竹叶、甘草、泽泻、桂枝、干姜、五味子，小补肾汤加味而成。桂枝味辛，属木中木；干姜味辛，属木中土；五味子味酸，属金中金。桂枝、干姜补子脏肝木，防母病及子；五味子补母脏肺金，以补肾虚。

二、《辅行诀》五脏用药规律分析

《辅行诀》是一部中医文献与中医临床紧密结合的敦煌遗书，其基础理论独具特色，以阴阳、五行为基础，通过药味规律组方，形成"体－用－化"模式，以治病疗疾。

（一）《辅行诀》大、小泻汤用药规律

1. 每一脏泻汤药味分析

《五脏杂病章》共有大泻方6首，小泻方6首，其中肝脏、脾脏、肺脏、肾脏大、小泻汤各1首，而心脏大、小泻汤各有2首。心脏包括心和心包两部分，对于心包气实者，其大、小泻汤与其他脏大、小泻汤有规律可循，故将大、小泻心包汤与其他四脏大、小泻汤共10首方（大泻汤5首，小泻汤5首）进行比较并阐释其规律。对比发现，10首方中，重复用药共10味。每一脏泻方中均有一味药属于本脏特殊药味（以下简称特药），共计5味药，剩余5味药在每一脏大泻汤方中均相同，仅剂量有别（表1-1）。文章将小泻汤方中除特药之外的两味药定义为主药，将大泻汤方中除小泻汤方之外的药物定义为副药，仅在本节中如此定义，以此为基础具体说明《辅行诀》中的用药规律。

表 1-1　泻汤方组方配伍

五脏	用味	体味	化味	大泻汤方					
				小泻汤方			副药		
				特药	主药				
肝	辛（木）	酸（金）	甘（土）	金（枳实）	金（芍药）	木（干姜）	水（黄芩）	火（大黄）	土（甘草）
心	咸（火）	苦（水）	酸（金）	水（黄连）	水（黄芩）	火（大黄）	金（芍药）	木（干姜）	土（甘草）
脾	甘（土）	辛（木）	苦（水）	木（附子）	木（干姜）	土（甘草）	水（黄芩）	火（大黄）	金（芍药）
肺	酸（金）	咸（火）	辛（木）	火（葶苈子）	火（大黄）	金（芍药）	土（甘草）	水（黄芩）	木（干姜）
肾	苦（水）	甘（土）	咸（火）	土（茯苓）	土（甘草）	水（黄芩）	火（大黄）	金（芍药）	木（干姜）

2. 大、小泻汤之间用药规律对比

（1）"体 – 用 – 化"之体现：由表 1–1 可发现，每一脏的小泻汤方的特药均是该脏的泻味药，主药是 1 味泻味药、1 味补味药，故小泻汤方所用药为"二泻一补"。在《辅行诀》药物使用体、用、化的基础上，每一脏小泻汤方的体味和用味所化之味（化味药）正好是其所克之脏的补味药（用味药），而中医讲究"见肝之病，知肝传脾，当先实脾"（张仲景《金匮要略·脏腑经络先后病脉证第一》），此处则正好符合"未病先防、既病防变"之中医防病、治病法则。

（2）组方用药规律体现：由表 1–1 可知，所有小泻汤方中除特药外，其他 2 味主药分别是其所胜之脏和所不胜之脏的 1 味主药，且所胜之脏的为泻味药，所不胜之脏的为补味药，此等用药规律正是陶弘景追求"脏气以和为主"的思想的体现，"必使脏气平和，乃可进修内视之道"。《辅行诀》所载方的补泻之义，并非后世所认为的补、泻阴阳、气血等，而是补泻这个脏本来的气。故每一脏小泻汤方在泻本脏之气之余还蕴含着子复母气之义，正如《素问·至真要大论》"有胜之气，其必来复也"。

每一脏大泻汤方共 6 味药，是本脏小泻汤加其子、母脏小泻汤除特药外的剩余 2 味药构成，且其子、母脏小泻汤有 1 味药相同，而相同的这味药乃是其子脏的泻药、母脏的补药，符合"子母虚实补泻"之意。且所有大泻汤方中，每一脏的特药均为本脏的泻味药，剩余 5 味药（芍药、姜、黄芩、大黄、炙甘草）在每一脏大泻汤方中均一样，仅是每味药所施药量不同，一般以小泻汤方中每味药用量较重，剩余 3 味药剂量相对较小。通过分析药物的五味补泻，发现这 5 种药物刚好分属五味五行：金、木、水、火、土（酸、辛、苦、咸、甘），个中缘由，值得学者仔细分辨。

(二)《辅行诀》大、小补汤用药规律

1. 每一脏补汤药味分析

同大、小泻汤一样，大、小心包和其他四脏大、小补汤共 10 首方（大补汤 5 首，小补汤 5 首）亦有规律可循。对比发现，10 首方中，重复用药共 15 味（其中每一小补汤方中共 4 味，大补汤方中共 7 味），每一脏补方中也有 1 味药属于本脏特药，计 5 味药。剩余 10 味药中，其中 5 味药（桂枝、代赭石、人参、麦冬、地黄）分别仅在互为子母脏的补汤中出现，如桂枝存在于肝、肾的补汤中，代赭石存在于心、肝的补汤中，余皆仿此；另 5 味药（旋覆花、炙甘草、五味子、竹叶、干姜）各自在五脏其中一脏中未涉及，其余四脏中均有，如旋覆花仅在肾脏的补汤中未出现，炙甘草仅在肝脏的补汤中未涉及，余同。这里将小补汤方中除特药之外的 3 味药定义为主药，将大补汤中除小补汤方之外的药物定义为副药，命名同泻方（表 1-2）。

表 1-2 补汤方组方配伍

五脏	补味	体味	化味	大补汤方					
				小补汤方				副药	
				特药	主药				
肝	辛（木）	酸（金）	甘（土）	土（大枣）	木（桂枝）	木（干姜）	金（五味子）	火（代赭石）	火（旋覆花）	水（竹叶）
心	咸（火）	苦（水）	酸（金）	金（豆豉）	火（代赭石）	火（旋覆花）	水（竹叶）	土（人参）	土（甘草）	木（干姜）
脾	甘（土）	辛（木）	苦（水）	水（白术）	土（人参）	土（甘草）	木（干姜）	金（麦冬）	金（五味子）	火（旋覆花）
肺	酸（金）	咸（火）	辛（木）	木（细辛）	金（麦冬）	金（五味子）	火（旋覆花）	水（地黄）	水（竹叶）	土（甘草）
肾	苦（水）	甘（土）	咸（火）	火（泽泻）	水（地黄）	水（竹叶）	土（甘草）	木（桂枝）	木（干姜）	金（五味子）

2. 大、小补汤之间用药规律对比

每一脏小补汤均由 4 味药组成，包含 1 味特药和 3 味主药。观察表 1-2 可知，每一脏的补汤方中特药的五行属性均是该脏的化味，小补汤方是 2 味补味药、1 味泻味药、1 味化味药，符合"两补一泻一化"，使该方的总体药势趋于补。其中"一补一化"仅存在于本脏中，剩余"一补一泻"分别出现在其所胜脏和所不胜脏中，具体在阐释肺脏、脾脏补方的用药规律时进行说明。

大补汤方是在小补汤方的基础上另加 3 味药构成，这 3 味药又恰是其子脏的小补汤，如此补子脏时也兼顾补其母脏，蕴含"虚则补其母"之义，最终形成"四补二泻一化"模式，且各脏大补汤方之间均存在一定的规律性。

三、《辅行诀》五脏辨治思维总结

《辅行诀》中的五脏辨治思维是对《黄帝内经》《难经》中"五行－藏象"生命模型辨治理论的继承与发展。其关于方药组成，却有独特的辨治特色。

（一）五行五味，归经五脏

《辅行诀》尊奉经典，其"五行－五脏"的对应关系与《黄帝内经》相同，其五脏病证的论述源于《黄帝内经》。《素问·脏气法时论》，"肝病者，两胁下痛引少腹，令人善怒……肾病者，腹大、胫肿……"《灵枢·五邪》，"邪在肝，则两胁中痛……邪在肾，则……腹胀，腰痛……"等论述，阐述五脏病机。其五味对应五脏的关系与《黄帝内经》不同，《黄帝内经》中的"五行－五脏－五味"关系为：木－肝－酸，火－心－苦等，《素问·宣明五气》《素问·至真要大论》《灵枢·五味》曰："酸入肝、辛入肺、苦入心、咸入肾、甘入脾。"但《辅行诀》中五味与五脏不是单一的对应关系，而是在引入"体－用－化"模型基础上，"五脏－五味"

的对应关系由"一脏应一味"变化为"一脏应三味"，扩大了药物的应用范围。

五脏之"体"为根本的、内在的、本质的物质基础；"用"为五脏的功用，是"体"的外在表现；"化"为"体"和"用"相合产生的新质体，如"肝体"表现在其所藏之血，"肝用"体现在其疏泄之性，"肝之化"体现协调、缓和之意。《黄帝内经》及《辅行诀》中"五行－五脏－五味"对应关系如表1-3。

表1-3　《黄帝内经》《辅行诀》中"五行－五脏－五味"对应关系

《黄帝内经》"一脏应一味"			《辅行诀》		《辅行诀》"一脏应三味"			
五味－五脏－五行			五味－五行		五脏－五味			
《黄帝内经》五味	五脏	五行	《辅行诀》五味	五行	五脏	《辅行诀》五味		
						体	用	化
酸	肝	木	辛	木	肝	酸	辛	甘
苦	心	火	咸	火	心	苦	咸	酸
甘	脾	土	甘	土	脾	辛	甘	苦
辛	肺	金	酸	金	肺	咸	酸	辛
咸	肾	水	苦	水	肾	甘	苦	咸

（二）证分虚实，苦欲补泻

《辅行诀》的五脏虚实病证的治则与经典相同，即补虚泻实治疗大法，均用五味补泻五脏虚实。但《辅行诀》的五脏虚实病机却不同于经典，五脏苦欲亦有区别，又因其"五味－五脏"的对应关系有异，因此五味补泻的具体治法不尽相同，主要体现在下面两个方面。

1.虚实病机

经典的虚实病机为八纲辨证中的虚实两纲，实证以邪气盛实，正气不虚，正邪交争剧烈为主要矛盾；虚证以正气不足，抗邪无力为主要矛盾，如《素问·通评虚实论》言："邪气盛则实，精气夺则虚。"而《辅行诀》的虚实病机的本质是机体正气虚损，正不胜邪而病，属于八纲辨证中的虚证。五脏各有"体""用"，其在正虚为病的基础上再分虚实，以"用虚"为虚证，"体虚"为实证，如肝所藏之血不足时即为肝实证，当肝疏泄功能失常时即为肝虚证。其补虚泻实的治则为：补"用"泻"体"。肝之生理特性是喜条达、恶抑郁，故以辛顺其功用为补，酸味收敛，逆其性而泻其体。

2. 五脏苦欲，五味补泻

《辅行诀》依据《黄帝内经》条文，其五味补泻五脏虚实的治法如下：

"肝德在散……以辛补之，酸泻之。肝苦急，急食甘以缓之。适其性而衰之也……心德在耎……以咸补之，苦泻之。心苦缓，急食酸以收之……脾德在缓……以甘补之，辛泻之。脾苦湿，急食苦以燥之……肺德在收……以酸补之，咸泻之。肺苦气上逆，急食辛以散之，开腠理以通气也……肾德在坚……以苦补之，甘泻之。肾苦燥，急食咸以润之，至津液生也。"此五味补泻五脏虚实的治法，与其中所载的《汤液经法图》相同。

（三）五脏分篇，以脏统腑

《辅行诀》沿袭《黄帝内经》的"五行－藏象"生命模型，脏腑藏于内，证候显于外，以五脏病证分篇论述。虽然仅有五脏用药法要，未明确论及六腑，但从五脏病证的临床表现及针灸、方药论治中，都能够体现出"五行－藏象"系统中的脏、腑、经络、形体官窍等生命结构的病理表现。

如辨脾脏病证，"脾实则腹满，飧泄……食不化……足痿不收……阳气不足则寒中，肠鸣腹痛；阴气不足则善饥，皆调其三里"。虽然辨为脾脏病，但无论临床症状还是治疗都有对其相表里的胃腑病证进行表述。五脏杂病的诸大小补泻方均秉承补脏不忘泻腑，泻腑必含补脏，补泻并行，配伍有制的原则组方。如小泻肝汤中枳实、芍药属金，克制肝木，味酸以泻肝体；又稍用辛味生姜以补胆腑，防攻伐太过。小补肝汤中桂枝、干姜味辛属木，直补肝体；酸味五味子泻胆腑之火，以防滋腻；甘味大枣入肝脏化味而补，属土补脾，以生气血，从本补肝。故《辅行诀》的脏腑辨证以五脏为中心，脏腑合论，以脏统腑。

第二章
敦煌医学脾脏、肺脏病方概述

敦煌医学中对五脏病证都有详细、系统的研究，不仅描述了五脏的生理病理，也系统阐释了五脏病证的联系和相关治疗。本章选取敦煌医学中的脾脏、肺脏病方做系列研究，概括了脾肺的生理、病理及敦煌医学脾肺类方的学术特征，重点对《辅行诀》的五脏体系及脾肺相关理论做了深入探讨。

第一节　敦煌医学对脾肺的生理病理及治法分析

一、敦煌医学关于脾的论述

（一）敦煌医书中对脾的生理分析

在敦煌医书《明堂五脏论》一卷（P.3655）中记载："脾与胃合，受盛之府。脾者，裨也，为言裨助胃气。故知脾热，唇干生疮；脾冷，不思饮食。脾俞在人背第八椎两傍，各相去一寸半是也。"

脾位于中焦，腹腔上部，隔膜之下，胃的左方。脾气上升，喜燥恶湿。脾在体合肉，主四肢，其华在唇，在窍为口，在志为思，在液为涎，与胃相表里。五行属土。脾主运化与主统血。脾的病理主要是其生理功能受损，脾虚运化失常。

（二）敦煌医书中脾病症状及治法分析

1. 症状

通过对敦煌医书的梳理，其记载的脾病常见症状有唇干生疮、面目黄、不思饮食、食不消、反胃、吐利不止、脚弱久不能立、心腹急痛满闷、大小便不通等。机理分析如下。

（1）唇干生疮、面目黄、脚弱久不能立：口唇受脾精、脾气滋养，过食辛辣刺激之品，致脾胃积热，则唇干生疮。面目黄为脾胃气血亏虚的表现。脾主运化，在体合肉，主四肢，脾气虚弱，不能运化水谷精微以充养四肢，则可见脚弱不能立。

（2）不思饮食、食不消：脾阳不足，温煦、推动、气化功能减弱，不能磨谷消食，则不思饮食。

（3）反胃、吐利不止：脾胃升降功能失常，脾不升清，胃不降浊，则见呕吐、下利等。

（4）心腹急痛满闷、大小便不通：脾气不足，不能运化水谷，则饮食物停聚中焦，将满闷疼痛。津液生成不足，则便干，难以排出。

2. 治法分析

敦煌医学其他文献中对脾的治疗也主要从脾胃和肝脏两方面进行论治。

（1）从脾胃论治：主要包括温补法和清降法。温补法以理中丸为代表方，同《辅行诀》中的大、小补脾汤治法相同，用人参、白术、干姜、甘草来温中祛寒、补气健脾，用以治疗脾气大衰、脾胃虚寒证。清降法包括清热燥湿法和降逆通幽法。清热燥湿法主要适用于湿热之邪困脾导致的泻痢疾病，外感六淫之邪可伤及脾胃，使脾胃升降失调，脾不升清，或直接损伤脾阳，湿邪困脾，郁久化热。脾失健运，水谷精微不能输化，和湿热之邪下注侵肠而易作泻痢，《辅行诀》指出，"脾苦湿，急食苦以燥之"。治宜清热燥湿，以黄连为代表药物，代表方有香连丸和黄连散。香连丸由黄连和木香组成，黄连清热燥湿，为治痢要药；木香为三焦气分之药，能降诸气，两者合用则湿除、气顺、利止。黄连散中黄连、黄柏、黄芩，三黄苦寒，其性沉降，能清热燥湿，泻火解毒；犀角（现水牛角代）、阿胶、茜根，清热凉血止血；乌梅肉、龙骨，厚肠固涩止泻，共奏清热燥湿、固涩止泻之功。降逆通幽法适用于胃失和降、肠失传导所致的反胃、呕吐、大便不通等症。脾主运化，以升为健；胃主受纳，以降为通。若脾失健运，脾阳虚弱，水谷不能运化，或不归正化，聚湿成痰饮，停聚于胃，胃失和降则上逆，发为呕吐、嗳气、呃逆等。胃与肠连，停聚之邪郁而化热，胃热炽盛，下传大肠，热灼津伤，燥屎内结，则大便不通。治疗如反胃方，由大黄四两，甘草二两组成。大黄为苦寒之品，入胃经与大肠经，有泻下通便、清热解毒之效，多用于实热积滞、大便秘结、谵语发狂等症。本方大黄与甘草合用，在于降逆通幽，导滞下行，临床上多适用于因阳明腑实热证引起的反胃、呕吐之症。

（2）从肝脏论治：主要以调和肝脾为治法，代表方有黄芩汤，"黄芩汤方，疗石发，身如火烧"，组成为黄芩三两，甘草二两（炙），枳实二两（去子，炙），厚朴一两，栝楼根一两（炙），栀子十四枚（擘），芍药一两。该方是在《伤寒论》芍药甘草汤与《金匮要略》厚朴三物汤的基础上，去大黄，加黄芩、栝楼根、栀子三味药组成。方中用芍药与甘草相合，芍药味苦，甘草味甘，酸甘化阴，甘苦合用，有人参之气味，所以大补阴血，肝血得补而石发如火烧即耗阴烁血之证可除，肝藏血，体阴而用阳，肝血充足，则可促进脾胃生化的气血精微正常吸收；厚朴与枳实相配合，消除脘腹胀满，行气降逆；黄芩与栀子相配合，清热除烦；栝楼根一味养阴生津，去实除滞，肝脾同调，诸证愈。

二、敦煌医学关于肺的论述

（一）敦煌医书中对肺的生理分析

《明堂五脏论》一卷（P.3655）中记载："肺者，傍也。肺为华盖，又为丞相。肺重三斤三两，六叶二耳。外连于鼻，内主于皮。故知肺风、鼻塞、脑疼；肺热，即皮上生疮。肺俞在人背第十三椎两旁，各相去一寸半是也。"

这段记载表明，在敦煌医书中，对肺的形状、重量、功能已经有了较为明确的认识，肺位于胸腔，左右各一。由于肺位最高，肺与天气直接相通，六淫外邪侵犯人体，不论其从口鼻而入，还是邪犯皮毛，皆由肺受之，故肺可保护其他诸脏，并产生防御机制，被称为"五脏之华盖"。因肺叶娇嫩，不耐寒热，易被邪侵，故又称其为"娇脏"。肺为魄之处，气之主，在五行属金。肺上通喉咙，外合皮毛，开窍于鼻，在志为忧，在液为涕。手太阴肺经与手阳明大肠经相互络属于肺与大肠，故肺与大肠相表里。肺的主要生理功能有主气、司呼吸，主宣发、肃降，通调水道，朝百脉，主治节。但其主要的病理以宣发、肃降功能失常多见。

（二）敦煌医书中肺病症状及治法分析

1. 症状

通过梳理敦煌医书，其记载的肺病常见症状有咳嗽、气短、哮、喘、胸闷疼痛、声哑失音、咯血、痰中带血、自汗、鼻塞、流涕等。机理主要如下。

（1）咳嗽：为肺功能失常最常见的症状之一。《内经》首先对咳嗽的病因、病位及证候分类等问题做出较系统的论述，如《素问·宣明五气》提出"五气所病……肺为咳"，指出咳嗽的病位在肺。其病机主要为肺失宣降，肺气上逆所致。

（2）气短：为自觉呼吸不足，稍事操劳则感困难。多由肺气不足，宗气生成减少，呼吸功能有所衰减，少气不足以息所致。

（3）哮：为喉中痰鸣如水鸡声。由于痰气交阻，气机升降出纳失常，肺系气道鸣息不畅所致。

（4）喘：即喘促，为呼吸短促而难。主要是肺的气机壅滞，或肾不纳气，以致呼吸短浅所致。

（5）胸闷疼痛：多由于肺气郁阻，或肺虚宣发无力所致。气滞、瘀血常阻滞肺络，或湿邪、痰浊内聚上泛，而发作胸闷疼痛。

（6）声哑失音：由于外邪犯肺，肺气失宣，声道不利而致声哑失音者，称之为"金实不鸣"；由于肺虚阴津不足，声道失去滋润而致声哑失音者，则称之为"金破不鸣"。

（7）咯血、痰中带血：多由于肺内蕴热，痰热化火，或肝火犯肺，灼伤肺络所致。

（8）自汗：动则汗出，谓之自汗。由肺气虚损，卫表不固，腠理疏松，津液外泄所致。汗为人体津液在阳气蒸化作用下由腠理外泄于肌表的部分，汗的排泄依赖于腠理的开阖，腠理开阖赖卫气调节，而卫气的敷布则有赖于肺的宣发。若外邪束表，肺失宣发，卫阳被郁，腠理郁闭，则无汗、恶寒；若肺气亏虚，卫外不固，腠理不闭，则见自汗、恶风。

（9）鼻塞、流涕：多由于风寒之邪侵袭肺卫，肺气失宣，鼻窍不利所致。

2. 治法分析

在敦煌医学中，肺系疾病往往涉及多个脏腑，如在《五脏脉候阴阳相乘法》一卷（S.5614）中记载："肺者，西方金，万物之所终。其脉数浮毛。脉浮涩而短，曰平。反得洪大而数，是心乘肺，火克金。为贼邪，大逆，十死不治。反得沉濡而滑，是肾之乘肺，子克母，为实邪，病亦差矣。反得大而缓者，是脾之乘肺，母克子，为虚邪，虽当病差，反得弦细而长者，肝乘肺，木畏金，为微邪，虽病当差。"此段记载从脉象论述了肺与其他脏腑的相互关系和相互影响，而肺系疾患与肝脾关系更加紧密，因此肺病不仅仅需要治肺，还要治肝、治脾。

（1）从肝论治肺脏疾病：《素问·刺禁论》中载："脏有要害，不可不察，肝生于左，肺藏于右，心部于表，肾治于里。"《内经》中这句话表明肝气自左升发，肺气从右而降，左升右降共同调畅人体气机运行，维持人体阴阳平衡。肝肺升降相因，肝和肺有着较为密切的病理生理关系，临床上出现肺系疾病不单单只与肺有关，治疗时肝肺一起治疗，使气机运行正常，则临床疗效较好。若肝火旺盛，横逆犯肺，导致肺气上逆，则应清肝利肺；肝肺气机升降失调，则应疏肝理肺，降气平喘；若肝郁气滞，瘀血内生导致咳喘，则应活血化瘀，理气疏肝；肝之阴血不足，虚火上炎导致肺阴不足，肺失濡养，则应养肝润肺。

（2）从脾论治肺脏疾病：《素问·咳论》曰："此皆聚于胃，关于肺。"此句话指出肺系疾病与脾的密切关系。在五行关系中，土能生金，脾属于土，肺属于金，故肺为脾之子，脾为肺之母。肺生理功能的正常运行有赖于脾的功能正常。《脾胃论》曰："脾胃一虚，肺气先绝。"《医门法律》曰："凡肺病有胃气则生，无胃气则死。胃气者，肺之母气也。"李中梓曰："肺气受伤者，必求之于脾土。"张璐曰："脾有生肺之机，肺无扶脾之力。"赵献可在《医贯》中提出"治之之法，不在于肺，而在于脾"，外感咳嗽"宜以补脾为主，而佐以解表之药"，该观点充分体现了肺系疾患应从治脾着手的重要性。史锁芳提出肺病从脾胃论治常用七法，包括健脾化痰法、芳香醒脾法、健脾利水法、通腑降气法、健脾补肺法（培土生金法）、养胃益肺法、补益脾肾法。常用方包括：二陈汤（健脾化痰之基本方）、平胃散合藿朴夏苓汤（芳香醒脾）、五苓散合实脾饮（健脾利水）、桑白皮汤合礞石滚痰丸（通腑降气）、六君子汤（培土生金）、沙参麦冬汤（养胃益肺）、参蛤散合金匮肾气丸或七味都气丸合生脉散（补益脾肾）。

第二节　敦煌医学脾脏、肺脏病方学术特点

一、敦煌脾脏病方学术特点

（一）敦煌脾脏病方方药特点

1.泻脾类方

泻脾类方中以附子所用为最多，辛泻脾实阴闭主要用药是附子。附子

辛热入脾，壮阳充卫，祛寒温中。又因脾与胃相表里，脾实阴闭也常导致胃阴寒内盛，故在治疗时可加入温胃散寒的药物，使病邪从胃腑而去，胃气降则脾气升，脾胃运转不息，临床症状得以改善。干姜、炙甘草二味药次之，复中焦之阳。

泻脾汤按照《辅行诀》记载的"以甘补之，辛泻之"的法则组方。观小泻脾汤组成，附子、干姜两药味辛为泻，佐炙甘草一药味甘为补。《辅行诀》凡小泻汤方皆是两泻味，一补味。大泻脾汤含小泻脾汤（附子、干姜、炙甘草），犹恐泻脾之力不足，又佐以苦燥之黄芩（脾苦湿，急食苦以燥之），另加小泻肺汤（葶苈子、大黄、芍药）之大黄、芍药，泻肺则木气盛，木盛则能克土也（所谓"实则泻其子是也"），以达到泻脾之目的。《辅行诀》凡大泻汤皆含六味药，其组成亦是小泻汤＋急食性味＋小泻子汤。剂量方面，"急食味"黄芩及小泻肺汤中大黄、芍药皆为一两。大、小泻脾汤除湿土壅滞之外，尚有木不得辛散，阳不得外布，故皆用附子、干姜，泻体内湿遏之邪、郁闭之气。

2. 补脾类方

补益脾气多用人参、炙甘草、白术。人参一药所用次数最多，其性微温质润，补脾益气功效显著，治证以气虚、阳虚二证为主。白术味苦、甘，以苦为主，其性温，但温而不燥，苦燥甘补，两药合用共同补益脾胃。

补脾汤按照《辅行诀》记载的"以甘补之，以辛泻之，脾苦湿，急食苦以燥之"的法则组方。严格以二补一泻一"急食"的格局组成。药味为四味，分量上补泻之品为三两，"急食"之品为一两（计量单位特殊者除外）。而大补脾汤是按五行生克规律，由小补脾汤加小补肺汤半量，使子胜无索于母，肺强以制木邪，防母受克，共同组成了一个完美方制。除小补脾汤中四味药外，还用麦冬、五味子、旋覆花，在于养阴生津。小补脾汤用于治疗脾气虚兼有阳虚下利之证，大补脾用于治疗脾气虚兼有肺脾阴虚之证，两者同为补脾虚，但同中有异，用药各有侧重。

《辅行诀》中大汤都是在小汤的基础上加上本脏之子脏之小补泻汤而成，比如大补肺汤为小补肺汤中加入小补肾汤之药而成，大泻肺汤为小泻肺汤加入小泻肾汤之药而成。此即为，脏病如果治疗不及时会波及本脏之子脏，治脏须兼治其子以使病不传。

3. 腹满、吐利用方

各类腹中胀满、吐利用方中以干姜一药所用次数最多，又以白蜜为辅料之主，在辅料中所用次数最多。

4. 有关补脾虚方

有关补脾虚方中以人参最为常用，其主药以干姜、白术、茯苓为主。

（二）敦煌脾脏病方的剂型及煎服法特点

1. 泻脾类方

泻脾类方中剂型以汤剂为主，丸药也有使用，严格以二泻一补的格局组成。药味为三味，分量上各药均为三两（计量单位特殊者除外），煎药的液体容量为三升，煮取一升，服法为"顿服"。

2. 补脾类方

补脾类方的剂型仍以汤剂为主，煎药的液体容量为八升，煮取三升，服法为"日三服"。但大补脾汤则以水一斗，煮取四升，温分四服，日三夜一服。

3. 各类腹满、呕吐用方

腹满、呕吐用方中剂型以汤剂最为多见，又以药物绞取汁，淖作羹食（见呕吐方）和猬皮烧灰（见反胃、呕吐方）及牛耳毛烧末和水服三种服法最为特殊。这三种服法使药物在病位周围迅速吸收，体现了古代劳动人民的聪明智慧。

4. 有关补脾虚方

有关补脾虚方多以汤剂和丸剂等剂型配合使用，可以更加充分的对脾系疾病进行治疗。

（三）敦煌脾脏病方治法特点

1. 泻脾兼以降胃（见于大、小泻脾汤）

脾与胃相为表里，脾气实，一味治脾未必能取全功，须当知腑气降与不降，唯胃气降而脾气可以通畅无阻矣。

2. 补脾兼用苦（见于大、小补脾汤）

脾病本来就易生湿浊等实滞，尤其以脾虚时更易生实变。此二方以人参等药物为补，以白术为攻，攻补兼施，运用得当。

3. 治腹满、呕吐分明

治腹满之药以汤剂与盐、酒或醋同煮消坚胀为主；治呕吐之药以药绞汁、药淬或烧灰以止呕为主。

4. 以吐止痛（见于启喉方）

此法于脾脏病方中是一独到法门，用于治疗胃肠道阻滞等各类毒势攻注心腹所导致的痛证，法以药物催吐，借吐之力以祛除胃肠道毒物，救人于紧急关头，现代此法所用甚少，然其理可以为今人之参考。

5. 于方后附加减用药法

此处体现了敦煌脾脏病方编写者的临床经验之丰富，更加体现了敦煌脾脏病方随证变化之灵活性，侧面展现出了敦煌脾脏病方的临床实用性。

二、敦煌肺脏病方学术特点

（一）敦煌肺脏病方方药特点

1. 泻肺类方

泻肺类方中以葶苈子所用为最多，清泻肺气郁闭主要用药是葶苈子，葶苈子苦寒入肺，通调水道。又因肺与大肠相表里，肺实气闭也常导致大肠瘀滞，故在治疗时可加入清泄大肠的药物，使病邪从大肠而去，腑气通则肺气降，上病下治，临床症状得以改善。杏仁、大黄二味药次之，以喘咳上气为主时多配杏仁，有热象时多伍大黄。

泻肺汤按照《辅行诀》记载的"以辛补之，以酸泻之"的法则组方。观小泻肺汤组成，葶苈子、大黄两药味咸为泻，佐芍药一药味酸为补。《辅行诀》凡小泻方皆是两泻味，一补味。大泻肺汤含小泻肺汤（葶苈子、大黄、芍药），犹恐泻肺之力不足，又佐以辛散之干姜（肺苦气上逆，急食辛以散之），另加小泻肾汤（茯苓、甘草、黄芩）之甘草、黄芩，泻肾则火气盛，火盛则能克金也（所谓"实则泻其子是也"），以达到泻肺之目的。《辅行诀》凡大泻汤皆含六味药，其组成亦是小泻汤＋急食性味＋小泻子汤。剂量方面，"急食味"干姜及小泻肾汤中甘草、黄芩皆为一两。大、小泻肺汤除燥金收敛太过之外，尚有火不得炎上，气不得外散，故用葶苈子、大黄、黄芩等苦寒之品，泻体内壅遏之气，敛藏之火。

2. 补肺类方

补益肺气多用麦冬、五味子。麦冬一药所用次数最多，其性微寒质润，养阴润肺功效显著，治证以阴虚、气虚二证为主；五味子五味俱全，以酸为主，其性温，但温而不燥，酸收甘补，两药合用共同补益肺胃。

补肺汤按照《辅行诀》记载的"以辛补之，以酸泻之，肝苦急，急食甘以补之"的法则组方。严格以二补一泻一"急食"的格局组成。药味为四味，分量上补泻之品为三两，"急食"之品为一两（计量单位特殊者除外）。而大补肺汤是按五行生克规律，由小补肺汤加小补肾汤半量，使子胜无索于母，肾强以制火邪，防母受克，共同组成了一个完美方制。除小补肺汤中四味药外，还用地黄、竹叶、甘草，在于清热凉血，养阴生津。小补肺汤用于治疗肺气虚兼有阴虚气逆之证，大补肺用于治疗肺气虚兼有肺肾阴虚之证，两者同为补肺虚，但同中有异，用药各有侧重。

《辅行诀》中大汤都是在小汤的基础上加上本脏之子脏之小补泻汤而成，比如大补脾汤为小补脾汤中加入小补肺汤之药而成，大泻脾汤为小泻脾汤加入小泻肺汤之药而成。此即为，脏病如果治疗不及时会波及本脏之子脏，治脏须兼治其子以使病不传。

3. 各类咳嗽用方

各类咳嗽用方中以杏仁一药所用次数最多，又以牛酥、乳为辅料之主，在辅料中所用次数最多。

4. 有关清肺热方

有关清肺热方中以甘草最为常用，其主药以蔓青根、麦冬、天冬为主。

（二）敦煌肺脏病方的剂型及煎服法特点

1. 泻肺类方

泻肺类方中剂型以汤剂为主，丸药也有使用，严格以二泻一补的格局组成。药味为三味，分量上各药均为三两（计量单位特殊者除外），煎药的液体容量为三升，煮取一升，服法为"顿服"。其服法最大特点是以症状缓解为度，思《伤寒论》桂枝汤便有如此服法，可见"以知为度"之服法在古方肺系病方服法中的地位。

2. 补肺类方

补肺类方的剂型仍以汤剂为主，煎药的液体容量为八升，煮取三升，服法为"日三服"。

3. 各类咳嗽用方

咳嗽用方中剂型以丸剂最为多见，又以含服（见疗咳嗽久远未效方）和棉裹咽汁（见治咽喉干、咳嗽、语无声方）两种服法最为特殊，这两种服法使药物在病位周围保留时间最久，可为开含剂之先河，体现了古代劳动人民的聪明智慧。

4. 有关清肺热方

有关清肺热方中剂型以汤剂为主，用法以涂胸方最为特殊，方见蔓青根汁涂胸。此涂胸方以外法治疗内疾，可与汤剂、丸剂等口服药配合使用，可以更加充分地对肺系疾病进行治疗。

（三）敦煌肺脏病方治法特点

1. 泻肺兼以通肠（见于大、小泻肺汤）

肺与大肠相为表里，肺气闭塞，一味治肺未必能取全功，须当知腑气利与不利，唯腑气畅通而肺气可以通畅无阻矣。

2. 补肺兼用辛（见于大、小补肺汤）

肺病本来就易留痰饮等实滞，尤其以肺虚时更易生实变。此二方以麦冬等药物为补，以细辛为攻，攻补兼施，运用得当。另外，细辛入煎剂达一两之多，值得现代医者以为参考，学习借鉴其可取之处。

3. 治咳、嗽分明

治无痰之咳，以润剂久含为主；治有痰之嗽，用药以化痰为主。

4. 以嚏开闭（见于吹鼻方）

此法于肺脏病方中是一独到法门，用于治疗呼吸通道不畅等各类呼吸困难所导致的闭证，法以吹粉取嚏，借喷嚏之力以打开息道，救人于紧急关头，现代此法所用甚少，然其理可以为今人之参考。

5. 于方后附加减用药法

体现了敦煌肺脏病方编写者的临床经验之丰富，更加体现了敦煌肺脏病方随证变化之灵活性，侧面展现出了敦煌肺脏病方的临床实用性。

三、治疗脾病、肺病八法具备

在对敦煌古医方进行全方位的研究后，从中领略到敦煌古医方都有严谨的配伍原则和加减变化规律，其以八纲为依据，高度概括了汗、吐、下、和、温、清、消、补八法，井然有序，寓意深刻。为应对千变万化，错综复杂的疾病，八法也常常相互配合使用，有汗下并用、温清并用、攻补并用、清下并用等。在治疗肺病、脾病中，八法也具备。

（一）汗法

《杂证方书第八种》（此卷子编号为 P.3596）中记载："疗伤寒，非头痛脉快，即是时气，世人病多是伤寒。三日内发汗，四日内须吐，五日后须利。三日内取汤方。麻黄三两（去节）、干葛二两（湿者用五两）、小麦一升、葱白一握（留须去渍）、豉一升。凡五味，以水九升，煮取二升半，去滓，分温三服，取汗止，差。"此条是运用葱豉汤加麻黄宣肺解表、干葛解肌退热，并用小麦得谷气以和胃气，助邪外出。这是一首治疗邪犯肺卫，风寒表实之证的代表方剂。此方便是运用各种发汗药物，来开泄腠理，逐邪外出，为汗法的代表方剂。《素问·五脏生成》说："肺之合皮也，其荣毛也。"《素问·阴阳应象大论》说："善治者，治皮毛""其在皮毛，汗而发之。"说明邪在皮毛肌表，用汗法，使邪从表解，可控制疾病传入肺之里，使其达到早期治愈的目的。

（二）吐法

《素问·阴阳应象大论》说："其高者，因而越之。"大凡停留于胸胁部位的有形之邪，在汗之不可，下之不能的情况下，使用吐法，从而达到疏郁解结，宣通气机，排除病邪，缓和病势之目的。如《辅行诀》中记载"启喉以通肺气，治过食难化之物，或异品有毒，宿积不消，毒势攻注，心腹痛如刀搅。赤小豆、瓜蒂各等分，共为散，每用咸豉半升，以水二升，煮豉，取一升，去滓，内散一匕，顿服，少顷当大吐则差"。启喉方："救误食诸毒及生冷硬物，宿积不消，心中痛疼方。赤小豆、瓜蒂各等分，为散讫，加盐豉少许，共捣为丸。以竹箸启病者齿，温水送入口中，得大吐则愈。"肺开窍于鼻，鼻与喉相通而联于肺。"喉为肺之门户"，喉之发音，乃肺气之作用也。正是由于肺开窍于鼻，与喉直接相通，肺的病变也可多见喉痒、音哑、失音等症状。该段经文使用赤小豆、瓜蒂后，使患者发生呕吐，达到驱使病邪从上涌吐而病愈的效果。

（三）和法

《杂证方书第四种》（此卷子编号为P.2662）中记载："疗热病六七日，热不散，宜服柴胡汤。柴胡四两、升麻三两、黄芩三两，芍药三两、大青

□两、知母四两、石膏六两（碎）、栀子仁三两、大黄三两、芒硝二两。上切，以水九升，煮取二升八合，去滓，内芒硝，分温三服，服别相去如人行十里久。禁蒜面。"此方为和解少阳、外解内清的代表方剂，药后禁食蒜面，恐邪出表或邪再入里之虞。又如《杂疗病药方》（此卷子编号为P.3378）载："疗人赤白痢不止方：艾、阿胶、黄连、芍药、当归、桂心、椒、姜、诃梨勒，以水二升，煎取一升，分二次服，即差。"此方为调和气血，清热燥湿，温通止痢之代表方剂。总之，前方为和解少阳，后方为调和脾胃，同施和法，侧重有别。

（四）温法

《素问·至真要大论》说："寒者热也。"《神农本草经》说："疗寒以热药。"温法的主要作用是温中散寒、回阳救逆、温经散寒、温阳利水。如《辅行诀》中"小泻脾汤，治脾气实，下利清谷，里寒外热，腹冷，脉微者方。附子一枚（炮）、干姜、甘草（炙）各三两。上三味，以水三升，煮取一升，顿服"。此方与《伤寒论》中的"四逆汤"组成相同。小泻脾汤治疗脾气实，是指阴盛于里，脾阳衰微，所以才有下利清谷、里寒外热（阳气被格于外）、腹冷、脉微之证。方中甘草之甘温，温养阳气；姜附之辛温，助阳胜寒。甘草得姜附，则鼓动肾阳，温中寒，有火中暖土之功；姜附得甘草，通关节，走四肢，有逐阴回阳之力。肾阳鼓，阴寒消，则阳气外达，而脾气实诸证自愈也。又如《杂证方书第六种》（此卷子编号为P.2882）载："理中丸，治一切气兼及不下食者方：人参一两、甘草一两（炙）、干姜一两、橘皮一两，上四味捣为散，蜜合为丸，丸梧子，每日平明空腹以酒下二十丸。日再服，渐渐加至二十五丸。忌冷水、油腻、陈腐桃李。"此方沿用《伤寒论》之方，主治中焦虚寒而下利者，此乃是温中散寒之法。

（五）消法

《素问·至真要大论》说，"坚者削之""结者散之"。消法的主要作用是消食导滞、消痞化积、软坚消结、消痈排脓。所以，凡属气、血、痰、湿、食等壅滞而成的积滞痞块，均可使用此法。如《杂证方书第三种》（此卷子编号为 P.2565）载："疗痰饮内消方。前胡七分、莨菪子十二分、枳壳十分、茯苓十二分、苡米仁十二分，泽泻八分、细辛七分、柴胡六分、旋覆花六分。上为丸，食后欲消之间，以粥饮，一服三十丸，日再服，不忌之物。"方中大队药物导水行痰下气，但恐伤中阳，故妙用少许柴胡以升发阳气。

（六）补法

补法包括补气、补血、气血双补、滋阴、补阳等诸法。如《辅行诀》中"大补肺汤，治烦热汗出，少气不足息，口干，耳聋，脉虚而快者方。麦冬、五味子、旋覆花各三两（一方作牡丹皮，当从），细辛一两，地黄、竹叶、甘草各一两。上七味，以水一斗，煮取四升，温分四服，日三夜一服"。方中麦冬、五味子补肺气，地黄补肾阴，用于治疗肺气虚兼有肺肾阴虚之证。

（七）下法与清法并用

如大泻肺汤，《辅行诀》指出："大泻肺汤，治胸中有痰涎，喘不得卧，大小便闭，身面肿，迫满，欲得气利者方。葶苈子（熬）、大黄、芍药各三两，甘草（炙）、黄芩、干姜各一两。"其用葶苈子、大黄治肺家实证，泻胸中痰涎；用黄芩助大黄，以清泄腑中实热之邪。《素问·阴阳应象大论》说，"其下者引而竭之""中满者泻之于内"。《素问·至真要大论》说："热者寒之。"此方下法与清法并用，则喘不得卧、大小便闭、身面肿、迫满、痰饮不化之症皆除。

第三节 《辅行诀》脾脏、肺脏病方用药规律分析

一、大、小泻脾汤和大、小补脾汤用药规律分析

（一）大、小泻脾汤用药规律分析

"陶云：脾德在缓。故经云：以甘补之，辛泻之。脾苦湿，急食苦以

燥之"。

小泻脾汤由附子一枚，干姜、炙甘草各三两组成。附子、干姜味辛，味辛皆属木，炙甘草味甘，味甘皆属土，故小泻脾汤方符合"二泻一补"，而辛甘化苦，故"二泻一补"中又蕴含着燥湿之义，且苦味又是肾脏的用味药，可防止脾气过盛而克肾气，以先安未受邪之地，正体现了既病防变的意义。且若本脏气盛，则必克其所胜之脏，此时经过五行彼此之间的生克制化，其所胜之脏的子脏必将气旺来复母气。就脾脏而言，若土气盛，则克其所胜之脏水脏，此时通过五行胜复原则，水脏之子木脏会为保护其母脏而表现为相对旺盛以克过盛之脾脏。故据此，一可直接补木脏以增强其克脾之力，二可通过削弱水脏以激发木脏的保护欲。由表1-1可知，小泻脾汤中的干姜正好是木脏的补味药，而炙甘草亦恰好是水脏的泻味药，故可理解为小泻脾汤中五味补泄理论蕴含了"子复母气"之义。

大泻脾汤即在小泻脾汤的基础上，加大黄、黄芩、芍药各一两，这三味药分别是脾脏子脏和母脏的小泻汤方的主药。其中，大黄味咸属火，同时在心脏方和肺脏方中都存在，且大黄是心脏的补味药、肺脏的泻味药，故其既可泻肺又能补心，符合"实则泻其子，虚则补其母"（李时珍《本草纲目·标本阴阳》）之义。

（二）大、小补脾汤用药规律分析

小补脾汤由白术一两，人参、炙甘草、干姜各三两组成。白术味苦属水，人参、炙甘草味甘属土，干姜味辛属木，辛甘化苦，故小补脾汤方符合"两补一泻一化"。其中"一补一化"（白术、人参）二味药仅在脾脏方中出现，剩余"一补一泻"（炙甘草、干姜）分别出现在其所胜脏肾脏和所不胜脏肝脏中。脾脏的补味药炙甘草在肾脏中为泻味药，泻味药干姜在肝脏中为补味药，即在补脾气的同时又有泻肾气之意，以预防肾气过盛反侮脾脏。且小补脾汤中人参、炙甘草、干姜三味，又是大补心汤的三味副药，故在补脾时又兼顾补心，即"虚则补其母"之义尽显。大补脾汤即在小补脾汤的基础上加麦冬、五味子、旋覆花各一两，由表 1-2 可知，这三味药又恰是小补肺汤的主药，最终形成"四补二泻一化"模式，即一个大补汤方由一味化味药、四味补味药（用味药）和两味泻味药（体味药）构成。

二、大、小泻肺汤和大、小补肺汤用药规律分析

（一）大、小泻肺汤用药规律分析

"陶云：肺德在收。故经云：以酸补之，咸泻之。肺苦气上逆，急食辛以散之，开腠理以通气也"。

大、小泻肺汤同所有大、小泻汤一样，均符合"子复母气"及"虚实补泻"原则。小泻肺汤由葶苈子、大黄、芍药各三两组成，其中葶苈子、大黄味咸属火，芍药味酸属金，符合"二泻一补"，酸咸化辛，辛既可散肺气过盛而上逆之状，又为肺所克之肝脏的补味药，可补益肝脏以防肝气被克。且小泻肺汤中的大黄是心脏的补味药，芍药是木脏的泻味药，恰好印证"子复母气"原则。

而大泻肺汤是在小泻肺的基础上加炙甘草、黄芩、干姜各一两，而这三味药又是脾脏和肾脏的主药，其中炙甘草味甘属土，可泻肾补脾，印证了"虚实补泻"理论。且大泻肺汤除葶苈子外，剩余五味药同大泻脾汤一样。但大泻肺汤中大黄、芍药各三两，炙甘草、黄芩、干姜各一两；而大泻脾汤是干姜、炙甘草各三两，黄芩、大黄、芍药各一两，故其药量的不同决定了治疗方向的差异。

（二）大、小补肺汤用药规律分析

小补肺汤由细辛一两，麦冬、五味子、旋覆花各三两组成，其中细辛味辛属木，麦冬、五味子味酸属金，旋覆花味咸属火，酸咸化辛，符合"两补一泻一化"。其中细辛（化味药）、麦冬（补味药）仅在补肺汤中出现，另一味补味药五味子在肝脏（肺脏的所胜脏）中为泻味药，通过泻肝气可防肺气更伤；泻味药旋覆花在心脏（肺脏的所不胜脏）中为补味药，因《素

问·五运行大论》云："气有余，则制己所胜而侮所不胜，其不及……己所胜轻而侮之。"故若肺气虚，在补本脏同时，泻其所胜之脏，以防其反侮本脏。而大补肺汤是在小补肺汤的基础上，加地黄、竹叶、炙甘草各一两组成，由表1-2可知，这三味药又恰是肾脏小补汤方的主药，最终形成"四补二泻一化"模式，即一个大补汤方由一味化味药、四味补味药（用味药）和两味泻味药（体味药）构成。

三、《辅行诀》脾脏、肺脏病方与经方、临床常用方同源性对比

对于敦煌医方的研究，历史上临床应用证据的缺乏是限制其临床应用和理论认可度的主要因素之一，但与其方出同源的《伤寒论》一书中所含方剂在古今临床中均有广泛应用。

理中丸方出《伤寒论》，治宿食不消，及霍乱吐利不止。中焦乃脾胃所司，脾主升，胃主降，中气失守，升降无权，清浊混乱，故吐利并作。方以人参补中益气，干姜温散中寒，白术健运中土，甘草坐镇中州，中气既立，则清气自升，浊气自降，故吐泻自平。

小补脾汤与《伤寒论》中的"理中丸"组成及加减法相同。理中者，理中焦。此方温中散寒，升清降浊，健运中土，治疗中焦脾胃虚寒之证。

《伤寒论》经言："脉浮而迟，表热里寒，下利清谷者，四逆汤主之。"四逆汤治疗阴盛阳衰，阴格阳于外之证。脾胃阳气虚衰，运化失司，不能升清降浊，故出现下利清谷；阳气过衰，阴气过盛，阴格阳于外，致使表热里寒，汗出而厥。方中以大辛大热之品附子、干姜峻补阳气，甘草调和药性，全方温中回阳、祛寒复厥通脉。

小泻脾汤与《伤寒论》中的"四逆汤"组成相同，皆可治疗阴盛阳衰之病证。方中甘草之甘温，温养脾土阳气；姜附之辛温，助阳胜寒。甘草得姜附之助，则鼓动肾阳，温中散寒，有火中暖土之功；姜附得甘草，则逐阴回阳。肾阳鼓动，阴寒则消，阳气外达，而脾气实诸证自愈也。此方

回阳以救逆，温补脾肾，消散阴寒，从而调整机体阴阳。

参考文献

[1] 张积思，徐江雁."肺朝百脉"理论研究评析 [J]. 中华中医药杂志，2020，35（11）：5367-5369.

[2] 魏玉婷，王觉，马重兵，等. 敦煌石室文献中针刺疗法的整理与研究 [J]. 中华中医药杂志，2019，34（11）：5051-5055.

[3] 赖奕志."肺主气"与中医养生关系的研究 [D]. 济南：山东中医药大学，2010.

[4] 齐元玲，张庆祥，赵建芳，等. 从"肺者，气之本"论从肺治疗郁证 [C]// 中华中医药学会第十六次内经学术研讨会论文集. 中华中医药学会，2016.

[5] 王诗媛，宋桂华. 从肝论治小儿肺系疾病 [J]. 中国中西医结合儿科学，2019，11（06）：480-482.

[6] 王方维，孟静岩，马佐英，等. 从脾论治肺系疾病的理论探析 [J]. 天津中医药大学学报，2016，35（05）：347-350.

[7] 王碧莹. 敦煌古方大补脾汤对顺铂致小鼠肝肾毒性的保护作用研究 [D]. 兰州：甘肃中医药大学，2020.

[8] 徐灵，徐亚莉，杨承霞. 敦煌石窟秘方调中理肾汤治疗脾肾阳虚型泄泻探析 [J]. 中医临床研究，2020，12（01）：21-23.

[9] 李金田，朱向东，李应存，等. 敦煌医学宝藏奇葩——敦煌医学的学术和研究价值探析 [J]. 中国现代中药，2013，15（02）：166-168.

[10] 孙雪，梁建庆，李金田，等. 敦煌医学之养生论 [J]. 中国民族民间医药，2021，30（05）：1-3.

[11] 吴红彦，刘喜平. 敦煌遗书中有关方剂学的文献研究 [J]. 甘肃中医学院学报，2003，20（002）：48-49.

[12] 于业礼，张本瑞.俄藏敦煌医学文献新材料整理研究 [J].敦煌研究，2019，（05）：111-120.

[13] 谢晓妹，刘力.功能性消化不良从肝论治探析 [J].现代中医药，2019，39（01）：18-20.

[14] 曾启宇，梁建庆，李金田，等.论三才思想在敦煌医学脉诊法中的体现 [J].中华中医药杂志，2018，33（08）：3259-3261.

[15] 林家平，宁强，罗华庆.试论敦煌学的概念、范围及其特点 [J].兰州学刊，1984，（01）：73-78.

[16] 李崇超.以小补脾汤与小泻脾汤为例试析《辅行诀》中补泻的含义 [J].江苏中医药，2014，46（09）：66-68.

[17] 刘荣奎.肺热论及肺病记忆论 [M].济南：山东科学技术出版社，2019.

[18] 清·吴仪洛.成方切用 [M].上海：上海科学技术出版社，1958.

[19] 张锐.鸡峰普济方 [M].上海：上海科学技术出版社，1987.

[20] 刘喜平.敦煌医方的理论与实践 [M].北京：中医古籍出版社，2012.

第三章
中医药化学生物信息学研究基础

敦煌医学文献多为古中医药学文献，虽然《辅行诀》所载古经方的主治及配伍方药用药独具一格，但与《伤寒论》经方同出一源，同传承自古佚书《汤液经法》。故可将目前中医药现代化研究的多学科技术借鉴运用于《辅行诀》医方、医理研究中。

中医药学理论体系，是包括理、法、方、药在内的统一整体，是关于中医学的基本概念、基本原理和基本方法的科学知识体系。它是以整体观念为主导思想，阴阳、五行学说为哲学基础和思维方法，脏腑经络及气血津液为生理病理学基础，辨证论治为诊治特点的医学理论体系。理、法、方、药是中医学关于诊断与治疗操作规范的四大要素。其中，理是指根据中医学理论对病变机理做出的准确解释；法是指针对病变机理所确定的相应治则治法；方是根据治则治法选择最恰当的代表方剂或其他治疗措施；药是指对方剂中药物君、臣、佐、使的配伍及其剂量的最佳选择。传统中医药要自信，要坚守传统，同时要采用现代科学技术来证明其疗效。推动合理使用现代科学手段对中医学理、法、方、药进行系统研究和科学解读，是中医药传承精华、守正创新的必由之路。

中医药化学生物信息学是运用化学生物信息学等多学科理论与技术，多角度、多途径、多层次科学解读中医药学原理，揭示中医药起效的物质基础和分子机制，以阐明中医药学理、法、方、药科学内涵的新兴交叉学科。化学生物信息学是以整合了信息学、生物信息学、化学信息学等多学科领域相关内容而形成的交叉学科。中医药学自然属性的包容性及其在生命本质的探索、方药行为信息等领域的认识与信息学、生物信息学、化学信息学以及整合学科化学生物信息学在理论与实践中固有的交叉融合性，是中医药化学生物信息学学科形成与发展的基础。该学科也已成为传承精华，守正创新，用现代科学解读中医药学原理，加快推进中医药现代化进程的又一重要学科支撑。

第一节　中医药化学生物信息学的学科基础

人体的生理功能和病理改变过程非常复杂，从分子、细胞、组织、器官、系统到人体，其系统功能在多维度上受到多因素的调控，而中药具有多种成分，多味中药药味相互配伍使得成分更多、更复杂，哪些成分是治疗疾病的有效成分、起效的物质基础及作用机制又很难讲清楚，使得中医理论的现代科学阐释看似毫无可能。近年来，随着化学、生物、网络药理学数据库的发展，以及计算机辅助药物设计、复杂网络、代谢组学、基因组学、蛋白质组学和人工智能等先进技术的发展，尤其是 AlphaFold 等人工智能在蛋白结构等方面的革命性突破，使得通过多学科理论与技术结合多角度实验验证来揭示中医药学理、法、方、药的科学原理逐渐成为可能。

中医药学认识疾病在于"证"，治疗疾病在于"方"，"方与证相合"才能真正治疗疾病。中医强调从宏观角度观察人体，对症状进行归纳演绎，推测机体内部（黑箱）变化，进行试探性诊断，即在"以方测证"的基础上，继而从疗效反推诊断的正确性。重视多学科介入、借助多学科理论与技术、结合多角度实验验证已经是科学解读中医药原理，促进中医药创新发展的有效途径。

辨证论治是中医学在长期临床实践中广泛应用的诊断原则和治疗方法。辨证论治的过程，就是将脉、因、证、治与理、法、方、药八个方面有机融合的过程，即最终是需要以方药实现辨证论治的目的。方药就其作用机制和功能而言，它主要通过和神经－内分泌－免疫网络等相关蛋白质相互作用影响人体生理状态，从而达到治疗疾病的功能，这又使中医药学与生物信息学有着密切的关联。就其物质基础而言，它是一个化学分子复合体，这使得中医药学与化学信息学有着密切的联系。

一、生物信息学与化学信息学的交叉融合

生物信息学（bioinformatics）是生物学与信息科学融合、新兴的一门交叉学科，是一门以高通量组学（基因组学、转录组学、蛋白质组学、代谢组学等）信息为基础，采用计算机技术和信息论方法对机体"DNA－转录RNA－蛋白质－代谢物质"生理过程相关蛋白质及其核酸序列等多种生物信息进行采集、加工、储存、传递、检索、分析和解读的科学。生物信息学是从核酸和蛋白质等生物大分子物质序列出发，分析序列中表达结构与功能的生物信息，通过对这些大分子物质进行序列、结构、功能以及相互作用关系研究来探索生命起源、生物进化以及细胞、器官和个体的发生、发育、病变、衰亡等生命现象。它是现代生命科学与信息科学、计算机科学、数学、统计学、物理学和化学等学科相互渗透而形成的交叉学科，是理论与实践应用并重的学科，亦被许多著名科学家称为"21世纪自然科学的核心领域"。生物信息学研究应用的数据库主要有：基因组数据库、核酸序列数据库、蛋白质结构数据库以及蛋白质序列数据库等。随着高通量测序技术的快速发展，这些组学数据不断丰富，可通过对目前获得的大量基因和蛋白质数据进行分析和计算，发现新的功能基因或蛋白质结构，为生物信息学的迅猛发展持续提供了助力。生物信息学已成为整个生物医学领域发展的重要组成部分及研究热点。

化学信息学是化学与信息科学融合新兴的一门交叉学科，它以化学、信息技术和计算机技术为基础，利用分子结构信息以及信息科学和理论来

解决交叉科学问题，其应用范围已覆盖化学工程、生物医学、药物开发、环境科学等多个研究领域。化学信息学在医药领域的研究内容主要包括了药物化学信息数据的收集、存储、检索技术和网络药理学、定量构效关系研究和分子对接筛选研究等。传统的新药开发技术耗时耗力且随机性比较大，已成为制约新药开发成功的瓶颈。随着化学组学以及药理学技术的飞速发展，涌现了大量的潜在药物靶点和生物活性数据。化学信息学方法在药物研究中的应用尤其重要，不仅可以缩短药物研发周期，降低研究成本，还可以大大提高药物开发的成功率，已成为当前药物研究、开发过程以及阐释药物作用机制中的一大核心技术。

但从信息学的使用来看，在生命科学研究中，生物信息学侧重于在生理、病理状态下或在方药干扰后，从机体本身变化角度出发，基于分子、细胞乃至组织网络水平来研究药物功能及其机体生物信息变化特征，即主要研究药物对人体复杂系统不同层面的响应，而缺乏从"干扰物"药物分子结构方面看问题。其实，大量研究表明，诸多药物行为及其机体生物信息特征在一定程度上能够通过药物分子结构来逆向反映阐释。化学信息学主要从"干扰物"角度出发，更多基于分子信息水平来研究方药物质基础及其精准干扰机体的疾病相关分子靶位。不过化学信息学研究缺乏在药物的功能方面看问题，仅仅通过药物分子结构来解释药物治病机制是不够的。

生物信息学与化学信息学在生命科学研究、药物研发中既有彼此优势又有各自不足，既存在内在必然联系又有彼此延伸领域。随着两个学科的迅速发展与交叉渗透，特别是计算机辅助药物设计、复杂网络、代谢组学、基因组学、蛋白质组学以及 AlphaFold 等人工智能在蛋白结构等方面的革命性突破发展，传统单纯生物信息学与化学信息学均已无法适应现代生命科学研究的发展需求。比如说近期迅速发展的化学基因组学进一步为两学科从分子层面提供了思路与支撑。化学基因组学主要研究药物分子与基因及其基因产物间的相互关系，旨在将化学空间和生物空间进行整合来对药物进行研究。其潜在的策略是整合生物靶点、靶点对应的药物小分子以及它们的生物功能到一个知识处理平台上，通过聚类或者可视化的手段对这些复杂的关系进行比较分析，从中鉴别出有药理作用的靶点蛋白或者新型的药物前体。因而，化学基因组学是基于生物信息学与化学信息学理论与技术，兼顾主体（机体）与客体（药物）两方面从分子水平对药物及其行为信息研究提供了支撑，既可基于靶点家族对生物活性的化合物进行组织和研究，有效地开采了化学空间和生物空间的信息，也可以通过化学基因组学方法研究化合物的安全谱，用于理解新化合物的安全性。随着各种药物关系型数据的增长，基于化学基因组学的方法来对这些数据中蕴藏的知识进行挖掘，将是后基因组学时代的一项重要任务。因而，生物信息学与化学信息学多层面交叉融合成为了科学发展的必然趋势。

二、化学生物信息学与中医药化学生物信息学形成的必然性

（一）化学生物信息学特征

化学生物信息学是整合了化学信息学和生物信息学的新的交叉性学科，主要是以药物研发和疾病治疗为目标，研究药物及药物干预机体相关系统中信息内容与信息流向的综合性系统学科。在化学生物信息学中，药物是化学生物信息学研究的对象，信息是化学生物信息学研究的基础。对药物信息进行提取和挖掘从而使其转化为有益于药物研发及疾病治疗的知识是化学生物信息学研究的目标。药物就其物质基础而言，它是一个化学分子，这使得化学生物信息学需要化学信息学支撑；就其作用机制和功能而言，它主要通过和蛋白质相互作用影响人体生理状态，从而达到治疗疾病的功能，这又使化学生物信息学离不开生物信息学支撑。化学生物信息学可以有效整合网络药理学、定量结构－活性关系（QSAR）等化学信息学和生物信息学的工具和手段，对药物及其干预机体反应信息进行研究。化学生物信息学可从分子水平、细胞水平和组织乃至更高水平上对药物信息及其行

为进行系统描述，并可利用信息平台有机地将多层面信息整合在一起阐释药物与机体相互作用关系。

（二）中医药化学生物信息学形成的必然性

中医药学辨证论治的理、法、方、药理论体系与实践具有朴素哲学思维与方法。"以症定证、以证选方"与"以方测证、随症加减"正向、反向思维模式在临床与科学研究中相辅相成。基于生物信息学与化学信息学交叉融合的化学生物信息学，既可从方药干扰后机体本身变化角度出发，基于分子、细胞乃至组织网络水平来研究药物功能及其机体生物信息变化特征，又可从"干扰物"——方药角度出发，更多基于分子信息水平来研究方药物质基础及其精准干扰机体的疾病相关分子靶位，用正向、反向思维模式研究阐释药物及其干扰机体发生响应的信息特征。化学生物信息学从多角度、多途径、多层面对药物行为及机体生物信息变化特征的研究和理解思路，与中医药学整体观指导下"以症定证、以证选方、以方测证、随症加减"辨证思路具有异曲同工之妙。因而，基于化学生物信息学来揭示中医药学理、法、方、药的科学原理逐渐成了可能，中医药化学生物信息学学科构建与发展又成为了历史必然。

中医药化学生物信息学通过整合化学信息学和生物信息学的优势，在中医药理论指导下，利用信息学研究方法从主体（机体）、客体（方药）双角度出发，从分子水平、整个水平乃至系统水平（分子水平 – 细胞水平 – 组织水平 – 个体水平 – 种群水平），多层面对中医方药行为及其干预机体相关系统中信息内容与信息流向进行阐明和理解，既可基于大数据阐释方剂多味中药药味相互配伍后哪些成分是治疗疾病的有效成分，起效的物质基础及作用机制是什么，又可促进"以方测证"验证"证"的生物信息本质特征研究，为病证本身病理机制的多层面阐明提供了有力支持。

中医药化学生物信息学研究内容主要包括：中医药基础理论、治则治法研究应用、中医病因病机分析、中医证型诊断标准数据库、治则治法标准化建立等。方药化学信息学的应用主要包括：方药小分子化学信息库构建、高通量虚拟筛选数据分析、基于特定靶点的药物设计以及药物ADMET（药物的吸收、分配、代谢、排泄和毒性）、物理化学性质评估等。基于生物信息学的应用，包括网络药理学、疾病相关生物信息分析、代谢组学及NEI网络分析等。基于化学基因组学的应用，包括临床药物研发中的数据挖掘等。

中医药化学生物信息学研究的基本流程可以概括为：运用生物信息学技术、靶点垂钓、蛋白互作网络、组学技术等手段对有临床疗效的中医药及其复方治疗疾病的可能靶点及相关通路（生物信息）进行分析；应用计算化学、药物设计、中药化学等多学科技术探究中药方剂发挥特定功效的物质基础和互作机制（化学信息）；通过生物学实验研究中药（复方）有效物质基础的作用效果和分子机制，验证化学生物信息挖掘结果的合理性。经过上述研究模块的系统挖掘、循环验证，以逐步解读中医药起效的物质基础及分子机制，揭示中医学理论体系理、法、方、药的科学内涵。

三、中医药化学生物信息学可有效支撑敦煌医方现代化研究

中医辨证论治包括辨证和论治两方面内容。辨证是以四诊所收集的病史与现症为依据，运用中医理论进行综合分析，最后做出正确诊断；论治是在判定疾病病因、病性的基础上，进行立法、选方、用药。而辨证论治的过程，就是将脉、因、证、治与理、法、方、药八个方面有机融合的过程，它不仅遵循法从立本、依法统方、据方遣药的基本原则，又依据具体情况谨守病机、把握标本、相机权变、随症加减、灵活运用。在中医临床与研究长期实践的过程中，逐渐形成了正向思维与逆向思维的辨证论治思维模式。

（一）"以证解方"正向思维模式在敦煌医方研究中的局限性

正向思维模式即"以案定证 – 以证解方""以症定证 – 以证选方"。

"求证求因"模式是现今最为常用的验案解读模式和临床思维模式。"以案定证－以证解方"即首先通过案中所记载的症状、体征、舌脉等信息来辨明案中病情为何"证"，然后围绕"证"来解读方中之药；"以症定证－以证选方"即首先结合患者症状四诊合参、辨识病证，继而辨证求因、定位、定性、明本、确定治则，然后立法、选方、遣药、辨证施治的临床诊治思维方式。但针对敦煌医方研究中可以发现正向思维模式存在诸多不足，比如敦煌医方表述大多数症状是疾病当下的表现情况，并非疾病的本质，而是疾病本质的外在表现，加上文简意深，存在难以还原、理解其中辨证论治思想的问题；同时，后人对医方文献记载的辨证思路与原作者不一定相同，存在仁者见仁，智者见智等因素，均影响真正对原医方的科学解读。因此，从"以案定证－以证解方"的方法来阐释名老中医验案，不一定能还原医家之本意。

（二）"以方测证"逆向思维模式在敦煌医方研究中的有效性

逆向思维模式即"以方测证－以药定靶"的古方经方验案解读、临床思维、科学研究模式，可以弥补"以案定证－以证解方""以症定证－以证选方"模式之不足，两者相辅相成，有利于构建出更加完善的古方解读、经验传承模式和科学研究模式。辨证过程与近代控制论的"黑箱"理论有着惊人的相似之处。"以方测证－以药定靶"临床思维、科学研究模式是中医打开"黑箱"的有效方式。

近代控制论认为，认识客体黑箱有两种方法：一种为不打开黑箱，另一种为打开黑箱。不打开黑箱的方法就是不影响原有客体黑箱的结构，通过对黑箱外部的输入、输出变量的研究得出关于黑箱内部情况的推理，探求黑箱的内部结构。而打开黑箱的方法则是要通过一定的手段来影响原有客体黑箱，直接观察和控制黑箱的内部结构。中医对证的认识成果就是采取不打开黑箱的方法取得的，即将药物输入体内，再通过输出，即观察人体所表现的外在证候，以推测疾病的本质——证。认识疾病在于证，治疗疾病在于方，方与证相合才能治疗疾病。中医强调从宏观角度观察人体，对症状进行归纳演绎，推测机体内部（黑箱）变化，进行试探性诊断，从疗效反推诊断的正确性，即"以方测证"。打开"黑箱"认识生命本质，是科学发展的一般规律。中医证实质研究的最终目的也是打开人体黑箱，即从中医的角度来客观、全面、系统地阐述人体生命的本质。医方分析中，可基于"以方测证"理论，即需要通过分析书中描述的症状，再结合治疗疾病的方，条文与方证互参，可以推测出疾病的证。而当前医学发展的特点就是向两极化（宏观和微观）和全层次进展，中医学虽然在宏观和整体认识上具有较高的成就，但是在微观和低层次方面尤显不足。恩格斯说："整体是由部分组成。"如果对各个部分不了解，整体的画面便不可能是清晰的，只有对各个部分都十分了解，才可能有清晰的整体画面。因为证实质本身可能存在层次问题，有的证实质可能存在于器官水平；有的证实质可能存在于细胞、亚细胞水平；有的（或许绝大多数）证实质存在于分子水平。所以，中医那种通过"形见于外"探求"藏居于内"的宏观辨证法，必须在保持宏观（整体观）特色的同时，通过"以方测证"，引入多学科、多层次研究技术与研究成果，向局部层面和微观证本质进展，从而使中医证实质研究走向整体观指导下的微观化、具象化。"以药定靶"是指在大量掌握所传承者用药经验的基础上，进而通过方中药物来反推患者当时的症状、体征、异常指标，甚至神志、气色。临床方证相关性研究，包括确立证的某些辅助性实验诊断指标，以及在治疗一些疑难杂症时，根据应用某类方剂后患者的临床表现，对复杂证候进行病因病机的推断性阐述。而要真正实现"以方测证"揭示"方证相应"的具象化指标和证候的生物内涵，则必须要借助于现代多学科技术的运用。

（三）中医药化学生物信息学是敦煌医方现代化研究的有效途径

中医药化学生物信息学研究技术与思路将为"以方测证"开展中医证实质的研究、打开人体黑箱提供有效支撑。化学生物信息学的学科本源就是以药物为研究主体，即药物是化学生物信息学研究的对象，信息是化学生物信息学研究的基础，对药物信息进行提取和挖掘从而使其转化为有益于药物研发及疾病治疗的知识是化学生物信息学研究的目标。这一思路与中医学"以方测证"思维模式具有异曲同工之妙，也符合对古方医方"以方测证""方证相应"本质研究的需求。例如医方研究可以在全面分析医方构建方剂成分分子库的基础上，通过网络药理学、靶点预测分析医方潜在的防治优势病证、治疗疾病的可能靶点及相关通路；从分子结构水平研究方药分子结构对其药物活性的影响；应用分子对接、QSAR 等计算化学、药物设计、中药化学等多学科技术筛选出敦煌医方中哪些成分是治疗疾病的有效成分、起效的物质基础及其作用机制和与机体的互作机制。网络药理学将传统化学药"一药一靶"的研究思路拓展成为"一药多靶"和"多成分、多靶标"的研究模式，因此非常适合解决中药"多成分、多靶点、多途径"的问题，特别是为系统了解方药作用机制以及"以方测证 – 以药定靶"提供了的新视角与信息学研究可能。这些均为敦煌医方中"以方测证"，促进其现代化研究提供了有效途径。

第二节　中医药化学生物信息学常用分析方法

一、构建中药性味归经网络

（一）基本原理

中药的性能是指中药药味的性味和功能，即中药的药性理论。中药归经理论是中药药性理论的核心内容，是中医理论体系中的重要组成部分。中药归经即中药作用的定位，主要是以脏腑经络理论为基础，把中药的作用与人体脏腑经络联系起来，以说明药物作用对机体某部分的选择性，从而为临床应用提供依据。中药复方性味归经网络的构建，系统展示了中药复方中各中药的性味归经交互网络，可直观地分析中药药味的性味和功能。

（二）主要方法

通过查阅 2020 年版《中国药典》，收集每味中药的归经信息，利用集成生物分子相互作用网络的通用建模环境，构建中药性味归经网络。

（三）在 Cytoscape 软件中的实现

Cytoscape3.7.2 软件构建中药性味归经网络的步骤：①打开 Cytoscape3.7.2 软件，导入中药与其对应的性味归经数据。②在"Select"栏目中点击"Column Filter"，设置"Node"为"Type"。基于交互网络图，分析中药复方中各中药的性味归经交互网络关系。

二、收集中药化合物成分

（一）基本原理

中医药现代化是打开中医药文化宝库的钥匙。中医药现代化首要的任务是明确中医药发挥疗效的物质基础，就是明晰中药中含有的化合物及结构，将药理作用与化合物对应性分析（详见第六篇）。从宏观到微观来看，结构决定性质这是普遍规律，所有药物发挥功效根源于其物质基础——药物内含有特定结构的化合物。同样，中医药发挥疗效，本质上是其成分中具有特定结构的化合物在人体中一系列反应所致。

（二）主要方法

1. 基于对研究型文献的调研，进行中药化合物成分收集。

2. 基于中药化合物成分数据库收集，常用中药化合物成分数据库，见表 3-1。

表 3-1　常用中药化合物成分数据库

名称	网址	原始文献
TCMSP	http://tcmspw.com/tcmsp.php	TCMSP: a database of systems pharmacology for drug discovery from herbal medicines.

名称	网址	原始文献
TCMID	http://www.megabionet.org/tcmid/	TCMID: Traditional Chinese Medicine integrative database for herb molecular mechanism analysis.
ETCM	http://www.tcmip.cn/ETCM/	ETCM: an encyclopaedia of traditional Chinese medicine.
HERB	http://herb.ac.cn/	HERB: a high-throughput experiment- and reference-guided database of traditional Chinese medicine.

（三）在 TCMSP 数据库中的实现

中药系统药理学数据库与分析平台（Traditional Chinese Medicine Systems Pharmacology Database and Analysis Platform，TCMSP）收集了中药化合物成分的名字以及一些理化性质，例如分子量、脂水分布系数、口服生物利用度、类药性以及半衰期等参数。检索及下载操作：①打开网站，在"Herb name"方框中输入中药名称，进行检索。②点击药味的"Latin name"，即进入药味详细页面。③根据具体工作设置口服生物利用度（OB）、类药性（DL）等参数，进行成分筛选。④点击"Save"进行化合物下载。

三、预测中药化合物靶点

（一）基本原理

1. 基于化学相似性搜索的靶点预测

化学相似性搜索的理论依据是结构或物理化学性质相似的小分子化合物可作用于性质相同或相近的靶点。因此，可通过比较查询分子与已知靶点活性分子的结构或物理化学性质来预测查询分子的潜在作用靶点。

2. 基于反向药效团搜索的靶点预测

反向药效团搜索是指通过预先构建好含有多个药效团模型的药效团数据库，再用单个查询分子去反向匹配，最终寻找与查询结构匹配较好的靶点。

（二）主要方法

基于数据库平台检索，常用化合物靶点预测数据库，见表 3-2。

表 3-2 常用化合物靶点预测数据库

名称	方法	网址	原始文献
SwissTargetPrediction	Fingerprint-based	http://www.swissstargetprediction.ch/	SwissTargetPrediction：a web server for target prediction of bioactive small molecules.
Similarity ensemble approach (SEA)	Fingerprint-based	http://sea.bkslab.org/search/	Relating protein pharmacology by ligand chemistry.
SuperPred	Fingerprint-based	http://prediction.charite.de/	SuperTarget and Matador：resources for exploring drug-target relationships.
BindingDB	Fingerprint-based	http://www.bindingdb.org/bind/index.jsp	BindingDB：A web-accessible molecular recognition database.
PubChem	Fingerprint-based	http://pubchem.ncbi.nlm.nih.gov/	PubChem：a public information system for analyzing bioactivities of small molecules.
ChemBank	Fingerprint-based	http://chembank.broadinstitute.org/	ChemBank：a small-molecule screening and cheminformatics resource database.
PharmMapper	Pharmacophore-based	http://lilab-ecust.cn/pharmmapper/index.html	PharmMapper server：a web server for potential drug target identification using pharmacophore mapping approach.

（三）在 SwissTargetPrediction 数据库中的实现

SwissTargetPrediction 数据库是基于与已知化合物的二维和三维结构的相似性来预测化合物的靶标。操作：①打开网站主页。②在"Select a species"处选择物种"Homo sapiens"。③粘贴化合物的 SMILES 号。④点击"Predict Targets"进行靶标预测，收集 probability > 0 的靶点。

四、收集疾病相关基因

（一）基本原理

疾病是机体在一定条件下，受病因损害作用后，因自稳调节紊乱而发生的异常生命活动过程。生物学上将能够与药物分子结合并产生药理效应的生物大分子统称为药物作用的生物靶点，主要包括受体、酶、离子通道和核酸等。靶向药物是以参与疾病发生发展过程的重要分子作为靶点，通过抑制或阻断该靶点，而发挥治疗疾病作用的药物。

（二）主要方法

主要基于数据库平台获取，常用数据库，见表 3-3。

表 3-3　常用疾病靶点检索数据库

名称	网址	原始文献
DrugBank	https://www.drugbank.ca/	DrugBank 5.0：a major update to the DrugBank database for 2018.
TTD	http://db.idrblab.net/ttd/	Therapeutic target database update 2022：facilitating drug discovery with enriched comparative data of targeted agents.
OMIM	https://www.omim.org/	Searching Online Mendelian Inheritance in Man（OMIM）：A Knowledgebase of Human Genes and Genetic Phenotypes.
GeneCards	https://www.GeneCards.org/	The GeneCardsGeneCards Suite.
CTD	https://ctdbase.org/	Comparative Toxicogenomics Database（CTD）：update 2021.

（三）在 DrugBank 数据库中的实现

DrugBank 数据库是一个整合了生物信息学和化学信息学资源，并提供详细的药物数据与药物靶标信息及其机制的全面分子信息，包括药物化学、药理学、ADMET 及其相互作用信息的综合性药物数据库。具体操作方法：在 Drugbank 数据库的 "Keywords" 栏目中输入疾病英文名称，选中 "Targets" 点击搜索，将搜索结果进行整理，完成在 Drugbank 数据库中的查询。

五、分析疾病差异表达基因

（一）基本原理

基因芯片是一种高效、高通量获取生物信息的技术，能检测和分析疾病组织与正常组织的差异表达基因。基因表达综合数据库（Gene Expression Omnibus，GEO）提供了大量和疾病相关的表达谱信息。差异表达基因可用于研究疾病机理或作为早期诊断的临床生物标记物。利用基因芯片数据筛选疾病差异表达基因，并对差异基因进行生物信息学分析，预测和筛选出适合作为疾病早期诊断的分子标志物和免疫治疗的潜在分子靶点，为进一步基础研究提供理论依据。

（二）主要方法

主要基于数据库平台获取，常用数据库，见表 3-4。

表 3-4　常用疾病差异表达基因检索数据库

名称	网址	原始文献
GEO	https://www.ncbi.nlm.nih.gov/geo/	The Gene Expression Omnibus Database.
TCGA	https://portal.gdc.cancer.gov/	The Cancer Genome Atlas（TCGA）: an immeasurable source of knowledge.
ICGC	https://dcc.icgc.org	International Cancer Genome Consortium Data Portal-a one-stop shop for cancer genomics data.
MIMIC	https://mimic.physionet.org/	MIMIC-Ⅲ, a freely accessible critical care database.

（三）在 GEO 数据库中的实现

在 NCBI 的 GEO 数据库下载 GEO 数据集。对得到的芯片数据中的每个样本探针表达值使用 R 语言 "affy" 包，进行背景校正归一化处理。对照组和空白组中每个表达值通过 "limma" 包进行 t 检验。利用 venn 图获得两个数据集中共同出现的差异表达基因名称。

六、分析蛋白质－蛋白质相互作用网络

（一）基本原理

细胞生命依赖于生物分子之间复杂的功能关联网络。在这些关联中，因蛋白质－蛋白质相互作用（protein-protein interaction，PPI）具有多功能性、特异性和适应性，而尤为重要。蛋白质互作网络是由单独蛋白通过彼此之间的相互作用构成，以参与生物信号传递、基因表达调节、能量和物质代谢及细胞周期调控等生命过程的各个环节。系统分析大量蛋白在生物系统中的相互作用关系，对于了解生物系统中蛋白质的工作原理，了解疾病等特殊生理状态下生物信号和能量物质代谢的反应机制，以及了解蛋白之间的功能联系都有重要意义。

（二）主要方法

蛋白质互作网络构建涉及的研究方法，包括蛋白质互作数据库及蛋白质互作检测技术（免疫共沉淀技术、酵母双杂交技术、蛋白质互作预测技术等）。

（三）在 STRING 数据库中的实现

STRING 数据库是用于预测蛋白质－蛋白质相互作用的生物学数据库，其数据信息来源广泛，包括实验数据、计算预测方法和公共文本集，可用于检索蛋白、基因相互作用。操作步骤：①打开网站主页，进入 STRING 数据库，选择"Multiple proteins"，在"List Of Names"栏目下粘贴或输入靶点名称，在"Organsim"中选择"Homo sapiens"，点击"SEARCH"。②点击页面最底端的"CONTINUE"。③点击"Setting"，设置 minimum required interaction score（蛋白互作综合得分），默认设置为 medium confidence（0.400），点击"UPDATE"。即可得蛋白互作综合得分 > 0.4 的 PPI 信息。

七、分析通路及生物过程富集

（一）基本原理

基因通路富集分析（gene set pathway enrichment analysis）是在一组基因或蛋白中找到一类过表达的基因或蛋白。对基因功能进行富集分析，可发现在生物学过程中起关键作用的生物通路，从而揭示和理解生物学过程的基本分子机制。功能富集分析可以将成百上千个基因、蛋白或者其他分子分到不同的通路中，以减少分析的复杂度。常见的有基因本体（gene ontology，GO）功能注释和京都基因与基因组百科全书（Kyoto Encyclopedia of Genes and Genomes，KEGG）通路富集分析。

（二）主要方法

基于数据库平台检索，常用 GO 和 KEGG 富集分析数据库，见表 3-5。

表 3-5　常用 GO 和 KEGG 富集分析数据库

名称	网址	原始文献
KEGG	https://www.kegg.jp/	KEGG：Kyoto Encyclopedia of Genes and Genomes.
GO	http://geneontology.org/	Gene ontology：tool for the unification of biology.
DAVID	https://david.ncifcrf.gov/	DAVID-WS: a stateful web service to facilitate gene/protein list analysis.
STRING	https://cn.string-db.org/	STRING：a database of predicted functional associations between proteins.

（三）在 DAVID 数据库中的实现

DAVID 是一个生物信息数据库，其中整合了生物学数据和分析工具，为大规模的基因或蛋白列表（成千上万个基因 ID 或者蛋白 ID 列表）提供系统综合的生物功能注释信息，并可进行 GO 分析和 KEGG 通路分析。操作步骤：①将潜在作用靶点导入生物学信息注释数据库 DAVID 数据库中，将"Select identifier"设置为"Official gene symbol"，将"List type"设置为"Gene list"，限定物种为"Homo sapiens"，阈值 $P < 0.05$。②选择"Gene

ID Conversion"，输入关键靶点，选择"Gene List"，点击"Submit List"，点击"Gene_Ontology"，下载 BP、CC、MF 及 Pathways 数据。

综上，随着网络药理学和生物信息学的发展，将生物信息学技术和网络药理学方法相糅合，联合实验验证成为中药复方机制研究中的重要方式之一。基于该模式的中药复方研究打破了传统的中药复方机制研究的瓶颈，使得原先难以定性的机制得以预测和验证。该研究方法适用于各类病症的中药复方、单体治疗机制研究。

八、分子对接技术

（一）基本原理

分子对接是通过受体的特征以及受体和药物分子之间的相互作用方式来进行药物设计的方法。它是一种主要研究分子间（如配体和受体）相互作用，并预测其结合模式和亲和力的理论模拟方法。

（二）主要步骤

1. 配体准备

利用化合物数据库及文献调研收集中药化合物结构，建立分子对接的配体数据库。

2. 受体准备

如靶点蛋白已有晶体结构报道，则在 PDB 数据库（www.rcsb.org）下载靶蛋白的晶体结构作为分子对接靶点结构。如果相关靶蛋白结构尚未见报道，则通过同源建模、人工智能进行靶蛋白结构预测。

（三）分子对接技术在 Schrödinger 软件包 Glide 模块中的实现

1. 配体准备

在 Schrödinger 的 LigPrep 模块对成分结构进行预处理，包括生成三维结构、添加氢原子、计算电荷、能量优化等，接下来运用 MMFFs 力场得到相应的低能构象。Epik28 以 pH 值 7.0±2.0 为条件分配电离状态并进行对接计算。

2. 受体准备

用 Schrödinger 软件蛋白质预处理工具 PrepWiz 模块对蛋白靶点结构进行预处理，即对其加氢，并在 MMFFs 力场下计算每个原子的质子化状态和形式电荷，定义蛋白结合位点，产生 Grid 文件。

3. 分子对接

使用 Schrödinger 软件中的 Glide 模块，采用标准精度方法（standard precision，SP）进行分子对接。

九、药效团模型

（一）基本原理

药效团（pharmacophore）是指活性化合物所共有的，对化合物的活性有重要影响的一组原子或基团的空间排列组合。这些原子或基团称为"药效特征元素"，是配体与受体发生相互作用的活性部位。其可以是某些具体的原子或原子团，比如氧原子、羟基、苯环等，也可以指某些特定的化学功能结构，如疏水基团、氢键供体、氢键受体等。

（二）主要方法

1. 基于受体的药效团模型

从靶蛋白的三维结构出发，研究靶蛋白结合位点的特征性质以及它与小分子化合物之间的相互作用模式构建的基于受体的药效团。

2. 基于配体的药效团模型

利用已知活性的小分子化合物，根据化合物的结构相似性和构效关系，建立的基于配体的药效团。

（三）药效团模型在软件 Schrödinger 中的实现

利用 Schrödinger 软件中的 PHASE 项下的 Develop Common Pharmacophore Hypotheses 模块构建基于配体的药效团。可依据实验数据以及受体的情况，选择一个最优的药效团模型。

十、分子动力学模拟

（一）基本原理

分子动力学模拟（molecular dynamics simulation，MD）主要是依靠计算机来模拟分子、原子体系的运动，是一种多体模拟方法。本方法通过对分子、原子在一定时间内运动状态的模拟，从而以动态观点考察体系随时间演化的行为。通常，分子、原子的轨迹是通过求解牛顿运动方程得到的。在生物体系当中，全原子模型的分子动力学模拟（all-atom molecular dynamics simulation）可以帮助我们获取生物大分子当中每个原子的动态信息，还能更加有效地帮助我们得到生物分子的动力学性质以及结构特征。

（二）主要步骤

1. 蛋白质初始结构的准备。

2. 蛋白质结构的优化和模拟体系的升温。

3. 模拟体系的平衡。

4. 分子动力学采样及轨迹分析。

（三）分子动力学模拟技术在 Desmond 模块中的实现

使用 Schrödinger 软件中的 Desmond 模块进行分子动力学模拟。首先在蛋白-配体复合物周围建立周期性显性水模型的立方体水盒子。在体系中加入抗衡离子中和蛋白质所带电荷，得到电中性的环境。采用 OPLS_2005 力场进行能量计算。随后使用 Desmond 模块默认参数设置程序，实现体系能量最小化和体系弛豫过程。最后采用 NPT 系综对复合物结构进行动力学模拟。温度耦合方法为 Nose-Hoover 模拟温度，弛豫时间为 1 ps。压力耦合方法为 Martyna-Tobias-Klein，弛豫时间为 2 ps，模拟压力为 1.01325bar。设置模拟时间及轨迹间隔。

十一、聚类分析

（一）基本原理

聚类分析（cluster analysis）是指将物理或抽象对象的集合，分组为由类似对象组成的多个类的分析过程。它是一组将研究对象分为相对同质的群组（clusters）的统计分析技术。

（二）主要方法

主要采用层次聚类（hierarchical clustering）方法。层次聚类是指通过某种相似性测度计算节点之间的相似性，并按相似度由高到低排序，逐步重新连接个节点。

（三）层次聚类在软件 Schrödinger 中的实现

采用层次聚类方法，在化学信息学软件包 Canvas 中实现。首先计算化学小分子化合物分子指纹，然后通过相似性矩阵的层次聚类方法对化合物结构属性进行聚类，层次聚类时类间距离（clustering linkage）选择簇间平均距离法。

十二、化合物药代动力学及毒性（ADMET）预测

（一）基本原理

药物的吸收、分布、代谢、排泄和毒性，即药物动力学，其是研究药物与体内生物物理和生物化学屏障因素间相互作用的学科。药物早期 ADMET 性质可显著地提高药物研发的成功率，降低药物的开发成本，减少药物不良反应的发生，并能指导临床合理用药。计算机辅助化合物 ADMET 预测是利用数据挖掘技术，分析可靠的实验数据，并从中获得对应的规则、知识，利用这些规则、知识，针对化合物的化学结构，评估该化合物的 ADMET 性质。

（二）主要方法

1. 基于配体结构的方法

从化合物的结构特征出发，对已有的化合物毒性数据进行归纳分析，将小分子结构中包含的信息与其毒性进行关联。此种方法不仅能够对已有的小分子毒性数据进行解释，还可用于未知化合物的毒性预测。

2. 基于受体结构的方法

针对生物体内可与化合物结合并引起特定毒性作用的生物大分子，采用分子对接、虚拟筛选等方法，预测化合物与生物大分子可能的作用方式，从而判断该化合物是否具有毒性。

（三）ADMET 在软件 Schrödinger 中的实现

利用 Schrödinger 软件中的 QikProp 模块对化合物成分进行毒性预测及药代动力学特征计算，预测性质包括：中枢活性 CNS、药物心脏毒性评价 QPlogHERG、药物透皮吸收能力评价 QPPCaco、血脑屏障穿透力评价 QPlogBB、细胞渗透性评价 QPPMDCK、药物与血浆蛋白结合能力评价 QPlogKhsa 及人的口服吸收程度。

综上，利用生物信息学和化学信息学方法，可预测中药中可能发挥治疗作用的活性成分及其作用靶点和信号通路，但是由计算机技术分析所得的结果，其准确性仍然停留于理论层面，因此需要进行相应的生物学实验对预测结果加以验证，由此便形成一套完整的"预测 – 验证"模式。中药之所以能够发挥治疗疾病的功效，是因其具有"君、臣、佐、使"的配伍原则。因此，在选择代表性成分进行生物学实验验证时，应充分考虑代表性成分所属中药药味在方剂中扮演"君、臣、佐、使"哪种角色。

根据对中药复方的物理、化学、配伍、功效、药理、病理、病机等化学生物信息学的研究模式正在建立中，同时以该项技术为依托，将进一步发展中药复方治病机制的物质基础、分子机制及科学内涵的探索与研究。

第三节　中医药化学生物信息学代表方法研究热点分析

中药的现代化研究已经进入了一个新时期，运用现代科学技术与传统中医药理论相结合，逐步阐明中药起效的物质基础以及作用机制，是中医药科学研究的必经之路。近年来，包括分子对接技术在内的计算机辅助药物设计技术为中药研究提供了一个新思路，其在中药研究领域的优势逐渐显现出来。分子对接技术在中药潜在靶点预测、中药药效物质筛选、中药活性成分与靶蛋白作用机制及中药配伍作用机制等方面的研究中广泛应用。因此，本节基于文献计量学，调研了中医药化学生物信息学代表方法的研究趋势。

一、基于文献计量学调研中医药化学生物信息学代表方法的国际研究趋势

（一）基于文献计量学的调研方法

1. 数据来源

使用高级搜索策略从 Web of Science 核心合集（WoSCC）数据库中检索文献数据。图 3-1 为纳入标准。通过 WoS 数据库的科学引文索引扩展（SCI-EXPANDED）索引的主题搜索。检索式如下：[(TS=Traditional Chinese medicine) AND (TS=Molecular docking)]，index=SCI-EXPANDED and time span=2000—2021。

2. 纳入标准

仅包括已发表研究型文章。此外，出版语言仅限于英语。最后，共获得了 2000—2021 年期间的 876 篇出版物，对其进行分析。

3. 排除标准

如评论、书籍章节、会议摘要及重复文献被排除在外。

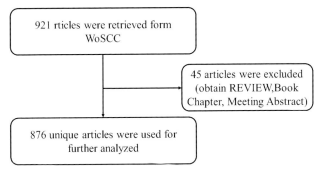

图 3-1　纳入标准

（二）WoS 中中医药与分子对接研究型文献分析

1. 发文趋势

Wos 数据库共纳入了 2000—2021 年出版的 876 篇文献。每个特定时期的出版物数量反映了该领域研究的发展趋势。如图 3-2 所示，第一篇论文发表于 2002 年。虽然研究数量从 2002—2021 年略有波动，但总体数量在逐渐增加，并在 2021 年达到顶峰。2017—2021 年发表量的显著增加表明越来越多的研究人员对这一领域产生了兴趣。

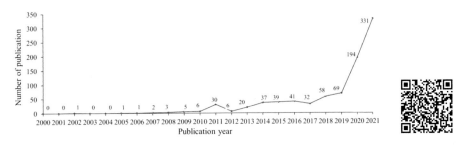

图 3-2　2000—2021 年 WoS 中中医药与分子对接研究型文献的年发表量

2. 关键词

出现次数最多的前 10 个关键词，如表 3-6 所示。显示最频繁的关键词有"分子对接"（250 个）、"网络药理学"（213 个）、"中医药"（189 个）等。关键词共现图，如图 3-3。

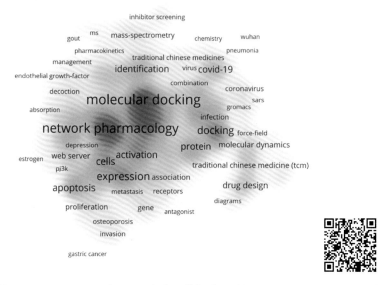

图 3-3 2000—2021 年 WoS 中中医药与分子对接研究型文献的关键词聚类图

表 3-6 2000—2021 年 WoS 中中医药与分子对接研究型文献中关键词出现频率最高的前 10 个关键词

Rank	Keyword	Count
1	molecular docking	250
2	network pharmacology	213
3	traditional Chinese medicine	189
4	expression	107
5	docking	102
6	apoptosis	78
7	inflammation	77
8	cells	74
9	activation	72
10	inhibitors	63

通过对 WoS 中中医药与分子对接研究型文献进行的分析，发现在以往的 20 年中，基于分子对接技术研究中医药的年度刊物普遍增加，表明分子对接技术在中医药研究中越来越受到重视，从某种角度也表明中医药化学生物信息学研究的重要性日益得到广泛认可。

二、基于文献计量学调研中医药化学生物信息学代表方法的国内研究热点

（一）基于文献计量学的调研方法

1. 数据来源

检索中国知网（CNKI）数据库，检索式：全文＝"中医药"AND 全文＝"计算机辅助药物设计"，语言选择中文，学科分类选择中药学，检索时间为 2019 年 1 月 1 日至 2022 年 5 月 1 日，共检索出文献 230 篇，其中期刊论文 115 篇，学位论文 114 篇，会议论文 1 篇。通过阅读文章标题、摘要及关键词，人工筛选，剔除综述、英文文献、会议论文，获得计算机辅助药物设计在中医药领域应用研究的有效文献共 212 篇作为最终的 CNKI 文献数据库来源。

2. 纳入标准

计算机辅助药物设计在中医药领域应用研究相关文献，涉及中医药研究的文献，包括期刊论文、学位论文等，文献内容如有雷同，选择资料最为完整者。

3. 排除标准

资讯；综述；会议；通知；报道；重复文献；信息来源不清、主要数据不完整的文献。

（二）中医药与计算机辅助药物设计研究型文献分析

1. 发文趋势

2019—2022 年计算机辅助药物设计在中医药领域应用研究的相关文章的年度发文量总体呈上升趋势，增长变化较大。2019—2020 年中文发文量增长迅速，年平均发文量 65 篇；2020—2021 年呈下降趋势，但相较于 3 年前，呈增长趋势。总体来看，近年来国内研究机构对计算机辅助药物设计在中医药领域的应用保持着较高的研究热度。计算机辅助药物设计被认为

是连接传统中药和现代科学的桥梁。其中分子对接、相似性搜索、药效团搜索、类药性筛选及毒性预测等技术，对中药研究均有促进作用。

2. 关键词

2019—2022 年 CNKI 中计算机辅助药物设计在中医药领域应用研究关键词频次统计，见表 3-7。可以看出，自新型冠状病毒肺炎暴发以来，大多数研究者主要集中在利用分子对接、网络药理学、虚拟筛选等技术研究作用机制等方面，见图 3-4，说明计算机辅助药物设计技术分子对接在中医药研究中应用颇广。

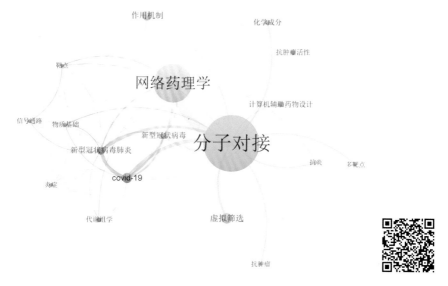

图 3-4　关键词共现网络图

其中，在中医药防治新型冠状病毒肺炎研究中，研究者们通过化学生物信息学研究解释了"全国代表方剂"，包括清肺排毒方、连花清瘟胶囊、化湿败毒方以及"甘肃方剂"中的"预防方"扶正避瘟方、"治疗方"宣肺化浊方、"康复方"益肺健脾方防治新型冠状病毒肺炎的物质基础和可能的分子机制，为中医药抗疫提供了科技支撑，为"甘肃方剂"的优化和升级提供了科学依据。

表 3-7　中国知网中计算机辅助药物设计在中医药领域应用研究的关键词频次

No.	关键词	频次
1	分子对接	77
2	网络药理学	53
3	虚拟筛选	15
4	COVID-19	14
5	作用机制	14
6	新型冠状病毒肺炎	11
7	新型冠状病毒	9
8	化学成分	8
9	计算机辅助药物设计	8
10	代谢组学	7

　　近年来，在中医理论指导下，化学信息学、生物信息学与实验、临床方法深度融合，构成了多学科交叉的中医药化学生物信息学。例如：在基于靶点反向预测、复杂网络结合代谢组学等方法分析中医方药治疗疾病的潜在药效物质基础及起效的生物学机制的同时，还可与细胞、疾病模式生物进行体内、外验证进行结合，解释治则、治法或方剂配伍规律的潜在科学内涵。随着对中医药原理的高度重视及现代生物医药的高速发展，中医药化学生物信息学研究方法将真正成为连接中医学与西医学的桥梁，也将作为中医学理、法、方、药现代科学原理解读的重要手段。中医药化学生物信息学的研究有望对中医药现代化进程起到极大的推动作用。

　　本书主要基于此节所述中医药化学生物信息学方法，挖掘敦煌医学脾脏、肺脏病方可防治的潜在优势病种，并分别在传统中医基础理论和《辅行诀》"体-用-化"辨证理论指导下，系统探究脾脏、肺脏病方防治优势疾病的物质基础和分子机制，以窥脾脏、肺脏病方组方规律乃至《辅行诀》辨治体系科学内涵之一斑。

参考文献

[1] 刘永琦，张志明.新冠肺炎中医药防治与化学生物信息学研究 [M].北京：中国中医药出版社，2021.

[2] 金玉忠，简亚平.中医学 [M].北京：人民卫生出版社，2020.

[3] 张伯礼.中医抗疫的文化自信 [J].中国科技奖励，2021，（04）：58-61.

[4] 张伯礼，高长安.将中医药原创思维与现代科技结合 [N].中国科学报，2016-07-05（001）.

[5] 杨洁，储平，熊玉徽，等.计算机辅助药物设计在中药现代化中的应用 [J].世界临床药物，2009，30（10）：615-619.

[6] Qiu L，Zhang M，Li C，et al.Deciphering the active constituents of Dabushen decoction of ameliorating osteoarthritis via PPAR γ preservation by targeting DNMT1[J]. Front. Pharmacol，2022.

[7] Wang Y，Jin X，Fan Q，et al. Deciphering the Active Compounds and Mechanisms of HSBDF for Treating ALI via Integrating Chemical Bioinformatics Analysis[J]. Frontiers in Pharmacology，2022，13.

[8] 靳晓杰，关瑞宁，毛建军，等.基于计算机辅助药物设计的清肺排毒汤多靶点系统治疗新型冠状病毒肺炎（COVID-19）物质基础探究 [J].中草药，2020，51（08）：1984-1995.

[9] 王玉，靳晓杰，赵磊，等.基于网络药理学探讨连花清瘟颗粒治疗COVID-19 的物质基础 [J].中成药，2022，44（04）：1326-1331.

[10] 靳晓杰，王菲，毛建军，等.基于计算机辅助药物设计探究扶正避瘟方预防新型冠状病毒感染的物质基础及分子机制 [J].中国中医药信息杂志，2021，28（03）：19-26.

[11] 刘东玲，王浩嘉，任伟钰，等.宣肺化浊方治疗新型冠状病毒感染肺炎的网络药理学分析 [J].中国实验方剂学杂志，2020，26（16）：40-49.

[12] 冯彩琴，张志明，张月梅，等 . 基于多靶点分子对接初探宣肺化浊方治疗新型冠状病毒肺炎的物质基础 [J]. 中国实验方剂学杂志，2020，26（16）：32-39.

[13] 靳晓杰，王燕如，王玉，等 . 基于网络药理学、分子对接和化学信息学方法探索益肺健脾方治疗肺纤维化的物质基础 [J]. 中国现代应用药学，2020，37（08）：897-906.

[14] 李程豪，张敏，林佳，等 . 敦煌医方大补脾汤对胃癌的体外活性及其配伍规律的计算机辅助药物设计分析 [J]. 药学学报，2022，57（07）：2087-2100.

[15] 张伯礼，周蔓仪 . 不断推进中医药现代化 [N]. 中国中医药报，2015-07-30（003）.

第二篇

脾脏、肺脏病方优势疾病分析

　　《辅行诀》与《伤寒论》方出同源，其组方经典、用药精简。但目前对《辅行诀》方剂理论的现代学科研究不足，限制了其方剂的临床应用与推广。为更好地传承《辅行诀》的理论，并将其推广、发扬。本篇通过传统中医理论解读《辅行诀》一书中"辨五脏病证文并方"脾脏、肺脏病方部分，并基于中医基础理论进行文献调研，在此基础上，运用靶点反向预测、蛋白互作网络分析和"疾病－靶点"网络分析等方法确定脾脏、肺脏病方防治的潜在优势疾病，为第三篇"采用化学生物信息学方法探讨脾脏、肺脏病方防治优势疾病的物质基础和分子机制"奠定基础。

第四章
脾脏病方优势疾病分析

在五脏中，脾胃居中央，属土，土敦厚而长养万物，为后天之本。脾脏病的治法不同，医家各有见解，在《辅行诀》治疗脾脏病中，主要以温补法为主，主要代表方为大、小泻脾汤和大、小补脾汤等。大、小泻脾汤皆用甘温甘草、辛热姜附温脾阳、散里寒，治疗脾阳衰微、阴盛于里之脾实证。大、小补脾汤皆用人参、白术、干姜、甘草来温中祛寒、补气健脾，治疗脾气大衰、脾胃虚寒证。本章基于传统中医理论对脾脏病方的组方原则和功效主治进行解析，并基于"同病异治"理论进行文献调研，在此基础上，结合化学生物信息学中的靶点反向预测、蛋白互作网络分析及"疾病－靶点"网络分析确定脾脏病方防治的潜在优势疾病。

第一节　小泻脾汤

一、基于中医基础理论和文献调研挖掘小泻脾汤潜在优势疾病

（一）小泻脾汤中医基础理论

小泻脾汤（1首，《辅行诀》辨脾脏病证方）

小泻脾汤，治脾气实，下利清谷，里寒外热，腹冷，脉微者方。附子一枚（炮），干姜、甘草（炙）各三两。上三味，以水三升，煮取一升，顿服。

方解：脾之用为缓，用不足即是"缓"不足之虚证，治以甘味补之。脾之体为营，营不足为实证，治以辛味泻之，水湿之壅滞得辛可散，气痞及食积得辛可开。湿淫盛为长夏之特点，在人为脾湿盛，导致用太过而易于疲惫，故云脾苦湿，以苦味燥之。此方主治寒邪内侵，脾肾阳虚而出现的下利清谷，里寒外热，腹冷，脉微者。附子，《本经》谓"味辛"，为脾之体味，用之壮阳充卫，祛寒温中，为方中之君。干姜味辛，亦脾之体味，为木中火，故以干姜为佐臣。方中以炙甘草监附子、干姜峻烈之性，且甘草与干姜同用能复中焦之阳，此所谓辛甘发散为阳，故为方中监臣。

（二）基于古籍内容挖掘方剂的功效及潜在优势证型

根据《辅行诀》小泻脾汤主治下利清谷，里寒外热，腹冷，脉微等症可知，小泻脾汤可治疗阳气衰弱，阴寒内盛所致的脾胃系统疾病中的"脾肾阳虚证"，其功效是"温补阳气、温散寒邪"。小泻脾汤各药味的性味归经和功效主治，见表4-1。

表 4-1　小泻脾汤各药味的性味归经和功效主治

中药	性味	归经	功效	主治
甘草	甘，平	心、肺、脾、胃经	补脾益气	脾胃虚弱，咳嗽气短，痈疽疮毒，脘腹或四肢挛急作痛，调和百药
			润肺止咳	
			缓急止痛	
			缓和药性	
干姜	辛，热	脾、胃、肾、心、肺经	温中散寒	腹痛，呕吐，泄泻，亡阳证，寒饮喘咳
			回阳通脉	
			温肺化饮	
附子	辛、甘，大热	心、肾、脾经	回阳救逆	亡阳证，阳虚证，寒痹证
			补火助阳	
			散寒止痛	

（三）基于"同病异治"理论和文献调研挖掘小泻脾汤的潜在优势疾病

以主题"脾肾阳虚"，全文"消化性溃疡"OR "胃溃疡"OR "十二指肠溃疡"OR"胃炎"OR"结直肠癌"OR"结肠炎"OR"胰腺炎"OR"痢疾"OR"功能性消化不良"OR"肠结核"OR"胰腺癌"OR"食管癌"OR"上消化道出血"OR"胃癌"OR"胃食管反流"，在 CNKI 中进行临床文献资料检索，检索时间为 2011 年 1 月至 2021 年 8 月，得到文献 1678 篇。纳入方剂药味表述完全且为临床研究的文献，排除方剂或药味表述不完全、动物研究及重复发表的文献。对符合要求的文献进行整理、建立数据库、录入、校正，对最后纳入的 143 篇文献进行统计。将"胃溃疡"和"十二指肠溃疡"等疾病归类合并，对常见的疾病进行频次统计，频次≥3 次的疾病有 5个，结果见表 4-2。

表 4-2　脾肾阳虚证高频疾病频次表（频次 ≥ 3）

疾病	频次
结肠炎	37
胃炎	4
胃癌	4
结直肠癌	3
功能性消化不良	3

二、基于靶点预测分析小泻脾汤潜在优势疾病

（一）小泻脾汤化学成分收集筛选

利用 TCMSP 数据库，以"甘草""干姜""附子"为关键词检索小泻脾汤的化合物成分，设置筛选标准 OB≥30% 和 DL≥0.18 的化学成分作为入选成分。全方纳入 118 个成分（去重），其中甘草 92 个，干姜 5 个，附子 21 个。各药味 OB 排名前 10 位的化合物，见表 4-3（相关药味的部分化合物结构和类药信息见第六篇）。

表 4-3　小泻脾汤用于靶点预测的化合物基本信息表

MOL ID	化合物名称	口服利用度（%）	类药性	药味归属
MOL002421	惰碱 [Ignavine]	84.08	0.25	附子
MOL002419	(R)- 去甲乌药碱 [(R)-Norcoclaurine]	82.54	0.21	附子
MOL002398	水黄皮素 [Karanjin]	69.56	0.34	附子
MOL002388	[Delphin_qt]	57.76	0.28	附子
MOL002395	去氧穿心莲内酯 [Deoxyandrographolide]	56.3	0.31	附子
MOL002415	[6-Demethyldesoline]	51.87	0.66	附子
MOL002397	多根乌头碱 [Karakoline]	51.73	0.73	附子
MOL002422	异塔拉萨定 [Isotalatizidine]	50.82	0.73	附子
MOL002392	德尔妥因 [Deltoin]	46.69	0.37	附子
MOL002401	新苦参碱 B[Neokadsuranic acid B]	43.1	0.85	附子
MOL002514	8- 甲氧基坎非醇 [8-Methoxykaempferol]	62.86	0.3	干姜
MOL002501	瓜叶菊素 I [Cinerin I]	62.52	0.31	干姜
MOL002464	1- 单壬烷 -rac- 甘油 [1-Monolinolein]	37.18	0.3	干姜
MOL000359	谷甾醇 [Sitosterol]	36.91	0.75	干姜
MOL000358	β- 谷甾醇 [β-Sitosterol]	36.91	0.75	干姜
MOL002311	甘草酚 [Glycyrol]	90.78	0.67	甘草
MOL004990	7,2',4'- 三羟基 -5- 甲氧基 -3- 芳基香豆素 [7,2',4'-Trihydroxy-5-methoxy-3-arylcoumarin]	83.71	0.27	甘草
MOL004904	甘草吡喃香豆素 [Licopyranocoumarin]	80.36	0.65	甘草
MOL004891	[Shinpterocarpin]	80.3	0.73	甘草
MOL005017	[Phaseol]	78.77	0.58	甘草
MOL004841	甘草查尔酮 B[Licochalcone B]	76.76	0.19	甘草
MOL004810	粗毛甘草素 F[Glyasperin F]	75.84	0.54	甘草
MOL001484	高丽槐素 [Maackiain]	75.18	0.54	甘草
MOL000500	驴食草酚 [Vestitol]	74.66	0.21	甘草
MOL005007	甘草素 M[Glyasperins M]	72.67	0.59	甘草

（二）小泻脾汤入选成分靶点反向预测

利用 SwissTargetPrediction 数据库预测小泻脾汤中入选成分的作用靶点，设置属性为"Homo sapiens"，收集 probability ＞ 0 的靶点，去重后共966 个。

（三）小泻脾汤入选成分的关键靶点筛选

将小泻脾汤的 966 个入选成分靶点导入到 STRING 数据库，将物种设定为 "Homo sapiens"，蛋白互作综合得分（interaction score）> 0.9，获得蛋白互作关系，并在 Cytoscape（Version 3.7.2）软件中构建靶点的蛋白互作网络并进行网络拓扑分析。度值（degree）是网络节点中心性指标，节点度值越大表示节点的中心性越高。节点的介度（betweenness）在一定程度反映的是节点在网络中的核心作用，节点的介度越大表示核心作用越强。紧密度（closeness）是指一个节点到达网络中其他节点的路径距离之和的倒数，它反映的是网络中节点之间路径的多少，体现了节点之间相互作用力强度的大小。筛选出均大于 degree、betweenness、closeness 中位数的节点作为小泻脾汤入选成分的关键靶点，共 225 个。

（四）小泻脾汤入选成分关键靶点富集预测潜在优势疾病

在 CTD、TTD 数据库中检索 225 个入选成分关键靶点作用的相关疾病，整合 2 个数据库检索结果，将相同类型的消化系统相关疾病进行归类（例如，将晚期胃癌与胃癌统称胃癌）。其中，小泻脾汤 117 个靶点匹配到 68 种消化系统相关疾病，108 个靶点未匹配到消化系统相关疾病。将频次≥3 次且靶点数量排名前 10 位的疾病汇总，见表 4-4。其中频次较高的疾病分别是胃肿瘤、结肠炎、直肠肿瘤等。在 Cytoscape（Version 3.7.2）软件中构建小泻脾汤 "疾病－靶点" 网络图，见图 4-1。利用 NetworkAnalyzer 工具分析 "疾病－靶点" 网络中节点的网络拓扑参数，degree 值排名前 10 位的疾病主要为胃肿瘤、结肠炎、结直肠肿瘤等，将其作为基于靶点分析得到的小泻脾汤防治的潜在优势疾病。

表 4-4　小泻脾汤靶点 – 疾病频次表

疾病名称	疾病靶点	频次
胃肿瘤 （stomach neoplasms）	STAT3、RXRB、PTGS2、PRKCB、PPARG、PIK4CA、MAPK8、MAPK3、MAPK1、JUN、IL6、FYN、ERBB2、EGFR、CHEK2、CASP8、BIRC2、BCL2L1、ADRB2、AGTR2、AHR、APEX1、ATM、AURKB、BIRC5、CCND1、CDK4、IGFBP3、LPAR2、MDM2、NOS3、PLAU、SERPINE1、SREBF2、TNF、TP5、3TYMS	37
结直肠肿瘤 （colorectal neoplasms）	TGFBR1、TGFB1、SRC、PTGS2、PRKCE、PRKCB、PPARG、EP300、EGFR、CHEK2、CFTR、CCND2、CASP8、AURKA、AKT1、BCL2、BIRC5、CCND1、ESR2、IGFBP3、KDR、MMP1、MMP2、PARP1、TNF、TP53、TYMS	27
肝硬化 （liver cirrhosis）	AHR、BCL2、CCNA2、CCNB2、FGR、HIF1A、IGFBP3、ITGB1、LPAR2、MAP3K8、MMP1、MMP2、NCOR2、NOS3、NR0B2、PLA2G4A、PLAU、PSMB8、PSMB9、SIRT1、TNF、TNFRSF1、ATYK2、YWHAG	24
结肠肿瘤 （colonic neoplasms）	VEGFA、STAT3、SRC、RELA、PTGS2、PPARG、NOS2、NFKB1、MTOR、MMP9、JUN、ERBB2、EGFR、CCND2、BCL2、BIRC5、CCND1、CCNH、KDM1A、PCNA、TNF、TP53、TYMS	23
肝细胞癌 （hepatocellular carcinoma）	APEX1、ATM、AURKB、BIRC5、CCNB2、CCND1、CDK4、CYP1A1、IGF1R、MAPT、MMP2、NR0B2、PARP1、SHH、SREBF2、TNF、TP53、TYMS、VCAM1	19
胰腺肿瘤 （pancreatic neoplasms）	TGFB1、TERT、STAT3、PTGS2、PPARG、MMP9、EGFR、BCL2L1、AHR、ATM、HIF1A、KDR、LPAR2、MMP2、PLAU、TNF、TP53、TYMS	18
食管肿瘤 （tumors of esophagus）	XIAP、PTGS2、NOS2、ERBB2、EGFR、CASP8、ABL1、BCL2、CCND1、CCNH、CYP19A1、KDR、NOS3、TP53	14
肝脏肿瘤 （tumors of liver）	BCL2、CCND1、CCNH、KDR、MMP2、NCOR1、PPARA、SERPINE1、TEK、TNF、TP53	12
溃疡性结肠炎 （ulcerative colitis）	STAT3、SPHK1、RPS6KB1、MMP9、JAK2、ITGA4、CASP3、TNF、VCAM1	9
结肠炎 （colitis）	SYK、SRC、RELA、PTGS2、NOS2、IL6、AHR、SIRT1、TNF	9

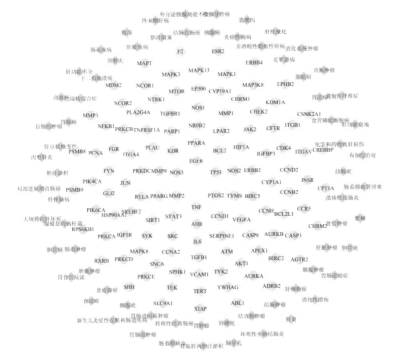

图 4-1 小泻脾汤"疾病－靶点"网络图

三、小泻脾汤防治优势疾病的确定及可行性分析

小泻脾汤的主要功效为温补阳气、温散寒邪，治疗的证型为脾肾阳虚证。通过调研中医治疗脾肾阳虚证且为临床研究的文献，统计文献中疾病出现的频次，初步确定小泻脾汤防治的潜在优势疾病为结肠炎、胃炎、胃癌、结直肠肿瘤等消化系统相关疾病，进一步通过化学生物信息学的手段确定小泻脾汤防治的潜在优势疾病为胃肿瘤、结肠炎、结直肠肿瘤、胰腺肿瘤、食管肿瘤、消化性溃疡等。

结肠炎在中医学归属于"腹痛""泄泻"等范畴。中医认为结肠炎病机为脾胃阳气虚弱，气机升降失常、运化失司，导致脾虚泄泻。由于该病病程较长，"久病及肾"，故其病位在肠，与脾、胃、肾相关。中医药防治结肠炎可以通过具有补肾阳、健脾阳等功效的药味来调节机体的阴阳平衡状态。小泻脾汤与《伤寒杂病论》四逆汤药味组成完全一致，是《辅行诀》与《伤寒杂病论》方出同源的具体体现。经言："脉浮而迟，表热里寒，下利清谷者，四逆汤主之。"四逆汤具有温中回阳的功效，临床运用四逆汤加减治疗溃疡性结肠炎（ulcerative colitis，UC），调节机体阴阳，改善患者腹泻、腹痛等临床症状，取得较好疗效。小泻脾汤包含附子、干姜、炙甘草等温中健脾的药味，全方具有温补阳气、温散寒邪的功效，主治下利清谷，里寒外热，腹冷，脉微等症。因此，小泻脾汤对于脾肾阳虚型的结肠炎具有良好的防治意义，且与方中药味的现代药理作用研究相符（相关药味的药理分析详见第五篇）。

本节基于中医基础理论进行文献调研，运用靶点反向预测、蛋白互作网络分析和"疾病－靶点"网络分析等方法，预测出小泻脾汤对于结肠炎等疾病的症状和病理过程具有针对性的调节作用。

第二节　小补脾汤

一、基于中医基础理论和文献调研挖掘小补脾汤潜在优势疾病

（一）小补脾汤中医基础理论

小补脾汤（1首，《辅行诀》辨脾脏病证方）

小补脾汤，治饮食不化（"化"《辑校》作"消"），时自吐利，吐利已，心中苦饥，或心下痞满，脉微，无力，身重，足痿，善转筋者方。人参、甘草（炙）、干姜各三两，白术一两。上四味，以水八升，煮取三升，分三服，日三。苦脐上筑动者，去术，加桂四两；吐多者，去术，加生姜三两；下多者，仍（《辑校》作"还"）用术；心中悸者，加茯苓一两；渴欲饮者，加术至四两半；腹中满者，去术，加附子一枚，炮；腹中痛者，加人参一

两；寒者，加干姜一两。

方解：胃主受纳，脾主运化、升清，脾亦主肌肉、四肢。脾气虚弱，运化不及，则出现饮食不化、心下痞满；脾气虚弱，升降失常，则出现时自吐利；脾气虚弱，肌肉、四肢失养，则会出现无力，身重，足痿，善转筋等症状。方中人参、炙甘草、白术健脾益气，干姜温阳散寒，全方益脾气、温脾阳，兼以燥湿以助气化。

腹中痛加人参，能使五味和顺驯归，令寒热相和；腹中寒重者加干姜，温中散寒；渴欲饮水者，为水饮结而不化，加重白术以散饮布津；脐上跳动为肾水之气上冲，加桂枝以温肾降冲；吐多者是胃气上逆，不宜用白术之壅滞，故去之而加专主呕吐之生姜；下多者为内有湿邪，故仍用白术以燥湿止泻；心中悸者为水气凌心，加茯苓以下其水。

（二）基于古籍内容挖掘方剂的功效及潜在优势证型

根据《辅行诀》小补脾汤主治时自吐利，吐利已，心中苦饥，或心下痞满，脉微，无力，身重，足痿，善转筋等症可知，小补脾汤可治疗脾胃虚寒，运化失常所致的脾胃系统疾病中的"脾阳虚衰证"，其功效是"温中散寒、健脾和胃"。方以人参、白术、甘草合用补气健脾调中，干姜鼓动脾胃阳气以助运化。小补脾汤各药味的性味归经和功效主治，见表4-5。

表4-5　小补脾汤各药味的性味归经和功效主治

中药	性味	归经	功效	主治
人参	甘、微苦，微温	肺、脾、心经	大补元气 补脾益肺 生津 安神益智	元气虚脱证，肺脾心肾气虚证，热病气虚津伤口渴及消渴证
白术	甘、苦，温	脾、胃经	益气健脾 止汗 安胎 燥湿利水	脾气虚证，气虚自汗，脾虚胎动不安

续表

中药	性味	归经	功效	主治
甘草	甘，平	心、肺、脾、胃经	补脾益气 润肺止咳 缓急止痛 缓和药性	脾胃虚弱，咳嗽气短，痈疽疮毒，脘腹或四肢挛急作痛，调和百药
干姜	辛，热	脾、胃、肾、心、肺经	温中散寒 回阳通脉 温肺化饮	腹痛，呕吐，泄泻，亡阳证，寒饮喘咳

（三）基于"同病异治"理论和文献调研挖掘小补脾汤的潜在优势疾病

以主题"脾阳虚"，全文"消化性溃疡"OR"胃溃疡"OR"十二指肠溃疡"OR"胃炎"OR"结直肠癌"OR"结肠炎"OR"胰腺炎"OR"痢疾"OR"功能性消化不良"OR"肠结核"OR"胰腺癌"OR"食管癌"OR"上消化道出血"OR"胃癌"OR"胃食管反流"，在 CNKI 中进行临床文献资料检索，检索时间为 2011 年 1 月至 2021 年 8 月，得到文献 956 篇。纳入、排除标准同第四章第一节。对最后纳入的 96 篇文献进行统计。将"胃溃疡"和"十二指肠溃疡"等疾病归类合并，对常见的疾病进行频次统计，频次≥3次的疾病有 3 个，结果见表 4-6。

表 4-6　脾阳虚衰证高频疾病频次表（频次 ≥ 3）

疾病	频次
胃溃疡	22
胃炎	14
功能性消化不良	5

二、基于靶点预测分析小补脾汤潜在优势疾病

（一）小补脾汤化学成分收集筛选

利用 TCMSP 数据库，以"人参""白术""干姜""甘草"为关键词

检索小补脾汤的化合物成分，设置筛选标准 OB≥30% 和 DL≥0.18 的化学成分作为入选成分。全方纳入 123 个成分（去重），其中人参 22 个，白术 7 个，干姜 5 个，甘草 92 个。各药味 OB 排名前 10 位的化合物，见表 4-7（相关药味的部分化合物结构和类药信息见第六篇）。

表 4-7　小补脾汤用于靶点预测的化合物基本信息表

MOL ID	化合物名称	口服利用度（%）	类药性	药味归属
MOL002514	8- 甲氧基莰非醇 [8-Methoxykaempferol]	62.86	0.30	干姜
MOL002501	瓜叶菊素 I [Cinerin I]	62.52	0.31	干姜
MOL002464	1- 单壬烷 -rac- 甘油 [1-Monolinolein]	37.18	0.30	干姜
MOL000359	谷甾醇 [Sitosterol]	36.91	0.75	干姜
MOL000358	β- 谷甾醇 [β-Sitosterol]	36.91	0.75	干姜
MOL002311	甘草酚 [Glycyrol]	90.78	0.67	甘草
MOL004990	7,2',4'- 三羟基 -5- 甲氧基 -3- 芳基香豆素 [7,2',4'-Trihydroxy-5-methoxy-3-arylcoumarin]	83.71	0.27	甘草
MOL004904	甘草吡喃香豆素 [Licopyranocoumarin]	80.36	0.65	甘草
MOL004891	[Shinpterocarpin]	80.30	0.73	甘草
MOL005017	[Phaseol]	78.77	0.58	甘草
MOL004841	甘草查尔酮 B[Licochalcone B]	76.76	0.19	甘草
MOL004810	粗毛甘草素 F[Glyasperin F]	75.84	0.54	甘草
MOL001484	高丽槐素 [Maackiain]	75.18	0.54	甘草
MOL000500	驴食草酚 [Vestitol]	74.66	0.21	甘草
MOL005007	甘草素 M[Glyasperins M]	72.67	0.59	甘草
MOL005314	苯代南蛇碱 [Celabenzine]	101.88	0.49	人参
MOL005308	去甲东莨菪碱 [Aposiopolamine]	66.65	0.22	人参
MOL005321	灌木远志酮 A[Frutinone A]	65.90	0.34	人参
MOL003648	山槐素 [Inermin]	65.83	0.54	人参
MOL005356	吉九里香碱 [Girinimbin]	61.22	0.31	人参
MOL000787	延胡索碱 [Fumarine]	59.26	0.83	人参
MOL005360	马尔肯久纳醇苯酯 [Malkangunin]	57.71	0.63	人参
MOL005384	苏齐内酯 [Suchilactone]	57.52	0.56	人参
MOL005320	花生四烯酸 [Arachidonate]	45.57	0.20	人参
MOL000449	豆甾醇 [Stigmasterol]	43.83	0.76	人参

MOL ID	化合物名称	口服利用度（%）	类药性	药味归属
MOL000022	[14–Acetyl–12–senecioyl–2E,8Z,10E–atractylentriol]	63.37	0.30	白术
MOL000020	[12–Senecioyl–2E,8E,10E–atractylentriol]	62.40	0.22	白术
MOL000021	[14–Acetyl–12–senecioyl–2E,8E,10E–atractylentriol]	60.31	0.31	白术
MOL000049	3β–乙酰氧基白术酮 [3β–Acetoxyatractylone]	54.07	0.22	白术
MOL000028	α–香树脂醇 [α–Amyrin]	39.51	0.76	白术
MOL000033	[(3S,8S,9S,10R,13R,14S,17R)–10,13–dimethyl–17–[(2R,5S)–5–propan–2–yloctan–2–yl]–2,3,4,7,8,9,11,12,14,15,16,17–dodecahydro–1H–cyclopenta[a]phenanthren–3–ol]	36.23	0.78	白术
MOL000072	8β–乙氧基白术内酯Ⅲ [8β–Ethoxy atractylenolide Ⅲ]	35.95	0.21	白术

（二）小补脾汤入选成分靶点反向预测

利用 SwissTargetPrediction 数据库预测小补脾汤中入选成分的作用靶点，设置属性为"Homo sapiens"，收集 probability ＞ 0 的靶点，去重后共927 个。

（三）小补脾汤入选成分的关键靶点筛选

将小补脾汤的 927 个入选成分靶点导入到 STRING 数据库，将物种设定为"Homo sapiens"，蛋白互作综合得分＞ 0.9，获得蛋白互作关系，并在 Cytoscape（Version 3.7.2）软件中构建靶点的蛋白互作网络并进行网络拓扑分析。筛选出均大于 degree、betweenness、closeness 中位数的节点作为小补脾汤入选成分的关键靶点，共 220 个。

（四）小补脾汤入选成分关键靶点富集预测潜在优势疾病

在 CTD、TTD 数据库中检索 220 个入选成分关键靶点作用的相关疾病，整合 2 个数据库检索结果，将相同类型的消化系统相关疾病进行归类（例如，将溃疡性结肠炎合并为结肠炎）。其中，小补脾汤 98 个靶点匹配到 49 种消化系统相关疾病，122 个靶点未匹配到消化系统相关疾病。将频次≥3次且靶点数量排名前10位的疾病汇总，见表4-8。其中频次较高的疾病分别是胃肿瘤、结直肠肿瘤、结肠肿瘤等。在Cytoscape（Version 3.7.2）软件中构建小补脾汤"疾病-靶点"网络图，见图4-2。利用NetworkAnalyzer工具分析"疾病-靶点"网络中节点的网络拓扑参数，degree值排名前10位的疾病主要为胃肿瘤、结直肠肿瘤、结肠肿瘤等，将其作为基于靶点分析得到的小补脾汤防治的潜在优势疾病。

表4-8　小补脾汤靶点-疾病频次表

疾病名称	靶点名称	频次
胃肿瘤 （stomach neoplasms）	TP53、TNF、STAT3、SREBF2、SERPINE1、RXRB、PRKCB、PPARG、PLAU、PIK3CA、NOS3、MDM2、MAPK8、MAPK3、MAPK1、LGALS3、IGFBP3、FYN、ERBB2、EGFR、CHEK2、CDK4、CCND1、CASP8、BIRC2、BCL2L1、AURKB、ATM、APEX1、AHR、ADRB2、BIRC5	32
结直肠肿瘤 （colorectal neoplasms）	TP53、TNF、TLR4、TGFBR1、SRC、PRKCE、PRKCB、PPARG、PIK3CA、PARP1、MMP2、MMP1、KDR、IGFBP3、FGFR3、EP300、EGFR、CHEK2、CFTR、CCND2、CCND1、CASP8、BCL2、AURKA、AKT1、BIRC5、ESR2	27
结肠肿瘤 （colonic neoplasms）	VEGFA、TP53、TNF、STAT3、SRC、PPARG、NOS2、NFKB1、MTOR、MMP9、KDM1A、ERBB2、EGFR、CCNH、CCND2、CCND1、BCL2、BIRC5、PCNA	19
胰腺肿瘤 （pancreatic neoplasms）	TP53、TNF、TERT、STAT3、PPARG、PLAU、MMP9、MMP2、KDR、HIF1A、EGFR、BCL2L1、ATM、AHR	14
食管肿瘤 （tumors of esophagus）	XIAP、TP53、NOS3、NOS2、LGALS3、KDR、ERBB2、EGFR、CCNH、CCND1、CASP8、BCL2、ABL1	13
溃疡性结肠炎 （ulcerative colitis）	TNF、STAT3、STAT3、SPHK1、RPS6KB1、MMP9、JAK2、CASP3、ITGB1、PTPN2	10
结肠直肠癌 （colorectal cancer）	TP53、NTRK1、MMP9、IGF1R、FGR、FGFR1、EGFR	7
克罗恩病 （crohn disease）	TYK2、TNF、TLR4、PPARG、PPARA、ITGB1、PTPN2	7
结肠炎（colitis）	TNF、SYK、SRC、RELA、NOS2、AHR	6
胰腺癌 （pancreatic cancer）	TP53、NTRK1、MMP2、MMP1、CHEK1、AHR	6

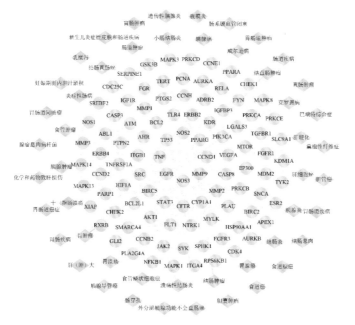

图 4-2　小补脾汤 "疾病 - 靶点" 网络图

三、小补脾汤防治优势疾病的确定及可行性分析

小补脾汤的主要功效为温振脾阳、健运中土，治疗的证型为脾阳虚衰证。通过调研中医治疗脾阳虚衰证且为临床研究的文献，统计文献中疾病出现的频次，初步确定小补脾汤防治的潜在优势疾病为胃溃疡、胃炎、功能性消化疾病等消化系统相关疾病，进一步通过化学生物信息学的手段确定小补脾汤防治的潜在优势疾病为功能性消化不良、胃肿瘤、结直肠肿瘤、结肠肿瘤、结肠炎、消化性溃疡等。

功能性消化不良（functional dyspepsia，FD）在中医多属于 "痞满" "胃脘痛" 的范畴。中医认为功能性消化不良是由于脾胃阳虚，中气不足，升清降浊功能失常所致。脾胃腐熟运化水谷的能力减弱，致使饮食积滞，进而出现胃胀、胃痛等症状。因此，温中散寒、健脾和胃可作为中医治疗功能性消化不良的常用疗法。

　　中医药调理功能性消化不良可以通过温补中焦，调节脾胃气机升降，来调整患者机体状态，减轻胃胀、胃痛等症状，提高生活质量。小补脾汤与《伤寒杂病论》理中丸药味组成完全一致，是《辅行诀》与《伤寒杂病论》方出同源的具体体现。临床用理中丸温中健脾，治疗脾胃虚寒型的功能性消化不良，可改善饮食不化、上腹部胀满、嗳气等症状。小补脾汤包含人参、炙甘草、干姜、白术等药味，具有温中散寒、健脾和胃的功效，主治时自吐利，吐利已，心中苦饥，或心下痞满，脉微，无力，身重，足痿，善转筋等症。因此，小补脾汤对于脾阳虚衰型的功能性消化不良具有良好的防治意义，且与方中药味的现代药理作用研究相符（相关药味的药理分析详见第五篇）。

　　本节基于中医基础理论进行文献调研，运用靶点反向预测、蛋白互作网络分析和"疾病 – 靶点"网络分析等方法，预测出小补脾汤对于功能性消化不良等疾病的症状和病理过程具有针对性的调节作用。

第三节　大泻脾汤

一、基于中医基础理论和文献调研挖掘大泻脾汤潜在优势疾病

（一）大泻脾汤中医基础理论

大泻脾汤（1首，《辅行诀》辨脾脏病证方）

　　大泻脾汤，治腹中胀满，干呕不能食，欲利不得，或下利不止者方。附子一枚（炮），干姜三两，黄芩、大黄、芍药（《辑校》作"枳实熬"）、甘草（炙）各一两。上六味，以水五升，煮取二升，温分再服，日二。

　　方解：大泻脾汤是在小泻脾汤的基础上加黄芩、大黄、芍药组成，从所用药物以方测证，其病机主要是寒热互结，中焦不通，从而出现气机不畅、升降失常的腹中胀满，干呕不能食，欲利不得，或下利不止等

症状。方中寒热并用，以大辛大热之附子、干姜温阳散寒；用苦寒之黄芩、大黄清热通降；甘草安中，可缓干姜、附子之峻烈，减大黄、黄芩之苦寒，与芍药相配，亦有生阴之意。全方苦辛并用，体现了辛开苦降的用药法则。

（二）基于古籍内容挖掘方剂的功效及潜在优势证型

根据《辅行诀》大泻脾汤主治腹中胀满，干呕不能食，欲利不得，或下利不止等症可知，大泻脾汤可治疗寒热错杂，升降失调所致的脾胃系统疾病中的"寒热错杂证"，其功效是"寒热并调、调和阴阳"。大泻脾汤各药味的性味归经和功效主治，见表4-9。

表4-9 大泻脾汤各药味的性味归经和功效主治

中药	性味	归经	功效	主治
甘草	甘，平	心、肺、脾、胃经	补脾益气 润肺止咳 缓急止痛 缓和药性	脾胃虚弱，咳嗽气短，痈疽疮毒，脘腹或四肢挛急作痛，调和百药
干姜	辛，热	脾、胃、肾、心、肺经	温中散寒 回阳通脉 温肺化饮	腹痛，呕吐，泄泻，亡阳证，寒饮喘咳
附子	辛、甘，大热	心、肾、脾经	回阳救逆 补火助阳 散寒止痛	亡阳证，阳虚证，寒痹证
大黄	苦，寒	胃、大肠、肝、脾、心包经	泻下攻积 清热泻火 逐瘀通经 利湿退黄 凉血解毒	积滞便秘，血热吐衄，热毒疮疡，烧烫伤，瘀血诸证，湿热痢疾，黄疸，淋证
葶苈子	苦、辛，大寒	肺、膀胱经	泻肺平喘 利水消肿	痰涎壅盛，喘息不得平卧，水肿，悬饮，胸腹积水，小便不利
芍药	苦、酸，微寒	肝、脾经	养血敛阴 平抑肝阳 柔肝止痛	肝血亏虚，月经不调，肝脾不和，胸胁脘腹疼痛，四肢挛疼痛，肝阳上亢，头痛眩晕

续表

中药	性味	归经	功效	主治
黄芩	苦，寒	肺、胆、脾、胃、大肠、小肠经	清热燥湿 泻火解毒 止血 安胎	湿温，暑湿，胸闷呕恶，湿热痞满，黄疸泻痢，肺热咳嗽，高热烦渴，血热吐衄，痈肿疮毒，胎动不安

（三）基于"同病异治"理论和文献调研挖掘大泻脾汤的潜在优势疾病

以主题"寒热错杂"，全文"消化性溃疡"OR"胃溃疡"OR"十二指肠溃疡"OR"胃炎"OR"结直肠癌"OR"结肠炎"OR"胰腺炎"OR"痢疾"OR"功能性消化不良"OR"肠结核"OR"胰腺癌"OR"食管癌"OR"上消化道出血"OR"胃癌"OR"胃食管反流"，在 CNKI 中进行临床文献资料检索，检索时间为 2011 年 1 月至 2021 年 8 月，得到文献 331 篇。纳入、排除标准同第四章第一节。对最后纳入的 27 篇文献进行统计。将"胃溃疡"和"十二指肠溃疡"等疾病归类合并，对常见的疾病进行频次统计，频次≥3 次的疾病有 9 个，结果见表 4-10。

表 4-10　寒热错杂证高频疾病频次表（频次≥3）

疾病	频次
功能性消化不良	44
胃炎	38
结肠炎	18
胃溃疡	11
胃癌	5
胃食管反流	3
食管炎	3
结直肠癌	3

二、基于靶点预测分析大泻脾汤潜在优势疾病

（一）大泻脾汤化学成分收集筛选

利用 TCMSP 数据库，以"附子""干姜""黄芩""大黄""芍药""甘草"为关键词检索大泻脾汤中的化合物成分，设置筛选标准 OB≥30% 和 DL≥0.18 的化学成分作为入选成分。全方纳入 55 个成分（去重），其中大黄 10 个，黄芩 10 个，白芍 10 个，附子 10 个，干姜 5 个，甘草 10 个。各药味 OB 排名前 10 位的化合物，见表 4-11（相关药味的部分化合物结构和类药信息见第六篇）。

表 4-11　大泻脾汤用于靶点预测的化合物基本信息表

MOL ID	化合物名称	口服利用度（%）	类药性	药味归属
MOL000471	芦荟大黄素 [Aloe-emodin]	83.38	0.24	大黄
MOL002293	番泻苷 D[Sennoside D_qt]	61.06	0.61	大黄
MOL002235	泽兰黄醇 [Eupatin]	50.8	0.41	大黄
MOL002276	番泻苷 E[Sennoside E_qt]	50.69	0.61	大黄
MOL000096	儿茶素 [Catechin]	49.68	0.35	大黄
MOL002251	[Neo-Mutatochrome-B]	48.64	0.61	大黄
MOL002268	大黄酸 [Rhein]	47.07	0.28	大黄
MOL002281	决明内酯 [Toralactone]	46.46	0.24	大黄
MOL002288	大黄素 -8-O-β-D- 葡萄糖苷 [Emodin-1-O-β-D-glucopyranoside]	44.81	0.8	大黄
MOL002280	芦荟大黄素 -8- 葡萄糖苷 [Torachrysone-8-O-β-D-(6'-oxayl)-glucoside]	43.02	0.74	大黄
MOL002934	黄芩新素 [Neobaicalein]	104.34	0.44	黄芩
MOL002932	橄榄连黄铜 [Panicolin]	76.26	0.29	黄芩
MOL012246	4'- 羟基汉黄芩素 [4'-Hydroxywogonin]	74.24	0.26	黄芩
MOL002927	[Skullcapflavone Ⅱ]	69.51	0.44	黄芩
MOL002911	2,6,2',4'- 四羟基 -6'- 甲氧基查尔酮 [2,6,2',4'-Tetrahydroxy-6'-methoxychaleone]	69.04	0.22	黄芩
MOL002937	二氢木蝴蝶素 A[Dihydrooroxylin]	66.06	0.23	黄芩
MOL000228	山姜素 [Alpinetin]	55.23	0.20	黄芩
MOL002915	丹参素 [Salvigenin]	49.07	0.33	黄芩
MOL000073	(+)- 表儿茶素 [(+)-Epicatechin]	48.96	0.24	黄芩

续表

MOL ID	化合物名称	口服利用度（%）	类药性	药味归属
MOL002917	粘毛黄芩Ⅱ [Iscidulin Ⅱ]	45.05	0.33	黄芩
MOL001918	芍药苷元酮 [Paeoniflorgenone]	87.59	0.37	白芍
MOL001925	芍药苷 [Paeoniflorin_qt]	68.18	0.4	白芍
MOL001928	芍药内酯苷 [Albiflorin_qt]	66.64	0.33	白芍
MOL001910	11α,12α- 环氧 -3β,23- 二羟基 -30- 去甲齐墩果 -20(29)- 烯 28,13β- 内酯 [11α,12α-Epoxy-3β,23-dihydroxy-30-norolean-20(29)-en-28,13β-olide]	64.77	0.38	白芍
MOL000211	白桦脂酸 [Mairin]	55.38	0.78	白芍
MOL000492	儿茶素 [Catechin]	54.83	0.24	白芍
MOL001924	芍药苷 [Paeoniflorin]	53.87	0.79	白芍
MOL001921	芍药新苷 [Lactiflorin]	49.12	0.8	白芍
MOL001919	芍药二酮 [Palbinone]	43.56	0.53	白芍
MOL000422	山奈酚 [Kaempferol]	41.88	0.24	白芍
MOL002421	惰碱 [Ignavine]	84.08	0.25	附子
MOL002419	(R)- 去甲乌药碱 [(R)-Norcoclaurine]	82.54	0.21	附子
MOL002398	水黄皮素 [Karanjin]	69.56	0.34	附子
MOL002388	[Delphin_qt]	57.76	0.28	附子
MOL002395	去氧穿心莲内酯 [Deoxyandrographolide]	56.30	0.31	附子
MOL002415	[6-Demethyldesoline]	51.87	0.66	附子
MOL002397	多根乌头碱 [Karakoline]	51.73	0.73	附子
MOL002422	异塔拉萨定 [Isotalatizidine]	50.82	0.73	附子
MOL002392	德尔妥因 [Deltoin]	46.69	0.37	附子
MOL002401	新苦参碱 B[Neokadsuranic acid B]	43.10	0.85	附子
MOL002514	8- 甲氧基莰非醇 [8-Methoxykaempferol]	62.86	0.30	干姜
MOL002501	瓜叶菊素Ⅰ [Cinerin Ⅰ]	62.52	0.31	干姜
MOL002464	1- 单壬烷 -rac- 甘油 [1-Monolinolein]	37.18	0.30	干姜
MOL000359	谷甾醇 [Sitosterol]	36.91	0.75	干姜
MOL000358	β- 谷甾醇 [β-Sitosterol]	36.91	0.75	干姜
MOL002311	甘草酚 [Glycyrol]	90.78	0.67	甘草
MOL004990	7,2',4'- 三羟基 -5- 甲氧基 -3- 芳基香豆素 [7,2',4'-Trihydroxy-5-methoxy-3-arylcoumarin]	83.71	0.27	甘草
MOL004904	甘草吡喃香豆素 [Licopyranocoumarin]	80.36	0.65	甘草
MOL004891	[Shinpterocarpin]	80.30	0.73	甘草

MOL ID	化合物名称	口服利用度（%）	类药性	药味归属
MOL005017	[Phaseol]	78.77	0.58	甘草
MOL004841	甘草查尔酮 B[Licochalcone B]	76.76	0.19	甘草
MOL004810	粗毛甘草素 F[Glyasperin F]	75.84	0.54	甘草
MOL001484	高丽槐素 [Maackiain]	75.18	0.54	甘草
MOL000500	驴食草酚 [Vestitol]	74.66	0.21	甘草
MOL005007	甘草素 M[Glyasperins M]	72.67	0.59	甘草

（二）大泻脾汤入选成分靶点反向预测

利用 SwissTargetPrediction 数据库预测大泻脾汤中入选成分的作用靶点，设置属性为 "Homo sapiens"，收集 probability ＞ 0 的靶点，去重后共 1085 个。

（三）大泻脾汤入选成分的关键靶点筛选

将大泻脾汤的 1085 个入选成分靶点导入到 STRING 数据库，将物种设定为 "Homo sapiens"，蛋白互作综合得分＞ 0.9，获得蛋白互作关系，并在 Cytoscape（Version 3.7.2）软件中构建靶点的蛋白互作网络并进行网络拓扑分析。筛选出均大于 degree、betweenness、closeness 中位数的节点作为大泻脾汤入选成分的关键靶点，共 261 个。

（四）大泻脾汤入选成分关键靶点富集预测潜在优势疾病

在 CTD、TTD 数据库中检索 261 个入选成分关键靶点作用的相关疾病，整合 2 个数据库检索结果，将相同类型的消化系统相关疾病进行归类。其中，大泻脾汤 101 个靶点可匹配 47 种消化系统相关疾病，160 个靶点未匹配到消化系统相关疾病，疾病信息不明确的均不予纳入。将频次≥3 次且靶点数量排名前 10 位的疾病汇总，见表 4–12。其中频次较高的疾病分别是胃肿瘤、直肠肿瘤、结肠肿瘤等。在 Cytoscape（Version 3.7.2）软件中构建大泻脾汤 "疾病 – 靶点" 网络图，见图 4–3。利用 NetworkAnalyzer 工具分析 "疾病 – 靶点" 网络中节点的网络拓扑参数，degree 值排名前 10 位的疾病主要为胃肿瘤、结直肠肿瘤、结肠肿瘤等，将其作为基于靶点分析得到的大泻脾汤防治的潜在优势疾病。

表 4-12　大泻脾汤靶点 - 疾病频次表

疾病名称	靶点名称	频次
胃肿瘤 （stomach neoplasms）	ADRB2、AGTR2、AHR、APEX1、ATM、BCL2L1、BIRC2、CASP8、CCND1、CDK4、CXCL8、DNMT1、EGFR、ERBB2、FYN、HRAS、IGFBP3、IL6、JUN、LGALS3、MAPK3、MAPK8、MDM2、NOS3、PLAU、PPARG、PRKCA、PRKCB、RXRB、SERPINE1、STAT3、TNF、BIRC5、CHEK2、PRKAB1、SREBF2、TP53	37
结直肠肿瘤 （colorectal neoplasms）	AKT1、BCL2、CASP8、CCND1、CCND2、CFTR、CXCL8、EP300、ESR2、FGFR3、GAPDH、IGFBP3、KDR、MMP1、MMP2、PPARG、PRKCA、PRKCB、PRKCE、SRC、TGFB1、TGFBR1、TLR4、TNF、BIRC5、CHEK2、TP53	27
结肠肿瘤 （colonic neoplasms）	BCL2、CCND1、CCND2、CCNH、DNMT1、EGFR、ERBB2、JUN、KDM1A、MMP9、NFKB1、NOS2、PPARG、PRKCA、RELA、SRC、STAT3、TNF、VEGFA、BIRC5、PCNA、POLB、TP53	23
胰腺肿瘤 （pancreatic neoplasms）	AHR、ATM、BCL2L1、CXCL8、EGFR、HIF1A、KDR、MMP2、MMP9、PLAU、PPARG、PRKCA、STAT3、TERT、TGFB1、TNF、TP53	17
食管肿瘤 （tumors of esophagus）	XIAP、ABL1、BCL2、CASP8、CCND1、CCNH、CYP19A1、EGFR、ERBB2、GAPDH、KDR、LGALS3、NOS2、NOS3、PRKCA、TP53	16
结肠炎（colitis）	AHR、GRB2、IL6、NOS2、PRKCA、RELA、SPHK1、SYK、TNF	9
溃疡性结肠炎 （ulcerative colitis）	CASP3、CXCL8、JAK2、MMP9、RELA、RPS6KB1、STAT3、TNF、VCAM1	9
炎症性肠病 （inflammatory bowel diseases）	ESR2、IL6、ITGA4、MAPK14、PRKCA、TGFB1、TNF、UGCG	8
胰腺癌 （pancreatic cancer）	AHR、CHEK1、MAPK1、MMP1、MMP2、NTRK1、TERT	7
食管鳞状细胞癌 （esophageal squamous cell carcinoma）	CCND1、CREBBP、EGFR、EP300、HIF1A、PRKCA、TP53	7

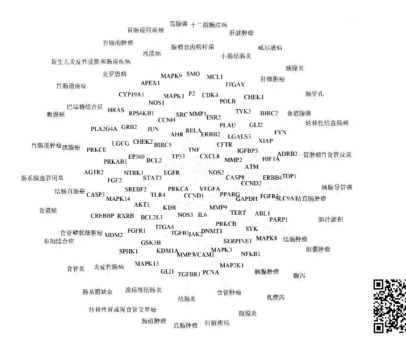

图 4-3　大泻脾汤"疾病－靶点"网络图

三、大泻脾汤防治优势疾病的确定及可行性分析

大泻脾汤的主要功效为寒热并调、调和阴阳，治疗的证型为寒热错杂证。通过调研中医治疗寒热错杂证且为临床研究的文献，统计文献中疾病出现的频次，初步确定大泻脾汤防治的潜在优势疾病为功能性消化不良、胃炎、结肠炎、胃溃疡、胃癌、胃食管反流、食管炎、结直肠癌等消化系统相关疾病，进一步通过化学生物信息学的手段确定大泻脾汤可防治的疾病为胃肿瘤、结直肠肿瘤、结肠炎、胰腺肿瘤、食管肿瘤、消化性溃疡等。

胃癌在中医里属于"伏梁""反胃""胃脘痛""噎膈"等范畴。中医认为胃癌的发病机制是脾阳不足，运化失司，痰湿内生，阻滞气机升降，导致气滞、血瘀、痰湿停聚，久则成瘤，证型多属寒热错杂。因此，中医治疗胃癌时，用药可寒热并调，以调节机体阴阳。中医药防治癌症可以通过寒热互用以和其阴阳，苦辛并进以调其升降，使胃癌患者寒热得减，升降复常，符合寒热错杂型胃癌的病机。大泻脾汤与《外台秘要》卷十六引《深师方》大温脾汤药味组成相似，大温脾汤主治脾胃中寒，不得食，又谷不消，腹响胀满，时苦下痢等症。全方所含药味辛开苦降、寒热并调，可调节机体寒热状态，改善患者的痛苦症状，提高生活质量。大泻脾汤主证在小泻脾汤主证的基础上进一步发展，出现寒热错杂的症状。全方具有寒热并调、调和阴阳的功效。因此，大泻脾汤对于寒热错杂证候的胃癌具有良好的防治意义，且与方中药味的现代药理作用研究相符（相关药味的药理分析详见第五篇）。

本节基于中医基础理论进行文献调研，运用靶点反向预测、蛋白互作网络分析和"疾病－靶点"网络分析等方法，预测出大泻脾汤对于胃癌等疾病的症状和病理过程具有针对性的调节作用。

第四节　大补脾汤

一、基于中医基础理论和文献调研挖掘大补脾汤潜在优势疾病

（一）大补脾汤中医基础理论

大补脾汤（1首，《辅行诀》辨脾脏病证方）

大补脾汤，治脾气大疲（《辑校》无此句），饮食不化，呕吐下利（《辑校》作"时自吐利"），其人枯瘦如柴，立不可动转，口中苦干渴，汗出，气急，脉微而时结者方。人参、甘草（炙）、干姜各三两，白术、麦冬、五味子、旋覆花各一两（一方作牡丹皮，当从）。上七味，以水一斗，煮取四升，温分四服，日三夜一服。

方解：大补脾汤是在小补脾汤的基础上加麦冬、五味子、旋覆花组成，其病机主要是脾气大虚，阴液不足，从而出现运化失常、全身失养的饮食

不化，呕吐下利，枯瘦如柴，立不可动转，口渴，脉微等症状。方中人参、麦冬、五味子益气养阴敛汗；旋覆花降逆止呕；方中白术、甘草健脾调中；干姜温脾胃阳气以助运化。五味子与麦冬同用，为生津止渴常用对药；方中人参又有益元气、生津、生脉之功，三药合用乃具有生脉散（饮）之意。旋覆花味咸，降逆止呕，协调恢复气机升降功能。

（二）基于古籍内容挖掘方剂的功效及潜在优势证型

根据《辅行诀》大补脾汤主治饮食不化，呕吐下利，枯瘦如柴，立不可动转，口中苦干渴，汗出，气急，脉微而时结等症可知，大补脾汤可治疗脾阳虚损，阴津不足所致的脾胃系统疾病中的"脾气亏虚证"，其功效是"温中回阳、益气养阴"。大补脾汤各药味的性味归经和功效主治，见表4-13。

表4-13 大补脾汤各药味的性味归经和功效主治

中药	性味	归经	功效	主治
甘草	甘，平	心、肺、脾、胃经	补脾益气 润肺止咳 缓急止痛 缓和药性	脾胃虚弱，咳嗽气短，痈疽疮毒，脘腹或四肢挛急作痛，调和百药
干姜	辛，热	脾、胃、肾、心、肺经	温中散寒 回阳通脉 温肺化饮	腹痛，呕吐，泄泻，亡阳证，寒饮喘咳
人参	甘、微苦，微温	肺、脾、心经	大补元气 补脾益肺 生津 安神益智	元气虚脱证，肺脾心肾气虚证，热病气虚津伤口渴及消渴证
白术	甘、苦，温	脾、胃经	益气健脾 燥湿利水 止汗 安胎	脾气虚证，气虚自汗，脾虚胎动不安
麦冬	甘、微苦，微寒	胃、肺、心经	养阴润肺 益胃生津 清心除烦	胃阴虚证，肺阴虚证，心阴虚证

续表

中药	性味	归经	功效	主治
五味子	酸、甘，温	肺、心、肾经	收敛固涩	久咳虚喘，自汗，盗汗，遗精，滑精，久泻不止，津伤口渴，消渴，心悸，失眠，多梦
			补肾宁心	
			益气生津	
旋覆花	苦、辛、咸，微温	肺、胃经	降气化痰	咳喘痰多，痰饮蓄结，胸膈痞满，噫气，呕吐
			降逆止呕	

（三）基于"同病异治"理论和文献调研挖掘大补脾汤的潜在优势疾病

以主题"脾气虚"，全文"消化性溃疡"OR"胃溃疡"OR"十二指肠溃疡"OR"胃炎"OR"结直肠癌"OR"结肠炎"OR"胰腺炎"OR"痢疾"OR"功能性消化不良"OR"肠结核"OR"胰腺癌"OR"食管癌"OR"上消化道出血"OR"胃癌"OR"胃食管反流"，在 CNKI 中进行临床文献资料检索，检索时间为 2011 年 1 月至 2021 年 8 月，得到文献 1808 篇。纳入、排除标准同第四章第一节。对最后纳入的 33 篇文献进行统计。将"胃溃疡"和"十二指肠溃疡"等疾病归类合并，对常见的疾病进行频次统计，频次≥3次的疾病有 2 个，结果见表 4-14。

表 4-14　脾气虚证高频疾病频次表（频次≥3）

疾病	频次
胃炎	4
胃癌	3

二、基于靶点预测分析大补脾汤潜在优势疾病

（一）大补脾汤化学成分收集筛选

利用 TCMSP 数据库，以"干姜""甘草""人参""白术""旋覆花""北五味子"为关键词检索大补脾汤的化合物成分，设置筛选标准 OB≥30% 和 DL≥0.18 的化学成分作为入选成分。全方纳入 145 个入选成

分（去重），其中干姜 5 个，甘草 92 个，人参 22 个，白术 7 个，旋覆花 19 个，北五味子 8 个。各药味 OB 排名前 10 位的化合物，见表 4-15（相关药味的部分化合物结构和类药信息见第六篇）。

表 4-15　大补脾汤用于靶点预测的化合物基本信息表

MOL ID	化合物名称	口服利用度 (%)	类药性	药味归属
MOL002514	8- 甲氧基莰非醇 [8-Methoxykaempferol]	62.86	0.30	干姜
MOL002501	瓜叶菊素 I [Cinerin I]	62.52	0.31	干姜
MOL002464	1- 单壬烷 -rac- 甘油 [1-Monolinolein]	37.18	0.30	干姜
MOL000359	谷甾醇 [Sitosterol]	36.91	0.75	干姜
MOL000358	β- 谷甾醇 [β-Sitosterol]	36.91	0.75	干姜
MOL002311	甘草酚 [Glycyrol]	90.78	0.67	甘草
MOL004990	7,2',4'- 三羟基 -5- 甲氧基 -3- 芳基香豆素 [7,2',4'-Trihydroxy-5-methoxy-3-arylcoumarin]	83.71	0.27	甘草
MOL004904	甘草吡喃香豆素 [Licopyranocoumarin]	80.36	0.65	甘草
MOL004891	[Shinpterocarpin]	80.30	0.73	甘草
MOL005017	[Phaseol]	78.77	0.58	甘草
MOL004841	甘草查尔酮 B[Licochalcone B]	76.76	0.19	甘草
MOL004810	粗毛甘草素 F[Glyasperin F]	75.84	0.54	甘草
MOL001484	高丽槐素 [Maackiain]	75.18	0.54	甘草
MOL000500	驴食草酚 [Vestitol]	74.66	0.21	甘草
MOL005007	甘草素 M[Glyasperins M]	72.67	0.59	甘草
MOL005314	苯代南蛇碱 [Celabenzine]	101.88	0.49	人参
MOL005308	去甲东莨菪碱 [Aposiopolamine]	66.65	0.22	人参
MOL005321	灌木远志酮 A[Frutinone A]	65.90	0.34	人参
MOL003648	山槐素 [Inermin]	65.83	0.54	人参
MOL005356	吉九里香碱 [Girinimbin]	61.22	0.31	人参
MOL000787	延胡索碱 [Fumarine]	59.26	0.83	人参
MOL005360	马尔肯久纳醇苯酯 [Malkangunin]	57.71	0.63	人参
MOL005384	苏齐内酯 [Suchilactone]	57.52	0.56	人参
MOL005320	花生四烯酸 [Arachidonate]	45.57	0.20	人参
MOL000449	豆甾醇 [Stigmasterol]	43.83	0.76	人参
MOL000022	14-Acetyl-12-senecioyl-2E,8Z,10E-atractylentriol	63.37	0.30	白术
MOL000020	12-Senecioyl-2E、8E、10E-atractylentriol	62.40	0.22	白术

续表

MOL ID	化合物名称	口服利用度 (%)	类药性	药味归属
MOL000021	14-Acetyl-12-senecioyl-2E、8E、10E-atractylentriol	60.31	0.31	白术
MOL000049	3β-乙酰氧基白术酮 [3β-Acetoxyatractylone]	54.07	0.22	白术
MOL000028	α-香树脂醇 [α-Amyrin]	39.51	0.76	白术
MOL000033	[(3S、8S、9S、10R、13R、14S、17R)-10、13-dimethyl-17-[(2R、5S)-5-propan-2-yloctan-2-yl]-2、3、4、7、8、9、11、12、14、15、16、17-dodecahydro-1H-cyclopenta[a]phenanthren-3-ol]	36.23	0.78	白术
MOL000072	8β-乙氧基白术内酯Ⅲ [8β-Ethoxyatractylenolide Ⅲ]	35.95	0.21	白术
MOL004090	3-[(3aS,4R,5R,8aR)-4-hydroxy-5,7-dimethyl-3-methylene-2-oxo-4,5,8,8a-tetrahydro-3aH-cyclohepta[b]furan-6-yl]propyl acetate	73.35	0.22	旋覆花
MOL004093	杜鹃黄素 [Azaleatin]	54.28	0.30	旋覆花
MOL004112	万寿菊素 [Patuletin]	53.11	0.34	旋覆花
MOL000354	异鼠李素 [Isorhamnetin]	49.60	0.31	旋覆花
MOL000098	槲皮素 [Quercetin]	46.43	0.28	旋覆花
MOL000596	蒲公英甾醇醋酸酯 [Taraxasterol acetate]	43.08	0.74	旋覆花
MOL000422	山柰酚 [Kaempferol]	41.88	0.24	旋覆花
MOL003851	异热马酮 [Isoramanone]	39.97	0.51	旋覆花
MOL003398	红车轴草素 [Pratensein]	39.06	0.28	旋覆花
MOL004092	1,6-二-O-乙酰基大花旋覆花内酯 [1,6-O,O-Diacetylbritannilactone]	39.03	0.31	旋覆花
MOL004624	长管贝壳杉素 [Longikaurin A]	47.72	0.53	北五味子
MOL008992	五味子丙素 [Schisandrin C]	46.27	0.84	北五味子
MOL005317	去氧哈林通碱 [Deoxyharringtonine]	39.27	0.81	北五味子
MOL008978	戈米辛 R[Gomisin R]	34.84	0.86	北五味子
MOL008974	戈米辛 G[Gomisin G]	32.68	0.83	北五味子
MOL008956	当归酰基戈米辛 O [Angeloylgomisin O]	31.97	0.85	北五味子
MOL008957	五味子乙素 [Schizandrer B]	30.71	0.83	北五味子
MOL008968	五味子醇甲 [Gomisin A]	30.69	0.78	北五味子

（二）大补脾汤入选成分靶点反向预测

利用 SwissTargetPrediction 数据库预测大补脾汤中入选成分的作用靶点，设置属性为 "Homo sapiens"，收集 probability > 0 的靶点，去重后共 1078 个。

（三）大补脾汤入选成分的关键靶点筛选

将大补脾汤的 1078 个入选成分靶点导入到 STRING 数据库，将物种设定为 "Homo sapiens"，蛋白互作综合得分 > 0.9，获得蛋白互作关系，并在 Cytoscape（Version 3.7.2）软件中构建靶点的蛋白互作网络并进行网络拓扑分析。筛选出均大于 degree、betweenness、closeness 中位数的节点作为大补脾汤入选成分的关键靶点，共 255 个。

（四）大补脾汤入选成分关键靶点富集预测潜在优势疾病

在 CTD、TTD 数据库中检索 255 个入选成分关键靶点作用的相关疾病，整合 2 个数据库检索结果，将相同类型的消化系统相关疾病进行归类（例如，将溃疡性结肠炎与结肠炎归为结肠炎）。其中，大补脾汤 101 个靶点可匹配 46 种消化系统相关疾病，154 个靶点未匹配到消化系统相关疾病。将频次≥3 次且靶点数量排名前 10 位的疾病汇总，见表 4-16。其中频次较高的疾病分别是胃肿瘤、直肠肿瘤、结肠肿瘤等。在 Cytoscape（Version 3.7.2）软件中构建大补脾汤 "疾病 – 靶点" 网络图，见图 4-4。利用 NetworkAnalyzer 工具分析 "疾病 – 靶点" 网络中节点的网络拓扑参数，degree 值排名前 10 位的疾病主要为胃肿瘤、直肠肿瘤、结肠肿瘤等，将其作为基于靶点分析得到的大补脾汤防治的潜在优势疾病。

表 4-16 大补脾汤靶点 – 疾病频次表

疾病名称	靶点名称	频次
胃肿瘤 （stomach neoplasms）	TP53、TNF、STAT3、SREBF2、SERPINE1、RXRB、RARB、PTGS2、PRKCB、PRKCA、PPARG、PLAU、NOS3、MDM2、MAPK8、LGALS3、JUN、IL6、IGFBP3、FYN、ERBB2、EGFR、DNMT1、CHEK2、CDK4、CCND1、CASP8、BIRC2、BCL2L1、AURKB、ATM、APEX1、AHR、ADRB2、BIRC5、PRKAA1、PRKAB1	37
直肠肿瘤 （rectal neoplasms）	TP53、TNF、TLR4、TGFBR1、SRC、PTGS2、PRKCE、PRKCB、PRKCA、PPARG、PARP1、MMP2、MMP1、KDR、IGFBP3、EP300、EGFR、CHEK2、CFTR、CCND1、CASP8、BCL2、AKT1、BIRC5、CCND2、ESR2	26
结肠肿瘤 （colonic neoplasms）	VEGFA、TP53、TNF、STAT3、SRC、RELA、PTGS2、PRKCA、PPARG、POLB、NOS2、NFKB1、MTOR、MMP9、KDM1A、JUN、ERBB2、EGFR、DNMT1、CCND1、BCL2、BIRC5、CCND2、CCNH、ICAM1、PCNA	26
结肠炎 （colitis）	TNF、SYK、STAT3、SRC、SPHK1、RIPK2、RELA、PTGS2、PRKCA、NOS2、MMP9、JAK2、IL6、CASP3、AHR、ADAM17、ICAM1、S1PR1	18
食管肿瘤 （tumors of esophagus）	XIAP、TP53、PTGS2、PRKCA、NOS3、NOS2、LGALS3、KDR、ERBB2、EGFR、CYP19A1、CCND1、CASP8、BCL2、ABL1、CCNH	16
胰腺肿瘤 （pancreatic neoplasms）	TP53、TNF、TERT、STAT3、PTGS2、PRKCA、PPARG、PLAU、MMP9、MMP2、KDR、HIF1A、EGF、BCL2L1、ATM、AHR	16
炎症性肠病 （inflammatory bowel diseases）	TNF、RELA、PTGS2、PRKCA、MAPK14、ITGA、IL、CHRM1、ESR2、ICAM1、TNFRSF1A	11
胰腺癌 （pancreatic cancer）	TERT、STAT3、NTRK1、MMP、MMP1、MAPK1、MAPK1、ERBB2、CHEK1、AHR	10
结肠直肠癌 （colorectal cancer）	VEGFA、NTRK1、MMP9、KDR、IGF1R、FGFR1、ERBB2、EGFR、AKT3	9
克罗恩病 （crohn disease）	TYK2、TNF、TLR4、PPARG、PPARA、NLRP3、ITGA4、IL6、AURKA	9

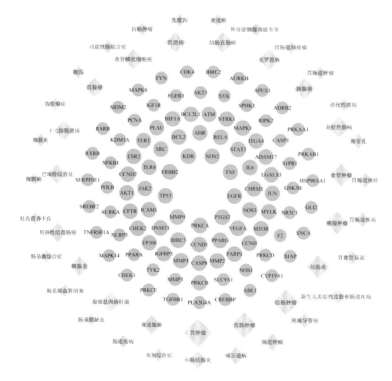

图 4-4　大补脾汤"疾病 - 靶点"网络图

三、大补脾汤防治优势疾病的确定及可行性分析

大补脾汤的主要功效为温中回阳、益气养阴，治疗的证型为脾气亏虚证。通过调研中医治疗脾气亏虚证且为临床研究的文献，统计文献中疾病出现的频次，初步确定大补脾汤防治的潜在优势疾病为胃炎、胃癌等消化系统相关疾病，进一步通过化学生物信息学的手段确定大补脾汤防治的潜在优势疾病为胃肿瘤、结直肠肿瘤、结肠炎、肠肿瘤、胰腺肿瘤、食管肿瘤等。

胃癌在中医里属于"伏梁""反胃""胃脘痛""噎膈"等范畴。中医认为胃癌是由于正气内虚，加之饮食不节、情志失调等原因引起的，以气滞、痰湿、瘀血蕴结于胃，最终导致癥瘕，形成癌肿。胃癌病机复杂多变，主要以脾胃气虚为本，胃癌的早期即可出现脾气虚弱的症状，并且脾虚贯穿于胃癌进展的各个阶段。因此，益气健脾法可作为中医治疗胃癌的常用疗法。胃癌晚期出现一系列阳虚症状，其基本病机为阳虚寒凝，治当温阳扶正，散寒通滞。中医药防治胃癌可运用具有健脾益气、温中散寒等功效的药味温补中焦脾胃阳气，恢复脾胃功能。大补脾汤与《伤寒六书》回阳返本汤药味组成相似，回阳返本汤主治阳气衰微，阴津不足，四肢逆冷，大汗出，烦热，烦躁口渴，舌光滑少苔，脉微欲绝等阳脱阴竭的症状，其方由四逆汤合生脉散所成，全方共奏回阳救阴、益气固脱之功，于阳气大脱、脾胃功能虚衰患者有较好的补益救脱作用。大补脾汤在小补脾汤主证的基础上进一步发展，母病及子，出现肺部症状。全方具有温中回阳、益气养阴功效。因此，大补脾汤对于脾胃亏虚证候的胃癌具有良好的防治意义，且与方中药味的现代药理作用研究相符（相关药味的药理分析详见第五篇）。

本节基于中医基础理论进行文献调研，运用靶点反向预测、蛋白互作网络分析和"疾病–靶点"网络分析等方法，预测出大补脾汤对于胃癌等疾病的症状和病理过程具有针对性的调节作用。

参考文献

[1] 董俊刚，刘喜平，崔国宁，等. 半夏泻心汤治疗胃癌研究 [J]. 中国中医基础医学杂志，2021，27（12）：1990-1994.

[2] 郭隽馥，王丹，丛培玮，等. 益气健脾法对人胃癌 MGC803 细胞增殖及凋亡的影响 [J]. 中国免疫学杂志，2019，35（14）：1703-1707.

[3] 田同德，杨峰，岳立云，等. 阳和汤对晚期胃癌阳虚证患者的化疗增效及其对肿瘤炎症因子，Treg，MDSCs 水平的影响 [J]. 中国实验方剂学杂志，2016，22（22）：160-164.

第五章

肺脏病方优势疾病分析

　　在五脏中，肺居上焦，属金，金肃杀具有能柔能刚、变革的特性。肺为人体气机调节最重要的脏，被称为相傅之官。肺脏病的治法不同，医家各有见解，在《辅行诀》治疗肺脏病中，主要以清法、下法和补法为主。清法、下法主要代表方为大、小泻肺汤。大、小泻肺汤皆用苦寒之葶苈子、大黄清肺通腑，治疗痰热壅肺、腑气不通之肺实证。补法主要代表方为大、小补肺汤。大、小补肺汤皆用酸甘之麦冬、五味子收敛肺气、养阴清热，治疗气阴不足、肃降无权之肺虚证。本章基于传统中医理论对肺脏病方的组方原则和功效主治进行解析，并基于"同病异治"理论进行文献调研，在此基础上，结合化学生物信息学中的靶点反向预测、蛋白互作网络分析及"疾病－靶点"网络分析确定肺脏病方防治的潜在优势疾病。

第一节　小泻肺汤

一、基于中医基础理论和文献调研挖掘小泻肺汤潜在优势疾病

（一）小泻肺汤中医基础理论

　　小泻肺汤（1首，《辅行诀》辨肺脏病证方）

　　小泻肺汤，治咳喘上气，胸中迫满，不可卧者方。葶苈子（熬黑，捣如泥）、大黄、芍药各三两。上三味，以水三升，煮取二升，温分再服，喘

止后服。

方解：小泻肺汤所治病证主要是痰热壅肺，气道阻塞，故可见患者出现咳喘上气，胸中迫满，不可卧等症状。方以葶苈子泻肺平喘；大黄泄热通腑，釜底抽薪，使热邪从大便而去；芍药，味苦、酸，性微寒，养血敛阴，缓急降气。

（二）基于古籍内容挖掘方剂的功效及潜在优势证型

根据《辅行诀》小泻肺汤主治咳喘上气，胸中迫满，不可卧等症状可知，小泻肺汤可治疗因肺气失于宣肃，气道阻塞所致的肺系疾病中的"痰热壅肺证"，其功效是"通腑泄热、泻肺平喘"。小泻肺汤各药味的性味归经和功效主治，见表5–1。

表5–1　小泻肺汤各药味的性味归经和功效主治

中药	性味	归经	功效	主治
大黄	苦，寒	胃、大肠、肝、脾、心包经	泻下攻积 清热泻火 逐瘀通经 利湿退黄 凉血解毒	积滞便秘，血热吐衄，热毒疮疡，烧烫伤，瘀血诸证，湿热痢疾，黄疸，淋证
葶苈子	苦，辛，大寒	肺、膀胱经	泻肺平喘 利水消肿	痰涎壅盛，喘息不得平卧，水肿，悬饮，胸腹积水，小便不利
芍药	苦，酸，微寒	肝、脾经	养血敛阴 平抑肝阳 柔肝止痛	肝血亏虚，月经不调，肝脾不和，胸胁脘腹疼痛，四肢挛急疼痛，肝阳上亢，头痛眩晕

（三）基于"同病异治"理论和文献调研挖掘小泻肺汤的潜在优势疾病

以主题"痰热壅肺"，全文"慢性阻塞性肺疾病"OR"肺癌"OR"支气管"OR"哮喘"OR"呼吸衰竭"OR"肺炎"OR"慢性肺源性心脏病"OR"呼吸道"，在CNKI进行近10年的临床文献资料检索，检索时间为2011年1月至2021年8月，得到文献745篇。纳入、排除标准同第四章第一节。

对最后纳入的 417 篇文献进行统计。将"慢性阻塞性肺疾病（COPD）"和"慢性阻塞性肺疾病急性加重期"等疾病归类合并，对常见的疾病进行频次统计，频次≥3 次的疾病有 9 个，结果见表 5-2。

表 5-2 痰热壅肺证高频疾病频次表（频次≥3）

疾病	频次	疾病	频次
肺炎	158	慢性肺源性心脏病	13
慢性阻塞性肺疾病	85	肺癌	9
慢性支气管炎	64	弥漫性间质性肺病	3
支气管扩张症	31	艾滋病肺部感染	3
支气管哮喘	28		

二、基于靶点预测分析小泻肺汤潜在优势疾病

（一）小泻肺汤化学成分收集筛选

利用 TCMSP 数据库，以"大黄""葶苈子""白芍"为关键词检索小泻肺汤的化合物成分，设置筛选标准 OB≥30% 和 DL≥0.18 的化学成分作为入选成分。全方纳入 37 个成分（去重），其中大黄 16 个，葶苈子 12 个，白芍 13 个。各药味 OB 排名前 10 位的化合物，见表 5-3（相关药味的部分化合物结构和类药信息见第六篇）。

表 5-3 小泻肺汤用于靶点预测的化合物基本信息表

MOL ID	化合物名称	口服利用度 (%)	类药性	药味归属
MOL000471	芦荟大黄素 [Aloe-emodin]	83.38	0.24	大黄
MOL002293	番泻苷 D[Sennoside D_qt]	61.06	0.61	大黄
MOL002235	泽兰黄醇 [Eupatin]	50.8	0.41	大黄
MOL002276	番泻苷 E[Sennoside E_qt]	50.69	0.61	大黄
MOL000096	儿茶素 [Catechin]	49.68	0.35	大黄
MOL002251	[Neo-Mutatochrome-B]	48.64	0.61	大黄
MOL002268	大黄酸 [Rhein]	47.07	0.28	大黄
MOL002281	决明内酯 [Toralactone]	46.46	0.24	大黄

续表

MOL ID	化合物名称	口服利用度 (%)	类药性	药味归属
MOL002288	大黄素 -8-O-β-D- 葡萄糖苷 [Emodin-1-O-β-D-glucopyranoside]	44.81	0.8	大黄
MOL002280	芦荟大黄素 -8- 葡萄糖苷 [Torachrysone-8-O-β-D-(6'-oxayl)-glucoside]	43.02	0.74	大黄
MOL003908	毒毛花苷元 [Strophanthidin]	99.94	0.78	葶苈子
MOL003905	K- 毒毛花苷 [K-strophanthoside]	70.65	0.22	葶苈子
MOL003907	葡萄糖芥苷 [Erysimoside]	65.45	0.23	葶苈子
MOL000354	异鼠李素 [Isorhamnetin]	49.6	0.31	葶苈子
MOL000098	槲皮素 [Quercetin]	46.43	0.28	葶苈子
MOL003909	吴茱萸苷 [Evobioside]	44.25	0.24	葶苈子
MOL003927	顺式 -11,14,17- 二十碳三烯酸 [Dihomo-α-linolenic acid (20:3(n-3))]	44.11	0.2	葶苈子
MOL000422	山柰酚 [Kaempferol]	41.88	0.24	葶苈子
MOL002211	顺 -11,14- 二十碳二烯酸 [11,14-Eicosadienoic acid]	39.99	0.2	葶苈子
MOL000296	常春藤皂苷元 [Hederagenin]	36.91	0.75	葶苈子
MOL001918	芍药苷元酮 [Paeoniflorgenone]	87.59	0.37	白芍
MOL001925	芍药苷 [Paeoniflorin_qt]	68.18	0.4	白芍
MOL001928	芍药内酯苷 [Albiflorin_qt]	66.64	0.33	白芍
MOL001910	11α,12α- 环氧 -3β,23- 二羟基 -30- 去甲齐墩果 -20(29)- 烯 28,13β- 内酯 [11α,12α-Epoxy-3β,23-dihydroxy-30-norolean-20(29)-en-28,13β-olide]	64.77	0.38	白芍
MOL000211	白桦脂酸 [Mairin]	55.38	0.78	白芍
MOL000492	儿茶素 [Catechin]	54.83	0.24	白芍
MOL001924	芍药苷 [Paeoniflorin]	53.87	0.79	白芍
MOL001921	芍药新苷 [Lactiflorin]	49.12	0.8	白芍
MOL001919	芍药二酮 [Palbinone]	43.56	0.53	白芍
MOL000422	山柰酚 [Kaempferol]	41.88	0.24	白芍

（二）小泻肺汤入选成分靶点反向预测

利用 SwissTargetPrediction 数据库预测小泻肺汤中入选成分的作用靶点，设置属性为"Homo sapiens"，收集 probability > 0 的靶点，去重后共 573 个。

（三）小泻肺汤入选成分的关键靶点筛选

将小泻肺汤的573个入选成分靶点导入到STRING数据库，将物种设定为"Homo sapiens"，蛋白互作综合得分＞0.9，获得蛋白互作关系，并在Cytoscape（Version 3.7.2）软件中构建靶点的蛋白互作网络并进行网络拓扑分析。筛选出均大于degree、betweenness、closeness中位数的节点作为小泻肺汤入选成分的关键靶点，共117个。

（四）小泻肺汤入选成分关键靶点富集预测潜在优势疾病

在CTD、TTD数据库中检索117个入选成分关键靶点作用的相关疾病，整合2个数据库检索结果，将相同类型的呼吸系统相关疾病进行归类（例如，将非小细胞肺癌与小细胞肺癌归为肺癌）。其中，小泻肺汤63个靶点可匹配24种呼吸系统相关疾病，54个靶点未匹配到呼吸系统相关疾病，疾病信息不明确的均不予纳入。将频次≥3次且靶点数量排名前10位的疾病汇总，见表5-4。其中频次较高的疾病分别是肺癌、哮喘、肺纤维化、COPD等。在Cytoscape（Version 3.7.2）软件中构建小泻肺汤"疾病－靶点"网络图，见图5-1。利用NetworkAnalyzer工具分析"疾病－靶点"网络图中节点的网络拓扑参数，degree值排名前10位的疾病主要为肺癌、哮喘、肺纤维化等，将其作为基于靶点分析得到的小泻肺汤防治的潜在优势疾病。

表5-4　小泻肺汤靶点－疾病频次表

疾病名称	靶点名称	频次
肺癌 （lung cancer）	BCL2L1、CASP8、CDK1、CDK2、CDK4、CDK6、CREBBP、DRD2、EGFR、ERBB2、HIF1A、IGF1R、ITGB1、KIT、MDM2、MMP1、MMP9、MTOR、RAF1、STAT3、TERT、VEGFA	22
哮喘 （asthma）	ADRA2C、ARG1、BCL2、CXCR2、DRD2、IL6、ITGB1、JAK1、JAK2、MMP1、MMP9、NOS2、OPRM1、PLAU、PPP2CA、PRKCA、PTAFR、PTGS2、SYK、VEGFA	20
肺纤维化 （pulmonary fibrosis）	ESR1、FGF2、FYN、HIF1A、IL6、ITGAV、MMP2、MMP3、MMP9、MTOR、PLAU、STAT3、TERT	13

续表

疾病名称	靶点名称	频次
慢性阻塞性肺疾病（chronic obstructive pulmonary disease）	AR、CCR1、CHRM1、CTSG、CXCR2、DRD2、ELANE、IL6、MMP1、MMP9、NOS2、NR3C1	12
恶性间皮瘤（malignant mesothelioma）	BCL2、CDK6、EGFR、IL6、ILK、KIT、RAF1、RXRA	8
肺炎（pneumonia）	CCR1、CXCR2、IKBKB、IL6、MAPK1、MAPK3、NOS2	7
急性肺损伤（acute lung injury）	CASP3、ELANE、IL6、PPARG、	4
肺气肿（pulmonary emphysema）	ELANE、MMP2、MMP9	3
硅肺（silicosis）	JUN、NOS2、ARG1	3

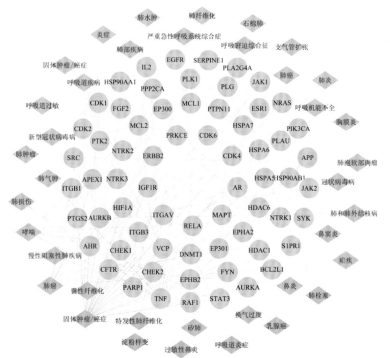

图 5-1　小泻肺汤"疾病 - 靶点"网络图

三、小泻肺汤防治优势疾病的确定及可行性分析

小泻肺汤的主要功效为通腑泄热、泻肺平喘，治疗的证型为痰热壅肺证。通过调研中医治疗痰热壅肺证且为临床研究的文献，统计文献中疾病出现的频次，初步确定小泻肺汤防治的优势疾病为肺炎、COPD、慢性支气管炎、支气管扩张症、支气管哮喘、慢性肺源性心脏病、肺癌等呼吸系统相关疾病。进一步通过化学生物信息学的手段确定小泻肺汤防治的潜在优势疾病为肺癌、哮喘、肺纤维化、COPD、恶性间皮瘤、肺炎等。

肺炎归属于中医学"咳嗽""喘证"等范畴，其发病的机制是邪气犯肺，痰热郁结于肺，或邪气传于肠腑，致使肺气不宣、腑气不通，证型以痰热壅肺证多见，治以宣肺平喘、通腑泄热。中医药防治肺炎可以通过具有清热化痰、宣肺止咳等功效的药味调节呼吸运动，改善肺功能。有研究认为"痰"与"热"壅滞于大肠，使大肠传导失司，腑气不通，加重肺失宣肃。肺与大肠相表里，大肠传导正常，可助肺之宣降。故临床治疗肺炎常用"清肺定喘、泄热通便""理气化痰、通腑泄热"等法。小泻肺汤与《普济方》大黄葶苈丸药味组成相似，大黄葶苈丸主治气喘咳嗽，其所含大黄、葶苈子宣通上下气机，肺肠同治，于肺失宣肃、腑气不通的肺系病证有较好疗效。小泻肺汤所含葶苈子、大黄、芍药等药味，在化痰平喘、通腑泄热之时，又能养血敛阴、缓急降气，全方具有泻肺平喘、通腑泄热的功效。因此，小泻肺汤对于痰热壅肺证候的肺炎具有良好的防治意义，且与方中药味的现代药理作用研究相符（相关药味的药理分析详见第五篇）。

本节基于中医基础理论进行文献调研，运用靶点反向预测、蛋白互作网络分析和"疾病–靶点"网络分析等方法，预测出小泻肺汤对于肺炎等疾病的症状和病理过程具有针对性的调节作用。

第二节　小补肺汤

一、基于中医基础理论和文献调研挖掘小补肺汤潜在优势疾病

（一）小补肺汤中医基础理论

小补肺汤（1首，《辅行诀》辨肺脏病证方）

小补肺汤，治汗出，口渴，少气不足息（《辑校》作"少气不足以息"），胸中痛，脉虚者方。麦冬、五味子、旋覆花各三两（一方作牡丹皮），细辛一两。上四味，以水八升，煮取三升，每服一升，日三服。若胸中烦热者，去细辛，加海蛤一分（两）；若闷痛者，加细辛一分（两）；咳痰不出（《辑校》作"咳不利"），脉结者，倍旋覆花为六分（两）；若眩冒者，去细辛，加泽泻一分（两）；咳而吐（"吐"《辑校》作"有"）血者，倍麦冬为六两；若烦渴者，去细辛，加粳米半升；涎多者，仍用细辛（《辑校》无"仍用细辛"），加半夏半升，洗。

方解：小补肺汤所治肺病为肺气不足，肺阴亦亏，气机不降所致，故可见汗出，口渴，少气不足息，胸中痛，脉虚等症状，方以麦冬、五味子补肺养阴、生津敛汗，旋覆花宣降肺气。该方加减亦颇具特色，若胸中烦热，乃痰热较盛，故去辛温之细辛，加软坚化痰之海蛤；若闷痛者，乃寒凝胸中较甚，故仍用细辛散寒、行气、止痛；脉结者，乃气机不畅较重，故旋覆花剂量加倍以宣降肺气；若眩冒者，乃痰饮郁肺，故去细辛，加泽泻以化痰利水；咳而吐血者，乃肺阴亏虚较重，故倍麦冬以养阴润肺；若烦渴者，乃肺胃津伤，故去细辛，加粳米以养胃生津；涎多者，乃寒湿痰饮较重，故仍用细辛散寒蠲饮，加半夏化痰燥湿。

（二）基于古籍内容挖掘方剂的功效及潜在优势证型

根据《辅行诀》小补肺汤主治因肺气不足，肺阴亦亏，复有寒凝胸中，

气机不降所导致的汗出，口渴，少气不足息，胸中痛，脉虚等症可知，小补肺汤可以治疗肺阴不足兼有寒凝所致的肺系疾病中的"肺阴虚证"，其功效是"养阴益肺、宣肺降气"。小补肺汤各药味的性味归经和功效主治，见表 5-5。

表 5-5　小补肺汤各药味的性味归经和功效主治

中药	性味	归经	功效	主治
麦冬	甘、微苦、微寒	胃、肺、心经	养阴润肺	胃阴虚证，肺阴虚证，心阴虚证
			益胃生津	
			清心除烦	
五味子	酸、甘、温	肺、心、肾经	收敛固涩	久咳虚喘，自汗、盗汗，遗精、滑精，久泻不止，津伤口渴，消渴，心悸，失眠，多梦
			补肾宁心	
			益气生津	
旋覆花	苦、辛、咸、微温	肺、胃经	降气化痰	咳喘痰多，痰饮蓄结，胸膈痞满，噫气，呕吐
			降逆止呕	
细辛	辛，温，有小毒	肺、心、肾经	解表散寒	风寒感冒，头痛，牙痛，风湿痹痛，鼻渊，肺寒咳嗽
			祛风止痛	
			通窍	
			填精益髓	

（三）基于"同病异治"理论和文献调研挖掘小补肺汤的潜在优势疾病

以主题"肺阴虚"，全文"慢性阻塞性肺疾病"OR"肺癌"OR"支气管"OR"哮喘"OR"呼吸衰竭"OR"肺炎"OR"慢性肺源性心脏病"OR"呼吸道"，在 CNKI 中进行临床文献资料检索，检索时间为 2011 年 1 月至 2021 年 8 月，得到文献 418 篇。纳入、排除标准同第四章第一节。对最后纳入的 42 篇文献进行统计。将"慢性阻塞性肺疾病急性加重期"和"慢性阻塞性肺疾病"等疾病归类合并，对常见的疾病进行频次统计，频次 ≥3 次的疾病有 5 个，结果见表 5-6。

表 5-6　肺阴虚证高频疾病频次表（频次 ≥ 3）

疾病	频次
支气管哮喘	14
慢性阻塞性肺疾病	6
肺癌	6
慢性支气管炎	5
肺炎	3

二、基于靶点预测分析小补肺汤潜在优势疾病

（一）小补肺汤化学成分收集筛选

利用 TCMSP 数据库，以"北五味子""旋覆花""细辛"为关键词检索小补肺汤的化合物成分，设置筛选标准 OB≥30% 和 DL≥0.18 的化学成分作为入选成分。对 TCMSP 数据库未收录的"麦冬"，需通过 TCMID 数据库进行化学成分的收集，并用 Lipinski 规则进行筛选。全方纳入 61 个成分（去重），其中北五味子 8 个，旋覆花 19 个，细辛 8 个，麦冬 28 个。各药味 OB 排名前 10 位的化合物，见表 5-7（相关药味的部分化合物结构和类药信息见第六篇）。

表 5-7　小补肺汤用于靶点预测的化合物基本信息表

MOL ID	化合物名称	口服利用度（%）	类药性	药味归属
MOL004624	长管贝壳杉素 [Longikaurin A]	47.72	0.53	北五味子
MOL008992	五味子丙素 [Schisandrin C]	46.27	0.84	北五味子
MOL005317	去氧哈林通碱 [Deoxyharringtonine]	39.27	0.81	北五味子
MOL008978	戈米辛 R[Gomisin R]	34.84	0.86	北五味子
MOL008974	戈米辛 G[Gomisin G]	32.68	0.83	北五味子
MOL008956	当归酰基戈米辛 O[Angeloylgomisin O]	31.97	0.85	北五味子
MOL008957	五味子乙素 [Schizandrer B]	30.71	0.83	北五味子
MOL008968	五味子醇甲 [Gomisin A]	30.69	0.78	北五味子
MOL001460	隐品碱 [Cryptopine]	78.74	0.72	细辛
MOL012140	4,9-Dimethoxy-1-vinyl-$b-carboline	65.30	0.19	细辛

续表

MOL ID	化合物名称	口服利用度（%）	类药性	药味归属
MOL002501	瓜叶菊素Ⅰ [Cinerin Ⅰ]	65.52	0.31	细辛
MOL001558	芝麻素 [Sesamin]	56.55	0.83	细辛
MOL002962	3'-O-甲基紫黄檀素 [4H-1-Benzopyran-4-one,2,3-dihydro-7-hydroxy-3-(2,3,4-trimethoxyphenyl)-(3S)-]	48.23	0.33	细辛
MOL000422	山奈酚 [Kaempferol]	41.88	0.24	细辛
MOL012141	水鬼蕉宾碱 [Caribine]	37.06	0.83	细辛
MOL009849	细辛脂素 [Asarinin]	31.57	0.83	细辛
MOL004090	3-[(3aS,4R,5R,8aR)-4-hydroxy-5,7-dimethyl-3-methylene-2-oxo-4,5,8,8a-tetrahydro-3aH-cyclohepta[b]furan-6-yl]propyl acetate	73.35	0.22	旋覆花
MOL004093	杜鹃黄素 [Azaleatin]	54.28	0.30	旋覆花
MOL004112	万寿菊素 [Patuletin]	53.11	0.34	旋覆花
MOL000354	异鼠李素 [Isorhamnetin]	49.60	0.31	旋覆花
MOL000098	槲皮素 [Quercetin]	46.43	0.28	旋覆花
MOL000596	蒲公英甾醇醋酸酯 [Taraxasteryl acetate]	43.08	0.74	旋覆花
MOL000422	山奈酚 [Kaempferol]	41.88	0.24	旋覆花
MOL003851	异热马酮 [Isoramanone]	39.97	0.51	旋覆花
MOL003398	红车轴草素 [Pratensein]	39.06	0.28	旋覆花
MOL004092	1,6-二-O-乙酰基大花旋覆花内酯 [1,6-O,O-Diacetylbritannilactone]	39.03	0.31	旋覆花

（二）小补肺汤入选成分靶点反向预测

利用 SwissTargetPrediction 数据库预测小补肺汤中入选成分的作用靶点，设置属性为"Homo sapiens"，收集 probability ＞ 0 的靶点，去重后共912 个。

（三）小补肺汤入选成分的关键靶点筛选

将小补肺汤的 912 个入选成分靶点导入到 STRING 数据库，将物种设定为"Homo sapiens"，蛋白互作综合得分 ＞ 0.9，获得蛋白互作关系，并在 Cytoscape（Version 3.7.2）软件中构建靶点的蛋白互作网络并进行网络拓扑分析。筛选出均大于 degree、betweenness、closeness 中位数的节点作为小补肺汤入选成分的关键靶点，共 212 个。

（四）小补肺汤入选成分关键靶点富集预测潜在优势疾病

在 CTD、TTD 数据库中检索 212 个入选成分关键靶点作用的相关疾病，整合 2 个数据库检索结果，将相同类型的呼吸系统相关疾病进行归类（例如，将非小细胞肺癌与小细胞肺癌归为肺癌）。其中，小补肺汤 84 个靶点匹配到 33 种呼吸系统相关疾病，128 个靶点未匹配到呼吸系统相关疾病。将频次 ≥3 次且靶点数量排名前 10 位的疾病汇总，见表 5-8。其中频次较高的疾病分别是肺癌、哮喘、肺纤维化等。在 Cytoscape（Version 3.7.2）软件中构建小补肺汤"疾病 – 靶点"网络图，见图 5-2。利用 NetworkAnalyzer 工具分析"疾病 – 靶点"网络中节点的网络拓扑参数，degree 值排名前 10 位的疾病主要为肺癌、哮喘、肺纤维化等，将其作为基于靶点分析得到的小补肺汤防治的潜在优势疾病。

表 5-8　小补肺汤靶点 – 疾病频次表

疾病名称	靶点名称	频次
肺癌 （lung cancer）	VEGFA、TGFBR1、TERT、STAT3、S1PR1、RAF1、MTOR、MMP9、MMP2、MMP1、MDM2、IL2、ICAM、1HSP90AB1、HIF1A、ERBB4、ERBB2、EP300、EGFR、DUT、DNMT1、CREBBP、CDK7、CDK6、CDK4、CDK2、CDK1、CDC25B、CCNH、CASP8	30
哮喘 （asthma）	VEGFA、TYK2、TNF、TBXA2R、SERPINE1、RELA、PTGS2、PRKCA、PLAU、PLA2G4A、PARP1、NR3C1、NOS2、NFKB1、MMP9、MMP1、JAK3、JAK2、JAK1、IL6、IL1B、ICAM1、DNMT1、CDC25A、ADRB2	25
肺纤维化 （pulmonary fibrosis）	TNF、TERT、STAT6、STAT3、PLAU、PIK3CA、PARP1、MTOR、MMP9、MMP3、MMP2、IL6、IL1B、HIF1A、FYN、ESR1	16
肺炎 （pneumonia）	TNF、TLR4、SIRT1、PARP1、MYLK、MAPK3、MAPK1、ITGB2、IL6、IL1B、IKBKB、AHR	12

续表

疾病名称	靶点名称	频次
慢性阻塞性肺疾病（chronic obstructive pulmonary disease）	SIRT1、NR3C1、MAPK14、ADRB2、ADAM17、TNF、NOS3、MMP9、MMP1、IL6、ICAM1、HDAC2	12
急性肺损伤（acute lung injury）	PPARG、NLRP3、MYLK、MAPK14、IL6、IL1B、ICAM1、CFTR、CASP3	9
恶性间皮瘤（malignant mesothelioma）	RXRA、RAF1、PARP1、IL6、HDAC4、EGFR、CDK6	7
新型冠状病毒肺炎（COVID-19）	TNF、IL6、IL2、IL1B、CCR5、BTK	6
肺气肿（pulmonary emphysema）	TNF、RARG、MMP9、MMP2	4
支气管扩张症（bronchiectasis）	TNF、ICAM1、CFTR	3

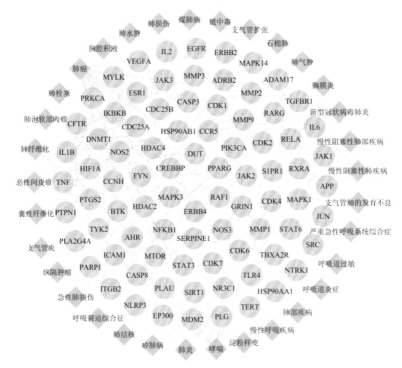

图 5-2　小补肺汤"疾病–靶点"网络图

三、小补肺汤防治优势疾病的确定及可行性分析

小补肺汤的主要功效为补肺养阴、宣肺降气，治疗的证型为肺阴虚证。通过调研中医治疗肺阴虚证且为临床研究的文献，统计文献中疾病出现的频次，初步确定小补肺汤防治的优势疾病为支气管哮喘、COPD、肺癌、慢性支气管炎、慢性咳嗽、肺炎等呼吸系统相关疾病，进一步通过化学生物信息学的手段确定小补肺汤可防治的潜在优势疾病为肺癌、哮喘、肺纤维化、肺炎、COPD 等。

肺炎归属于中医学"咳嗽""喘证"等范畴。中医认为肺炎的主要引发原因为正气亏虚，病邪侵入机体，引起肺失宣降。在疾病后期，由于邪恋日久，气阴耗伤，故肺炎后期多属气阴两虚证，治疗应以扶正为主，兼顾祛邪。因此，补肺养阴、宣肺降气是治疗肺炎后期的常用疗法。中医药防治肺炎可以通过补气养阴，恢复肺气宣降，调整患者机体状态，改善咳喘、呼吸困难等症状。小补肺汤与《医学入门》加味生脉散药味组成相似，加味生脉散以其益气养阴、健脾益肺之功，可作用于气阴两虚型的肺炎，通过扶正而祛邪。小补肺汤包含麦冬、五味子、旋覆花、细辛等药味，主治因肺气不足，肺阴亦亏，气机不降所导致的汗出，口渴，少气不足息，胸中痛，脉虚等症状，具有补肺养阴、宣肺降气的功效。因此，小补肺汤对于气阴两虚型的肺炎具有良好的防治意义，且与方中药味的现代药理作用研究相符（相关药味的药理分析详见第五篇）。

本节基于中医基础理论进行文献调研，运用靶点反向预测、蛋白互作网络分析和"疾病－靶点"网络分析等方法，预测出小补肺汤对于肺炎等疾病的症状和病理过程具有针对性的调节作用。

第三节 大泻肺汤

一、基于中医基础理论和文献调研挖掘大泻肺汤潜在优势疾病

（一）大泻肺汤中医基础理论

大泻肺汤（1首，《辅行诀》辨肺脏病证方）

大泻肺汤，治胸中有痰涎，喘不得卧，大小便闭，身面肿，迫满，欲得气利者方。葶苈子（熬）、大黄、芍药各三两，甘草（炙）、黄芩、干姜各一两。上六味，以水五升，煮取二升，温分再服，日二服。

方解：大泻肺汤是在小泻肺汤基础上加甘草、黄芩、干姜组成，因大泻肺汤用于治疗症状较重的肺系疾病，故在小泻肺汤泻肺平喘、泄热通腑、缓急降气的基础上，加甘草益气调中兼缓急止痛、祛痰止咳，黄芩重在清肺化痰，干姜温中助阳，以防寒凉之药过度伤阳。

（二）基于古籍内容挖掘方剂的功效及潜在优势证型

根据《辅行诀》大泻肺汤主治喘不得卧，大小便闭，身面肿，迫满等症可知，大泻肺汤可以治疗痰热闭肺，肺失宣肃所致的肺系疾病中的"痰热闭肺证"，其功效是"通腑泄热、清肺化痰"。大泻肺汤各药味的性味归经和功效主治，见表5-9。

表5-9 大泻肺汤各药味的性味归经和功效主治

中药	性味	归经	功效	主治
大黄	苦，寒	胃、大肠、肝、脾、心包经	泻下攻积 清热泻火 逐瘀通经 利湿退黄 凉血解毒	积滞便秘，血热吐衄，热毒疮疡，烧烫伤，瘀血诸证，湿热痢疾，黄疸，淋证
葶苈子	苦、辛、大寒	肺、膀胱经	泻肺平喘 利水消肿	痰涎壅盛，喘息不得平卧，水肿，悬饮，胸腹积水，小便不利

续表

中药	性味	归经	功效	主治
芍药	苦、酸、微寒	肝、脾经	养血敛阴 平抑肝阳 柔肝止痛	肝血亏虚，月经不调，肝脾不和，胸胁脘腹疼痛，四肢痉挛疼痛，肝阳上亢，头痛眩晕
甘草	甘，平	心、肺、脾、胃经	补脾益气 润肺止咳 缓急止痛 缓和药性	脾胃虚弱，咳嗽气短，痈疽疮毒，脘腹或四肢挛急作痛，调和百药
黄芩	苦，寒	肺、胆、脾、胃、大肠、小肠经	清热燥湿 泻火解毒 止血 安胎	湿温，暑湿，胸闷呕恶，湿热痞满，黄疸泻痢，肺热咳嗽，高热烦渴，血热吐衄，痈肿疮毒，胎动不安
干姜	辛，热	脾、胃、肾、心、肺经	温中散寒 回阳通脉 温肺化饮	腹痛，呕吐，泄泻，亡阳证，寒饮喘咳

（三）基于"同病异治"理论和文献调研挖掘大泻肺汤的潜在优势疾病

以主题"痰热闭肺"，全文"慢性阻塞性肺疾病"OR"肺癌"OR"支气管"OR"哮喘"OR"呼吸衰竭"OR"肺炎"OR"慢性肺源性心脏病"OR"呼吸道"，在 CNKI 中进行临床文献资料检索，检索时间为 2011 年 1 月至 2021 年 8 月，得到文献 960 篇。纳入、排除标准同第四章第一节。对最后纳入的 197 篇文献进行统计。将"慢性阻塞性肺疾病急性加重期"和"慢性阻塞性肺疾病"等疾病归类合并，对常见的疾病进行频次统计，频次≥3 次的疾病有 3 个，结果见表 5-10。

表 5-10　痰热闭肺证高频疾病频次表（频次≥3）

疾病	频次
肺炎	130
慢性阻塞性肺疾病	24
支气管炎	10

二、基于靶点预测分析大泻肺汤潜在优势疾病

（一）大泻肺汤化学成分收集筛选

利用 TCMSP 数据库，以"大黄""葶苈子""白芍""甘草""黄芩""干姜"为关键词检索大泻肺汤中的化合物成分，设置筛选标准 OB≥30% 和 DL≥0.18 的化学成分作为入选成分。全方纳入 174 个成分（去重），其中大黄 16 个，葶苈子 12 个，白芍 13 个，甘草 92 个，黄芩 36 个，干姜 5 个。各药味 OB 排名前 10 位的化合物，见表 5-11（相关药味的部分化合物结构和类药信息见第六篇）。

表 5-11　大泻肺汤用于靶点预测的化合物基本信息表

MOL ID	化合物名称	口服利用度（%）	类药性	药味归属
MOL000471	芦荟大黄素 [Aloe-emodin]	83.38	0.24	大黄
MOL002293	番泻苷 D[Sennoside D_qt]	61.06	0.61	大黄
MOL002235	泽兰黄醇 [Eupatin]	50.8	0.41	大黄
MOL002276	番泻苷 E[Sennoside E_qt]	50.69	0.61	大黄
MOL000096	儿茶素 [Catechin]	49.68	0.35	大黄
MOL002251	[Neo-Mutatochrome-B]	48.64	0.61	大黄
MOL002268	大黄酸 [Rhein]	47.07	0.28	大黄
MOL002281	决明内酯 [Toralactone]	46.46	0.24	大黄
MOL002288	大黄素 -8-O-β-D- 葡萄糖苷 [Emodin-1-O-β-D-glucopyranoside]	44.81	0.8	大黄
MOL002280	芦荟大黄素 -8- 葡萄糖苷 [Torachrysone-8-O-β-D-(6'-oxayl)-glucoside]	43.02	0.74	大黄
MOL003908	毒毛花苷元 [Strophanthidin]	99.94	0.78	葶苈子
MOL003905	K- 毒毛花苷 [K-strophanthoside]	70.65	0.22	葶苈子
MOL003907	葡萄糖芥苷 [Erysimoside]	65.45	0.23	葶苈子
MOL000354	异鼠李素 [Isorhamnetin]	49.6	0.31	葶苈子
MOL000098	槲皮素 [Quercetin]	46.43	0.28	葶苈子
MOL003909	吴茱萸苷 [Evobioside]	44.25	0.24	葶苈子
MOL003927	顺式 -11,14,17- 二十碳三烯酸 [Dihomo-α-linolenic acid (20:3(n-3))]	44.11	0.2	葶苈子
MOL000422	山柰酚 [Kaempferol]	41.88	0.24	葶苈子

续表

MOL ID	化合物名称	口服利用度（%）	类药性	药味归属
MOL002211	顺 –11,14– 二十碳二烯酸 [11,14–Eicosadienoic acid]	39.99	0.2	葶苈子
MOL000296	常春藤皂苷元 [Hederagenin]	36.91	0.75	葶苈子
MOL001918	芍药苷元酮 [Paeoniflorgenone]	87.59	0.37	白芍
MOL001925	芍药苷 [Paeoniflorin_qt]	68.18	0.4	白芍
MOL001928	芍药内酯苷 [Albiflorin_qt]	66.64	0.33	白芍
MOL001910	11α,12α– 环氧 –3β,23– 二羟基 –30– 去甲齐墩果 –20(29)– 烯 28,13β– 内酯 [11α,12α–Epoxy–3β,23–dihydroxy–30–norolean–20(29)–en–28,13β–olide]	64.77	0.38	白芍
MOL000211	白桦脂酸 [Mairin]	55.38	0.78	白芍
MOL000492	儿茶素 [Catechin]	54.83	0.24	白芍
MOL001924	芍药苷 [Paeoniflorin]	53.87	0.79	白芍
MOL001921	芍药新苷 [Lactiflorin]	49.12	0.8	白芍
MOL001919	芍药二酮 [Palbinone]	43.56	0.53	白芍
MOL000422	山奈酚 [Kaempferol]	41.88	0.24	白芍
MOL002501	瓜叶菊素 I [Cinerin I]	62.52	0.31	干姜
MOL002464	1– 单壬烷 –rac– 甘油 [1–Monolinolein]	37.18	0.30	干姜
MOL000359	谷甾醇 [Sitosterol]	36.91	0.75	干姜
MOL000358	β– 谷甾醇 [β–Sitosterol]	36.91	0.75	干姜
MOL002311	甘草酚 [Glycyrol]	90.78	0.67	甘草
MOL004990	7,2',4'– 三羟基 –5– 甲氧基 –3– 芳基香豆素 [7,2',4'–Trihydroxy–5–methoxy–3–arylcoumarin]	83.71	0.27	甘草
MOL004904	甘草吡喃香豆素 [Licopyranocoumarin]	80.36	0.65	甘草
MOL004891	[Shinpterocarpin]	80.30	0.73	甘草
MOL005017	[Phaseol]	78.77	0.58	甘草
MOL004841	甘草查尔酮 B[Licochalcone B]	76.76	0.19	甘草
MOL004810	粗毛甘草素 F[Glyasperin F]	75.84	0.54	甘草
MOL001484	高丽槐素 [Maackiain]	75.18	0.54	甘草
MOL000500	驴食草酚 [Vestitol]	74.66	0.21	甘草
MOL005007	甘草素 M[Glyasperins M]	72.67	0.59	甘草
MOL002934	黄芩新素 [Neobaicalein]	104.34	0.44	黄芩
MOL002932	橄榄连黄铜 [Panicolin]	76.26	0.29	黄芩
MOL012246	4'– 羟基汉黄芩素 [4'–Hydroxywogonin]	74.24	0.26	黄芩

MOL ID	化合物名称	口服利用度（%）	类药性	药味归属
MOL002927	[Skullcapflavone Ⅱ]	69.51	0.44	黄芩
MOL002911	2,6,2',4'－四羟基－6'－甲氧基查尔酮 [2,6,2',4'–Tetrahydroxy–6'–methoxychaleone]	69.04	0.22	黄芩
MOL002937	二氢木蝴蝶素 A[Dihydrooroxylin]	66.06	0.23	黄芩
MOL000228	山姜素 [Alpinetin]	55.23	0.20	黄芩
MOL002915	丹参素 [Salvigenin]	49.07	0.33	黄芩
MOL000073	(+)－表儿茶素 [(+)–Epicatechin]	48.96	0.24	黄芩
MOL002917	粘毛黄芩Ⅱ [Iscidulin Ⅱ]	45.05	0.33	黄芩

（二）大泻肺汤入选成分靶点反向预测

利用 SwissTargetPrediction 数据库预测大泻肺汤中入选成分的作用靶点，设置属性为"Homo sapiens"，收集 probability ＞0 的靶点，去重后共1086 个。

（三）大泻肺汤入选成分的关键靶点筛选

将大泻肺汤的 1086 个入选成分靶点导入到 STRING 数据库，将物种设定为"Homo sapiens"，蛋白互作综合得分＞0.9，获得蛋白互作关系，并在 Cytoscape（Version 3.7.2）软件中构建靶点的蛋白互作网络并进行网络拓扑分析。筛选出均大于 degree、betweenness、closeness 中位数的节点作为大泻肺汤入选成分的关键靶点，共 364 个。

（四）大泻肺汤入选成分关键靶点富集预测潜在优势疾病

在 CTD、TTD 数据库中检索 364 个入选成分关键靶点作用的相关疾病，整合 2 个数据库检索结果，将相同类型的呼吸系统相关疾病进行归类（例如，将非小细胞肺癌与小细胞肺癌归为肺癌）。其中，大泻肺汤 117 个靶点匹配到 36 种呼吸系统相关疾病，247 个靶点未匹配到呼吸系统相关疾病。将频次≥3 次且靶点数量排名前 10 位的疾病汇总，见表5–12。其中频次较高的疾病分别是肺癌、哮喘、肺纤维化等。在 Cytoscape（Version 3.7.2）软件中构建大泻肺汤"疾病－靶点"网络图，见图 5–3。利用 NetworkAnalyzer 工具分析"疾病 – 靶点"网络中节点的网络拓扑参数，degree 值排名前 10 位的疾病主要为肺癌、哮喘、肺纤维化、慢性阻塞性肺疾病等，将其作为基于靶点分析得到的大泻肺汤防治的潜在优势疾病。

表 5-12 大泻肺汤靶点 – 疾病频次表

疾病名称	靶点名称	频次
肺癌 （lung cancer）	VEGFA、TERT、STAT3、RAF1、PIN1、MTOR、MMP9、MMP2、MDM2、MAP2K1、KDR、KDM1A、ITGB1、IL2、IGF1R、HSP90AB1、HIF1A、ERBB2、EP300、EGFR、DUT、CREBBP、CDK4、CDK2、CDK1、CDC25B、CASP8、BCL2L1、BCL2、ATM、ADRB2、TGFBR1、ERBB4、PDPK1、CHUK、BIRC5、CDK7、TP53、SMARCA4	40
哮喘 （asthma）	VEGFA、TNF、TGFB1、TBXA2R、SERPINE1、RELA、PRKCA、PPP2CA、PLAU、PLA2G4A、PARP1、NR3C1、NOS2、NFKB1、MMP9、JAK2、IL6、DNMT1、ADRB2、ITGA4、TYK2、MMP1	26
肺纤维化 （pulmonary fibrosis）	TNF、TGFB1、TERT、STAT3、PLAU、PARP1、MTOR、MMP9、MMP2、IL6、HIF1A、FYN、FGFR1、FGF2、ESR1、MMP3	17
肺炎 （pneumonia）	TNF、TGFB1、SIRT1、PARP1、MAPK3、MAPK、ITGB2、IL6、IL2、IKBKB、CCR5、AHR	15
慢性阻塞性肺疾病 （chronic obstructive pulmonary disease）	TNF、TGFB1、SIRT1、NR3C1、NOS3、MMP9、MAPK14、IL6、HDAC2、CYP1A1	10
肺肿瘤 （lung tumor）	TP53、MAP3K8、PCNA、BIRC5、MAP2K7、MMP1、VHL	7
急性肺损伤 （acute lung injury）	TGFB1、PPARG、MAPK14、IL6、CFTR、CASP3	6
呼吸道过敏 （respiratory allergy）	VEGFA、TNF、SERPINE1、IL6	4
肺气肿 （pulmonary emphysema）	TNF、TGFB1、MMP9、MMP2	4
严重急性呼吸综合征 （severe acute respiratory syndrome）	RELA、MAPK3、MAPK1、TBK1	4

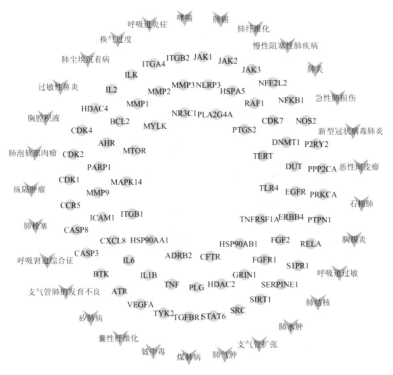

图 5-3 大泻肺汤"疾病－靶点"网络图

三、大泻肺汤防治优势疾病的确定及可行性分析

大泻肺汤的主要功效为通腑泄热、清肺化痰，治疗的证型为痰热闭肺证。通过文献数据调研，纳入中医治疗痰热闭肺证的临床研究疗效明确的文献，统计优势疾病出现的频次，初步确定大泻肺汤防治的优势疾病为肺炎、慢性阻塞性肺疾病、支气管炎等呼吸系统相关疾病，进一步通过化学生物信息学的手段确定大泻肺汤防治的疾病为肺癌、哮喘、肺纤维化、COPD、肺炎等。

COPD 属中医"肺胀""咳嗽""喘证"等范畴，其急性加重期的发病机制是邪气犯肺，肺热炽盛，熬液成痰，痰热郁结于肺，致使肺气不宣、腑气不通，临床以痰热证多见，治以清热涤痰、宣肺通腑。中医药防治 COPD 可运用具有清肺化痰、宣畅气机等功效的药味来调节气机，恢复肺脏宣降功能。大泻肺汤与《伤寒论》黄芩汤药味组成相似，是《辅行诀》与《伤寒杂病论》方出同源的具体体现。张仲景用黄芩汤治疗因风寒入体化热，邪热耗伤津液引起的病证。黄芩汤具有清热化痰、生津的功效，临床运用黄芩汤治疗病机是邪热不解，耗伤津液的疾病，不论是在表、在上之发热咳喘，还是在里、在下之腹痛热利，均可取得较好疗效。大泻肺汤在小泻肺汤的基础上，其所治病证更为严重，出现明显的肺肠同病症状，全方具有清热化痰、通腑泄热的功效。因此，大泻肺汤对于痰热闭肺证候的 COPD 具有良好的防治意义，且与方中药味的现代药理作用研究相符（相关药味的药理分析详见第五篇）。

本节基于中医基础理论进行文献调研，运用靶点反向预测、蛋白互作网络分析和"疾病 – 靶点"网络分析等方法，预测出大泻肺汤对于 COPD 等疾病的症状和病理过程具有针对性的调节作用。

第四节　大补肺汤

一、基于中医基础理论和文献调研挖掘大补肺汤潜在优势疾病

（一）大补肺汤的中医基础理论

大补肺汤（1首，《辅行诀》辨肺脏病证方）

大补肺汤，治烦热汗出，少气不足息（《辑校》作"少气不足以息"），口干，耳聋（《辑校》作"耳苦聋"），脉虚而快者方。麦冬、五味子、旋覆花各三两（一方作牡丹皮，当从），细辛一两，地黄、竹叶、甘草各一两。上七味，以水一斗，煮取四升，温分四服，日三夜一服。

方解：大补肺汤是由小补肺汤加地黄、竹叶、甘草组成，治疗肺脾肾不足兼心中烦热之证，所加地黄重在补肾治耳聋，竹叶清心除烦以治烦热，甘草益气复脉以治少气、脉虚而数者。

（二）基于古籍内容挖掘方剂的功效及潜在优势证型

根据《辅行诀》大补肺汤主治烦热汗出，少气不足息，口干，耳聋，脉虚而快等症可知，大补肺汤可以治疗肺肾两虚，肃降无权所致的肺系疾病中的"肺肾气阴两虚证"，其功效是"补益肺肾、纳气平喘"。大补肺汤各药味的性味归经和功效主治，见表5-13。

表5-13　大补肺汤各药味的性味归经和功效主治

中药	性味	归经	功效	主治
麦冬	甘、微苦，微寒	胃、肺、心经	养阴润肺 益胃生津 清心除烦	胃阴虚证，肺阴虚证，心阴虚证
五味子	酸、甘、温	肺、心、肾经	收敛固涩 补肾宁心 益气生津	久咳虚喘，自汗，盗汗，遗精，滑精，久泻不止，津伤口渴，消渴，心悸，失眠，多梦
旋覆花	苦、辛、咸，微温	肺、胃经	降气化痰 降逆止呕	咳喘痰多，痰饮蓄结，胸膈痞满，噫气，呕吐
细辛	辛，温，有小毒	肺、心、肾经	解表散寒 祛风止痛 通窍 温肺化饮	风寒感冒，头痛，牙痛，风湿痹痛，鼻渊，肺寒咳嗽
竹叶	甘、淡，寒	心、胃、小肠经	清热泻火 除烦 生津	热病烦渴，口疮尿赤
甘草	甘，平	心、肺、脾、胃经	补脾益气 润肺止咳 缓急止痛 缓和药性	脾胃虚弱，咳嗽气短，痈疽疮毒，脘腹或四肢挛急作痛，调和百药
生地黄	甘、苦，寒	心、肝、肾经	清热凉血 养阴生津	热病伤阴，舌绛烦渴，温毒发斑，吐血，衄血，咽喉肿痛

（三）基于"同病异治"理论和文献调研挖掘大补肺汤的潜在优势疾病

以主题"气阴两虚"，全文"慢性阻塞性肺疾病"OR"肺癌"OR"支气管"OR"哮喘"OR"呼吸衰竭"OR"肺炎"OR"慢性肺源性心脏病"OR"呼吸道",在 CNKI 中进行临床文献资料检索,检索时间为 2011 年 1 月至 2021 年 8 月,得到文献 2270 篇。纳入、排除标准同第四章第一节。对最后纳入的 119 篇文献进行统计。将"慢性阻塞性肺疾病急性加重期"和"慢性阻塞性肺疾病"等疾病归类合并,对常见的疾病进行频次统计,频次≥3 次的疾病有 9 个,结果见表 5-14。

表 5-14 肺肾气阴两虚证高频疾病频次表(频次≥3)

疾病	频次
肺癌	53
慢性阻塞性肺疾病	23
支气管哮喘	8
上呼吸道感染	8
肺炎	8
特发性肺纤维化	5
慢性支气管炎	4
慢性肺源性心脏病	3
肺结核	3

二、基于靶点预测分析大补肺汤潜在优势疾病

(一)大补肺汤化学成分收集筛选

利用 TCMSP 数据库,以"北五味子""旋覆花""细辛""甘草"为关键词检索大补肺汤的化合物成分,设置筛选标准 OB≥30% 和 DL≥0.18 的化学成分作为入选成分。在 TCMID 数据库检索"麦冬""生地黄""淡竹叶"的化学成分,将符合 Lipinski 规则的化学成分作为有效成分,全方纳入 254 个成分(去重),其中麦冬 29 个,五味子 8 个,旋覆花 19 个,细辛 8 个,淡竹叶 67 个,甘草 92 个,生地黄 31 个。各药味 OB 排名前 10 位的化合物,见表 5-15(相关药味的部分化合物结构和类药信息见第六篇)。

表 5-15 大补肺汤用于靶点预测的化合物基本信息表

MOL ID	化合物名称	口服利用度 (%)	类药性	药味归属
MOL002311	甘草酚 [Glycyrol]	90.78	0.67	甘草
MOL004990	7,2',4'-三羟基-5-甲氧基-3-芳基香豆素 [7,2',4'-Trihydroxy-5-methoxy-3-arylcoumarin]	83.71	0.27	甘草
MOL004904	甘草吡喃香豆素 [Licopyranocoumarin]	80.36	0.65	甘草
MOL004891	[Shinpterocarpin]	80.3	0.73	甘草
MOL005017	[Phaseol]	78.77	0.58	甘草
MOL004841	甘草查尔酮 B[Licochalcone B]	76.76	0.19	甘草
MOL004810	粗毛甘草素 F[Glyasperin F]	75.84	0.54	甘草
MOL001484	高丽槐素 [Maackiain]	75.18	0.54	甘草
MOL000500	驴食草酚 [Vestitol]	74.66	0.21	甘草
MOL005007	甘草素 M[Glyasperins M]	72.67	0.59	甘草
MOL004624	长管贝壳杉素 [Longikaurin A]	47.72	0.53	北五味子
MOL008992	五味子丙素 [Schisandrin C]	46.27	0.84	北五味子
MOL005317	去氧哈林通碱 [Deoxyharringtonine]	39.27	0.81	北五味子
MOL008978	戈米辛 R[Gomisin R]	34.84	0.86	北五味子
MOL008974	戈米辛 G[Gomisin G]	32.68	0.83	北五味子
MOL008956	当归酰基戈米辛 O[Angeloylgomisin O]	31.97	0.85	北五味子
MOL008957	五味子乙素 [Schizandrer B]	30.71	0.83	北五味子
MOL008968	五味子醇甲 [Gomisin-A]	30.69	0.78	北五味子
MOL001460	隐品碱 [Cryptopin]	78.74	0.72	细辛
MOL012140	4,9-Dimethoxy-1-vinyl-$b-carboline	65.3	0.19	细辛
MOL002501	瓜叶菊素Ⅰ [Cinerin Ⅰ]	62.52	0.31	细辛
MOL001558	芝麻素 [Sesamin]	56.55	0.83	细辛
MOL002962	3'-O-甲基紫黄檀素 [4H-1-Benzopyran-4-one,2,3-dihydro-7-hydroxy-3-(2,3,4-trimethoxyphenyl)-,(3S)-]	48.23	0.33	细辛
MOL000422	山奈酚 [Kaempferol]	41.88	0.24	细辛
MOL012141	水鬼蕉宾碱 [Caribine]	37.06	0.83	细辛
MOL009849	细辛脂素 [Asarinin]	31.57	0.83	细辛
MOL004090	3-[(3aS,4R,5R,8aR)-4-hydroxy-5,7-dimethyl-3-methylene-2-oxo-4,5,8,8a-tetrahydro-3aH-cyclohepta[b]furan-6-yl]propyl acetate	73.35	0.22	旋覆花
MOL004093	杜鹃黄素 [Azaleatin]	54.28	0.3	旋覆花

续表

MOL ID	化合物名称	口服利用度 (%)	类药性	药味归属
MOL004112	万寿菊素 [Patuletin]	53.11	0.34	旋覆花
MOL000354	异鼠李素 [Isorhamnetin]	49.6	0.31	旋覆花
MOL000098	槲皮素 [Quercetin]	46.43	0.28	旋覆花
MOL000596	蒲公英甾醇醋酸酯 [Taraxasteryl acetate]	43.08	0.74	旋覆花
MOL000422	山奈酚 [Kaempferol]	41.88	0.24	旋覆花
MOL003851	异热马酮 [Isoramanone]	39.97	0.51	旋覆花
MOL003398	红车轴草素 [Pratensein]	39.06	0.28	旋覆花
MOL004092	1,6- 二 -O- 乙酰基大花旋覆花内酯 [1,6-O, O-Diacetylbritannilactone]	39.03	0.31	旋覆花

（二）大补肺汤入选成分靶点反向预测

利用 SwissTargetPrediction 数据库预测大补肺汤中有效成分的作用靶点，设置属性为 "Homo sapiens"，收集 probability > 0 的靶点，去重后共 1199 个。

（三）大补肺汤入选成分的关键靶点筛选

将大补肺汤的 1199 个入选成分靶点导入到 STRING 数据库，将物种设定为 "Homo sapiens"，蛋白互作综合得分 > 0.9，获得蛋白互作关系，并在 Cytoscape（Version 3.7.2）软件中构建靶点的蛋白互作网络并进行网络拓扑分析。筛选出均大于 degree、betweenness、closeness 中位数的节点作为大补肺汤入选成分的关键靶点，共 269 个。

（四）大补肺汤入选成分关键靶点富集预测潜在优势疾病

在 CTD、TTD 数据库中检索 269 个入选成分关键靶点作用的相关疾病，整合 2 个数据库检索结果，将相同类型的呼吸系统相关疾病进行归类（例如，将晚期胃癌与胃癌统称胃癌）。其中，大补肺汤 71 个靶点匹配到 29 种呼吸系统相关疾病，198 个靶点未匹配到呼吸系统相关疾病。将频次 ≥ 3 次且靶点数量排名前 10 位的疾病汇总，见表 5-16。其中频次较高的疾病分别是肺癌、哮喘、肺纤维化等。在 Cytoscape（Version 3.7.2）软件中构建

大补肺汤 "疾病 – 靶点" 网络图，见图 5–4。利用 NetworkAnalyzer 工具分析 "疾病 – 靶点" 网络中节点的网络拓扑参数，degree 值排名前 10 位的疾病主要为肺癌、哮喘、肺纤维化等，将其作为基于靶点分析得到的大补肺汤防治的潜在优势疾病。

表 5–16   大补肺汤靶点 – 疾病频次表

疾病名称	靶点名称	频次
肺癌 （lung cancer）	VEGFA、TGFBR1、TERT、S1PR1、RAF1、P2RY2、NFE2L2、MTOR、MMP9、MMP3、MMP2、MMP1、ITGB1、HSP90AB1、FGFR1、ERBB4、EGFR、DUT、CXCL8、CDK7、CDK4、CDK2、CDK1、CASP8、BCL2	25
哮喘 （asthma）	TYK2、TNF、TNF、SERPINE1、RELA、PTGS2、PRKCA、PPP2CA、PLA2G4A、PARP1、NR3C1、NOS2、NFKB1、MMP9、MMP1、JAK3、JAK2、ITGB1、ITGA4、IL6、IL1B、ICAM1、DNMT1、BCL2、ADRB2、TNF	25
肺纤维化 （pulmonary fibrosis）	TNF、TNF、TERT、STAT6、PARP1、MTOR、MMP9、MMP3、MMP2、IL6、IL1B、FGF2、CXCL8	13
慢性阻塞性肺疾病 （chronic obstructive pulmonary disease）	TNF、SIRT1、NR3C1、MMP9、MMP1、MAPK14、IL6、ICAM1、HDAC2、CXCL8、ADRB2	11
肺炎 （pneumonia）	TNFRSF1A、TNF、TLR4、PARP1、MYLK、ITGB2、IL6、IL1B、CXCL8、AHR	10
新型冠状病毒肺炎 （COVID–19）	TNF、JAK1、IL6、IL2、IL1B、CXCL8、CCR5、BTK	8
恶性间皮瘤 （mesothelioma，malignant）	RAF1、PARP1、ILK、IL6、HDAC4、CXCL8、BCL2	7
肺结核 （pulmonary tuberculosis）	PTGS2、MMP3、GRIN1	3
肺气肿 （pulmonary emphysema）	TNF、MMP9、MMP2	3
支气管扩张症 （bronchiectasis）	TNF、ICAM1、CFTR	3

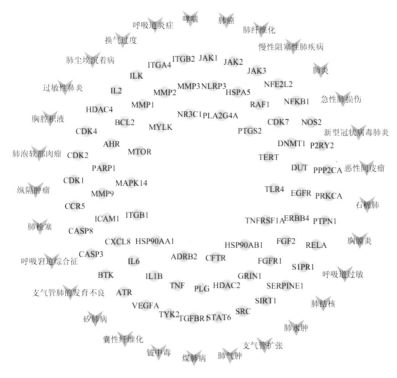

图 5-4　大补肺汤"疾病－靶点"网络图

三、大补肺汤防治优势疾病的确定及可行性分析

大补肺汤的主要功效为补益肺肾、纳气平喘，治疗的证型为肺肾气阴两虚证。通过调研中医治疗肺肾气阴两虚证且为临床研究的文献，统计文献中疾病出现的频次，初步确定大补肺汤防治的潜在优势疾病为肺癌、COPD、支气管哮喘、上呼吸道感染、肺炎等呼吸系统相关疾病，进一步通过化学生物信息学的手段确定大补肺汤可防治的疾病为肺癌、支气管哮喘、肺纤维化、COPD、肺炎等。

支气管哮喘属中医"哮病"范畴。中医认为哮病的主要发病原因为痰饮内伏，形成"宿根"，外邪引动伏痰，引起气喘、胸闷、咳嗽等一系列症状。根据临床表现，哮喘分 3 期，即急性发作期、慢性持续期、临床缓解期。临床中慢性持续期多以肺肾气阴两虚为主，其基本病机为肺肾气阴两虚，痰热伏肺，故治以补益肺肾，化痰平喘泄热。中医药防治哮喘可以通过补益肺肾、纳气平喘调整患者机体状态，改善咳喘、胸闷、呼吸困难等症状。大补肺汤与《温病条辨》加减生脉散药味组成相似。吴鞠通用加减生脉散治疗因邪热伤津所致的口渴、汗出等症，其方所含的麦冬、沙参、五味子可养阴益肺，丹皮、生地可清热、凉血、除烦，全方共奏养阴生津、凉血清热的功效。大补肺汤在小补肺汤主证的基础上，其所治病证进一步发展，母病及子，出现肺肾气阴两虚的症状，全方具有补益肺肾、纳气平喘的功效。因此，大补肺汤对于肺肾气阴两虚型的支气管哮喘慢性持续期具有良好的防治意义，且与方中药味的现代药理作用研究相符（相关药味的药理分析详见第五篇）。

本节基于中医基础理论进行文献调研，运用靶点反向预测、蛋白互作网络分析和"疾病 – 靶点"网络分析等方法，预测出大补肺汤对于支气管哮喘等疾病的症状和病理过程具有针对性的调节作用。

参考文献

[1] 蔡海荣，庄杰钦，陈燕虹，等 . 宣白承气汤治疗重症肺炎的疗效观察 [J]. 时珍国医国药，2019，30（10）：2455-2456.

[2] 余学庆，谢洋，李建生 . 社区获得性肺炎中医诊疗指南（2018 修订版）[J]. 中医杂志，2019，60（04）：350-360.

[3] 李建生，王至婉 . 支气管哮喘中医证候诊断标准（2016 版）[J]. 中医杂志，2016，57（22）：1978-1980.

[4] 王志英，周学平，李国春，等 . 补益肺肾、祛风化痰法治疗慢性持续期哮喘的临床研究 [J]. 南京中医药大学学报，2014，30（04）：316-319.

基于传统方剂理论的脾脏、肺脏病方化学生物信息学研究

　　生物信息学手段如蛋白互作网络、靶点垂钓、组学技术，可分析有临床疗效的中医药及其复方治疗疾病的可能靶点及相关通路；化学信息学手段如数据库构建、计算化学、药物设计，可探究方剂发挥特定功效的物质基础和作用机制。为明确脾脏、肺脏病方防治优势疾病的物质基础和作用机制，揭示中药治则治法的科学性，本篇根据传统方剂理论，对脾脏、肺脏病方进行功效分组，探究其治则治法及配伍规律的潜在科学内涵。本篇重点介绍脾脏、肺脏病方防治优势疾病的化学信息学挖掘的内容，涉及网络药理学和生物信息学挖掘的内容都整合在本篇。

第六章
基于传统方剂理论的脾脏病方化学生物信息学研究

脾胃居于中焦，互为表里，既密不可分，又功能各异。胃为阳明燥土，脾为太阴湿土。因此，胃病多实，多热，多燥，常有寒客热积、饮食停滞之患；脾病多虚，多寒，多湿，易现气虚、阳虚之疾。第二篇通过证型和网络分析，文献挖掘得到脾脏病方（小泻脾汤、大泻脾汤、小补脾汤、大补脾汤）对代表性优势疾病的防治作用。本章基于传统方剂理论，通过靶点反向预测、蛋白互作网络分析、通路富集分析、多靶点分子对接等化学生物信息学方法，进一步探讨脾脏病方防治优势疾病的潜在作用靶点和分子机制。

第一节　小泻脾汤

传统中医认为结肠炎属于"痢疾""泄泻"等范畴，其发病机制为脾胃阳气虚弱，气机升降失常、运化失司，导致脾虚泄泻，证型为脾肾阳虚证，治法以温中健脾、填补肾阳为主。因此，具有温补阳气、温散寒邪功效的小泻脾汤对结肠炎具有潜在的治疗作用。小泻脾汤中的附子壮阳充卫；干姜温阳散寒；炙甘草缓附子、干姜峻烈之性，益气健脾。围绕该方核心功效，为了分析小泻脾汤主要治则治法及配伍规律的潜在科学内涵，本节基于传统方剂理论，在进行化学生物信息学分析之前，将小泻脾汤中药味分为温阳组（附子、干姜）和益气组（炙甘草），分组方法结合传统中医理论遣药组方的原则，与其功效主治相呼应。

第二篇中已经对小泻脾汤的中医基础理论进行了深入分析，并通过生物信息挖掘以及网络药理学分析得到该方具有防治结肠炎的可能（药物现代药理分析详见第五篇）。本节将以此为基础，通过靶点反向预测、蛋白互作网络分析、通路富集分析、多靶点分子对接等化学生物信息学方法进一步探讨小泻脾汤治疗结肠炎的潜在作用靶点和分子机制，揭示小泻脾汤"温补阳气、温散寒邪"防治结肠炎的科学内涵。

一、小泻脾汤"性味归经"网络的构建与分析

在《中国药典》中收集小泻脾汤所含药味的性、味、归经信息，在Cytoscape（Version 3.7.2）中构建小泻脾汤"性味归经"网络交互图，见图6-1。其中，网络中度值较大（≥3）药味的归经为脾、心经，度值较大（≥2）药味的五味为辛味，度值最大（≥2）药味的四气为热性。由此可知，小泻脾汤中多为热性药；方中辛味药居多，同时包含了甘味药，辛甘配伍，助阳气之来复；方中各药多归于脾、心经，也包括肺经、胃经、肾经，既强调母子传变，也兼顾平和他脏。小泻脾汤通过性、味、归经达到配伍间的平衡，共同发挥温补阳气、温散寒邪的功效。

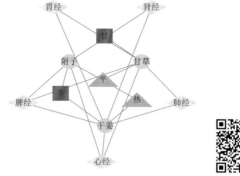

图6-1　小泻脾汤"性味归经"网络图

（图中，○代表药味，◇代表归经，□代表五味，△代表四气。）

二、小泻脾汤全方及各功效组防治结肠炎的关键靶点分析

利用 TCMSP 数据库检索获取小泻脾汤各药味化合物成分，利用 SwissTargetPrediction 数据库预测小泻脾汤化合物潜在靶点（详见第二篇第四章第一节）。全方共收集到 116 个成分（去重），其中益气组成分 84 个、温阳组成分 33 个。预测全方化合物潜在靶点共 1014 个（去重），其中益气组化合物靶点 805 个，温阳组化合物靶点 751 个。

以"colitis"为关键词，在 TTD、DrugBank、GeneCards 及 DisGeNET 数据库检索疾病相关靶点，其中 GeneCards 数据库以 relevance score≥20 为筛选标准，DisGeNET 数据库以 score 值 > 0.1 为筛选标准，整合 4 个数据库检索结果并删除重复靶点，获得结肠炎疾病相关靶点共 601 个。

将全方和各功效组的化合物潜在靶点与结肠炎疾病靶点取交集，获得小泻脾汤全方防治结肠炎的潜在作用靶点 129 个，益气组 108 个，温阳组 107 个。将小泻脾汤防治结肠炎的潜在作用靶点导入 STRING 数据库中，物种设为"Homo sapiens"，蛋白互作综合得分 > 0.9 作为筛选条件，获取 PPI，并在 Cytoscape（Version 3.7.2）软件进行可视化和复杂网络分析，见图 6-2。以大于 degree、betweenness 和 closeness 中位数为标准，筛选出益气组、温阳组和全方成分防治结肠炎的关键靶点分别为 25 个、21 个和 30 个。其中，小泻脾汤全方防治结肠炎的靶点为 SRC、STAT3、MMP1、MMP2、NOS2、PPARG、VEGFA、CDK4、PIK3CA、TNF 等，靶点信息见表 6-1。研究表明，调节 SRC 可以抑制炎症，通过增强转录因子的表达来促进结肠杯状细胞分化和成熟，从而影响结肠炎。基质金属蛋白酶 2（matrix metalloproteinase-2，MMP2）和 NOS2（nitric-oxide synthase inducible）在炎症因子的生成等方面起着重要作用，且在结肠炎等肠道局部损伤和炎症中高表达。信号转导和转录激活因子 3（STAT3）已被证明是抑制结肠炎小鼠模型中 TH17 细胞分化和减轻结肠炎的有效靶标。以上结果

表明，小泻脾汤全方和各功效组具有较多的防治结肠炎的潜在靶点，说明各功效组具有协同起效的生物学基础。

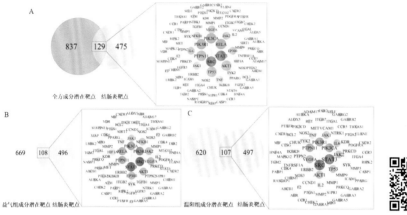

图 6-2　小泻脾汤全方、各功效组成分靶点与结肠炎交集靶点及其 PPI 网络

（A 为全方，B 为益气组，C 为温阳组。图 A、B、C 的左半部分为成分靶点与结肠炎靶点的韦恩图，右半部分为 PPI 网络图。PPI 网络中，节点颜色越红、尺寸越大，代表节点度值越大。）

表 6-1　小泻脾汤防治结肠炎的部分关键靶点信息表

Uniprot ID	基因名称	靶点名称	度值	介度	紧密度
P04637	SRC	Cellular tumor antigen p53	37	0.28	0.58
P40763	STAT3	Signal Transducer and Activator of Transcription 3	36	0.20	0.58
O60674	MMP1	janus kinase 2	33	0.06	0.42
P08253	MMP2	Matrix metalloproteinase-2	27	0.04	0.41
P35228	NOS2	Nitric-oxide synthase inducible	21	0.04	0.40
P37231	PPARG	peroxisome proliferator-activated receptor gamma	32	0.07	0.42
P15692	VEGFA	Vascular endothelial growth factor A	19	0.03	0.49
P11802	CDK4	Cyclin-dependent kinase 4	27	0.04	0.40
P42336	PIK3CA	phosphoinositide 3 kinase catalytic alpha polypeptide	34	0.10	0.43
P01375	TNF	Tumor necrosis factor	14	0.04	0.46

注：以小泻脾汤防治结肠炎靶点 PPI 网络中大于度值、介度和紧密度中位数为标准，筛选出全方防治结肠炎的关键靶点，选取部分关键靶点列于上表。

三、小泻脾汤全方防治结肠炎的"药味－成分－靶点"网络及关键靶点的 KEGG 通路富集分析

基于拓扑结构的生物信息学方法，采用 Cytoscape（Version 3.7.2）软件构建小泻脾汤全方防治结肠炎的"药味－成分－靶点"网络，建立可视化网络拓扑图，见图 6-3。根据网络共获得 31 个关键靶点，对应 96 个成分。基于基因功能富集全方关键靶点的通路，将小泻脾汤全方防治结肠炎的关键靶点导入 DAVID 数据库中，进行 KEGG 通路富集分析，筛选 $P < 0.05$ 的通路共 91 条，其中包括缺氧诱导因子 –1（hypoxia inducible factor 1，HIF–1）信号通路、磷脂酰肌醇 3 激酶 – 蛋白激酶 B（phosphatidyl inositol 3 kinase – protein kinase B，PI3K–Akt）信号通路、Janus 激酶信号转导和转录信号通路激活剂（Janus kinase–signal transducer and activator of transcription，JAK–STAT）信号通路、丝裂原激活蛋白激酶（mitogen–activated protein kinase，MAPK）信号通路、TGF-β 信号通路等通路，通路信息见表 6-2。

缺氧是结肠炎发生发展的主要因素之一，在急性和慢性炎症期间都会导致肠道黏膜组织损伤。HIF-1 是治疗结肠炎缺氧的关键转录因子。PI3K–Akt 信号通路参与调控细胞增殖、黏附、迁移、侵袭、代谢等生物过程，与多种肿瘤的发生、发展密切相关。PI3K–Akt 信号过度活化能够协同 Wnt 信号通路过度激活 β–catenin 磷酸化，导致下游基因周期蛋白依赖性激酶 1（CDK1）等转录异常，诱导炎症缓解，修复肠道黏膜，有防治结肠炎癌变的效用。JAK–STAT 通路在溃疡性结肠炎中参与调控炎症因子的作用过程。MAPK 信号通路促进核转录因子 κB（NF-κB）信号通路磷酸化，导致促炎细胞因子，如白细胞介素 –1β（interleukin–1beta，IL–1β）和白细胞介素 –6（interleukin–6，IL–6）的表达升高。TGF-β1 作为公认的抑炎因子，能通过下调过度的免疫反应而抑制炎症的发生与发展。研究表明，TGF-β1 的上调可能与抑制炎症细胞的渗出，维持肠道黏膜免疫系统的平衡，促进肠道

受损黏膜修复、溃疡愈合有关。

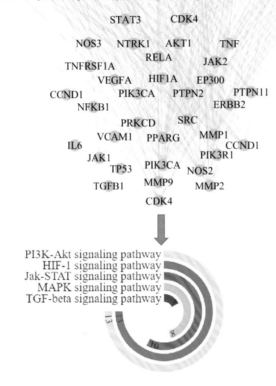

图 6-3　小泻脾汤全方防治结肠炎的"药味－成分－靶点－通路"网络

(图中，△代表药味，◇代表成分，○代表靶点。)

表 6-2　小泻脾汤防治结肠炎的部分关键 KEGG 通路信息表

通路编号	通路名称	靶点数目	主要靶点	P 值
hsa04066	HIF-1 signaling pathway	13	NOS2，NOS3，STAT3，PIK3R1，HIF1A，RELA，NFKB1，VEGFA，IL6，PIK3CA，ERBB2，AKT1，EP300	1.13E-15
hsa04151	PI3K-Akt signaling pathway	13	NOS3，PIK3R1，RELA，NFKB1，VEGFA，IL6，PIK3CA，CCND1，CDK4，AKT1，JAK2，TP53，JAK1	5.02E-09
hsa04668	TNF signaling pathway	10	IL6，VCAM1，PIK3CA，AKT1，PIK3R1，TNF，MMP9，RELA，NFKB1，TNFRSF1A	2.93E-10
hsa04630	JAK-STAT signaling pathway	10	IL6，CCND1，PIK3CA，STAT3，EP300，AKT1，PTPN11，PIK3R1，JAK2，JAK1	4.48E-09
hsa04210	Apoptosis	9	NTRK1，PIK3CA，AKT1，PIK3R1，TNF，TP53，RELA，NFKB1，TNFRSF1A	1.01E-10
hsa04917	Prolactin signaling pathway	9	CCND1，PIK3CA，SRC，STAT3，AKT1，PIK3R1，JAK2，RELA，NFKB1	3.10E-10
hsa04071	Sphingolipid signaling pathway	9	PIK3CA，NOS3，AKT1，PIK3R1，TNF，TP53，RELA，NFKB1，TNFRSF1A	2.14E-08
hsa04722	Neurotrophin signaling pathway	9	NTRK1，PIK3CA，PRKCD，AKT1，PTPN11，PIK3R1，TP53，RELA，NFKB1	2.14E-08
hsa04062	Chemokine signaling pathway	9	PIK3CA，SRC，STAT3，PRKCD，AKT1，PIK3R1，JAK2，RELA，NFKB1	6.49E-07
hsa04068	FoxO signaling pathway	8	IL6，TGFB1，CCND1，PIK3CA，STAT3，EP300，AKT1，PIK3R1	9.93E-07
hsa04010	MAPK signaling pathway	8	NTRK1，TGFB1，AKT1，TNF，TP53，RELA，NFKB1，TNFRSF1A	6.53E-05

续表

通路编号	通路名称	靶点数目	主要靶点	P 值
hsa04660	T cell receptor signaling pathway	7	PIK3CA，CDK4，AKT1，PIK3R1，TNF，RELA，NFKB1	2.94E-06
hsa04620	Toll-like receptor signaling pathway	7	IL6，PIK3CA，AKT1，PIK3R1，TNF，RELA，NFKB1	4.14E-06
hsa04014	Ras signaling pathway	7	PIK3CA，AKT1，PTPN11，PIK3R1，RELA，NFKB1，VEGFA	2.96E-04
hsa04370	VEGF signaling pathway	6	PIK3CA，SRC，NOS3，AKT1，PIK3R1，VEGFA	4.68E-06
hsa05321	Inflammatory bowel disease (IBD)	6	IL6，TGFB1，STAT3，TNF，RELA，NFKB1	5.95E-06
hsa04024	cAMP signaling pathway	6	PIK3CA，EP300，AKT1，PIK3R1，RELA，NFKB1	0.001269986
hsa04064	NF-kappa B signaling pathway	5	VCAM1，TNF，RELA，NFKB1，TNFRSF1A	4.45E-04
hsa04150	mTOR signaling pathway	4	PIK3CA，AKT1，PIK3R1，TNF	0.001779007
hsa04350	TGF-beta signaling pathway	3	TGFB1，EP300，TNF	0.048352976

四、小泻脾汤防治结肠炎核心靶点与核心成分靶向作用关系的分子对接验证

通过复杂网络分析，预测出小泻脾汤防治结肠炎的潜在活性化合物及靶点，但其发挥防治结肠炎作用的核心靶点与核心成分靶向作用仍然需要进一步明确。分子对接常用来评估主要潜在活性成分与关键潜在靶点之间的结合活性，通常对接分值≤-5 表明有较好的结合活性。在"药味－成分－靶点"网络中，筛选度值、介度、紧密度均大于其中位数的成分及靶点作为小泻脾汤防治结肠炎的核心成分与核心靶点。针对全方"药味－成分－靶点"拓扑网络，筛选得到小泻脾汤防治结肠炎的核心成分 20 个（部分化合物结构详见第六篇）和核心靶点 7 个。选取所有的核心靶点与核心

成分进行分子对接验证。

PDB 数据库下载 CDK4（PDB ID：2W96）、MMP1（PDB ID：1HFC）、MMP2（PDB ID：1QIB）、NOS2（PDB ID：4CX7）、PIK3CA（PDB ID：2RD0）、PPARG（PDB ID：6MS7）、SRC（PDB ID：4MXO）晶体结构作为分子对接的靶点。使用 Schrödinger 2020-4 软件的 PrepWiz 模块对受体进行预处理。将化合物小分子结构用 LigPrep 模块进行处理，运用 OPLS_2005 力场得到相应的低能构象。采用 Epik28 以 pH 值 7.0±2.0 为条件分配电离状态，使用 Glide 模块的 SP 进行分子对接。将各靶点的对接结果以热图形式呈现，见图 6-4。结果显示，核心成分与各核心靶点均有一定的亲和力，其中鳞叶甘草素 A、光甘草素、6-苯乙烯基二甲醇、甘草苷 G 等化合物对各个靶点的结合均较好，推测以上化合物可能是小泻脾汤起效的多靶点成分，成分信息见表 6-3。磷脂酰肌醇 3-激酶催化亚基（phosphoinositide 3 kinase catalytic alpha polypeptide，PIK3CA）、细胞周期蛋白依赖性激酶 4（cyclin-dependent kinase 4，CDK4）、基质金属蛋白酶 1（matrix metalloproteinase-1，MMP1）、MMP2、NOS2、过氧化物酶体增殖物激活受体 γ（peroxisome proliferator-activated receptor gamma，PPARG）、原癌基因酪胺酸蛋白激酶 Src（proto-oncogene c-Src，SRC）等靶点与各个潜在活性化合物之间的亲和力较好，推测小泻脾汤通过多成分、多靶点发挥药效。

由此结果可以看出，小泻脾汤中的成分通过作用于不同靶点共同起到防治结肠炎的作用，不同成分之间需要形成配伍，发挥协同增效的作用。同时，也说明了靶点反向预测结果以及基于靶点反向预测结果得到的靶点网络、通路分析的可靠性。

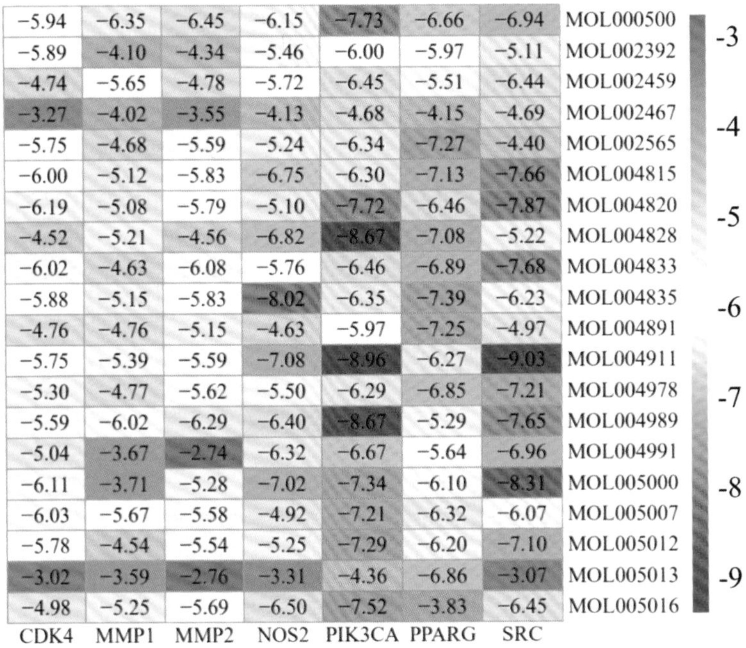

−5.94	−6.35	−6.45	−6.15	−7.73	−6.66	−6.94	MOL000500
−5.89	−4.10	−4.34	−5.46	−6.00	−5.97	−5.11	MOL002392
−4.74	−5.65	−4.78	−5.72	−6.45	−5.51	−6.44	MOL002459
−3.27	−4.02	−3.55	−4.13	−4.68	−4.15	−4.69	MOL002467
−5.75	−4.68	−5.59	−5.24	−6.34	−7.27	−4.40	MOL002565
−6.00	−5.12	−5.83	−6.75	−6.30	−7.13	−7.66	MOL004815
−6.19	−5.08	−5.79	−5.10	−7.72	−6.46	−7.87	MOL004820
−4.52	−5.21	−4.56	−6.82	−8.67	−7.08	−5.22	MOL004828
−6.02	−4.63	−6.08	−5.76	−6.46	−6.89	−7.68	MOL004833
−5.88	−5.15	−5.83	−8.02	−6.35	−7.39	−6.23	MOL004835
−4.76	−4.76	−5.15	−4.63	−5.97	−7.25	−4.97	MOL004891
−5.75	−5.39	−5.59	−7.08	−8.96	−6.27	−9.03	MOL004911
−5.30	−4.77	−5.62	−5.50	−6.29	−6.85	−7.21	MOL004978
−5.59	−6.02	−6.29	−6.40	−8.67	−5.29	−7.65	MOL004989
−5.04	−3.67	−2.74	−6.32	−6.67	−5.64	−6.96	MOL004991
−6.11	−3.71	−5.28	−7.02	−7.34	−6.10	−8.31	MOL005000
−6.03	−5.67	−5.58	−4.92	−7.21	−6.32	−6.07	MOL005007
−5.78	−4.54	−5.54	−5.25	−7.29	−6.20	−7.10	MOL005012
−3.02	−3.59	−2.76	−3.31	−4.36	−6.86	−3.07	MOL005013
−4.98	−5.25	−5.69	−6.50	−7.52	−3.83	−6.45	MOL005016
CDK4	MMP1	MMP2	NOS2	PIK3CA	PPARG	SRC	

图 6-4　小泻脾汤防治结肠炎核心靶点与代表性核心成分的分子对接分数的热图分析

表 6-3　小泻脾汤防治结肠炎代表性核心成分的相关信息

药味	MOL ID	Pubchem CID	CAS 号	化合物中文名	化合物英文名
干姜	MOL002467	442793	1391−73−7	6- 姜酚	6-Gingerol
干姜	MOL002459	168115	23513−15−7	10- 姜酚	10-Gingerol
甘草	MOL004833	162412	40323−57−7	菜豆异黄烷	Phaseollinisoflavan
甘草	MOL004891	N/A	157414−04−5	N/A	Shinpterocarpin
甘草	MOL004978	9927807	N/A	2-(3R)-8,8- 二 甲基 -3,4- 二 氢 吡喃 -6,5- 呋 喃 -3- 铬 -5- 甲氧基苯酚	2-[(3R)-8,8-dimethyl-3,4-dihydro-2H-pyrano[6,5-f]chromen-3-yl]-5-methoxyphenol
甘草	MOL004989	163090652	N/A	2-(3,4- 二羟基苯基)-5,7- 二 羟 基 -6-（3- 甲基 -2- 丁烯基）- 苯并吡喃 -4- 酮	6-Prenylated eriodictyol
甘草	MOL005000	480780	126716−34−5	甘草苷 G	Gancaonin G

续表

药味	MOL ID	Pubchem CID	CAS 号	化合物中文名	化合物英文名
甘草	MOL005007	162934412	156162-05-9	甘草素 M	Glyasperins M
附子	MOL002392	5316507	N/A	德尔妥因	Deltoin
甘草	MOL000500	177149	20879-05-4	驴食草酚	Vestitol
甘草	MOL002565	336327	32383-76-9	美迪紫檀素	Medicarpin
甘草	MOL004815	10881804	N/A	N/A	(E)-1-(2,4-dihydroxyphenyl)-3-(2,2-dimethylchromen-6-yl)prop-2 en-1-one
甘草	MOL004820	15380912	N/A	N/A	Kanzonols W
甘草	MOL004828	5281619	42193-83-9	鳞叶甘草素 A	Glepidotin A
甘草	MOL004835	5317768	146763-58-8	甘巴利查尔酮	Glypallichalcone
甘草	MOL004911	480774	60008-03-9	光甘草素	Glabrene
甘草	MOL004991	268208	3211-63-0	7-乙酰氧基-2-甲基异黄酮	7-Acetoxy-2-methylisoflavone
甘草	MOL005012	636883	N/A	甘草异黄酮	Licoagroisoflavone
甘草	MOL005016	13965473	N/A	气味素	Odoratin
甘草	MOL005013	N/A	17991-67-2	18α-羟基甘草次酸	18α-Hydroxygl ycyrrhetic acid

五、小泻脾汤防治结肠炎核心靶点与代表性核心成分的结合模式分析

化合物产生药效的关键在于药物靶点是否具有合理的结合模式。本研究选取了核心靶点与其对接分值最高的核心成分，进行了结合模式分析，见图 6-5。CDK4 的残基 LYS 142、VAL 96 与 kanzonols W 形成氢键作用（图 6-5 A）。MMP1 的残基 GLU 209、ARG 202 和 MMP2 的残基 ARG149、ILE 141、TYR 3 与驴食草酚形成氢键作用（图 6-5 B~C）。NOS2 的残基 TYR 485、ASN 364 与甘巴利查尔酮形成氢键作用，TRP 188 与甘巴利查尔酮形成 π-π 相互作用（图 6-5 D）。PPARG 的残基 SER 342、TYR 327 与甘巴利查尔酮形成氢键作用（图 6-5 E）。PIK3CA 的残基 VAL 851、LYS

802 与光甘草素形成氢键作用，TRP 780 与光甘草素形成 π-π 堆积作用（图 6-5 F）。SRC 的残基 THR 338 与光甘草素形成氢键作用（图 6-5 G）。综合核心靶点与代表性核心成分的分子对接分数热图分析及结合模式分析，初步表明了小泻脾汤的代表性成分可能是通过靶向 CDK4、NOS2、PPARG 等靶点，起到治疗结肠炎的作用。

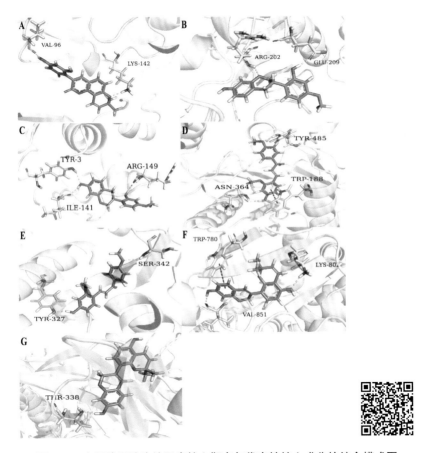

图 6-5　小泻脾汤防治结肠炎核心靶点与代表性核心成分的结合模式图

（A 为 kanzonols W 与 CDK4 相互作用；B 为驴食草酚与 MMP1 相互作用；C 为驴食草酚与 MMP2 相互作用；D 为甘巴利查尔酮与 NOS2 相互作用；E 为甘巴利查尔酮与 PPARG 相互作用；F 为光甘草素与 PIK3CA 相互作用；G 为光甘草素与 SRC 相互作用。其中，黄色虚线代表氢键相互作用，红色虚线代表 π-π 相互作用。）

六、小泻脾汤各功效组防治结肠炎的"药味 – 成分 – 靶点"网络及关键靶点的 KEGG 通路富集分析

鉴于小泻脾汤具有多点显效、协同起效的药效特点，因此本节进一步构建各功效组防治结肠炎的"药味 – 成分 – 靶点"网络，以期筛选出不同功效药物共同发挥抗结肠炎作用的成分对应的靶点和通路。采用 Cytoscape（Version 3.7.2）软件构建小泻脾汤各功效组防治结肠炎的"药味 – 成分 – 靶点"网络，建立可视化网络拓扑图。将小泻脾汤各功效组防治结肠炎的关键靶点导入 DAVID 数据库中，进行 KEGG 通路富集分析（$P < 0.05$）。

（一）小泻脾汤温阳组防治结肠炎的"药味 – 成分 – 靶点"网络及关键靶点的 KEGG 通路富集分析

根据"药味 – 成分 – 靶点"网络得到温阳组的 25 个成分共对应 21 个关键靶点，KEGG 富集分析得到 78 条通路。关键靶点参与的通路主要有肿瘤坏死因子（tumor necrosis factor，TNF）信号通路、JAK–STAT 信号通路、PI3K–Akt 信号通路、MAPK 信号通路、NF-κB 信号通路等，见图 6-6。

温阳组与调节细胞增殖密切相关，其中血管内皮生长因子（VEGF）信号通路、PI3K–Akt 信号通路等通路可能发挥关键作用。研究发现，VEGF 在结肠炎症组织中表达增强，可以影响肠道黏膜微循环，加重肠溃疡上皮组织损伤。PI3K–Akt 通路可以促进肠黏膜上皮细胞细胞增殖，以修复肠道黏膜损伤。因此，温阳组可能通过调节细胞增殖从而修复肠黏膜损伤，逆转结肠炎恶化发展，达到防治结肠炎目的。

附子 　　干姜

MOL002516 MOL002434 MOL000676 MOL002468 MOL002394

MOL002497 MOL002494 MOL002211 MOL002495 MOL002467

MOL002421 MOL002464 MOL002488 MOL002433 MOL002514

MOL002401 MOL002501 MOL000538 MOL002395 MOL002513

MOL002459 MOL002423 MOL002392 MOL002406 MOL002398

PRKCD CCND1

TNFRSF1A 　　　　　　STAT3
　　　PIK3R1 JAK1

NTRK1 　　　　JAK2

TP53 　　　　　　　GABRA1

PTPN11 　　　SRC

IL6 　ERBB2 　PTGS2 AKT1
　　　PIK3CA

VCAM1 　　　　TNF
　　MMP9

PI3K-Akt signaling pathway
Jak-STAT signaling pathway
TNF signaling pathway
MAPK signaling pathway
NF-kappa B signaling pathway

图 6-6　小泻脾汤温阳组防治结肠炎的"药味 – 成分 – 靶点 – 通路"网络
（图中、◇代表药味，□代表成分，○代表靶点。）

（二）小泻脾汤益气组防治结肠炎的"药味 – 成分 – 靶点"网络及关键靶点的 KEGG 通路富集分析

　　根据网络得到益气组的 70 个成分共对应 24 个关键靶点，KEGG 富集分析得到 87 条通路。关键靶点参与的通路主要有 HIF-1 信号通路、PI3K-Akt 信号通路、趋化因子信号通路（chemokine signaling pathway）、T 细胞受体（T cell receptor，TCR）信号通路、Toll 样受体（Toll-like receptor，TLR）信号通路等，见图 6-7。

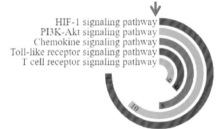

图 6-7 小泻脾汤益气组防治结肠炎的"药味 – 成分 – 靶点 – 通路"网络

（图中，◇代表药味，□代表成分，○代表靶点。）

益气组与炎症调节功能密切相关，其中趋化因子信号通路、TCR 信号通路、TLR 信号通路、TNF 信号通路、MAPK 信号通路等通路可能起到关键作用。趋化因子信号通路可以诱导嗜中性粒细胞通过 NF-κB 通路介导组织浸润，刺激中性粒细胞脱颗粒，诱发肠道炎症反应，导致肠道屏障破坏和组织损伤。MAPK 信号通路通过调控炎性因子转录，导致肠道黏膜炎症发生。PI3K–Akt 信号通路可介导结肠炎的发生发展，活化的 Akt 可激活 NF-κB，提高促炎性因子的转录水平，扩大炎症反应，诱导结肠癌变。因此，益气组可能主要通过作用于上述通路发挥炎症调节，减轻黏膜损伤，减缓结肠炎恶化发展的功能。

敦煌医方小泻脾汤由具有温阳散寒功效的干姜、附子和具有益气健脾功效的甘草组成。方中甘草健脾调中；干姜温阳逐寒，回阳通脉，温脾胃阳气以助运化；附子回阳救逆，补火助阳，散寒止痛，起温阳散寒作用。此方具有温补阳气、温散寒邪的功效，能够针对结肠炎患者的证候特点进行治疗，具有防治结肠炎的理论基础。

小泻脾汤防治结肠炎的关键靶点主要涉及 NOS2、MMP2、MMP1、PPARG 等促炎因子。研究发现，MMP2 和 NOS2 在结肠炎等肠道局部损伤和炎症中高表达。当发生炎症反应时，细胞因子、γ-干扰素（interferon-γ，IFN-γ）能与 TNF、IL-1β 等促炎因子协同作用诱导 NOS2 的表达，可催化产生一氧化氮（NO），导致肠黏膜细胞损伤，加重炎症反应。VEGFA 不仅促进病理性血管生成，而且直接促进炎症发生。PPARG 是一种核受体，可通过减弱 NF-κB 活性，从而抑制肠道炎症。肿瘤坏死因子-α（tumor necrosis factor-α，TNF-α）通过破坏肠屏障，诱导上皮细胞凋亡以及诱导分泌白细胞、巨噬细胞、金属蛋白酶和其他炎性因子，导致黏膜炎症刺激。因此，以上关键靶点可能是小泻脾汤防治结肠炎的潜在治疗靶点。

小泻脾汤不同功效组的药味成分共同参与调节细胞增殖、炎症调节两个方面，且各有侧重。如趋化因子信号通路、T 细胞受体信号通路、Toll 样受体信号通路、TNF 信号通路、MAPK 信号通路、NF-κB 信号通路等通路侧重参与炎症调节，VEGF 信号通路、PI3K-Akt 信号通路等通路侧重参与调节细胞增殖，可修复肠黏膜上皮细胞起屏障保护作用。小泻脾汤各功效组药味成分通过多靶点、多通路进行调节，具有多点显效、协同增效的作用特点。

本节基于小泻脾汤药味功效进行分组，通过复杂网络分析，初步阐释了小泻脾汤"温补阳气、温散寒邪"防治结肠炎的药效物质基础和作用机制，初步阐明了小泻脾汤多点显效、协同增效的科学内涵。通过 CADD 进一步探讨了小泻脾汤中的代表性成分与核心靶点的亲和力及结合模式，说明了基于靶点反向预测结果得到的靶点网络、通路分析的可靠性，为小泻脾汤防治结肠炎的合理性进行了解释。

第二节　大泻脾汤

大泻脾汤源自《辅行诀》，其在小泻脾汤的组方基础上加之黄芩、黄芪、芍药，全方诸药配伍可调和寒热，调节气机之升降。中医认为，胃癌的发病机制多为脾阳虚引起寒从中生，影响气机的升降，邪郁日久化热，胃腑出现寒热错杂，气机升降失常，导致气滞、血瘀、痰湿停聚，久则成瘤。围绕大泻脾汤核心功效，为了分析其主要治则治法及配伍规律的潜在科学内涵，本节基于传统方剂理论，在进行化学生物信息学分析之前，将大泻脾汤中药味分为温中组（附子、干姜）、清热组（黄芩、大黄）和养阴组（炙甘草、芍药）3 个功效组，分组方法结合传统中医理论遣药组方的原则，与其功效主治相呼应。

第二篇中已经对大泻脾汤的中医基础理论进行了深入分析，并通过信息挖掘以及网络药理学分析得到该方具有防治胃癌的可能性（药物现代药理分析详见第五篇）。本节将以此为基础，通过靶点反向预测、蛋白互作网络分析、通路富集分析、多靶点分子对接等化学生物信息学方法揭示敦煌医方大泻脾汤"寒热并调、调和阴阳"治疗胃癌的科学原理，为其进一步的研究提供化学生物信息学参考。

一、大泻脾汤"性味归经"网络的构建与分析

在《中国药典》中收集大泻脾汤所含药味的性、味、归经信息，构建

"性味归经"网络，并在 Cytoscape（Version 3.7.2）中进行可视化分析，见图 6-8。该网络中度值较大（≥3）药味的归经为脾、胃、肺、心经，度值较大（≥2）药味的五味为辛味，四气的度值较大的为寒性和热性。由此看出，大泻脾汤中辛味药居多，各药多归于脾经和胃经且多为热性药与寒性药。通过性、味、归经达到配伍间的平衡，共同发挥寒热并用、调和阴阳的功效。

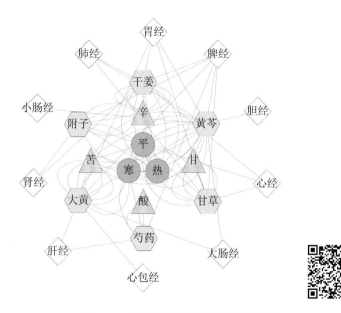

图 6-8　大泻脾汤"性味归经"网络图

（图中，○代表药味，◇代表归经，△代表五味，○代表四气。）

二、大泻脾汤全方及各功效组防治胃癌的关键靶点分析

利用 TCMSP 数据库以及文献检索获取大泻脾汤各药味化合物成分，去重后预测大泻脾汤中有效成分的作用靶点（详见第二篇第四章第三节）。全方共收集到 180 个成分（去重），其中清热组成分 49 个、养阴组成分 102 个、温中组成分 33 个。通过 SwissTargetPrediction 数据库预测全方化合物潜在靶点共 1146 个（去重），其中清热组化合物靶点 588 个，养阴组化合物

靶点 861 个，温中组化合物靶点 750 个。

以 "gastric cancer" 为关键词，在 TTD、DrugBank、GeneCards 及 Dis GeNET 数据库检索相关靶点信息，其中 GeneCards 数据库以 relevance score≥20 为筛选标准，DisGeNET 数据库以 score 值＞0.1 为筛选标准，整合 4 个数据库检索结果并删除重复靶点，获得胃癌疾病相关靶点共 847 个。

大泻脾汤全方及 3 个功效组化合物潜在靶点与胃癌疾病靶点取交集，获得大泻脾汤全方防治胃癌的潜在作用靶点 184 个，清热组 116 个，养阴组 157 个，温中组 184 个。将大泻脾汤防治胃癌的潜在作用靶点导入 STRING 数据库中，物种设为 "Homo sapiens"，蛋白互作综合得分＞0.9 作为筛选条件，获取 PPI，并在 Cytoscape（Version 3.7.2）软件进行可视化和网络分析。以均大于度值、介度、紧密度中位数为标准，筛选出大泻脾汤清热组、养阴组和温中组防治胃癌的关键靶点分别为 34 个、48 个和 43 个，见图 6-9，靶点信息见表 6-4。由此看出，养阴组和温中组潜在起效靶点更多，养阴和温阳可能是大泻脾汤防治胃癌的主要功效。此外，各功效组均具有较多的防治胃癌的潜在靶点，表明各功效组具有协同起效的生物学基础。

大泻脾汤全方防治胃癌的关键靶点为 58 个，主要有 TP53、SRC、STAT3、MAPK3、PIK3R1、MAPK1、PIK3CA、HSP90AA1、HRAS、AKT1 等。研究表明，TP53 基因是现已知与人类肿瘤发生相关性较高的抑癌基因之一，TP53 基因的表达变化与肿瘤的增殖、分化等过程密切相关。此外，病理条件下异常表达的 STAT3 可下调抑癌基因，激活大量细胞因子、生长因子和趋化因子等，抑制细胞凋亡，促进细胞增殖和存活，与肿瘤的发生发展密切相关。AKT1 在促进细胞生长和增殖、抑制细胞凋亡以及抵抗化疗和放疗中起到核心作用。HRAS 的过度表达将增强胃癌细胞的非贴壁依赖性生长和侵袭能力，可激发它们诱导新血管形成的能力，并增强了它们对细胞凋亡的抵抗力。具有 PIK3CA 突变的癌细胞对 PI3K-Akt 信号通路抑制剂的敏感性增加，影响增殖、蛋白质翻译、自噬和代谢的多种生长因子能够激活 PI3K–Akt 通路，并且已确定该通路在约 30% 的胃癌患者中被激活。

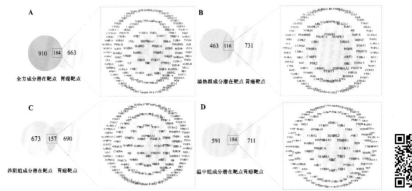

图 6–9　大泻脾汤全方、各功效组成分靶点与胃癌交集靶点及其 PPI 网络

（A 为全方，B 为清热组，C 为养阴组，D 为温中组。图 A、B、C 的左半部分为成分靶点与胃癌靶点的韦恩图，右半部分为 PPI 网络图。PPI 网络图中，节点颜色越红、尺寸越大，代表节点的度值越大。）

表 6–4　大泻脾汤防治胃癌的部分关键靶点信息表

Uniprot ID	基因名称	靶点名称	度值	介度	紧密度
P04637	TP53	Cellular tumor antigen p53	60	0.16	0.59
P12931	SRC	Proto–oncogene tyrosine–protein kinase Src	59	0.09	0.58
P40763	STAT3	Signal transducer and activator of transcription 3	54	0.07	0.56
P27361	MAPK3	Mitogen–activated protein kinase 3	51	0.05	0.55
P27986	PIK3R1	Phosphatidylinositol 3–kinase regulatory subunit alpha	49	0.04	0.53
P28482	MAPK1	Mitogen–activated protein kinase 1	49	0.04	0.54
P42336	PIK3CA	PI3–kinase subunit alpha	46	0.04	0.54
P07900	HSP90AA1	Heat shock protein HSP 90–alpha	45	0.05	0.55
P01112	HRAS	GTPase HRas	40	0.02	0.52
Q96B36	AKT1	Proline–rich AKT1 substrate 1	39	0.03	0.53

注：本节根据大泻脾汤防治胃癌靶点 PPI 网络中大于度值、介度和紧密度中位数为标准，筛选出全方防治胃癌的关键靶点，选取部分关键靶点列于上表。

三、大泻脾汤全方防治胃癌的"药味 – 成分 – 靶点"网络及关键靶点的 KEGG 通路富集分析

基于拓扑结构的生物信息学方法，采用 Cytoscape（Version 3.7.2）软件构建大泻脾汤全方防治胃癌的"药味 – 成分 – 靶点"网络，建立可视化网络拓扑图，见图 6-10。根据网络共获得 58 个关键靶点，对应 164 个成分。基于基因功能富集全方关键靶点的通路，将大泻脾汤全方防治胃癌的关键靶点导入 DAVID 数据库中，进行 KEGG 通路富集分析，筛选 $P < 0.05$ 的通路共 91 条，其关键通路包括 PI3K–Akt 信号通路、NF-κB 信号通路、VEGF 信号通路、AMPK 信号通路、HIF-1 信号通路等通路，通路信息见表 6-5。

研究表明，PI3K–Akt 信号通路在肿瘤发生发展的过程中发挥着重要的作用，与细胞增殖、凋亡、侵袭、迁移及自噬等密切相关。低氧诱导因子 1α（HIF-1α）作为调控肿瘤微环境的关键因子，其高表达有助于细胞适应低氧微环境，并受 PI3K–Akt 通路调控。此外，较为成熟的、具有免疫抑制作用的肿瘤血管生成介质是 VEGF，它是一种由局部组织缺氧和酸中毒诱导的细胞因子，可促进有缺陷和渗漏的肿瘤血管系统的生长。过度激活 NF-κB 被认为是炎症相关癌症的标志，NF-κB 家族成员 NF-κB1 具有关键的肿瘤抑制功能，它在上皮细胞和免疫细胞中都起作用。由 NF-κB1 缺失驱动的胃癌发展依赖于 STAT1 激活，并与炎症加剧和免疫检查点调节剂表达增加有关。

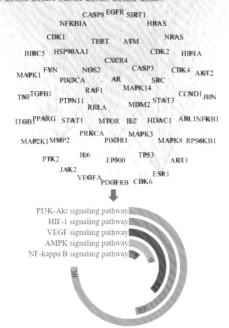

图 6-10　大泻脾汤全方防治胃癌的"药味－成分－靶点－通路"网络

(图中，□代表药味，◇代表成分，○代表靶点。)

表 6-5　大泻脾汤防治胃癌的关键靶点对应的 KEGG 通路

通路编号	通路名称	靶点数目	主要靶点	P 值
hsa04151	PI3K-Akt signaling pathway	30	ITGB1、PIK3R1、RELA、EGFR、NRAS、CCND1、AKT2、AKT1、MAPK1、JAK2、HRAS、MAPK3、PDGFRB、MAP2K1、HSP90AA1、PRKCA、IL2、MTOR、PTK2、NFKB1、VEGFA、IL6、CDK6、PIK3CA、RPS6KB1、CDK4、CDK2、MDM2、RAF1、TP53	2.57E-23

续表

通路编号	通路名称	靶点数目	主要靶点	P 值
hsa04068	FoxO signaling pathway	22	MAP2K1，TGFB1，STAT3，PIK3R1，MAPK14，SIRT1，EGFR，IL6，NRAS，MAPK8，PIK3CA，CCND1，AKT2，CDK2，MDM2，AKT1，EP300，MAPK1，ATM，RAF1，HRAS，MAPK3	2.78E−22
hsa05164	Influenza A	20	MAP2K1，JUN，STAT1，PRKCA，PIK3R1，MAPK14，TNF，RELA，NFKB1，NFKBIA，IL6，MAPK8，PIK3CA，AKT2，AKT1，EP300，MAPK1，JAK2，RAF1，MAPK3	4.48E−17
hsa04510	Focal adhesion	20	PDGFRB，ITGB1，MAP2K1，JUN，SRC，PRKCA，PIK3R1，EGFR，PTK2，VEGFA，MAPK8，PIK3CA，CCND1，AKT2，AKT1，MAPK1，FYN，RAF1，HRAS，MAPK3	1.20E−15
hsa04010	MAPK signaling pathway	20	PDGFRB，MAP2K1，JUN，TGFB1，PRKCA，MAPK14，TNF，EGFR，RELA，NFKB1，NRAS，MAPK8，CASP3，AKT2，AKT1，MAPK1，RAF1，HRAS，TP53，MAPK3	5.20E−14
hsa05206	MicroRNAs in cancer	20	PDGFRB，MAP2K1，STAT3，PRKCA，SIRT1，EGFR，MTOR，NFKB1，VEGFA，NRAS，CDK6，CCND1，CASP3，MDM2，ABL1，EP300，ATM，RAF1，HRAS，TP53	4.48E−13
hsa05214	Glioma	19	PDGFRB，MAP2K1，PRKCA，PIK3R1，EGFR，MTOR，NRAS，CDK6，PIK3CA，CCND1，CDK4，AKT2，MDM2，AKT1，MAPK1，RAF1，HRAS，TP53，MAPK3	6.50E−24
hsa04012	ErbB signaling pathway	19	MAP2K1，JUN，SRC，PRKCA，PIK3R1，EGFR，MTOR，PTK2，NRAS，MAPK8，PIK3CA，RPS6KB1，AKT2，ABL1，AKT1，MAPK1，RAF1，HRAS，MAPK3	2.21E−21
hsa04066	HIF−1 signaling pathway	19	MAP2K1，NOS2，STAT3，PRKCA，PIK3R1，HIF1A，EGFR，MTOR，RELA，NFKB1，VEGFA，IL6，PIK3CA，RPS6KB1，AKT2，AKT1，EP300，MAPK1，MAPK3	1.49E−20

续表

通路编号	通路名称	靶点数目	主要靶点	P值
hsa04660	T cell receptor signaling pathway	19	MAP2K1、JUN、PIK3R1、MAPK14、TNF、IL2、RELA、NFKB1、NFKBIA、NRAS、PIK3CA、CDK4、AKT2、AKT1、MAPK1、FYN、RAF1、HRAS、MAPK3	3.27E-20
hsa04620	Toll-like receptor signaling pathway	17	MAP2K1、JUN、STAT1、PIK3R1、MAPK14、TNF、RELA、NFKB1、NFKBIA、IL6、MAPK8、CASP8、PIK3CA、AKT2、AKT1、MAPK1、MAPK3	1.05E-16
hsa04668	TNF signaling pathway	17	MAP2K1、JUN、PIK3R1、MAPK14、TNF、RELA、NFKB1、NFKBIA、IL6、MAPK8、CASP8、PIK3CA、CASP3、AKT2、AKT1、MAPK1、MAPK3	1.23E-16
hsa04370	VEGF signaling pathway	15	MAP2K1、SRC、PRKCA、PIK3R1、MAPK14、PTK2、VEGFA、NRAS、PIK3CA、AKT2、AKT1、MAPK1、RAF1、HRAS、MAPK3	2.14E-17
hsa04150	B cell receptor signaling pathway	14	MAP2K1、JUN、PIK3R1、RELA、NFKB1、NFKBIA、NRAS、PIK3CA、AKT2、AKT1、MAPK1、RAF1、HRAS、MAPK3	5.49E-15
hsa04630	JAK-STAT signaling pathway	12	IL6、CCND1、PIK3CA、STAT1、AKT2、STAT3、EP300、AKT1、PTPN11、PIK3R1、JAK2、IL2	2.01E-08
hsa04150	mTOR signaling pathway	10	RPS6KB1、PIK3CA、AKT2、MAPK1、AKT1、PRKCA、PIK3R1、TNF、MTOR、MAPK3	7.43E-10
hsa04115	p53 signaling pathway	10	CASP8、CDK6、CCND1、CDK4、CASP3、CDK2、MDM2、CDK1、ATM、TP53	2.82E-09
hsa04152	AMPK signaling pathway	9	CCND1、RPS6KB1、PIK3CA、AKT2、AKT1、PPARG、PIK3R1、SIRT1、MTOR	6.60E-06
hsa04310	Wnt signaling pathway	6	JUN、MAPK8、CCND1、EP300、PRKCA、TP53	0.00548
hsa04064	NF-kappa B signaling pathway	5	NFKBIA、ATM、TNF、RELA、NFKB1	0.0057

四、大泻脾汤防治胃癌核心靶点与核心成分靶向作用关系的分子对接验证

为了验证网络药理学预测结果的准确性，本节采用分子对接来评估主要潜在活性成分与关键潜在靶点之间的结合活性。通常对接分值≤–5 表明有较好的结合活性。在"药味 – 成分 – 靶点"网络中，筛选度值、介度、紧密度均大于其中位数的成分及靶点作为大泻脾汤防治胃癌的核心成分与核心靶点。针对全方"药味 – 成分 – 靶点"拓扑网络，筛选得到大泻脾汤防治胃癌的核心成分 62 个（部分化合物结构详见第六篇）和核心靶点 27 个。选取核心成分与度值排名前 10 位的核心靶点进行分子对接验证。

PDB 数据库下载 ESR1（PDB ID：5ACC）、AR（PDB ID：4OLM）、EGFR（PDB ID：6DUK）、CDK2（PDB ID：3PY0）、HSP90AA1（PDB ID：4BQG）、MMP2（PDB ID：2W96）、NOS2（PDB ID：3EAI）、PIK3CA（PDB ID：6PYS）、SRC（PDB ID：2BDF）、TERT（PDB ID：5CQJ）晶体结构作为分子对接的靶点。使用 Schrödinger 2020–4 软件的 PrepWiz 模块对受体进行预处理。使用 Glide 模块的 SP 进行分子对接。将化合物小分子结构用 LigPrep 模块进行处理，运用 OPLS_2005 力场得到相应的低能构象。Epik28 以 pH 值 7.0 ± 2.0 为条件分配电离状态并进行对接计算。将代表性核心成分与各靶点的对接结果以热图形式呈现，见图 6–11。结果显示，核心成分与各核心靶点均有一定的亲和力，其中化合物黄芩素（MOL002714）、5,7,2',6' – 四羟基黄酮（MOL002925）、山奈酚（MOL000422）、六氢姜黄素（MOL002468）等与各个靶点的结合均较好，成分信息见表 6–6。雌激素受体 1（estrogen receptor1，ESR1）、雄激素受体（androgen receptor，AR）、表皮生长因子受体（epidermal growth factor receptor，EGFR）等靶点与各个潜在活性化合物之间的亲和力较好，推测大泻脾汤通过多途径发挥药效。研究表明，黄芩素具有抗炎、抗氧化、抗过敏和抗肿瘤等功效，在乳腺癌、宫颈癌和胃癌等多种肿瘤中均具有抑制肿瘤细胞增殖、转移及上皮 – 间质

转化（EMT）进程，促进凋亡等抗肿瘤活性。大量研究也证实了山奈酚具有抗癌作用，其可显著抑制癌细胞生长及血管生成，并诱导癌细胞凋亡，同时它还可以保留正常细胞的活力，发挥保护作用。此外，细胞周期依赖性激酶2（CDK2）可精确地调控细胞周期进展和DNA损伤修复，在许多肿瘤中表现为水平上调，其在胃癌发展过程中发挥着细胞周期正性调节因子的作用，可使癌细胞恶性程度及侵袭力增加。

分子对接结果显示，大泻脾汤同一成分可作用于多个靶点，不同成分也可能作用于同一靶点，起到治疗胃癌的作用，表明其需要形成配伍，发挥协同增效的作用，充分体现了大泻脾汤多成分、多靶点的作用特点。同时，也说明了本节靶点反向预测结果的可靠性。

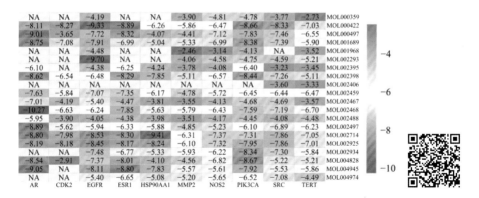

图6-11　大泻脾汤防治胃癌核心靶点与代表性核心成分的分子对接分数的热图分析

表6-6　大泻脾汤防治胃癌代表性核心成分的相关信息

药味	MOL ID	Pubchem CID	CAS号	化合物中文名	化合物英文名
白芍、附子、干姜、黄芩	MOL000359	12303645	5779-62-4	谷甾醇	Sitosterol
白芍	MOL000422	5280863	520-18-3	山奈酚	Kaempferol
甘草	MOL000497	5318998	58749-22-7	甘草查尔酮A	Licochalcone A
黄芩	MOL001689	5280442	480-44-4	金合欢素	Acacetin

续表

药味	MOL ID	Pubchem CID	CAS 号	化合物中文名	化合物英文名
黄芩	MOL001968	N/A	N/A	N/A	Hederagenin-28-O-beta-D-glucuronopyranosyl-(1-4)-beta-D-glucopyranoside_qt
大黄	MOL002293	N/A	N/A	番泻叶苷 D_qt	Sennoside D_qt
附子	MOL002398	100633	521-88-0	水黄皮素	Karanjin
附子	MOL002406	162870998	N/A	N/A	2,7-Dideacetyl-2,7-dibenzoyl-taxayunnanine F
干姜	MOL002459	168115	23513-15-7	10- 姜酚	10-Gingerol
干姜	MOL002467	442793	23513-14-6	6- 姜酚	6-Gingerol
干姜	MOL002468	13347318	36062-05-2	六氢姜黄素	Hexahydrocurcumin
干姜	MOL002488	124211	N/A	6- 姜辣二酮	6-Gingerdione
干姜	MOL002497	168114	23513-08-8	8- 姜酚	(8)-Gingerol
黄芩	MOL002714	5281605	491-67-8	黄芩苷元	Baicalein
黄芩	MOL002925	5321865	82475-00-1	5,7,2',6'- 四羟基黄酮	5,7,2',6'-Tetrahydroxyflavone
黄芩	MOL002934	124211	55084-08-7	黄芩新素	Neobaicalein
甘草	MOL004828	5281619	42193-83-9	鳞叶甘草素 A	Glepidotin A
甘草	MOL004945	193679	31524-62-6	异补骨脂二氢黄酮	Isobavachin
甘草	MOL004974	15228663	N/A	N/A	3'-Methoxyglabridin

五、大泻脾汤防治胃癌核心靶点与代表性核心成分的结合模式分析

化合物产生药效的关键在于药物靶点是否具有合理的结合模式。本研究选取了核心靶点与其对接分值最高的核心成分，进行了结合模式分析，见图 6-12。AR 的残基 GLN 711、ARG 752 与六氢姜黄素结构中的羟基形成氢键相互作用（图 6-12 A）。CDK2 的残基 GLY 11、LYS 33、ASP 145、GLN 85 及 ESR1 的残基 THR 347 与山柰酚形成氢键作用（图 6-12 B、D）。EGFR 的残基 ARG 836 与番泻叶苷形成氢键相互作用（图 6-12 C）。

HSP90AA1 的残基 ASP 93、NOS2 的残基 TYR 367 及 TERT 的残基 GLU
562 分别与黄芩素形成氢键相互作用（图 6-12 E、G、J）。PIK3CA 的残
基 SER 854 与鳞叶甘草素 A 形成氢键相互作用（图 6-12 H）。SRC 的残基
THR 338 与 6-prenylatederiodictyol 形成氢键相互作用（图 6-12 I）。综合核
心靶点与代表性核心成分的分子对接分数热图分析及结合模式分析，初步
表明了大泻脾汤的代表性成分可能是通过靶向 AR、CDK2、HSP90AA1 等
靶点，起到治疗胃癌的作用。

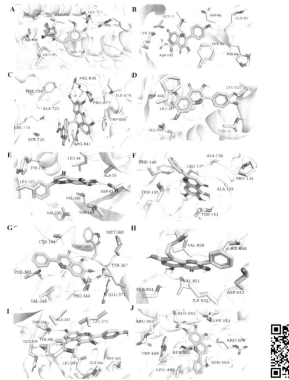

图 6-12　大泻脾汤防治胃癌核心靶点与代表性核心成分的结合模式图

（A 为六氢姜黄素与 AR 相互作用；B 为山柰酚与 CDK2 相互作用；C 为番泻叶苷与 EGFR 相互作
用；D 为山柰酚与 ESR1 相互作用；E 为黄芩素与 HSP90AA1 相互作用；F 为黄芩素与 MMP2 相互
作用；G 为黄芩素与 NOS2 相互作用；H 为鳞叶甘草素 A 与 PIK3CA 相互作用；I 为 6-prenylated
eriodictyol 与 SRC 相互作用；J 为黄芩素与 TERT 相互作用。其中，黄色虚线代表氢键相互作用。）

六、大泻脾汤各功效组防治胃癌的"药味 – 成分 – 靶点"网络及关键靶点的 KEGG 通路富集分析

鉴于大泻脾汤具有多点显效、协同起效的药效特点，因此本节进一步对各功效组构建"药味 – 成分 – 靶点"网络，以期筛选出不同功效药物共同发挥防治胃癌作用的潜在活性成分对应的关键靶点、通路。基于拓扑结构的生物信息学方法，采用 Cytoscape（Version 3.7.2）软件构建大泻脾汤各功效组防治胃癌的"药味 – 成分 – 靶点"网络，建立可视化网络拓扑图。将大泻脾汤各功效组防治胃癌的关键靶点导入 DAVID 数据库中，进行 KEGG 通路富集分析（$P < 0.05$）。

（一）大泻脾汤清热组防治胃癌的"药味 – 成分 – 靶点"网络及关键靶点的 KEGG 通路富集分析

基于拓扑结构的生物信息学方法构建大泻脾汤清热组防治胃癌的"药味 – 成分 – 靶点"网络，得到 43 个成分共对应 34 个关键靶点。利用 DAVID 数据库对大泻脾汤清热组防治胃癌关键靶点的 KEGG 通路进行富集分析，筛选 $P < 0.05$ 的通路，得到 93 条通路。其中，关键靶点参与的通路主要有 PI3K–Akt 信号通路、MAPK 信号通路、TNF 信号通路、TLR 信号通路、JAK–STAT 信号通路等，见图 6–13。

研究表明，JAK–STAT 信号紊乱，将会导致炎症、抗原呈递和免疫检查点表达异常。NF–κB1 的缺失与异常的 STAT 激活协同作用将会促进胃癌的发展。TLR 在先天免疫应答的启动中起着重要作用。在肿瘤微环境中，TLR 的激活具有抗肿瘤和原瘤效应的生物功能，TLR2 对胃癌患者的 CD8[+]T 细胞具有重要的免疫调节活性。推测大泻脾汤清热组可能侧重于共同调节机体免疫和炎症微环境。

图 6-13　大泻脾汤清热组防治胃癌的"药味－成分－靶点－通路"网络

（图中，□代表药味，◇代表成分，○代表靶点。）

（二）大泻脾汤温中组防治胃癌的"药味－成分－靶点"网络及关键靶点的 KEGG 通路富集分析

基于拓扑结构的生物信息学方法构建大泻脾汤温中组防治胃癌的"药味－成分－靶点"网络，得到 29 个成分共对应 47 个关键靶点。利用 DAVID 数据库对大泻脾汤温中组防治胃癌关键靶点的 KEGG 通路进行富集分析，筛选 $P < 0.05$ 的通路，得到 107 条通路。其中，关键靶点参与的通路主要有 AMPK 信号通路、PI3K–Akt 信号通路、Choline metabolism in cancer、p53 信号通路、mTOR 信号通路等，见图 6–14。

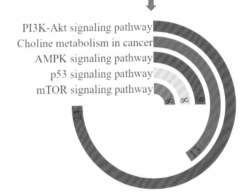

图 6-14　大泻脾汤温中组防治胃癌的"药味－成分－靶点－通路"网络

（图中，□代表药味，◇代表成分，○代表靶点。）

研究表明，p53 是参与细胞凋亡过程的重要蛋白。作为一种转录因子，其在大多数人类癌症中都会发生突变。在胃癌中，p53 的缺失促进了血管内皮生长因子的上调和肿瘤细胞的血管生成潜能，引起胃癌细胞异常增殖。AMPK 信号转导的获得和丢失均可对肿瘤细胞生长和存活产生积极影响，AMPK 信号可阻止糖酵解、谷氨酰胺解和脂肪酸合成的代谢程序，其信号转导的丢失可以增强致癌驱动因子的作用，以促进细胞生长、增殖和癌细胞代谢的重编程。同时，AMPK 还通过促进线粒体凋亡来驱动线粒体生物发生和线粒体动力学，从而支持线粒体活性。此外，在激活和／或营养充足的条件下，PI3K-Akt 和 mTORC1 信号会促进糖酵解、线粒体生物发生和脂肪酸合成，同时抑制自噬。推测大泻脾汤温中组可能侧重于调节肿瘤细胞能量代谢。

（三）大泻脾汤养阴组防治胃癌的"药味－成分－靶点"网络及关键靶点的 KEGG 通路富集分析

基于拓扑结构的生物信息学方法构建大泻脾汤养阴组防治胃癌的"药味－成分－靶点"网络，得到 166 个成分共对应 53 个关键靶点。利用 DAVID 数据库对大泻脾汤养阴组防治胃癌关键靶点的 KEGG 通路进行富集分析，筛选 $P < 0.05$ 的通路，得到 107 条通路。其中，关键靶点参与的通路主要有 ErbB 信号通路、T 细胞受体信号通路、B 细胞受体信号通路、Wnt 信号通路、mTOR 信号通路等，见图 6-15。

研究表明，当 TCR 在共刺激和细胞因子信号存在的情况下识别同源抗原时，原始 T 细胞中的信号网络被激活，从而促进克隆扩增、效应细胞分化和免疫功能。此外，T 细胞的功能状态有着相同和不同的转录程序，以及蛋白质表达、活性和相互作用的差异。mTOR 信号通过调节体内调节性 T 细胞（Treg）的激活、谱系稳定性和抑制功能，在对抗传统 T 细胞反应中发挥额外作用。推测大泻脾汤养阴组可能侧重于调节机体的免疫功能。

敦煌大泻脾汤全方寒热并用，以大辛大热之附子、干姜温阳散寒；用苦寒之黄芩、大黄清热通降；炙甘草益气、健脾、安中，可缓干姜、附子之峻烈，减大黄、黄芩之苦寒，与芍药相配，亦有酸甘化阴之意。诸药配伍能够针对胃癌患者的证候特点进行治疗，具有治疗寒热错杂证型胃癌的理论基础。

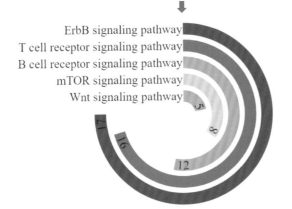

图 6-15　大泻脾汤养阴组防治胃癌的"药味 - 成分 - 靶点 - 通路"网络

（图中，□代表药味，◇代表成分，○代表靶点。）

通过大泻脾汤"性味归经"网络分析发现，大泻脾汤中寒、热药并用，多归脾经和胃经，性、味、归经达到配伍平衡，共同发挥寒热并用、调和阴阳的功效。利用靶点反向预测获得大泻脾汤全方及各功效组防治胃癌的潜在作用靶点，发现养阴组和温中组潜在起效靶点较多。基于拓扑结构的生物信息学方法构建大泻脾汤及各功效组防治胃癌的"药味 - 成分 - 靶点 - 通路"网络发现，大泻脾汤 3 个功效组中养阴组防治胃癌的关键靶点和潜在活性成分居多。养阴组和温中组防治胃癌的关键靶点对应的通路较多，推测养阴和温中功效可能是大泻脾汤防治胃癌的主要功效。通过多靶点分子对接表明，大泻脾汤同一活性成分对应多个作用靶点起到治疗胃癌的作用，不同成分之间可针对同一靶点起效，充分体现了大泻脾汤多成分、多靶点的作用特点，也再次说明了靶点反向预测结果的可靠性。

本节通过靶点反向预测、蛋白互作网络分析、通路富集分析、多靶点分子对接等方法，挖掘了大泻脾汤防治胃癌的多成分、多靶点、多通路作用机制及不同功效药味、不同生理功能靶点的选择性。从数据层面初步阐明了大泻脾汤通过"寒热并用、调和阴阳"法治疗胃癌的化学基础和生物基础，初步对大泻脾汤通过"清热""温阳"防治胃癌进行了生物学解读。

第三节　小补脾汤

小补脾汤由人参、白术、炙甘草、干姜4味药组成。方中人参微温，大补元气、益肺生津；白术益气健脾，引药力直达中焦；炙甘草补脾益气；干姜温中散寒。全方共奏温中散寒、益气和胃之功，能够针对功能性消化不良患者肝郁脾虚，肝胃不和的证候特点进行治疗，具有功能性消化不良治疗或辅助治疗的理论基础。功能性消化不良是最常见的胃肠道功能性疾病之一，在中医学中属"痞满"范畴，其主要病机为"肝郁脾虚，肝胃不和"，病位主要在胃，与肝脾相关。其发病机制为情志抑郁，肝气郁结，以致脾胃运化失常，形成痰、湿、瘀、食积等病理产物，阻遏中焦气机，引起脾胃升降运化功能失常，以致中焦痞塞不通。因此，治则当以温中散寒、益气和胃为主。围绕小补脾汤核心功效，为了分析小补脾汤主要治则治法及配伍规律的潜在科学内涵，本节基于传统方剂理论，在进行化学生物信息学分析之前，将小补脾汤中药味分为补脾组（人参、白术）和温中组（炙甘草、干姜）。分组方法结合传统中医理论遣药组方的原则，与其功效主治相呼应（药物现代药理作用分析详见第五篇）。

一、小补脾汤"性味归经"网络的构建与分析

在《中国药典》中收集小补脾汤所含药味的性、味、归经信息，在Cytoscape（Version 3.7.2）中构建小补脾汤"性味归经"网络交互图，见图6-16。网络中药味度值较大（≥4）的归经为脾经，药味度值较大（≥2）的五味为甘味，药味度值较大（≥2）的四气为温性。由此可知，小补脾汤中各药多为温、热药；方中甘味药居多，同时包含了苦味、辛味药，辛甘并用，合而化苦，泻体补用，以苦燥湿。小补脾汤通过性、味、归经达到配伍间的平衡，共同发挥温中散寒、益气和胃的功效。

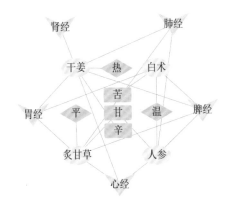

图 6-16　小补脾汤"性味归经"网络图

（图中，○代表药味，▽代表归经，□代表五味，◇代表四气。）

二、小补脾汤全方及各功效组防治功能性消化不良的关键靶点分析

利用 TCMSP 数据库检索以及文献检索小补脾汤各药味化合物成分，预测小补脾汤中潜在活性成分的作用靶点（详见第二篇第四章第二节）。全方共收集到 111 个成分（去重），其中补脾组成分 24 个、温中组成分 88 个。通过 SwissTargetPrediction 数据库预测全方化合物潜在靶点共 998 个（去

重），其中补脾组化合物靶点 646 个，温中组化合物靶点 877 个。

以 "functional dyspepsia" 为关键词，在 TTD、DrugBank、GeneCards 及 DisGeNET 数据库检索相关靶点信息，其中 GeneCards 数据库以 relevance score≥20 为筛选标准，DisGeNET 数据库以 score 值＞0.1 为筛选标准，整合 4 个数据库检索结果并删除重复靶点，获得 FD 疾病相关靶点共 1539 个。

补脾组和温中组化合物靶点分别与 FD 疾病靶点的交集靶点为 242 个和 300 个，全方化合物靶点与 FD 疾病靶点的交集靶点为 328 个。将小补脾汤防治 FD 的潜在作用靶点导入 STRING 数据库中，物种设为 "Homo sapiens"，蛋白互作综合得分＞0.9 作为筛选条件，获取 PPI，并在 Cytoscape（Version 3.7.2）软件进行可视化和复杂网络分析。以大于度值、介度、紧密度中位数为标准，筛选出补脾组和温中组防治 FD 的关键靶点分别为 67 个和 83 个。筛选出全方防治 FD 的关键靶点为 88 个，主要有 TP53、TNF、SRC、ESR1、NR3C1 等，见图 6-17，靶点信息见表 6-7。

其中，TP53 是著名的抑癌基因，该基因编码控制细胞周期启动的转录因子，可以促使损伤的细胞凋亡。凋亡功能的失调与 FD、消化道溃疡以及胃肿瘤等疾病的发生有着密切的关系。TNF 主要由 NK 细胞、T 细胞以及活化的巨噬细胞产生，是机体免疫反应的重要调节者。研究显示，TNF 作为一种重要的免疫因子，在免疫系统中有着重要地位，被认为是沟通大脑和肠道的中介者之一，在 FD 的发病机制中具有举足轻重的作用。ESR1 是雌激素受体的亚型之一，存在于大多数组织中，如在胃底、胃窦、十二指肠等消化系统组织及免疫系统的细胞中都可以检测到 ESR1，这提示 ESR1 可能具有潜在的调节胃肠道功能的效果。NR3C1 是糖皮质激素受体，主要参与应激时诱导的肾上腺分泌糖皮质激素的 HPA 轴的负反馈调节。有研究显示，当患者处于长期抑郁或其他慢性应激状态时，下丘脑及垂体 NR3C1 表达下降，导致 HPA 轴的负反馈机制失调，从而影响胃肠运动。因此推测小补脾汤可能通过影响 NR3C1 调节糖皮质激素分泌，进一步调控 HPA 轴进而发挥治疗 FD 的作用。结果表明，小补脾汤和各功效组均具有较多的防治 FD 的潜在靶点，说明各功效组具有协同起效的生物学基础。

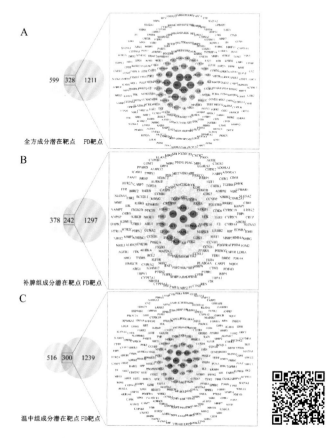

图 6-17　小补脾汤全方、各功效组成分靶点与 FD 交集靶点及其 PPI 网络

（A 为全方，B 为补脾组，C 为温中组。图 A、B、C 的左半部分为成分靶点与功能性消化不良靶点的韦恩图，右半部分为 PPI 网络图。PPI 网络图中，节点颜色越红、尺寸越大，代表节点的度值越大。）

表 6-7　小补脾汤防治 FD 的部分关键靶点信息表

Uniprot ID	基因名称	靶点名称	度值	介度	紧密度
P12931	SRC	Proto-oncogene tyrosine-protein kinase Src	68	0.08	0.48
P04637	TP53	Cellular tumor antigen p53	62	0.10	0.46
P27986	PIK3R1	Phosphatidylinositol 3-kinase regulatory subunit alpha	59	0.03	0.44
P40763	STAT3	Signal transducer and activator of transcription 3	58	0.07	0.47

续表

Uniprot ID	基因名称	靶点名称	度值	介度	紧密度
P27361	MAPK3	Mitogen-activated protein kinase 3	57	0.05	0.46
P03372	ESR1	Estrogen receptor 1	37	0.03	0.44
P01375	TNF	Tumor necrosis factor	23	0	0.39
O14757	CHEK1	Checkpoint Kinase 1	20	0	0.41
P42345	MTOR	Mammalian target of rapamycin	17	0	0.38
P00533	EGFR	Epidermal growth factor receptor	41	0	0.43

注：以小补脾汤防治 FD 靶点 PPI 网络中大于度值、介度和紧密度中位数为标准，筛选出全方防治 FD 的关键靶点，选取部分关键靶点列于上表。

三、小补脾汤全方防治功能性消化不良的"药味－成分－靶点"网络及关键靶点的 KEGG 通路富集分析

基于拓扑结构的生物信息学方法，采用 Cytoscape（Verion 3.7.2）软件构建小补脾汤全方防治 FD 的"药味－成分－靶点"网络，建立可视化网络拓扑图，根据网络共获得 31 个关键靶点，对应 96 成分。基于基因功能富集全方关键靶点的通路，将小补脾全方防治 FD 的关键靶点导入 DAVID 数据库中，进行 KEGG 通路富集分析，筛选 $P < 0.05$ 的通路共 115 条。其关键通路包括 PI3K-Akt 信号通路、cAMP 信号通路（cAMP signaling pathway）、钙信号通路（calcium signaling pathway）等通路，见图 6-18，其部分关键 KEGG 通路信息，见表 6-8。

结合全方"药物－成分－靶点－通路"网络可进一步发现，小补脾汤发挥"温中散寒、益气和胃"防治 FD 功效，主要作用在细胞增殖凋亡、调控平滑肌运动、神经活性调节 3 个方面。其参与的关键通路中，PI3K-Akt 通路在正常细胞增殖、分化、凋亡等细胞生理功能中起着重要的调节作用，被激活的 β-2-AR/PI3K/Akt 通路能够抑制胃肠平滑肌细胞凋亡，以维持胃肠平滑肌细胞的存活。同时，结肠传入神经元可通过激活 PI3K-Akt 通路调节瞬时受体电位香草酸亚型 1（TRPV1）蛋白的合成，从而介导内脏高敏感

神经元兴奋性。FD 患者的内脏高敏感主要表现为对机械扩张和对化学物质的高敏感。FD 患者对机械扩张表现为高敏感反应，这可能是餐后腹痛、嗳气、恶心、饱胀等消化不良症状的重要原因。cAMP 信号通路和钙信号通路是调控胃肠平滑肌运动的主要通路。前者能够激活蛋白激酶 A，促进其磷酸化相应的功能蛋白，进而松弛平滑肌。后者则可调节细胞内的 Ca^{2+} 浓度。而 Ca^{2+} 是平滑肌兴奋 – 收缩偶联因子，高浓度 Ca^{2+} 引起平滑肌收缩，低浓度 Ca^{2+} 引起平滑肌舒张，从而增加胃肠推进性运动，促进和刺激胃肠排空，降低内脏高敏感度，能减少胆汁与酸的反流，改善消化不良等症状。

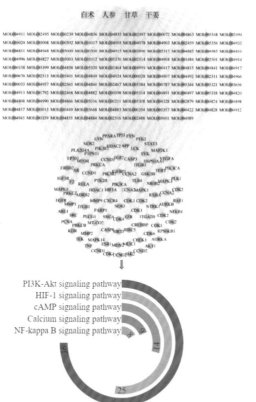

图 6-18　小补脾汤全方防治功能性消化不良的"药味 – 成分 – 靶点 – 通路"网络

（图中，□代表药味，◇代表成分，○代表靶点。）

表 6-8　小补脾汤防治 FD 的部分关键 KEGG 通路信息表

通路编号	通路名称	靶点数目	主要靶点	P 值
hsa05200	Pathways in cancer	48	ITGB1、GSK3B、HDAC2、HDAC1、ITGA2B、CXCR4、PIK3R1、FGF2、HIF1A、RELA、EGFR、IGF1R、MAPK8、CASP8、RXRA、CCND1、CASP3、ERBB2、ABL1、AKT1、MAPK1、EP300、PLCG1、MAPK3、NTRK1、MAP2K1、CREBBP、HSP90AA1、NOS2、PRKCB、MMP1、MMP2、STAT3、PRKCA、MMP9、MTOR、PTK2、NFKB1、VEGFA、AR、CDK6、PIK3CA、CDK4、CDK2、MDM2、BIRC5、RAF1、TP53	7.16E-37
hsa04151	PI3K-Akt signaling pathway	36	ITGB1、GSK3B、ITGB3、ITGA2B、PIK3R1、FGF2、RELA、EGFR、IGF1R、RXRA、CCND2、CCND1、KDR、AKT1、MAPK1、JAK2、MAPK3、MAP2K1、HSP90AA1、SYK、NOS3、PRKCA、MTOR、PTK2、NFKB1、VEGFA、CDK6、PIK3CA、RPS6KB1、CDK4、CDK2、MDM2、TEK、RAF1、TP53、TLR4	2.03E-32
hsa04066	HIF-1 signaling pathway	25	PIK3R1、HIF1A、RELA、EGFR、IGF1R、ERBB2、AKT1、MAPK1、EP300、PLCG1、MAPK3、MAP2K1、CREBBP、NOS2、PRKCB、NOS3、STAT3、PRKCA、MTOR、NFKB1、VEGFA、PIK3CA、RPS6KB1、TEK、TLR4	5.19E-24
hsa04010	MAPK signaling pathway	18	NTRK1、MAP2K1、PRKCB、PLA2G4A、PRKCA、MAPK14、FGF2、TNF、EGFR、RELA、NFKB1、MAPK8、CASP3、AKT1、MAPK1、RAF1、TP53、MAPK3	2.22E-28
hsa04370	VEGF signaling pathway	17	MAP2K1、PRKCB、NOS3、SRC、PLA2G4A、PRKCA、PIK3R1、MAPK14、PTK2、VEGFA、PIK3CA、KDR、AKT1、MAPK1、PLCG1、RAF1、MAPK3	7.16E-19
hsa04660	T cell receptor signaling pathway	16	GSK3B、MAP2K1、PIK3R1、MAPK14、TNF、RELA、NFKB1、PIK3CA、CDK4、LCK、AKT1、MAPK1、FYN、PLCG1、RAF1、MAPK3	6.26E-26
hsa04668	TNF signaling pathway	14	MAP2K1、PIK3R1、MAPK14、TNF、MMP9、RELA、NFKB1、MAPK8、CASP8、PIK3CA、CASP3、AKT1、MAPK1、MAPK3	1.99E-22

续表

通路编号	通路名称	靶点数目	主要靶点	P 值
hsa04024	cAMP signaling pathway	14	MAP2K1、CREBBP、PIK3R1、ADRB2、RELA、NFKB1、MAPK8、PIK3CA、AKT1、EP300、MAPK1、RAF1、PPARA、MAPK3	1.68E-16
hsa04912	GnRH signaling pathway	13	MAP2K1、PRKCB、SRC、MMP2、PLA2G4A、PRKCA、MAPK14、EGFR、MAPK8、PTK2B、MAPK1、RAF1、MAPK3	2.42E-13
hsa04620	Toll-like receptor signaling pathway	13	MAP2K1、PIK3R1、MAPK14、TNF、RELA、NFKB1、MAPK8、CASP8、PIK3CA、AKT1、MAPK1、TLR4、MAPK3	3.13E-22
hsa04115	p53 signaling pathway	12	CASP8、CDK6、CCND2、CCND1、CDK4、CASP3、IGFBP3、CHEK1、CDK2、MDM2、CDK1、TP53	4.34E-14
hsa04662	B cell receptor signaling pathway	12	LYN、GSK3B、MAP2K1、SYK、PIK3CA、MAPK1、AKT1、PIK3R1、RAF1、RELA、NFKB1、MAPK3	1.89E-13
hsa04150	mTOR signaling pathway	10	RPS6KB1、PIK3CA、PRKCB、MAPK1、AKT1、PRKCA、PIK3R1、TNF、MTOR、MAPK3	1.29E-15
hsa04750	Inflammatory mediator regulation of TRP channels	10	NTRK1、MAPK8、PIK3CA、SRC、PRKCB、PLA2G4A、PRKCA、PLCG1、PIK3R1、MAPK14	6.47E-18
hsa04630	JAK-STAT signaling pathway	10	CREBBP、CCND2、CCND1、PIK3CA、STAT3、EP300、AKT1、PTPN11、PIK3R1、JAK2	2.07E-12
hsa04726	Serotonergic synapse	9	APP、MAP2K1、PRKCB、CASP3、PLA2G4A、MAPK1、PRKCA、RAF1、MAPK3	7.75E-19
hsa04310	Wnt signaling pathway	9	GSK3B、CREBBP、MAPK8、CCND2、CCND1、PRKCB、EP300、PRKCA、TP53	7.75E-19
hsa04020	Calcium signaling pathway	9	NOS2、PRKCB、NOS3、ERBB2、PTK2B、PRKCA、PLCG1、ADRB2、EGFR	4.04E-18
hsa04064	NF-kappa B signaling pathway	8	LYN、SYK、LCK、PLCG1、TNF、TLR4、RELA、NFKB1	5.24E-18
hsa04728	Dopaminergic synapse	6	GSK3B、MAPK8、PRKCB、AKT1、PRKCA、MAPK14	4.80E-14

四、小补脾汤防治功能性消化不良核心靶点与核心成分靶向作用关系的分子对接验证

通过复杂网络分析，预测出小补脾汤防治 FD 的潜在活性化合物和靶点，但其发挥抗 FD 作用的核心靶点与核心成分靶向作用仍然需要进一步明确。分子对接是计算机辅助药物设计的重要手段。在网络药理学研究中，分子对接常用来研究化合物与网络中关键靶点的交互作用，通常对接分值≤-5 表明有较好的结合活性。在"药味 - 成分 - 靶点"网络中，筛选度值、介度、紧密度均大于其中位数的成分及靶点作为小补脾防治 FD 的核心成分与核心靶点。针对全方"药味 - 成分 - 靶点"拓扑网络，筛选得到小补脾汤防治 FD 的核心成分 41 个（部分化合物结构详见第六篇）和核心靶点 44 个。选取度值排名前 10 位的核心靶点与核心成分进行分子对接验证。

PDB 数据库下载 ESR1（PDB ID：5ACC）、CDK2（PDB ID：2A4L）、CHEK1（PDB ID：2YDJ）、EGFR（PDB ID：6DUK）、AR（PDB ID：4OLM）、KDR（PDB ID：3VNT）、HSP90AA1（PDB ID：4BQG）、GSK3B（PDB ID：3L1S）、IGF1R（PDB ID：1IR3）、MTOR（PDB ID：4JSX）晶体结构作为分子对接的靶点。使用 Schrödinger 2020-4 软件的 PrepWiz 模块对受体进行预处理。使用 Glide 模块的 SP 进行分子对接。将化合物小分子结构用 LigPrep 模块进行处理，运用 OPLS_2005 力场得到相应的低能构象。Epik28 以 pH 值 7.0±2.0 为条件分配电离状态并进行对接计算。将代表性核心成分与各靶点的对接结果以热图形式呈现，见图 6-19。结果显示，核心成分与各核心靶点均有一定的亲和力，其中山奈酚、六氢姜黄素、熊竹素、驴食草酚、光甘草素等化合物对各个靶点的结合均较好，成分信息见表 6-9。CDK2、CHEK1、IGF1R、EGFR、MTOR 等靶点与各个潜在活性化合物之间的亲和力较好，推测小补脾汤通过多途径发挥药效。

由此结果可以看出，小补脾汤中不同成分之间形成的配伍，发挥协同

增效的作用，以及通过作用于不同的靶点，共同起到防治 FD 的作用。同时，也说明了靶点反向预测结果以及基于靶点反向预测结果得到的靶点网络、通路分析的可靠性。

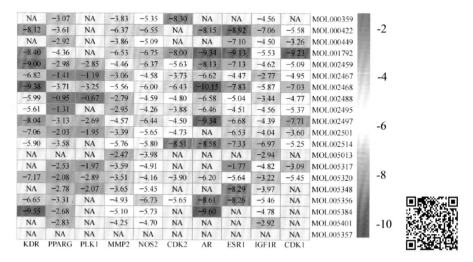

图 6-19　小补脾汤防治 FD 核心靶点与代表性核心成分的分子对接分数的热图分析

表 6-9　小补脾汤防治 FD 核心成分相关信息

药味	MOL ID	Pubchem CID	CAS 号	化合物中文名	化合物英文名
人参	MOL005308	5319581	25650-56-0	去甲东莨菪碱	Aposiopolamine
人参	MOL005317	285342	36804-96-2	去氧哈林通碱	Deoxyharringtonine
人参	MOL005348	21599928	174721-08-5	人参皂苷 RH4	Ginsenoside-Rh4
人参	MOL005384	132350840	50816-74-5	苏齐内酯	Suchilactone
人参	MOL000422	5280863	520-18-3	山柰酚	Kaempferol
干姜	MOL002459	168115	23513-15-7	10- 姜酚	10-Gingerol
干姜	MOL002467	442793	23513-14-6	6- 姜酚	6-Gingerol
干姜	MOL002468	5318039	36062-05-2	六氢姜黄素	Hexahydrocurcumin
干姜	MOL002488	162952	61871-71-4	6- 姜辣二酮	6-Gingerdione
干姜	MOL002495	5281794	556-66-8	6- 姜烯酚	6-Shogaol
干姜	MOL002497	168114	23513-08-8	8- 姜酚	(8)-Gingerol
干姜	MOL002514	5281698	571-74-4	8- 甲氧基莰菲醇	8-Methoxykaempferol

续表

药味	MOL ID	Pubchem CID	CAS 号	化合物中文名	化合物英文名
干姜	MOL002516	31211	122-48-5	姜酮	Zingerone
甘草	MOL000239	5318869	3301-49-3	熊竹素	Jaranol
甘草	MOL000500	177149	20879-05-4	驴食草酚	Vestitol
甘草	MOL004885	392443	66067-26-3	甘草异黄烷酮	Licoisoflavanone
甘草	MOL004841	5318999	58749-23-8	甘草查尔酮 B	Licochalcone B
甘草	MOL004911	480774	60008-03-9	光甘草素	Glabrene
甘草	MOL004945	193679	31524-62-6	异补骨脂二氢黄酮	Isobavachin

五、小补脾汤防治功能性消化不良核心靶点与代表性核心成分的结合模式分析

化合物产生药效的关键在于药物靶点是否具有合理的结合模式。本研究选取了核心靶点与其对接分值较高的核心成分，进行了结合模式分析，见图 6-20。IGF1R 的残基 ASP 1150、MET 1079 与光甘草素形成氢键作用（图 6-20 A）。AR 的残基 GLN 711、ASN 705 与光甘草素形成氢键作用，残基 PHE 764 与光甘草素形成 π-π 堆积作用（图 6-20 B）。ESR1 的残基 LEU 346 和 HSP90AA1 的残基 ASP 93 分别与 7, 2', 4'-trihydroxy-6-methoxy-3-arylcoumarin 形成氢键作用。此外，ESR1 的残基 PHE 404 和 HSP90AA1 的残基 TRP 162、PHE 138 分别与 7, 2', 4'-trihydroxy-6-methoxy-3-arylcoumarin 形成 π-π 堆积作用（图 6-20 C~D）。CDK2 的残基 LEU 83、GLU 81、GLU 12 与熊竹素形成氢键作用（图 6-20 E）。KDR 的残基 JLU 885、JLU 917 与驴食草酚形成氢键作用，残基 LYS 868 与驴食草酚形成 π-阳离子作用（图 6-20 F）。CHEK1 的残基 CYS 87 与甘草异黄烷酮形成氢键作用（图 6-20 G）。EGFR 的残基 SER 720、MET 793 与 6-Prenylbutein 形成氢键作用（图 6-20 H）。MTOR 的残基 CYS 2243 与异补骨脂黄酮形成氢键作用，残基 TRP 2239 与异补骨脂黄酮形成 π-π 堆积作

用（图 6-20 I）。GSK3B 的残基 PRO 136 与 7- 甲氧基 -4'- 羟基异黄酮形成氢键作用（图 6-20 J）。综合核心靶点与代表性核心成分的分子对接分数热图分析及结合模式分析，初步表明了小补脾汤的代表性成分可能是通过靶向 IGF1R、CDK2、AR 等靶点，起到治疗功能性消化不良的作用。

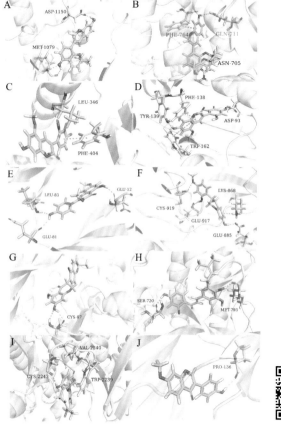

图 6-20　小补脾汤防治 FD 核心靶点与代表性核心成分的结合模式图

（A 为光甘草素与 IGF1R 相互作用；B 为光甘草素与 AR 相互作用；C 为 7,2',4'-trihydroxy-6-methoxy-3-arylcoumarin 与 ESR1 相互作用；D 为 7,2',4'-trihydroxy-6-methoxy-3-arylcoumarin 与 HSP90AA1 相互作用；E 为熊竹素与 CDK2 相互作用；F 为驴食草酚与 KDR 相互作用；G 为甘草异黄烷酮与 CHEK1 相互作用；H 为 6-Prenylbutein 与 EGFR 相互作用；I 为异补骨脂黄酮与 MTOR 相互作用；J 为 7- 甲氧基 -4'- 羟基异黄酮与 GSK3B 相互作用。其中，黄色虚线代表氢键相互作用，红色虚线代表 π-π 作用。）

六、小补脾汤各功效组防治功能性消化不良的"药味－成分－靶点"网络及关键靶点的 KEGG 通路富集分析

鉴于小补脾汤具有多点显效、协同起效的药效特点，因此本节进一步对各功效组构建"药味－成分－靶点"网络，以期筛选出不同功效药物共同发挥防治 FD 作用的潜在活性成分对应的关键靶点、通路。基于拓扑结构的生物信息学方法，采用 Cytoscape（Version 3.7.2）软件构建小补脾汤各功效组防治 FD 的"药味－成分－靶点"网络，建立可视化网络拓扑图。将小补脾汤各功效组防治 FD 的关键靶点导入 DAVID 数据库中，进行 KEGG 通路富集分析（$P < 0.05$）。

（一）小补脾汤补脾组防治功能性消化不良的"药味－成分－靶点"网络及关键靶点的 KEGG 通路富集分析

根据网络得到补脾组的 23 个成分共对应 67 个关键靶点，KEGG 富集分析得到对应的信号通路 112 条。补脾组侧重于通过神经活性调节防治 FD，其关键靶点参与的通路主要有 Pathways in cancer、HIF-1 信号通路、VEGF 信号通路、Serotonergic synapse、钙信号通路等，见图 6-21。

其中，5- 羟色胺能突触（serotonergic synapse）、钙信号通路等特有通路可能发挥关键作用。FD 与胃肠道动力不足密切相关。补脾组中药物成分通过 5- 羟色胺（5-HT）能突触通路在神经活性调节生理功能上可能发挥关键作用。5-HT 是胃肠道通过肠神经系统自主、协调地完成蠕动、分泌反射之后，由肠嗜铬细胞释放。它能够激活黏膜下传入神经纤维，通过肠神经系统，调节局部的兴奋和抑制。5-HT 信号系统异常便可导致胃肠道动力及分泌功能异常、内脏高敏感性与慢性便秘、肠易激综合征、腹泻及 FD 等胃肠道功能性疾病。因此，小补脾汤可能通过以上通路发挥益气和胃功效，从而促进胃动力，缩短胃排空时间，进而改善患者的饱胀不适、早饱感、上腹痛、上腹烧灼感等消化不良症状。

图 6-21　小补脾汤补脾组防治功能性消化不良的"药味－成分－靶点－通路"网络

（图中，□代表药味，◇代表成分，○代表靶点。）

（二）小补脾汤温中组防治功能性消化不良的"药味－成分－靶点"网络及关键靶点的 KEGG 通路富集分析

根据网络得到温中组的 86 个成分共对应 82 个关键靶点，KEGG 富集分析得到温中组关键靶点通路 63 条。从数量上看，温中组潜在干预的生物学通路更多。温中组侧重于通过调控细胞增殖、凋亡，防治 FD。其关键靶点参与的通路主要有 NF-κB 信号通路、HIF-1 信号通路、VEGF 信号通路等，见图 6-22。

其中，NF-κB 信号通路可能发挥重要作用。肠道炎症影响肠神经元的兴奋性，进而引起胃肠动力功能紊乱和分泌功能失常，因此 FD 与肠道炎症密切相关。NF-κB 是一种核转录因子，具有调节多种细胞因子和蛋白表达的作用。NF-κB 的乙酰化可以促进其进入细胞核发挥转录活性，从而引起下游信号通路的激活。去乙酰化 NF-κB p65 可阻止 NF-κB 进入细胞核与 DNA 结合，抑制其转录活性，下调下游炎症因子的基因表达，改善肠道炎症。因此，小补脾汤可能通过以上通路发挥调中健脾功效，重建 FD 患者肠道菌群微生态，从而改善肠道炎症、胃肠道激素水平及胃肠动力。

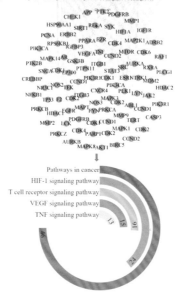

图 6-22　小补脾汤温中组防治功能性消化不良的"药味－成分－靶点－通路"网络

(图中，□代表药味，◇代表成分，○代表靶点。)

以上结果提示，小补脾汤不同的成分可能作用于一个靶点，不同的靶点可能作用于同一条通路，亦有可能中药同一成分作用于不同的靶点，相同的靶点作用于不同的通路。同样，在不同功效分组的药物成分所对应的靶点通路中，既有差异的信号通路，起到"多点显效"的作用，也有相同的信号通路，起到"协同起效"的作用。因此能够更加清晰地看出小补脾汤多成分、多靶点、多途径的作用特点。

FD 患者的病机是肝失疏泄、脾胃失运，药邪伤胃等导致中焦气机升降失常，脾气不升，胃气不降，而脾胃升降失职更加重了患者食欲减退及一系列消化不良的症状。当机体内正常能量代谢受影响时，将影响患者的生存质量，甚至关系到生存期。敦煌医方小补脾汤由具有温中散寒的干姜、甘草和有益气功效的人参、白术组成。方中人参微温，大补元气，健脾、益肺、生津；白术性温，归脾、胃经，健脾益气，引药力直达中焦，助人参益气健药；炙甘草补脾益气，助君药大补元气之功；干姜温中散寒，草姜合用，辛甘化阳，助干姜温散之性。故此方具有温中散寒、益气健脾的功效，能够治疗 FD 患者胃脘痛、胃肠动力不足等症状，具有 FD 治疗或辅助治疗的理论基础。

小补脾汤不同功效组的药味成分主要作用在调节机体细胞增殖凋亡、调控平滑肌运动、参与神经活性调节 3 个方面，且各有侧重。如 5- 羟色胺（5-HT）介导的 5- 羟色胺能突触通路等通路参与神经活性调节等过程；PI3K-Akt 信号通路等通路参与抑制胃肠平滑肌细胞凋亡，介导内脏高敏感神经元兴奋性等过程。小补脾汤各功效组药味成分通过多靶点、多通路进行调节，具有多点显效、协同增效的作用特点。

小补脾汤防治 FD 的关键靶点 TP53、TNF、ESR1、NR3C1、EGFR 均已被证实与 FD 的发生发展密切相关。EGFR 与动物肠道结构和功能密切相关，其具有促进肠道发育、修复受损肠道组织、影响肠道各种酶活性、提高营养物质消化吸收和抑制肠道细菌定植等作用。目前，已有大量药物通过靶向以上关键靶点应用于 FD 的治疗中，如复方 α- 酮酸片（Compound α-Ketoacid

Tablets）。在已被筛选出来的化合物中，人参提取物及其成分山柰酚可促进 NO 产生，保护胃黏膜的同时调控 ESR1 发挥抗抑郁作用，以辅助治疗 FD。

本节基于小补脾汤全方及其不同的功效组建立了"药味 - 成分 - 靶点 - 通路"网络，初步阐明了小补脾汤中两个功效组多点显效、协同增效的科学内涵，并为小补脾汤辅助防治 FD 的合理性进行了解释，也进一步阐明了小补脾汤通过"益气健脾、温中散寒"防治 FD 的化学基础和生物基础。通过 CADD 技术从全成分、多靶点分子对接的大数据分析角度，发现不同功效药味、不同生理功能靶点具有明显选择性，初步对小补脾汤通过"补脾""温中"防治功能性消化不良进行了生物学解读。

第四节　大补脾汤

大补脾汤具有健脾温中、益气养阴的功效，能够针对胃癌患者的证候特点进行治疗，具有胃癌治疗或辅助治疗的理论基础。胃癌是常见的消化道恶性肿瘤，手术和化疗是临床治疗胃癌最常用的手段，但其对正常组织细胞有明显的物理和化学损伤，从而造成治疗效果差及预后效果不良。胃癌术后患者常伴有脾胃功能障碍症状，表现为恶心呕吐、纳呆脘痞、身体困倦、齿松发脱、口苦口干、肠鸣腹胀、小腹冷痛、便溏尿频。中医学认为，胃癌术后患者证型多属脾胃气虚证，由于气血津液生化乏源或过用克伐津液之化疗药物，导致正气亏虚，升降失职，阴津亏损，燥热内生，因此治则当以健脾温中、益气养阴。大补脾汤可治疗脾气大衰之证，围绕该方核心功效，为了分析大补脾汤主要治则治法及配伍规律的潜在科学内涵，本节基于传统方剂理论，在进行化学生物信息学分析之前，将大补脾汤分为益气组（人参、白术、甘草）、温中组（干姜）、养阴组（麦冬、五味子）和降逆组（旋覆花）4 个功效组，分组方法结合传统中医理论遣药组方的原则，与其功效主治相呼应。

第二篇中已经对大补脾汤的中医基础理论进行了深入分析，并通过生物信息挖掘以及网络药理学分析得到该方具有防治胃癌的可能（药物现代药理作用分析详见第五篇）。本节将以此为基础，通过靶点反向预测、蛋白互作网络分析、通路富集分析、多靶点分子对接等化学生物信息学方法，进一步探讨大补脾汤防治胃癌的潜在作用靶点和分子机制，揭示大补脾汤"温中回阳、益气养阴"防治胃癌的科学内涵。

一、大补脾汤"性味归经"网络的构建与分析

在《中国药典》中收集大补脾汤所含药味的性、味、归经信息，并在 Cytoscape（Version 3.7.2）中构建大补脾汤"性味归经"网络交互图，见图 6-23。网络中度值较大（≥5）药味的归经为肺、胃、脾经，度值较大（≥3）药味的五味为甘味，度值较大（≥4）药味的四气为温性。由此可知，大补脾汤中多为温药，同时辅以寒、热药互补调节；方中甘味药居多，同时包含了酸、苦、辛、咸味药，五味平和；方中各药多归于脾、胃、肺经，既注重表里调节，也强调母子传变的关系。大补脾汤通过性、味、归经达到配伍间的平衡，共同发挥温中回阳、益气养阴的功效。

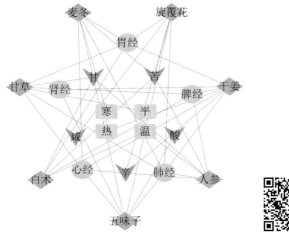

图 6-23　大补脾汤"性味归经"网络图

（图中，◇代表药味，○代表归经，▽代表五味，□代表四气。）

二、大补脾汤全方及各功效组防治胃癌的关键靶点分析

利用 TCMSP、TCMID 数据库检索及文献检索获取大补脾汤各药味化合物成分，利用 SwissTargetPrediction 数据库预测大补脾汤化合物潜在靶点（详见第二篇第四章第四节）。全方共收集到 159 个成分（去重），其中益气组（人参、白术、甘草）成分 97 个、温中组（干姜）成分 15 个、养阴组（麦冬、五味子）成分 35 个和降逆组（旋覆花）成分 18 个。预测得到全方化合物潜在靶点共 1079 个（去重），其中益气组化合物靶点 854 个，温中组化合物靶点 534 个，养阴组化合物靶点 643 个和降逆组化合物靶点 577 个。在 TTD、DrugBank、GeneCards 及 DisGeNET 数据库中共收集到胃癌疾病靶点 847 个（详见第三篇第六章第二节）。

将全方和各功效组的化合物潜在靶点与胃癌疾病靶点取交集，获得大补脾汤全方防治胃癌的潜在作用靶点 193 个，益气组 165 个，温中组 110 个，养阴组 133 个，降逆组 115 个。其中，益气组、养阴组潜在起效靶点更多，益气和养阴可能是大补脾汤防治胃癌的主要功效。将大补脾汤全方及各功效组防治胃癌的潜在作用靶点导入 STRING 数据库中，物种设为"Homo sapiens"，蛋白互作综合得分 > 0.9 作为筛选条件，获取 PPI，并在 Cytoscape（Version 3.7.2）软件进行可视化和复杂网络分析，见图 6-24。以大于度值、介度和紧密度中位数为标准，筛选出益气组、温中组、养阴组、降逆组和全方成分防治胃癌的关键靶点分别为 50 个，63 个，43 个，35 个和 77 个。其中，大补脾汤全方防治胃癌的关键靶点为 TP53、AKT1、EGFR、VEGFA、STAT3、CASP3、CCND1、ESR1、JUN、SRC，靶点信息见表 6-10。其中，TP53、EGFR、CCND1、CASP3 与细胞增殖 – 凋亡调节密切相关，VEGFA 参与肿瘤血管生成，STAT3 参与炎症 – 免疫调节，AKT 也参与了包括能量代谢在内的多个生物调节过程。结果表明，大补脾汤具有较多的防治胃癌的潜在靶点。

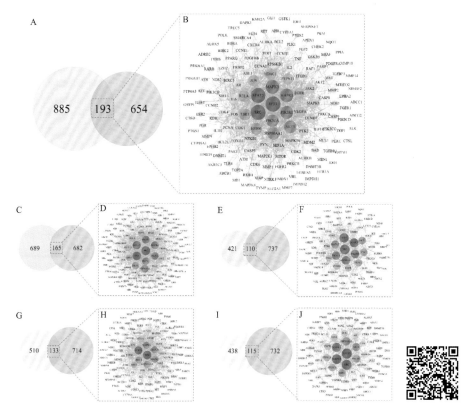

图 6-24　大补脾汤全方、各功效组成分靶点与胃癌交集靶点及其 PPI 网络

（A 为全方，B 为益气组，C 为温中组，D 为养阴组，E 为降逆组。图 A、B、C、D、E 的左半部
分为成分靶点与胃癌靶点的韦恩图，右半部分为 PPI 网络图。PPI 网络图中，节点颜色越红、尺寸
越大，代表节点的度值越大。）

表 6-10　大补脾汤防治胃癌的部分关键靶点信息表

Uniprot ID	基因名称	靶点名称	度值	介度	紧密度
P04637	TP53	Cellular tumor antigen p53	148	0.06	0.81
P31749	AKT1	RAC–alpha serine/threonine–protein kinase	135	0.05	0.76
P00533	EGFR	Epidermal growth factor receptor	128	0.04	0.74
P15692	VEGFA	Vascular endothelial growth factor A	122	0.02	0.72
P40763	STAT3	Signal transducer and activator of transcription 3	116	0.02	0.71
P42574	CASP3	Caspase–3	116	0.02	0.71
P24385	CCND1	G1/S–specific cyclin–D1	115	0.02	0.70

Uniprot ID	基因名称	靶点名称	度值	介度	紧密度
P03372	ESR1	Estrogen receptor	115	0.02	0.70
P05412	JUN	Transcription factor AP–1	114	0.02	0.70
P12931	SRC	Proto–oncogene tyrosine–protein kinase Src	112	0.02	0.69

注：以大补脾汤防治胃癌靶点 PPI 网络中大于度值、介度和紧密度中位数为标准，筛选出全方防治胃癌的关键靶点，选取部分关键靶点列于上表。

三、大补脾汤全方防治胃癌的"药味–成分–靶点"网络及关键靶点的 KEGG 通路富集分析

基于拓扑结构的生物信息学方法，采用 Cytoscape（Version 3.7.2）软件构建大补脾汤全方防治胃癌的"药味–成分–靶点"网络，建立可视化网络拓扑图。根据网络共获得 77 个关键靶点，对应 154 个成分。基于基因功能富集全方关键靶点的通路，将大补脾汤全方防治胃癌的关键靶点导入 DAVID 数据库中，进行 KEGG 通路富集分析，筛选 $P < 0.05$ 的通路共 111 条，部分关键通路信息见表 6–11。全方关键靶点参与的通路包括 PI3K–Akt 信号通路、Viral carcinogenesis、HIF–1 信号通路、雌激素信号通路、Carbohydrate digestion and absorption 等通路，见图 6–25。全方中所筛选出的关键靶点参与通路包含在各功效组关键通路中，提示大补脾汤全方是基于不同功效的药去发挥防治胃癌作用。结合全方"药物–成分–靶点–通路"网络可进一步发现，大补脾汤发挥"温中回阳、益气养阴"防治胃癌功效，主要作用在机体能量代谢、炎症–免疫系统调节和周期–凋亡功能调节 3 个方面。不同功效配伍药物的多个成分，既可作用于不同的信号通路发挥同一功能调节，也可作用于同一信号通路发挥不同的功能调节，体现了其多点显效、协同增效的作用特点与多成分、多靶点、多通路的作用机制。

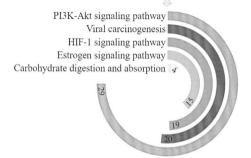

图 6-25 大补脾汤全方防治胃癌的"药味－成分－靶点－通路"网络

（图中，□代表药味，◇代表成分，○代表靶点。）

表 6-11 大补脾汤防治胃癌的部分关键 KEGG 通路信息表

通路编号	通路名称	靶点数目	主要靶点	P 值
hsa05200	Pathways in cancer	47	RET, ITGB1, GSK3B, HDAC1, XIAP, CXCR4, PIK3R1, PTGS2, FGF2, HIF1A, FOXO1, RELA, EGFR, PIK3CG, IGF1R, MAPK8, CASP8, CCND1, CASP3, ERBB2, ABL1, AKT1, MAPK1, EP300, MAPK3, JUN, MAP2K1, HSP90AA1, MMP2, STAT3, FOS, MMP9, MTOR, VEGFA, AR, IL6, PIK3CA, CDK4, KIT, CDK2, MDM2, PPARG, RAF1, MET, TP53, FGFR1, BCL2L1	5.50E-39

通路编号	通路名称	靶点数目	主要靶点	P 值
hsa04151	PI3K-Akt signaling pathway	34	ITGB1、GSK3B、PIK3R1、FGF2、RELA、EGFR、PIK3CG、IGF1R、CCND1、KDR、AKT1、MAPK1、JAK2、MCL1、MAPK3、MAP2K1、HSP90AA1、NOS3、IL2、MTOR、VEGFA、IL6、PIK3CA、RPS6KB1、CDK4、KIT、CDK2、MDM2、RAF1、MET、TP53、TLR4、FGFR1、BCL2L1	8.15E-24
hsa05205	Proteoglycans in cancer	33	ITGB1、SRC、PIK3R1、FGF2、HIF1A、TNF、EGFR、PIK3CG、IGF1R、CCND1、CASP3、ERBB2、KDR、AKT1、MAPK1、MAPK3、MAP2K1、MMP2、STAT3、PTPN11、MAPK14、MMP9、ESR1、MTOR、VEGFA、PIK3CA、RPS6KB1、MDM2、RAF1、MET、TP53、TLR4、FGFR1	2.84E-30
hsa05161	Hepatitis B	26	SRC、PIK3R1、TNF、RELA、PIK3CG、MAPK8、CASP8、CCND1、CASP3、AKT1、MAPK1、EP300、MAPK3、JUN、MAP2K1、STAT3、FOS、MMP9、CCNA2、IL6、PIK3CA、CDK4、CDK2、RAF1、TP53、TLR4	3.14E-24
hsa05215	Prostate cancer	23	GSK3B、MAP2K1、HSP90AA1、PIK3R1、FOXO1、EGFR、MTOR、PIK3CG、RELA、IGF1R、AR、PIK3CA、CCND1、ERBB2、CDK2、MDM2、AKT1、EP300、MAPK1、RAF1、TP53、FGFR1、MAPK3	4.08E-25
hsa04066	HIF-1 signaling pathway	22	MAP2K1、NOS3、STAT3、SERPINE1、PIK3R1、HIF1A、EGFR、MTOR、PIK3CG、RELA、IGF1R、VEGFA、IL6、PIK3CA、RPS6KB1、ERBB2、AKT1、EP300、HMOX1、MAPK1、TLR4、MAPK3	1.23E-22
hsa04068	FoxO signaling pathway	22	MAP2K1、STAT3、PIK3R1、MAPK14、SIRT1、FOXO1、EGFR、PIK3CG、IGF1R、IL6、CCNB1、MAPK8、PIK3CA、CCND1、CDK2、MDM2、AKT1、EP300、MAPK1、ATM、RAF1、MAPK3	2.03E-19

续表

通路编号	通路名称	靶点数目	主要靶点	P 值
hsa04510	Focal adhesion	22	ITGB1、GSK3B、MAP2K1、JUN、SRC、XIAP、PIK3R1、EGFR、PIK3CG、IGF1R、VEGFA、MAPK8、PIK3CA、CCND1、ERBB2、KDR、AKT1、MAPK1、FYN、RAF1、MET、MAPK3	1.84E-15
hsa05206	MicroRNAs in cancer	22	MAP2K1、ABCB1、STAT3、PTGS2、SIRT1、MMP9、EGFR、MTOR、VEGFA、CCND1、CASP3、ERBB2、MDM2、ABL1、EP300、HMOX1、ATM、RAF1、MET、TP53、EZH2、MCL1	1.33E-12
hsa04014	Ras signaling pathway	21	MAP2K1、PTPN11、PIK3R1、FGF2、EGFR、PIK3CG、RELA、IGF1R、VEGFA、MAPK8、PIK3CA、KIT、KDR、ABL1、AKT1、MAPK1、RAF1、MET、FGFR1、BCL2L1、MAPK3	1.51E-13
hsa05203	Viral carcinogenesis	20	JUN、HDAC1、SRC、STAT3、PIK3R1、PIK3CG、RELA、CCNA2、CASP8、PIK3CA、CCND1、CDK4、CASP3、CDK2、MDM2、CDK1、EP300、MAPK1、TP53、MAPK3	2.95E-13
hsa04917	Prolactin signaling pathway	19	GSK3B、MAP2K1、SRC、STAT3、PIK3R1、FOS、MAPK14、ESR1、PIK3CG、RELA、ESR2、MAPK8、PIK3CA、CCND1、AKT1、MAPK1、JAK2、RAF1、MAPK3	1.05E-20
hsa04668	TNF signaling pathway	19	MAP2K1、JUN、PIK3R1、FOS、PTGS2、MAPK14、TNF、MMP9、PIK3CG、RELA、IL6、MAPK8、CASP8、PIK3CA、IL1B、CASP3、AKT1、MAPK1、MAPK3	2.89E-17
hsa04919	Thyroid hormone signaling pathway	19	GSK3B、MAP2K1、HDAC1、SRC、PIK3R1、HIF1A、ESR1、FOXO1、MTOR、PIK3CG、PIK3CA、CCND1、MDM2、AKT1、EP300、MAPK1、RAF1、TP53、MAPK3	1.11E-16
hsa05164	Influenza A	19	GSK3B、MAP2K1、JUN、PIK3R1、MAPK14、TNF、PIK3CG、RELA、IL6、MAPK8、PIK3CA、IL1B、AKT1、EP300、MAPK1、JAK2、RAF1、TLR4、MAPK3	2.04E-13

续表

通路编号	通路名称	靶点数目	主要靶点	P 值
hsa04015	Rap1 signaling pathway	19	ITGB1, MAP2K1, SRC, PIK3R1, MAPK14, FGF2, EGFR, PIK3CG, IGF1R, VEGFA, PIK3CA, KIT, KDR, AKT1, MAPK1, RAF1, MET, FGFR1, MAPK3	5.28E-12
hsa05166	HTLV-Ⅰ infection	19	GSK3B, JUN, XIAP, PIK3R1, FOS, TNF, IL2, PIK3CG, RELA, IL6, TERT, PIK3CA, CCND1, CDK4, AKT1, EP300, ATM, TP53, BCL2L1	1.30E-10
hsa05212	Pancreatic cancer	18	MAP2K1, STAT3, PIK3R1, EGFR, PIK3CG, RELA, VEGFA, MAPK8, PIK3CA, CCND1, CDK4, ERBB2, AKT1, MAPK1, RAF1, TP53, BCL2L1, MAPK3	7.72E-20
hsa04915	Estrogen signaling pathway	18	MAP2K1, JUN, HSP90AA1, NOS3, SRC, MMP2, PIK3R1, FOS, ESR1, MMP9, EGFR, PIK3CG, ESR2, PIK3CA, AKT1, MAPK1, RAF1, MAPK3	1.71E-16
hsa05142	Chagas disease (American trypanosomiasis)	18	JUN, SERPINE1, PIK3R1, FOS, MAPK14, TNF, IL2, PIK3CG, RELA, IL6, MAPK8, CASP8, PIK3CA, IL1B, AKT1, MAPK1, TLR4, MAPK3	4.07E-16

四、大补脾汤防治胃癌核心靶点与核心成分靶向作用关系的分子对接验证

通过复杂网络分析，预测出大补脾汤防治胃癌的潜在活性化合物和靶点，但其发挥抗胃癌作用的核心靶点与核心成分靶向作用仍然需要进一步明确。分子对接是计算机辅助药物设计的重要手段。在网络药理学研究中，分子对接常用来研究化合物与网络中关键靶点的交互作用，通常对接分值≤-5表明有较好的结合活性。在"药味-成分-靶点"网络中，筛选度值、介度、紧密度均大于其中位数的成分及靶点作为大补脾防治胃癌的核心成分与核心靶点。针对全方"药味-成分-靶点"拓扑网络，筛选得到

大补脾汤防治胃癌的核心成分 59 个（部分化合物结构详见第六篇）和核心靶点 36 个。选取度值排名前 10 位的核心靶点与前 20 个核心成分进行分子对接验证。

PDB 数据库下载 ESR1（PDB ID：5ACC）、AR（PDB ID：4OLM）、EGFR（PDB ID：6DUK）、CDK2（PDB ID：2A4L）、CDK1（PDB ID：4Y72）、CDK4（PDB ID：2W96）、ABCG2（PDB ID：6FFC）、GSK3B（PDB ID：3L1S）、KDR（PDB ID：3VNT）、ESR2（PDB ID：2GIU）晶体结构作为分子对接的靶点。使用 Schrödinger 2020-4 软件的 PrepWiz 模块对受体进行预处理。使用 Glide 模块的 SP 进行分子对接。将化合物小分子结构用 LigPrep 模块进行处理，运用 OPLS_2005 力场得到相应的低能构象。Epik28 以 pH 值 7.0±2.0 为条件分配电离状态并进行对接计算。将代表性核心成分与各靶点的对接结果以热图形式呈现，见图 6-26。结果显示，核心成分与各核心靶点均有一定的亲和力，其中化合物甘草素、槲皮素、山柰酚、异鼠李素、麦冬高异黄酮 A 等与各个靶点的结合均较好，推测以上化合物可能是大补脾汤起效的多靶点成分，成分信息见表 6-12。ABCG2 转运蛋白（broad substrate specificity ATP-binding cassette transporter，ABCG2）、AR、EGFR、ESR1 等靶点与各个潜在活性化合物之间的亲和力较好，推测大补脾汤通过多途径发挥药效。由此结果可以看出，大补脾汤中的成分通过作用于不同的靶点共同起到防治胃癌的作用，不同成分之间需要形成配伍，发挥协同增效的作用。同时，也说明了靶点反向预测结果以及基于靶点反向预测结果得到的靶点网络、通路分析的可靠性。

ABCG2	AR	CDK1	CDK2	CDK4	EGFR	ESR1	ESR2	GSK3B	KDR	
-6.98	-9.34	-7.71	-7.60	-4.68	-6.73	-6.68	-8.01	-6.01	-8.04	MOL002497
-4.74	-6.58	-4.77	-4.96	-3.57	-4.36	-5.04	-6.59	-5.41	-5.99	MOL002488
-9.36	-10.15	-7.03	-8.37	-5.99	-7.31	-7.83	-7.55	-7.29	-9.38	MOL002468
-4.53	-6.62	-4.95	-6.16	-2.66	-5.32	-4.47	-5.91	-4.18	-6.82	MOL002467
-7.73	-8.13	-5.09	-7.37	-4.88	-6.16	-7.13	-7.00	-4.65	-9.00	MOL002459
-5.68	NA	NA	-2.63	-2.30	-1.92	NA	NA	NA	NA	MOL008974
-5.93	NA	NA	-4.03	-1.90	-2.54	NA	NA	NA	NA	MOL000596
-5.92	NA	NA	-4.15	-4.31	-3.50	NA	NA	-3.39	NA	MOL008978
-9.78	-7.00	-6.07	-6.71	-6.40	-7.79	-8.18	-7.50	-6.89	-7.80	10361149
-8.41	-9.05	-6.38	-5.96	-6.89	-8.54	-8.00		-7.83	-8.20	9996586
-3.42	NA	-2.19	-3.08				-2.23	NA		MOL005357
NA	-9.29	-5.90	-6.57	-5.63	-7.18	-7.06	-8.44	-7.47	-7.57	5319742
-9.03	-9.04	-6.38	-6.45	-6.66	-7.56	-8.12	-9.30	-7.18	-7.91	5319741
-5.92	NA	NA	-3.01	-1.88	-2.16	NA	-2.73	NA		MOL008957
-7.58	-8.24	-8.96	-7.13	-6.04	-7.90	-9.24	NA	-8.31	-7.55	MOL003398
-8.35	-8.02	-5.74	-7.05	-5.98	-8.28	-7.48	NA	-7.93	-7.09	MOL004112
-7.69	-8.24	-5.59	-7.77	-6.48	-9.11	-8.92	-8.08	-7.49	-8.47	MOL000422
-7.86	-8.16	-6.03	-8.01	-5.29	-8.64	-8.51	-7.55	-7.74	-8.53	MOL000098
-6.05	NA	-1.79	-4.32	-4.77	-4.46	-2.25	NA	NA	NA	MOL005317
-8.77	-9.37	-7.82	-8.58	-5.34	-6.42	-8.95	-9.63	-8.82	-6.95	181686

图 6-26　大补脾汤防治胃癌核心靶点与代表性核心成分的分子对接分数的热图分析

表 6-12　大补脾汤防治胃癌代表性核心成分的相关信息

药味	MOL ID	Pubchem CID	CAS 号	化合物中文名	化合物英文名
干姜	MOL002497	168114	23513-08-8	(8)-姜酚	(8)-Gingerol
干姜	MOL002488	N/A	61871-71-4	姜二酮	6-Gingerdione
干姜	MOL002468	13347318	36062-05-2	六氢姜黄素	Hexahydrocurcumin
干姜	MOL002467	442793	1391-73-7	6-姜酚	6-Gingerol
干姜	MOL002459	168115	23513-15-7	10-姜酚	10-Gingerol
五味子	MOL008974	14992067	62956-48-3	戈米辛 G	Gomisin G
旋覆花	MOL000596	13889352	6426-43-3	蒲公英甾醇醋酸酯	Taraxasteryl acetate
五味子	MOL008978	11495015	N/A	戈米辛 R	Gomisin R
麦冬	N/A	10361149	N/A	N/A	3-[(3,4-Dihydroxyphenyl)methyl]-5-hydroxy-7,8-dimethoxy-6-methyl-2,3-dihydrochromen-4-one
麦冬	N/A	9996586	75239-63-3	麦冬二氢高异黄酮 A	5-Hydroxy-7,8-dimethoxy-6-methyl-3-(3,4-dihydroxybenzyl)-2,3-dihydro-4H-1-bemzopyran-4-one

续表

药味	MOL ID	Pubchem CID	CAS 号	化合物中文名	化合物英文名
人参	MOL005357	6438572	58546-55-7	五味子酯乙	Gomisin B
麦冬	N/A	5319742	N/A	N/A	5,7-Dihydroxy-3-[(4-methoxyphenyl)methyl]-6,8-dimethyl-2,3-dihydrochromen-4-one
甘草	MOL000354	5281654	480-19-3	异鼠李素	Isorhamnetin
五味子	MOL008957	5318785	69176-51-8	五味子乙素	Schizandrer B
旋覆花	MOL003398	5281803	2284-31-3	红车轴草素	Pratensein
旋覆花	MOL004112	5281678	519-96-0	万寿菊素	Patuletin
甘草、人参、旋覆花	MOL000422	5280863	520-18-3	山奈酚	Kaempferol
甘草、旋覆花	MOL000098	5280343	117-39-5	槲皮素	Quercetin
人参、五味子	MOL005317	285342	36804-95-2	去氧哈林通碱	Deoxyharringtonine
甘草	MOL001792	114829	578-86-9	甘草素	Liquiritigenin

五、大补脾汤防治胃癌核心靶点与代表性核心成分的结合模式分析

化合物产生药效的关键在于药物靶点是否具有合理的结合模式。本研究选取了核心靶点与其对接分值最高的核心成分，进行了结合模式分析，见图 6-27。ABCG2 的残基 THR 435 与甘草素形成氢键相互作用，残基 PHE 439 与甘草素形成 π-π 堆积作用（图 6-27 A）。CDK1 的残基 ASP 146、VAL 18 及 CDK2 的残基 ASP 145、HIS 84 分别与甘草素形成氢键作用（图 6-27 B~C）。GSK3B 的残基 VAL 135、ASN 64 与甘草素形成氢键作用，残基 PHE 67 与甘草素形成 π-π 堆积作用（图 6-27 D）。ESR1 的残基 ARG-394 与红门兰酚形成氢键作用，残基 PHE 404 与红门兰酚形成 π-π 堆积作用（图 6-27 E）。AR 的残基 PHE 764 与六氢姜黄素形成 π-π 堆积作用；KDR 的残基 GLU 885 与六氢姜黄素形成氢键作用（图 6-27 G~H）。

CDK4的残基 LYE 35 与麦冬二氢高异黄酮 A 形成氢键作用（图 6-27 I）。
EGFR 的残基 LYS 745、MET 793、SER 720 与山柰酚形成氢键作用（图
6-27 J）。综合核心靶点与代表性核心成分的分子对接分数热图分析及结
合模式分析，初步表明了大补脾汤的代表性成分可能是通过靶向 ABCG2、
CDK2、ESR1、EGFR 等靶点，起到治疗胃癌的作用。

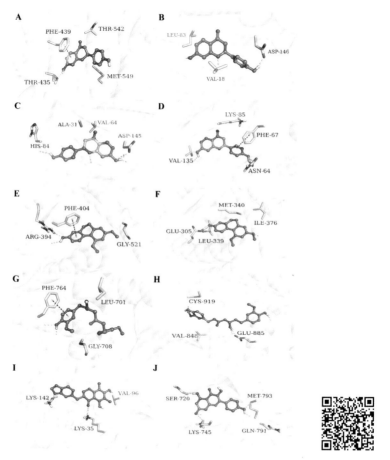

图 6-27　大补脾汤防治胃癌核心靶点与代表性核心成分的结合模式图

（A 为甘草素与 ABCG2 相互作用；B 为甘草素与 CDK1 相互作用；C 为甘草素与 CDK2 相互作用；
D 为甘草素与 GSK3B 相互作用；E 为红门兰酚与 ESR1 相互作用；F 为红门兰酚与 ESR2 相互作
用；G 为六氢姜黄素与 AR 相互作用；H 为六氢姜黄素与 KDR 相互作用；I 为麦冬二氢高异黄酮 A
与 CDK4 相互作用；J 为山柰酚与 EGFR 相互作用。其中，黄色虚线代表氢键相互作用，红色虚线
代表 π-π 作用。）

六、大补脾汤各功效组防治胃癌的"药味 – 成分 – 靶点"网络及关键靶点的 KEGG 通路富集分析

鉴于大补脾汤具有多点显效、协同起效的药效特点，因此本节进一步构建各功效组防治胃癌的"药味 – 成分 – 靶点"网络，以期筛选出不同功效药物共同发挥抗胃癌作用的潜在活性成分对应的关键靶点和通路。采用 Cytoscape（Version 3.7.2）软件构建大补脾汤各功效组防治胃癌的"药味 – 成分 – 靶点"网络，建立可视化网络拓扑图。基于基因功能富集各功效组关键靶点的通路，将大补脾汤各功效组防治胃癌的关键靶点导入 DAVID 数据库中，进行 KEGG 通路富集分析（$P < 0.05$）。

（一）大补脾汤益气组防治胃癌的"药味 – 成分 – 靶点"网络及关键靶点的 KEGG 通路富集分析

根据网络得到益气组的 93 个成分共对应 50 个关键靶点，KEGG 富集分析得到 113 条通路，关键靶点参与的通路主要有 PI3K–Akt 信号通路、HIF–1 信号通路、MAPK 信号通路、TCR 信号通路、p53 信号通路等，见图 6–28。

益气组、温中组与炎症 – 免疫调节密切相关，其中 PI3K–Akt 信号通路、TCR 信号通路、HIF–1 信号通路等通路可能起到重要作用。胃癌患者预后与免疫功能密切相关，除 T 细胞受体等调节免疫细胞的信号通路外，HIF–1 的激活不仅会诱导肿瘤细胞高表达 CD47，同时为避免机体受到巨噬细胞攻击，其还能引起 Th17/Treg 失衡以及 T 细胞相关的免疫抑制。因此，益气组可能主要通过作用于上述通路发挥炎症 – 免疫调节的功能。

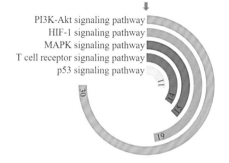

图 6-28　大补脾汤益气组防治胃癌的"药味 – 成分 – 靶点 – 通路"网络

（图中，□代表药味，◇代表成分，○代表靶点。）

（二）大补脾汤温中组防治胃癌的"药味 – 成分 – 靶点"网络及关键靶点的 KEGG 通路富集分析

根据网络得到温中组的 15 个成分共对应 63 个关键靶点，KEGG 富集分析得到 110 条通路，关键靶点参与的通路主要有 PI3K–Akt 信号通路、Ras 信号通路、HIF–1 信号通路、FoxO 信号通路、Carbohydrate digestion and absorption 等，见图 6-29。

温中组与机体能量代谢调节密切相关，其中碳水化合物消化吸收信号通路、FoxO 信号通路可能发挥重要作用。肿瘤患者大多存在食物消化吸收障碍等问题，尤其是肿瘤术后或化疗的患者多脾虚失运，脾胃不能运化水谷，水谷精微产生减少，从而影响患者的生存质量及预后。除碳水化合物消化吸收信号通路外，FoxO 作为抑癌蛋白，活化的 PI3K-Akt 信号通路通过抑制 FoxO 进而抑制葡萄糖 6- 磷酸酶，并抑制葡萄糖代谢。因此，温中组可能主要通过作用于上述通路发挥能量代谢调节的功能。

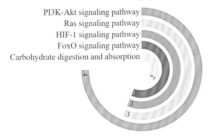

图 6-29　大补脾汤温中组防治胃癌的"药味 – 成分 – 靶点 – 通路"网络

（图中，□代表药味，◇代表成分，○代表靶点。）

（三）大补脾汤养阴组防治胃癌的"药味 – 成分 – 靶点"网络及关键靶点的 KEGG 通路富集分析

根据网络得到养阴组的 34 个成分共对应 43 个关键靶点，KEGG 富集分析得到 109 条通路，关键靶点参与的通路主要有 PI3K-Akt 信号通路、HIF-1 信号通路、JAK-STAT 信号通路、Natural killer cell mediated cytotoxicity、Apoptosis 等，见图 6-30。

养阴组和降逆组与增殖－凋亡功能调节密切相关，其中 p53 信号通路、凋亡信号通路、雌激素信号通路等通路可能发挥关键作用。自给自足的生长信号（self-sufficiency in growth signals）和凋亡受阻（resisting cell death）是肿瘤的重要特征，p53 信号通路参与调控细胞周期，是抑制肿瘤生长的关键通路，而凋亡信号通路也密切参与到细胞凋亡的生理过程。雌激素信号通路被认为是促进癌症的关键信号通路，其异常表达可以促进肿瘤细胞的恶性增殖。因此，养阴组可能主要通过作用于上述通路发挥增殖－凋亡功能调节的功能。

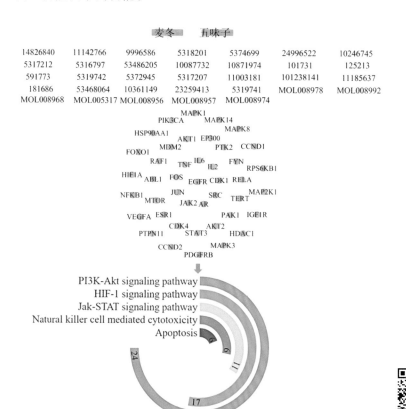

图 6-30　大补脾汤养阴组防治胃癌的"药味－成分－靶点－通路"网络

（图中，□代表药味，◇代表成分，○代表靶点。）

（四）大补脾汤降逆组防治胃癌的"药味－成分－靶点"网络及关键靶点的 KEGG 通路富集分析

根据网络得到降逆组的 18 个成分共对应 35 个关键靶点，KEGG 富集分析得到 102 条通路，关键靶点参与的通路主要有 PI3K-Akt 信号通路、雌激素信号通路、MAPK 信号通路、Epstein-Barr virus infection、Epithelial cell signaling in Helicobacter pylori infection 等，见图 6-31。

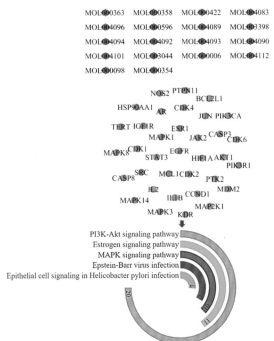

图 6-31　大补脾汤降逆组防治胃癌的"药味－成分－靶点－通路"网络
（图中，□代表药味，◇代表成分，○代表靶点。）

大补脾汤由具有温中功效的干姜，具有益气功效的人参、白术、甘草，具有养阴功效的麦冬、五味子和具有降逆功效的旋覆花组成。方中人参、麦冬、五味子益气、养阴、敛汗；旋覆花降逆止呕；白术、甘草健脾调中；干姜温脾胃阳气以助运化。故此方具有健脾温中、益气养阴的功效，能够针对胃癌患者的证候特点进行治疗，具有胃癌治疗或辅助治疗的理论基础。

大补脾汤防治胃癌的关键靶点 ESR1、AR、EGFR、ABCG2、GSK3B 均已被证实与胃癌的发生发展密切相关。在经典的新加坡 – 杜克（Singapore-Duke）癌症基因组图谱（TCGA）胃癌分子分型中，EGFR 突变被认为是诱导胃癌发生的重要原因。针对这些靶点，有大量相关靶向抗肿瘤药物的研发，并应用于临床，如奥希替尼（Osimertinib）、阿法替尼（Afatinib）、吉非替尼（Gefitinib）等药物已被应用于 EGFR 突变的肿瘤治疗中。此外，ESR1 拮抗剂——氟维司群 Fulvestrant（Faslodex&reg）也应用于乳腺癌的治疗当中。在筛选出来的化合物中，生姜提取物及其成分六氢姜黄素、6– 姜酚、姜二酮，在胃癌中具有化学预防和抗肿瘤特性，还有助于改善癌症化疗的胃肠道不良反应。旋覆花、甘草中的活性成分槲皮素能够诱导胃癌细胞凋亡。人参、旋覆花、甘草中的活性成分山奈酚可抑制胃癌细胞增殖。五味子提取物五味子素 B 可诱导活性氧（ROS）产生，从而通过线粒体依赖性和半胱天冬酶依赖性途径在胃癌细胞中导致凋亡信号传导。

大补脾汤不同功效组的药味成分共同参与机体能量代谢、炎症 – 免疫系统调节和周期 – 凋亡功能调节 3 个方面，且各有侧重。大补脾汤多个活性成分与多个关键靶点结合，多个关键靶点对应多条信号通路，不同功效组的药味成分所对应的关键靶点通路中，既有差异的信号通路，起到"多点显效"的作用，也有相同的信号通路，起到"协同起效"的作用，充分体现了大补脾汤多成分、多靶点、多通路防治胃癌的作用特点。

本节基于不同的功效组建立了"药味 – 成分 – 靶点 – 通路"网络，初步阐明了大补脾汤中 4 个功效组多点显效、协同增效的科学内涵，最后通过分子对接进一步探讨了大补脾汤辅助胃癌治疗的多成分、多靶点、多通路作用机制，为运用大补脾汤防治胃癌提供了科学解释。

参考文献

[1] Chen W，Zhuo M，Lu X，et al. SRC-3 protects intestine from DSS-induced colitis by inhibiting inflammation and promoting goblet cell differentiation through enhancement of KLF4 expression[J]. Int J Biol Sci，2018，14（14）：2051-2064.

[2] Zhang M，Zhou L，Xu Y，et al. A STAT3 palmitoylation cycle promotes T（H）17 differentiation and colitis[J]. Nature，2020，586（7829）：434-439.

[3] Cordes F，Foell D，Ding J N，et al. Differential regulation of JAK/STAT-signaling in patients with ulcerative colitis and Crohn's disease[J]. World J Gastroenterol，2020，26（28）：4055-4075.

[4] 崔世超. 溃结安康汤对溃疡性结肠炎大鼠肠道受损黏膜修复作用的机制研究 [D]. 沈阳：辽宁中医药大学，2018.

[5] Tong X，Zheng Y，Li Y，et al. Soluble ligands as drug targets for treatment of inflammatory bowel disease[J]. Pharmacol Ther，2021，226（107859）.

[6] Wu X Y，Liu W T，Wu Z F，et al. Identification of HRAS as cancer-promoting gene in gastric carcinoma cell aggressiveness[J]. Am J Cancer Res，2016，6（9）：1935-1948.

[7] Wang Q，Shi Y L，Zhou K，et al. PIK3CA mutations confer resistance to first-line chemotherapy in colorectal cancer[J]. Cell Death Dis，2018，9（7）：739.

[8] Xu Z，Han X，Ou D，et al. Targeting PI3K/AKT/mTOR-mediated autophagy for tumor therapy[J]. Appl Microbiol Biotechnol，2020，104（2）：575-587.

[9] O'Reilly L A, Putoczki T L, Mielke L A, et al. Loss of NF-κB1 Causes Gastric Cancer with Aberrant Inflammation and Expression of Immune Checkpoint Regulators in a STAT-1-Dependent Manner[J]. Immunity, 2018, 48（3）: 570-583.

[10] Chen A Y, Chen Y C. A review of the dietary flavonoid, kaempferol on human health and cancer chemoprevention[J]. Food Chem, 2013, 138（4）: 2099-2107.

[11] Tang Z, Li L, Tang Y, et al. CDK2 positively regulates aerobic glycolysis by suppressing SIRT5 in gastric cancer[J]. Cancer Sci, 2018, 109（8）: 2590-2598.

[12] Xu J, Guo R, Jia J, et al. Activation of Toll-like receptor 2 enhances peripheral and tumor-infiltrating CD8（＋）T cell cytotoxicity in patients with gastric cancer[J]. BMC Immunol, 2021, 22（1）: 1-10.

[13] Hafner A, Bulyk M L, Jambhekar A, et al. The multiple mechanisms that regulate p53 activity and cell fate[J]. Nat Rev Mol Cell Biol, 2019, 20（4）: 199-210.

[14] Olivier M, Hollstein M, Hainaut P. TP53 mutations in human cancers: origins, consequences, and clinical use [J]. Cold Spring Harb Perspect Biol, 2010, 2（1）: a001008.

[15] Campbell-Thompson M L. Estrogen receptor alpha and beta expression in upper gastrointestinal tract with regulation of trefoil factor family 2 mRNA levels in ovariectomized rats[J]. Biochem Biophys Res Commun, 1997, 240（2）: 478-483.

[16] 阎玥, 王桐生, 谢鸣, 等. 肝郁脾虚证模型大鼠HPA轴中枢相关受体的表达及疏肝健脾方药的干预作用 [J]. 上海中医药杂志, 2010, 44（02）: 58-60.

[17] You L，Wu W，Wang X，et al. The role of hypoxia-inducible factor 1 in tumor immune evasion[J]. Med Res Rev，2021，41（3）：1622-1643.

[18] Gehart H，Kumpf S，Ittner A，et al. MAPK signalling in cellular metabolism：stress or wellness？[J]. EMBO Rep，2010，11（11）：834-840.

[19] Lee S，Dong H H. FoxO integration of insulin signaling with glucose and lipid metabolism[J]. J Endocrinol，2017，233（2）：R67-R79.

[20] Hanahan D，Weinberg R A. Hallmarks of cancer：the next generation[J]. Cell，2011，144（5）：646-674.

[21] Tarangelo A，Magtanong L，Bieging-Rolett K T，et al. p53 Suppresses Metabolic Stress-Induced Ferroptosis in Cancer Cells[J]. Cell Rep，2018，22（3）：569-575.

[22] Tamiya M，Tamiya A，Suzuki H，et al. Which Is Better EGFR-TKI Followed by Osimertinib：Afatinib or Gefitinib/Erlotinib？[J]. Anticancer Res，2019，39（7）：3923-3929.

[23] Lee H H，Lee S，Shin Y S，et al. Anti-Cancer Effect of Quercetin in Xenograft Models with EBV-Associated Human Gastric Carcinoma[J]. Molecules，2016，21（10）：1286.

第七章
基于传统方剂理论的肺脏病方化学生物信息学研究

肺位于上焦，为五脏之华盖，外合皮毛。肺为娇脏、清肃之脏，不耐寒热，不受异物，因此外感和内伤因素都可以损伤肺脏，引起病变。肺病的基本病机是由于感受外邪或痰浊等导致邪气壅阻，肺失宣降，引起痰浊壅肺、风寒闭肺，或久病虚损导致肺气阴亏虚。第二篇通过证型和网络分析，文献挖掘得到肺脏病方（小泻肺汤、大泻肺汤、小补肺汤、大补肺汤）对代表性优势疾病的防治作用。本章将对基于传统方剂理论分析的肺脏病方防治优势疾病涉及的化学生物信息学内容进行梳理和解析。

第一节　小泻肺汤

小泻肺汤源自《辅行诀》："治咳喘上气，胸中迫满，不可卧者方。"小泻肺汤具有泻肺平喘、通腑泄热的功效，能够针对肺炎患者的证候特点进行治疗，具有肺炎治疗或辅助治疗的理论基础。第二篇中已经对小泻肺汤的中医基础理论进行了深入分析，并通过生物信息挖掘以及网络药理学分析得到该方具有防治肺炎的可能。细菌性肺炎主要是由于感染而诱发，使得患者咳嗽、咳痰、喘息等症状突然加重，中医病机可归结为痰热壅肺、气道阻塞，其临床表现主要为咳嗽、咳痰及喘息等症状。小泻肺汤主要用于治疗因肺气失于宣肃、气道阻塞所致的肺系疾病中的痰热壅肺证，在通腑泄热之时兼可化痰平喘，故而对细菌性肺炎的防治更具有针对性。围绕该方核心功效，为了分析小泻肺汤主要治则治法及其配伍规律的潜在科学内涵，本节基于传统方剂理论，在进行化学生物信息学分析之前，将小泻肺汤分为通腑泻肺组（葶苈子、大黄）和敛阴组（芍药），分组方法结合传统中医理论遣药组方的原则，与其功效主治相呼应（药物现代药理作用分析详见第五篇）。

本节将以此为基础，为小泻肺汤对应组方的科学内涵进行化学生物信息学分析，进一步探讨其治疗肺炎的潜在作用靶点和分子机制，初步阐明敦煌医方小泻肺汤"通腑泄热、泻肺平喘"防治细菌性肺炎的潜在科学内涵。

一、小泻肺汤"性味归经"网络的构建与分析

在《中国药典》中收集小泻肺汤所含药味的性、味、归经信息，在Cytoscape（Version 3.7.2）中构建"性味归经"网络交互图，见图7-1。网络中度值由大到小的归经依次为肝经、脾经、肺经、大肠经、膀胱经、胃经、心包经，度值较大（≥2）的五味为苦味，三味药的四气均为寒性。由此可知，小泻肺汤中多为寒性药；方中苦味药居多，同时包含了酸味药，苦酸配伍，助肺气宣降之恢复；方中各药多归于肺、脾经，既强调母子传变，也兼顾平和他脏。小泻肺汤通过性、味、归经达到配伍间的平衡，共同发挥通腑泄热、泻肺平喘的功效。

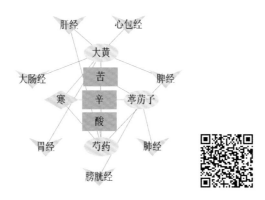

图 7-1　小泻肺汤"性味归经"网络图
（图中，○代表药味，▽代表归经，□代表五味，◇代表四气。）

二、小泻肺汤全方及各功效组防治肺炎的关键靶点分析

利用 TCMSP 数据库检索以及文献检索小泻肺汤各药味化合物成分，去重后预测小泻肺汤中潜在活性成分的作用靶点。全方共收集到 45 个成分，其中通腑泻肺组成分 25 个、敛阴组成分 20 个（详见第二篇第五章第一节）。通过靶点反向预测，得到全方化合物潜在靶点共 527 个，其中通腑泻肺组化合物靶点 434 个，敛阴组化合物靶点 93 个。

以"pneumonia"为关键词，在 TTD、DrugBank、GeneCards 及 DisGeNET 数据库检索相关靶点信息，其中 GeneCards 数据库以 relevance score≥2.5 为筛选标准，DisGeNET 数据库以 score 值 > 0.1 为筛选标准，整合 4 个数据库检索结果并删除重复靶点，获得肺炎疾病靶点共 713 个。

将全方的化合物潜在靶点与肺炎疾病靶点取交集获得小泻肺汤防治肺炎的潜在作用靶点 92 个。通腑泻肺组和敛阴组化合物潜在靶点与肺炎疾病靶点的共有靶点分别为 79 个和 54 个，通腑泻肺组潜在起效靶点更多，故而泻肺平喘、通腑泄热可能是小泻肺汤防治肺炎的主要功效。将小泻肺汤防治肺炎的潜在作用靶点导入 STRING 数据库中，物种设为"Homo sapiens"，蛋白互作综合得分 > 0.9 作为筛选条件，获取 PPI，并在 Cytoscape（Version

3.7.2）软件进行可视化和复杂网络分析，筛选出均大于度值、介度和紧密度中位数的节点作为小泻肺汤防治肺炎的关键靶点。筛选出全方、通腑泻肺组和敛阴组防治肺炎的关键靶点分别为28个、32个和19个，提示小泻肺汤泻肺平喘、通腑泄热、养血敛阴的功效机制可能与这些靶点有关，结果见图7-2，部分关键靶点信息见表7-1。相关的这些靶点与多种生物过程相关，涉及炎症反应、免疫调节、抗菌、抗病毒、化痰、镇咳平喘等方面。咳、痰、喘是细菌性肺炎的主要临床症状，其多是由于病原体刺激机体发生免疫反应，引起炎性细胞的聚集和炎性因子的浸润。其中SRC、STAT3、丝裂原活化蛋白激酶1（mitogen-activated protein kinase 1，MAPK1）、丝裂原活化蛋白激酶3（mitogen-activated protein kinase 3，MAPK3）等蛋白在炎症调节过程中有重要作用。干扰素IFN可以通过激活STAT3参与机体免疫细胞活性增殖和分化，进而清除病原体。一方面，TNF参与抵御恶性细菌、免疫系统调节；另一方面，过多的TNF将通过Fas/Fasl途径诱导正常细胞凋亡。结果表明，小泻肺汤对炎症相关靶点具有一定的调节作用，各功效组均具有较多的防治肺炎的潜在靶点，从而具有协同起效的生物学基础。

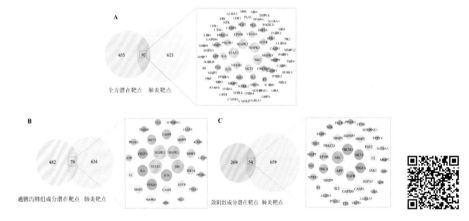

图7-2　小泻肺汤全方、各功效组成分靶点与肺炎交集靶点及其PPI网络

（A为全方，B为通腑泻肺组，C为敛阴组。图A、B、C的左半部分为成分靶点与肺炎靶点的韦恩图，右半部分为PPI网络图。PPI网络图中，节点颜色越红、尺寸越大，代表节点的度值越大。）

表 7-1　小泻肺汤防治肺炎的部分关键靶点信息表

Uniprot ID	基因名称	靶点名称	度值	介度	紧密度
P12931	SRC	Proto-oncogene tyrosine-protein kinase Src	24	0.08	0.52
P27361	MAPK3	Mitogen-activated protein kinase 3	16	0.04	0.48
P40763	STAT3	Signal transducer and activator of transcription 3	16	0.06	0.46
P01375	TNF	Tumor necrosis factor	11	0.01	0.42
P28482	MAPK1	Mitogen-activated protein kinase 1	23	0.07	0.52
P19838	NFKB1	Nuclear factor NF-kappa-B p105 subunit	23	0.19	0.55
P05412	JUN	Transcription factor Jun	14	0.08	0.48
P27986	PIK3R1	Phosphatidylinositol 3-kinase regulatory subunit alpha	14	0.02	0.48
P00533	EGFR	Epidermal growth factor receptor	9	0.02	0.41
P05231	IL6	Interleukin-6	6	0.02	0.43

　　注：以小泻肺汤防治肺炎靶点 PPI 网络中大于度值、介度和紧密度中位数为标准，筛选出全方成分防治肺炎的关键靶点，选取部分关键靶点列于上表。

三、小泻肺汤全方防治肺炎的"药味－成分－靶点"网络及关键靶点的 KEGG 通路富集分析

　　本节对全方防治肺炎的"药味－成分－靶点"网络及关键靶点的通路进行分析。基于拓扑结构的生物信息学方法，采用 Cytoscape（Verion 3.7.2）软件构建小泻肺汤全方防治肺炎的"药味－成分－靶点"网络，共获得 28 个关键靶点，对应 31 个成分。基于基因功能富集全方关键靶点的通路，将小泻肺汤全方防治肺炎的关键靶点导入 DAVID 数据库中，筛选 $P < 0.05$ 的通路共 94 条。其参与的关键通路包括 TNF 信号通路、TLR 信号通路、MAPK 信号通路等通路，见图 7-3，部分关键通路信息见表 7-2。全方中所筛选出的关键靶点参与通路包含在各功效分组关键通路中，提示小泻肺汤全方是基于不同功效的药去发挥治疗肺炎的作用。结合全方"药物－成分－靶点"网络进一步发现，小泻肺汤发挥"通腑泄热、泻肺平喘"防治肺炎功效，主要作用在调节炎症免疫。急性期肺炎往往存在炎症反应的过

度激活，其中 TNF 与其受体（TNFR）结合是炎症反应发生和放大的重要因素。MAPK 信号通路被认为是炎症调节的重要通路，其参与了多种炎症疾病的发生。T 细胞受体信号通路也与多种炎症的发病相关，其中 CD3–TCR 可以下调抑制急性炎症，并促进免疫逃逸；CBLB 是 TCR 信号的负调控因子，其可以作为增强抗 CD8+T 细胞反应的潜在靶点，从而增强机体对肺炎药物的耐药性。此外，炎性环境中 Toll 样受体属于固有免疫病原模式识别受体，其可识别入侵机体的病原微生物的蛋白质、核酸和脂类，如革兰阴性菌的脂多糖（LPS）、革兰阳性菌的肽多糖和病毒的双链 RNA 等。活化的 Toll 样受体将引发细胞内信号传导及炎症递质释放，启动宿主的免疫反应，促进炎症的发生。

小泻肺汤治疗肺炎可能与以上途径有关，其相关有效成分在多个信号通路上协同发挥防治肺炎作用。表明在整体观和辨证论治指导下，中药治疗靶点多元化，不仅具有杀灭病原微生物的作用，同时还能通过激发机体自身免疫及调节炎性因子释放，促进炎症的吸收和肺组织的修复。因此，小泻肺汤发挥泄热通腑、缓急降气功能的途径可能是基于以上关键通路，其发挥治疗肺炎的作用是多成分、多靶点、多通路的协同作用，从而体现了中医整体性的特点。

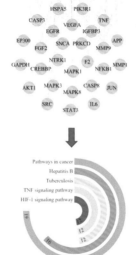

图 7-3　小泻肺汤全方防治肺炎的"药味－成分－靶点－通路"网络

（图中，□代表药味，◇代表成分，○代表靶点。）

表 7-2　小泻肺汤防治肺炎的部分关键 KEGG 通路信息表

通路编号	通路名称	靶点数目	主要靶点	P 值
hsa05161	Hepatitis B	16	CREBBP，JUN，SRC，STAT3，PIK3R1，TNF，MMP9，NFKB1，IL6，MAPK8，CASP8，CASP3，AKT1，EP300，MAPK1，MAPK3	4.78E−19

续表

通路编号	通路名称	靶点数目	主要靶点	P 值
hsa05200	Pathways in cancer	19	NTRK1、CREBBP、JUN、MMP1、STAT3、PIK3R1、FGF2、MMP9、EGFR、NFKB1、VEGFA、IL6、MAPK8、CASP8、CASP3、AKT1、EP300、MAPK1、MAPK3	8.18E–17
hsa04066	HIF–1 signaling pathway	12	IL6、CREBBP、STAT3、EP300、MAPK1、AKT1、PIK3R1、GAPDH、EGFR、NFKB1、MAPK3、VEGFA	2.37E–14
hsa04668	TNF signaling pathway	12	IL6、JUN、MAPK8、CASP8、CASP3、MAPK1、AKT1、PIK3R1、TNF、MMP9、NFKB1、MAPK3	8.10E–14
hsa04620	Toll–like receptor signaling pathway	10	IL6、JUN、MAPK8、CASP8、MAPK1、AKT1、PIK3R1、TNF、NFKB1、MAPK3	1.29E–10
hsa05164	Influenza A	11	IL6、CREBBP、JUN、MAPK8、EP300、MAPK1、AKT1、PIK3R1、TNF、NFKB1、MAPK3	4.82E–10
hsa04010	MAPK signaling pathway	11	NTRK1、JUN、MAPK8、CASP3、MAPK1、AKT1、TNF、FGF2、EGFR、NFKB1、MAPK3	1.84E–08
hsa05152	Tuberculosis	12	IL6、CREBBP、MAPK8、CASP8、SRC、CASP3、EP300、MAPK1、AKT1、TNF、NFKB1、MAPK3	2.19E–11
hsa04068	FoxO signaling pathway	10	IL6、CREBBP、MAPK8、STAT3、EP300、MAPK1、AKT1、PIK3R1、EGFR、MAPK3	1.07E–09
hsa04932	Non–alcoholic fatty liver disease (NAFLD)	9	IL6、JUN、MAPK8、CASP8、CASP3、AKT1、PIK3R1、TNF、NFKB1	6.98E–08
hsa04024	cAMP signaling pathway	9	CREBBP、JUN、MAPK8、EP300、MAPK1、AKT1、PIK3R1、NFKB1、MAPK3	5.68E–07
hsa05223	Non–small cell lung cancer	5	MAPK1、AKT1、PIK3R1、EGFR、MAPK3	6.02E–05
hsa04630	JAK–STAT signaling pathway	6	IL6、CREBBP、STAT3、EP300、AKT1、PIK3R1	2.16E–04

续表

通路编号	通路名称	靶点数目	主要靶点	P 值
hsa04150	mTOR signaling pathway	5	MAPK1，AKT1，PIK3R1，TNF，MAPK3	6.91E–05
hsa04151	PI3K–Akt signaling pathway	9	IL6，MAPK1，AKT1，PIK3R1，FGF2，EGFR，NFKB1，MAPK3，VEGFA	3.54E–05
hsa04662	B cell receptor signaling pathway	6	JUN，MAPK1，AKT1，PIK3R1，NFKB1，MAPK3	5.96E–06
hsa04370	VEGF signaling pathway	6	SRC，MAPK1，AKT1，PIK3R1，MAPK3，VEGFA	3.23E–06
hsa04660	T cell receptor signaling pathway	7	JUN，MAPK1，AKT1，PIK3R1，TNF，NFKB1，MAPK3	1.88E–06
hsa04014	Ras signaling pathway	9	MAPK8，MAPK1，AKT1，PIK3R1，FGF2，EGFR，NFKB1，MAPK3，VEGFA	1.55E–06
hsa04621	NOD–like receptor signaling pathway	7	IL6，MAPK8，CASP8，MAPK1，TNF，NFKB1，MAPK3	5.74E–08

四、小泻肺汤防治肺炎核心靶点与核心成分靶向作用关系的分子对接验证

通过复杂网络分析可以全面系统地预测和发现小泻肺汤防治肺炎的潜在活性化合物和靶点，以阐释其泻肺平喘、通腑泄热作用的机制。但其发挥抗肺炎作用的核心靶点与核心成分靶向作用仍然需要进一步明确。分子对接是计算机辅助药物设计的重要手段。分子对接常用来研究化合物与网络中关键靶点的交互作用，通常对接分值≤–5 表明有较好的结合活性。在"药味 – 成分 – 靶点"网络中，筛选度值、介度、紧密度均大于其中位数的成分及靶点作为小泻肺汤防治肺炎的核心成分与核心靶点。针对全方"药味 – 成分 – 靶点"拓扑网络，筛选得到小泻肺汤防治肺炎的核心成分 9 个（部分化合物结构详见第六篇）和核心靶点 11 个。选取度值排名前 10 位的核心靶点与 9 个核心成分进行分子对接验证。

PDB 数 据 库 下 载 AKT1（PDB ID：3OCB）、APP（PDB ID：3KTM）、EGFR（PDB ID：6DUK）、F2（PDB ID：3P01）、FGF2（PDB ID：1FQ9）、MMP9（PDB ID：2OVX）、PIK3R1（PDB ID：4JPS）、SRC（PDB ID：2BDF）、VEGFA（PDB ID：5T89）晶体结构作为分子对接的靶点。使用 Schrödinger 2020-4 软件的 PrepWiz 模块对受体进行预处理。使用 Glide 模块的 SP 进行分子对接。将化合物小分子结构用 LigPrep 模块进行处理，运用 OPLS_2005 力场得到相应的低能构象。Epik28 以 pH 值 7.0±2.0 为条件分配电离状态并进行对接计算。将各靶点的对接结果以热图形式呈现，见图 7-4。结果显示，核心成分与各核心靶点均有一定的亲和力，其中化合物大黄酸、槲皮素、泽兰黄醇等与各个靶点的结合均较好，核心成分的信息见表 7-3。EGFR、PIK3R1、SRC 等靶点与各个潜在活性化合物之间的亲和力较好，推测小泻肺汤通过多途径发挥药效，表明活性成分在靶点上具有协同性，同时说明它们是小泻肺汤发挥整体药效作用的关键靶点。研究表明，槲皮素可激活细胞内信号转导通路调控机体的炎症反应和免疫应答，通过降低炎症因子 IL-6、IL-1β 等的分泌，对支气管上皮细胞炎症反应有一定的保护作用，在体内炎性调节中发挥重要作用，具有较强的消炎、抗病毒、抗菌等作用。研究发现，大黄酸可以抑制中性粒细胞的趋化和吞噬作用，以及巨噬细胞的迁移和吞噬作用，并抑制 IL-1 的活性和花生四烯酸的产生。

由上可知，小泻肺汤中筛选出的活性化合物主要有抗炎、抗病毒等作用，可能在肺炎的发病过程中发挥一定的干预作用。小泻肺汤中的成分通过作用于不同的靶点共同起到防治肺炎的作用，不同成分之间需要形成配伍，发挥协同增效的作用。同时，也说明了基于靶点反向预测结果得到的靶点网络、通路分析的可靠性。

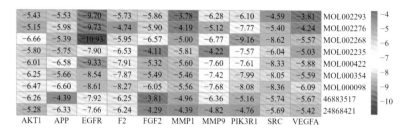

-5.43	-5.53	-9.70	-5.73	-5.86	-3.78	-6.28	-6.10	-4.59	-3.81	MOL002293
-5.15	-5.98	-9.73	-4.74	-5.90	-4.19	-5.12	-7.77	-5.40	-4.24	MOL002276
-6.66	-5.39	-10.93	-5.95	-6.57	-5.00	-6.77	-9.16	-8.62	-5.57	MOL002268
-5.80	-5.75	-7.90	-6.53	-4.11	-5.81	-4.22	-7.57	-6.04	-5.03	MOL002235
-6.01	-6.58	-9.33	-7.91	-5.32	-5.60	-7.60	-7.61	-8.33	-5.88	MOL000422
-6.25	-5.66	-8.54	-7.87	-5.49	-5.46	-7.42	-7.99	-8.05	-5.59	MOL000354
-6.47	-6.60	-8.61	-8.27	-6.05	-5.56	-7.68	-8.08	-8.36	-6.09	MOL000098
-6.26	-4.39	-7.92	-6.25	-3.81	-4.96	-6.36	-5.16	-5.74	-5.67	46883517
-5.28	-6.33	-7.66	-6.24	-4.29	-4.39	-4.82	-4.76	-5.69	-5.42	24868421
AKT1	APP	EGFR	F2	FGF2	MMP1	MMP9	PIK3R1	SRC	VEGFA	

图 7-4　小泻肺汤防治肺炎核心靶点与代表性核心成分的分子对接分数的热图分析

表 7-3　小泻肺汤防治肺炎代表性核心成分的相关信息

药味	MOL 号	Pubchem CID 号	CAS 号	化合物中文名	化合物英文名
葶苈子	MOL000098	5280343	117-39-5	槲皮素	Quercetin
葶苈子	MOL000354	5281654	480-19-3	异鼠李素	Isorhamnetin
葶苈子 白芍	MOL000422	5280863	520-18-3	山奈酚	Kaempferol
白芍	N/A	24868421	39011-90-0	芍药内酯苷	Albiflorin
大黄	MOL002235	5317287	19587-65-6	泽兰黄醇	Eupatin
大黄	MOL002276	N/A	11137-63-6	番泻苷 E	Sennoside E_qt
白芍	N/A	46883517	N/A	N/A	4-O-Methylbenzoylpaeoniflorin
大黄	MOL002293	N/A	37271-17-3	番泻苷 D	Sennoside D_qt
大黄	MOL002268	10168	478-43-3	大黄酸	Rhein

五、小泻肺汤防治肺炎核心靶点与代表性成分的结合模式分析

化合物产生药效的关键在于药物靶点是否具有合理的结合模式。本研究选取了核心靶点与其对接分值最高的核心成分，进行了结合模式分析，见图 7-5。F2 的残基 GIU 232、SER 235、GLU 182、ASP 229 与槲皮素形成氢键相互作用（图 7-5 D）。EGFR 的残基 LYS 745、GLU 865、PHE 856、ASP 855 与大黄酸形成氢键作用（图 7-5 C）。MMP1 的残基 ARG 202、

GLU 209 与泽兰黄醇形成氢键相互作用，残基 THR 148 与泽兰黄醇形成
π–π 堆积作用（图 7–5 F）。综合核心靶点与代表性核心成分的分子对接分
数热图分析及结合模式分析，初步表明了小泻肺汤的代表性成分可能是通
过靶向 AKT1、MMP1、F2 等靶点，起到治疗肺炎的作用。

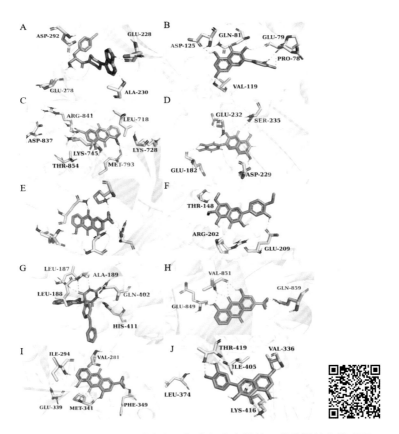

图 7–5　小泻肺汤防治肺炎核心靶点与代表性核心成分的结合模式图

（A 为大黄酸与 AKT1 相互作用；B 为槲皮素与 APP 相互作用；C 为大黄酸与 EGFR 相互作用；D 为
槲皮素与 F2 相互作用；E 为大黄酸与 FGF2 相互作用；F 为泽兰黄醇与 MMP1 相互作用；G 为槲皮
素与 MMP9 相互作用；H 为大黄酸与 PIK3R1 相互作用；I 为大黄酸与 SRC 相互作用；J 为槲皮素
与 VEGFA 相互作用。其中，黄色虚线代表氢键相互作用。）

六、小泻肺汤各功效组防治肺炎的"药味－成分－靶点"网络及关键靶点的 KEGG 通路富集分析

中药方剂往往通过多成分、多靶点、多途径协同作用来发挥药效作用。小泻肺汤由具有平喘功效的葶苈子、具有泄热通腑功效的大黄和具有养阴功效的芍药组成。故此方具有泻肺平喘、通腑泄热的功效，能够针对细菌性肺炎患者咳嗽、咳痰、喘息等证候特点进行治疗，具有细菌性肺炎治疗或辅助治疗的理论基础。基于不同的功效配伍分组建立了"药味－成分－靶点"网络，其作用靶点分布于不同的代谢通路，相互协调、共同发挥小泻肺汤泻肺平喘、通腑泄热的功效。其作用机制与目前炎症反应学说、细胞分子机制学说等多种发病学说均有相关性，可从不同角度揭示小泻肺汤的作用特点，初步阐明了小泻肺汤中两个功效组多点显效、协同增效的科学内涵。

（一）小泻肺汤通腑泻肺组防治肺炎的"药味－成分－靶点"网络及关键靶点的 KEGG 通路富集分析

基于拓扑结构的生物信息学方法，采用 Cytoscape（Version 3.7.2）软件构建小泻肺汤通腑泻肺组防治肺炎的"药味－成分－靶点"网络，建立可视化网络拓扑图。根据网络得到通腑泻肺组的 24 个成分共对应 32 个关键靶点。基于基因功能富集各功效组关键靶点的通路，将小泻肺汤通腑泻肺组防治肺炎的关键靶点导入 DAVID 数据库中，进行 KEGG 通路富集分析（$P < 0.05$），得到通腑泻肺组关键靶点通路为 91 条。

通腑泻肺组主要涉及与炎症反应相关的通路，如 NF-κB 信号通路、TLR 信号通路等，结果见图 7-6。细菌性肺炎是因感染细菌而引起的肺实质性急性炎症，其早期发病机制主要以炎症反应为主，机体受到细菌感染，导致免疫力下降。TLR4 相关信号通路是激活炎症反应的重要途径。NF-κB 信号通路是启动炎症反应的关键过程，作为启动炎症反应的关键蛋白，当

与其抑制蛋白 IκBs 联合时，使空间构象发生改变，IκB 蛋白激酶磷酸化，磷酸化的 IκBs 发生泛素化降解，使 NF–κB 从 NF–κB 复合物中解离出来进入细胞核内，诱导炎症反应发生。

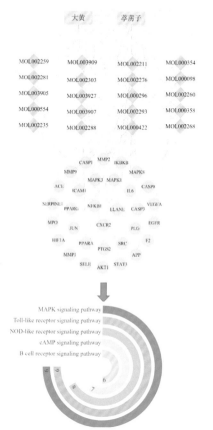

图 7-6　小泻肺汤通腑泻肺组防治肺炎的"药味 – 成分 – 靶点 – 通路"网络

（图中，□代表药味，◇代表成分，○代表靶点。）

（二）小泻肺汤敛阴组防治肺炎的"药味 – 成分 – 靶点"网络及关键靶点的 KEGG 通路富集分析

同法构建小泻肺汤敛阴组防治肺炎的"药味 – 成分 – 靶点"网络，建立可视化网络拓扑图。根据网络得到敛阴组的 16 个成分共对应 19 个关键靶点，KEGG 通路富集分析筛选得到敛阴组关键靶点通路为 53 条。

敛阴组通过调节免疫应答与通腑泻肺组共同发挥抗炎作用，涉及的通路如 JAK-STAT 信号通路、Inflammatory mediator regulation of TRP channels 等，见图 7-7。机体发病与否不仅仅取决于所感外来之邪，还与人体正气的强弱密切相关。肺炎患者经治疗到缓解期后，仍以气短、倦怠、乏力为主要症状，此时机体正虚邪退，余热未清，使用益气养阴之法可以加速脏腑阴阳功能的恢复，同时还可托邪外出，防止邪留内伏成患。研究表明，JAK-STAT 信号通路受到多种细胞因子的调控，与细胞的增殖、分化、凋亡有关，同时还可参与免疫调节等多种重要的生物学过程。而白细胞跨内皮迁移对于机体先天或适应性免疫应答也是必不可少的。细菌性肺炎以痰热壅肺、气道阻塞为主要病机，以痰、热、毒为其病理产物。患者临床表现主要为咳嗽、咳痰及喘息等。正常支气管黏膜分泌少量黏液以保持呼吸道湿润，当患者感染细菌性肺炎使得呼吸道发生炎症时，黏膜分泌量增多，炎性渗出物与黏液、灰尘、坏死物混合而形成痰液。气道黏液中，高度糖基化的高分子量黏蛋白是气道黏液的最主要成分，其表达和分泌受细胞因子的正性调节，如 TNF-α、EGF 等。小泻肺汤部分成分可能通过干预 PI3K-Akt 信号通路等多条通路调节细胞因子的高表达，减少气道黏液分泌，从而起到平喘化痰的作用。现代药理学研究证明，小泻肺汤君药葶苈子具有显著的止咳平喘作用，在泻肺、涤痰、平喘方面有着独特优势。综上，小泻肺汤对于细菌性肺炎的防治具有一定的针对性。

细菌性肺炎一直都被认为是我国成人肺炎中较高发的一种类型，患者临床上大多表现为发热、咳嗽、痰多等症状。小泻肺汤由具有平喘功效的葶苈子，具有泻肺通腑功效的大黄和具有养阴功效的芍药组成，全方共奏宣肺平喘、通腑泄热之功，能够针对肺炎患者的证候特点进行治疗，具有肺炎治疗或辅助治疗的理论基础。

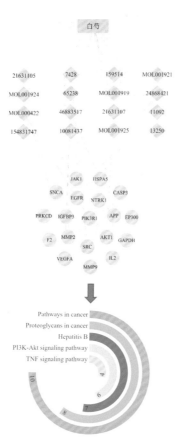

图 7-7 小泻肺汤敛阴组防治肺炎的"药味 – 成分 – 靶点 – 通路"网络
（图中，□代表药味，◇代表成分，○代表靶点。）

网络药理学建立于"药物 – 靶点 – 疾病"的多层次网络基础之上，从整体上预测小泻肺汤作用于细菌性肺炎的药物靶点，对组方的科学内涵进行生物信息学分析。其研究策略的整体性、系统性的特点与中医药整体观、辨证论治、组方配伍的原则殊途同归。

本节通过网络药理学方法，分析出小泻肺汤防治细菌性肺炎的活性成分、关键靶点和信号通路。结果表明，小泻肺汤防治细菌性肺炎的潜在靶基因主要有 EGFR、SRC、STAT3 等，PPI 网络的结果也表明这些靶点之间存在着密切的相互关系。由 KEGG 富集分析结果可以推测，小泻肺汤的相关靶基因可能通过调节炎症反应、免疫应答等通路对细菌性肺炎起到防治作用。同时，使用分子对接方法验证了核心活性成分和核心靶点能够相互作用，说明了基于靶点反向预测结果得到的靶点网络、通路分析的可靠性。结果显示，小泻肺汤主要是通过大黄酸、槲皮素、泽兰黄醇等多种成分作用于 EGFR、SRC、STAT3 等靶点，从而调节多种生物学功能以及多条通路，以达到防治细菌性肺炎目的，揭示了小泻肺汤防治细菌性肺炎具有多成分、多靶点、多通路的机制特点，为小泻肺汤辅助防治细菌性肺炎的合理性进行了解释。

第二节　大泻肺汤

COPD 是一种慢性肺部疾病，传统中医认为 COPD 属于"肺胀""咳嗽""喘证"等范畴，其发病机制是邪毒犯肺，加重痰浊与邪毒相互搏结，痰热郁结于肺，致使肺气不宣、腑气不通，证型以痰热闭肺尤为常见，治疗以清热涤痰、宣肺通腑为主。因此，具有通腑泄热、清肺化痰功效的大泻肺汤对痰热闭肺型的 COPD 具有潜在作用。大泻肺汤中的葶苈子降逆平喘，大黄泄热清肠，两者共为君药；黄芩清肺泄热，干姜具有温逐肺中痰饮作用，两者共为臣药；白芍为佐药，有缓急敛阴作用，以助清热解毒、宣肺化痰；甘草为使药，调和诸药，助芍药酸甘化阴补其肺虚。围绕该方核心功效，为了分析大泻肺汤主要治则治法及配伍规律的潜在科学内涵，本节基于传统方剂理论，在进行化学生物信息学分析之前，将大泻肺汤分为清热组（黄芩）、泻肺通腑组（葶苈子、大黄）和调和组（干姜、炙甘草、白芍）。分组方法结合传统中医理论遣药组方的原则，与其功效主治相呼应（药物现代药理作用分析详见第五篇）。

一、大泻肺汤"性味归经"网络的构建与分析

在《中国药典》中收集大泻肺汤所含药味的性、味、归经信息，在Cytoscape（Version 3.7.2）中构建大泻肺汤"性味归经"网络交互图，见图7-8。网络中度值较大（≥4）药味的归经为脾、胃、肺经，度值较大（≥2）药味的五味为咸味，度值较大（≥4）药味的四气为寒性。通过分析全方的性、味、归经发现，在药物归经方面，本方药味大多归肺、脾经；在四气五味方面，咸味药、寒性药占比最大，咸味能下、能软，有泻下通便、软坚散结的作用，可通腑气、散痰核，寒性药多具有清热、泻火、凉血、解热毒等作用。大泻肺汤通过性、味、归经达到配伍间的平衡，共同发挥通腑泄热、清肺化痰的功效。

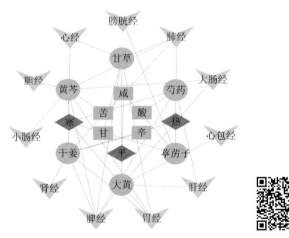

图 7-8 大泻肺汤"性味归经"网络图

（图中，○代表药味，▽代表归经，□代表五味，◇代表四气。）

二、大泻肺汤全方及各功效组防治 COPD 的关键靶点分析

利用 TCMSP 数据库检索及文献检索获取大泻肺汤各药味化合物成分，利用 SwissTargetPrediction 数据库预测大泻肺汤化合物潜在靶点（详见第二篇第五章第三节）。全方共收集到 166 个成分（去重），其中清热组成分 35

个、泻肺通腑组成分 25 个、调和组成分 112 个。预测得到全方化合物潜在靶点共 1020 个（去重），其中清热组化合物靶点 609 个，泻肺通腑组化合物靶点 434 个，调和组化合物靶点 883 个。

以 "chronic obstructive pulmonary disease" 为关键词，在 TTD、DrugBank、GeneCards 及 DisGeNET 数据库检索相关靶点信息，其中 GeneCards 数据库以 relevance score≥20 为筛选标准，DisGeNET 数据库以 score 值 > 0.1 为筛选标准，整合 4 个数据库检索结果并删除重复靶点，获得 COPD 疾病靶点 1502 个。

将全方和各功效组的化合物潜在靶点与 COPD 疾病靶点取交集，获得大泻肺汤全方防治 COPD 的潜在作用靶点 302 个，清热组 209 个，泻肺通腑组 158 个，调和组 279 个。其中，调和组潜在起效靶点更多，调和作用可能是大泻肺汤防治 COPD 的主要功效。将大泻肺汤全方及各功效组防治 COPD 的潜在作用靶点导入 STRING 数据库中，物种设为 "Homo sapiens"，蛋白互作综合得分 > 0.9 作为筛选条件，获取 PPI，并在 Cytoscape（Version 3.7.2）软件进行可视化和复杂网络分析，见图 7-9。筛选出均大于度值、介度和紧密度中位数的节点作为大泻肺汤防治 COPD 的关键靶点。筛选出全方、清热组、泻肺通腑组和调和组防治 COPD 的关键靶点分别为 220 个、55 个、42 个和 75 个。

大泻肺汤防治 COPD 的关键靶点 SRC、EGFR、MMPs（MMP2、MMP3、MMP9）、JNK、MAPK 等均已被证实与 COPD 的发生发展密切相关。其中，SRC 在促进气道平滑肌细胞生长和迁移发挥重要作用，从而引起 COPD 气道重塑的发生。MAPK（MAPK1/3/8）在 COPD 炎症反应中发挥了核心作用，MAPK 蛋白的激活会诱导肺自噬，促进肺细胞凋亡和 COPD 的发生。EGFR 与气道黏液高分泌相关，抑制 EGFR 的表达可降低气道黏液高分泌。VEGF 主要负责调控血管生成，MMPs 可释放 VEGF，两者共同维持肺组织的生理功能，两者失衡时会引起内皮细胞凋亡进而出现气道屏障受损和肺组织的破坏。MMPs 的高表达可促进 COPD 炎症细胞浸润、加速气道重构，金属蛋白酶组织抑制剂（TIMPs）则可以抑制其活性。细胞因子 IL-6、IL-8、TNF-α、TNF-β 均可诱导气道炎症的发生，造成气道与肺组织持续性的损伤，其水平在 COPD 患者中表达均上升。大泻肺汤防治 COPD 部分关键靶点的网络参数信息，见表 7-4。这些靶点涉及炎症反应、免疫调节、抗菌、降低气道黏液高分泌等方面，提示大泻肺汤清热、泻肺通腑、调和功效机制可能与这些蛋白靶点有关。

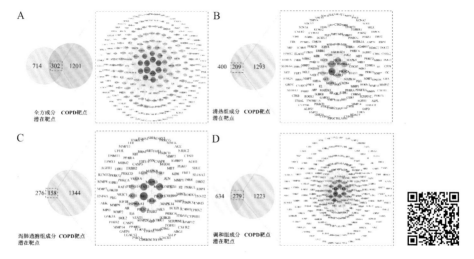

图 7-9 大泻肺汤全方、各功效组成分靶点与 COPD 交集靶点及其 PPI 网络

（A 为全方，B 为清热组，C 为泻肺通腑组，D 为调和组。图 A、B、C、D 的左半部分为成分靶点与 COPD 靶点的韦恩图，右半部分为 PPI 网络图。PPI 网络图中，节点颜色越红、尺寸越大，代表节点的度值越大。）

表 7-4 大泻肺汤防治 COPD 的部分关键靶点信息表

Uniprot ID	基因名称	靶点名称	度值	介度	紧密度
P12931	SRC	Proto-oncogene tyrosine-protein kinase Src	72	0.14	0.51
P27361	MAPK3	Mitogen-activated protein kinase 3	55	0.03	0.47
P28482	MAPK1	Mitogen-activated protein kinase 1	55	0.03	0.47
P07900	HSP90AA1	Heat shock protein HSP 90-alpha	51	0.08	0.47
P00533	EGFR	Epidermal growth factor receptor	37	0.04	0.45

Uniprot ID	基因名称	靶点名称	度值	介度	紧密度
P45983	MAPK8	Mitogen–activated protein kinase 8	35	0.03	0.44
P05231	IL6	Interleukin–6	24	0.02	0.40
P01375	TNF	Tumor necrosis factor	23	0	0.40
P14780	MMP9	Matrix metalloproteinase–9	13	0.01	0.39
P08253	MMP2	72 kDa type IV collagenase	13	0	0.39

注：本节根据大泻肺汤防治 COPD 靶点 PPI 网络中大于度值、介度和紧密度中位数为标准，筛选出全方防治 COPD 的关键靶点，选取部分关键靶点列于上表。

三、大泻肺汤全方防治 COPD 的"药味－成分－靶点"网络及关键靶点的 KEGG 通路富集分析

基于拓扑结构的生物信息学方法，采用 Cytoscape（Version 3.7.2）软件构建大泻肺汤全方防治 COPD 的"药味－成分－靶点"网络，建立可视化网络拓扑图，见图 7–10。根据网络共获得 158 个成分对应的 81 个关键靶点。基于基因功能富集全方关键靶点的通路，将大泻肺汤全方防治 COPD 的关键靶点导入 DAVID 数据库中，进行 KEGG 通路富集分析，筛选 $P < 0.05$ 的通路共 171 条。关键靶点参与的主要通路包括 MAPK 信号通路、磷脂酰肌醇 3– 激酶 / 丝氨酸激酶通路［phosphatidylinositol–3–kinases（PI3K）/protein kinase B（Akt）pathway］、TNF 信号通路、NF–κB 信号通路、西罗莫司的作用靶点（mechanistic target of rapamycin，mTOR）通路、JAK–STAT3 信号通路、TLR 信号通路、HIF–1 信号通路、TCR 信号通路、B 细胞受体信号通路和 VEGF 信号通路等，通路信息见表 7–5。

T 细胞受体、B 细胞受体等因子能够调节体内免疫细胞发挥免疫调节作用。免疫细胞浸润所产生的细胞因子可激活 JAK–STAT3 信号通路、NF–κB 信号通路、TLR 信号通路等经典炎性信号通路，发挥炎症调节作用。在各种细胞因子作用下，mTOR 信号通路、PI3K–Akt 信号通路、

MAPK 信号通路等通路被激活，对炎性环境中的组织细胞在增殖、分化和凋亡等方面发挥生理功能的调节。MAPK 信号通路在细胞的增殖、生长和分化等方面有重要的调节作用，抑制 MAPK 通路可减轻 COPD 的炎症反应和上皮细胞损伤。TNF 信号通路在介导能量代谢、炎症反应、血管生成等方面发挥重要作用。COPD 在发病过程中往往伴随着低氧血症，HIF-1 是介导缺氧信号传导的转导枢纽，调节 HIF-1 信号通路可提高机体的低氧耐受能力。PI3K-Akt 信号通路参与调节细胞生长、增殖、运动，抑制细胞凋亡，促进血管生成等过程，是细胞内的经典信号通路，其能释放炎性介质、活化炎性细胞，进而诱发气管收缩及气管重塑，抑制 PI3K-Akt 信号通路，可延缓 COPD 疾病进展。炎症细胞、炎症介质通过激活不同的信号通路诱发气道黏液高分泌，干预 cAMP、EGFR 等多条信号通路调节细胞因子的高表达，降低气道黏液高分泌。此外，炎性因子引起的炎性渗出将影响血管通透性，影响血管形成相关的调节信号通路关键基因的表达，进一步引起血液运行、血管生成的异常。信号通路间可相互影响，形成信号通路调节网络，共同调节 COPD 的发生发展。大泻肺汤具有多成分、多靶点、多通路的作用特点，可通过调控上述通路，发挥抗炎、免疫调节、降低气道黏液高分泌等作用，产生防治 COPD 的疗效。

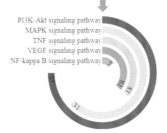

甘草　大黄　干姜　白芍　黄芩　葶苈子

MOL005001 21631107 MOL000359 MOL000422 MOL004935 MOL002926 MOL004855 MOL002497 MOL002932 MOL002268 MOL003656 MOL000211
MOL002488 MOL004810 MOL000525 MOL001490 MOL000228 MOL002494 154831747 MOL001689 MOL002494 MOL002917 MOL002297 MOL004827
11092 MOL004957 MOL000358 MOL002879 MOL002260 MOL004959 MOL002459 MOL000449 65238 MOL002917 MOL002909 MOL002468
MOL002464 MOL004945 MOL005017 MOL004988 MOL004883 135397096 159514 MOL000500 MOL004966 MOL004991 MOL004924 MOL002293
MOL004860 MOL004974 MOL002910 MOL004328 MOL002934 494717 MOL002516 MOL004915 MOL004905 MOL002565 MOL004856
MOL004835 MOL003905 MOL000098 MOL005012 MOL005016 MOL001792 MOL002908 MOL004917 MOL005003 MOL004903 MOL004828
MOL002897 MOL012245 MOL002913 MOL001925 MOL002915 MOL002514 MOL004911 MOL004207 21631105 MOL004857
MOL004908 13250 MOL002467 MOL004838 MOL001924 MOL004882 MOL004985 MOL002937 MOL002259 MOL002303 MOL012246 MOL010415
MOL002235 MOL005013 MOL004910 MOL005007 MOL001924 MOL002714 MOL004884 MOL004904 MOL004824 MOL002510 MOL005008 MOL008206
MOL005000 MOL004914 MOL004912 MOL002288 MOL004996 MOL001921 MOL002495 MOL002281 MOL004820 MOL004808 MOL004907 MOL004863
MOL000417 MOL002911 MOL002513 7428 MOL004978 10081437 MOL004891 MOL004815 MOL003907 MOL004822 MOL004989 MOL004815
24868421 MOL000552 MOL004990 46883517 MOL002933 MOL003896 MOL001506 MOL003927 MOL000296 MOL004811 MOL005020 MOL004948
MOL004841 MOL002211 MOL000392 MOL000354 MOL002501 MOL002928 MOL004898 MOL000676 MOL000497 MOL003909 MOL001919 MOL012266
MOL002925 MOL004806

图 7-10　大泻肺汤全方防治 COPD 的"药味 – 成分 – 靶点 – 通路"网络

（图中，△代表药味，○代表成分，◇代表靶点。）

表 7-5　大泻肺汤防治 COPD 的部分关键 KEGG 通路信息表

通路编号	通路名称	靶点数目	主要靶点	P 值
hsa04151	PI3K–Akt signaling pathway	37	GSK3B，FLT1，CHRM1，ITGB3，PIK3R1，FGF2，RELA，EGFR，NRAS，ERBB4，KDR，AKT1，MAPK1，RAC1，JAK2，HRAS，JAK3，JAK1，MAPK3，NTRK1，MAP2K1，HSP90AA1，SYK，ITGA4，NOS3，PRKCA，IL2，NFKB1，VEGFA，IL6，PIK3CA，MDM2，TEK，RAF1，FGFR3，TP53，FGFR1	1.61E–28

续表

通路编号	通路名称	靶点数目	主要靶点	P 值
hsa04010	MAPK signaling pathway	31	FLT1、FGF2、TNF、RELA、EGFR、CDC42、NRAS、MAPK8、ERBB4、CASP3、KDR、AKT1、MAPK1、RAC1、HRAS、MAPK3、NTRK1、JUN、MAP2K1、TGFB1、PRKCB、PRKCA、MAPK14、NFKB1、VEGFA、TEK、MAPT、RAF1、FGFR3、TP53、FGFR1	1.71E-23
hsa01521	EGFR tyrosine kinase inhibitor resistance	22	GSK3B、MAP2K1、PRKCB、SRC、STAT3、PRKCA、PIK3R1、FGF2、EGFR、VEGFA、IL6、NRAS、PIK3CA、KDR、AKT1、MAPK1、JAK2、RAF1、HRAS、FGFR3、JAK1、MAPK3	1.69E-25
hsa04066	HIF-1 signaling pathway	22	MAP2K1、CREBBP、FLT1、NOS2、PRKCB、NOS3、STAT3、PRKCA、PIK3R1、HIF1A、EGFR、RELA、NFKB1、VEGFA、IL6、PIK3CA、AKT1、EP300、MAPK1、TEK、GAPDH、MAPK3	2.78E-22
hsa04068	FoxO signaling pathway	20	MAP2K1、CREBBP、TGFB1、STAT3、PIK3R1、MAPK14、SIRT1、EGFR、IL6、NRAS、MAPK8、PIK3CA、MDM2、S1PR1、AKT1、EP300、MAPK1、RAF1、HRAS、MAPK3	9.58E-18
hsa04024	cAMP signaling pathway	20	MAP2K1、CREBBP、JUN、CHRM1、PIK3R1、ADRB2、GRIN2B、RELA、NFKB1、NFKBIA、EDNRA、MAPK8、PIK3CA、AKT1、EP300、MAPK1、RAC1、RAF1、PPARA、MAPK3	1.92E-13
hsa04660	T cell receptor signaling pathway	19	GSK3B、MAP2K1、JUN、PIK3R1、MAPK14、TNF、IL2、RELA、NFKB1、CDC42、NFKBIA、NRAS、MAPK8、PIK3CA、AKT1、MAPK1、RAF1、HRAS、MAPK3	2.87E-18

续表

通路编号	通路名称	靶点数目	主要靶点	P 值
hsa04370	VEGF signaling pathway	18	MAP2K1, PRKCB, NOS3, SRC, PRKCA, PIK3R1, MAPK14, VEGFA, CDC42, NRAS, PIK3CA, KDR, AKT1, MAPK1, RAC1, RAF1, HRAS, MAPK3	2.17E-21
hsa04659	Th17 cell differentiation	18	JUN, HSP90AA1, TGFB1, STAT1, STAT3, MAPK14, HIF1A, IL2, RELA, NFKB1, NFKBIA, IL6, MAPK8, MAPK1, JAK2, JAK3, JAK1, MAPK3	1.47E-16
hsa04668	TNF signaling pathway	18	MAP2K1, JUN, MMP3, PIK3R1, MAPK14, TNF, MMP9, RELA, NFKB1, NFKBIA, IL6, MAPK8, CASP8, PIK3CA, CASP3, AKT1, MAPK1, MAPK3	2.78E-16
hsa04662	B cell receptor signaling pathway	17	GSK3B, MAP2K1, JUN, SYK, PRKCB, PIK3R1, RELA, NFKB1, NFKBIA, NRAS, PIK3CA, AKT1, MAPK1, RAC1, RAF1, HRAS, MAPK3	3.43E-17
hsa04012	ErbB signaling pathway	17	GSK3B, MAP2K1, JUN, PRKCB, SRC, PRKCA, PIK3R1, EGFR, NRAS, MAPK8, PIK3CA, ERBB4, AKT1, MAPK1, RAF1, HRAS, MAPK3	6.31E-17
hsa04657	IL-17 signaling pathway	17	GSK3B, JUN, HSP90AA1, MMP1, MMP3, MAPK14, TNF, MMP9, RELA, NFKB1, NFKBIA, IL6, MAPK8, CASP8, CASP3, MAPK1, MAPK3	3.43E-16
hsa04620	Toll-like receptor signaling pathway	17	MAP2K1, JUN, STAT1, PIK3R1, MAPK14, TNF, RELA, NFKB1, NFKBIA, IL6, MAPK8, CASP8, PIK3CA, AKT1, MAPK1, RAC1, MAPK3	1.94E-15
hsa04630	JAK-STAT signaling pathway	16	CREBBP, STAT1, STAT3, PTPN11, PIK3R1, EGFR, IL2, IL6, PIK3CA, AKT1, EP300, JAK2, RAF1, HRAS, JAK3, JAK1	3.14E-11

续表

通路编号	通路名称	靶点数目	主要靶点	P值
hsa04150	mTOR signaling pathway	13	GSK3B, MAP2K1, PRKCB, PRKCA, PIK3R1, TNF, NRAS, PIK3CA, AKT1, MAPK1, RAF1, HRAS, MAPK3	2.72E-08
hsa04725	Cholinergic synapse	12	MAP2K1, NRAS, CHRM1, PIK3CA, PRKCB, MAPK1, AKT1, PRKCA, PIK3R1, JAK2, HRAS, MAPK3	9.89E-09
hsa04064	NF-kappa B signaling pathway	7	NFKBIA, SYK, PLAU, PRKCB, TNF, RELA, NFKB1	5.08E-04
hsa04960	Aldosterone-regulated sodium reabsorption	6	PIK3CA, PRKCB, MAPK1, PRKCA, PIK3R1, MAPK3	2.67E-05
hsa04350	TGF-beta signaling pathway	6	CREBBP, TGFB1, EP300, MAPK1, TNF, MAPK3	0.002177635

四、大泻肺汤防治 COPD 核心靶点与核心成分靶向作用关系的分子对接验证

通过复杂网络分析，预测出大泻肺汤防治 COPD 的潜在活性化合物和靶点，但其发挥抗 COPD 作用的核心靶点与核心成分靶向作用仍然需要进一步明确。分子对接是计算机辅助药物设计的重要手段。在网络药理学研究中，分子对接常用来研究化合物与网络中关键靶点的交互作用，通常对接分值≤-5 表明有较好的结合活性。针对全方"药味 – 成分 – 靶点"拓扑网络，筛选度值、介度、紧密度均大于其中位数的化合物成分与靶点为大泻肺汤防治 COPD 的核心成分和核心靶点。筛选得到大泻肺汤防治 COPD 的核心成分 52 个（部分化合物结构详见第六篇）和核心靶点 36 个。选取度值排名前 10 位的核心靶点与核心成分进行分子对接验证。

PDB 数据库下载 ESR1（PDB ID：5ACC）、EGFR（PDB ID：4AZU）、SRC（PDB ID：2BDF）、AR（PDB ID：4OLM）、MMP2（PDB ID：3AYU）、MMP3

（PDB ID：1D5J）、MMP9（PDB ID：2OVX）、HSP90AA1（PDB ID：3OCB）、
GSK3B（PDB：3L1S）晶体结构作为分子对接的靶点。使用 Schrödinger
2020-4 软件的 PrepWiz 模块进行优化蛋白。将化合物小分子结构用 LigPrep
模块进行处理，在 MMFFs 力场进行结构优化。采用 Epik28 以 pH 值 7.0 ± 2.0
为条件分配电离状态，使用 Glide 模块的 SP 进行对接计算。将各靶点的对接
结果以热图形式呈现，见图 7-11。结果显示，槲皮素（MOL000098）、六氢姜
黄素（MOL002468）、异鼠李素（MOL000354）、山柰酚（MOL000422）、8- 甲
氧基茋非醇（MOL002514）、黄芩素（MOL002714）、红花素（MOL002910）、
圣草酚（MOL002914）等化合物与各个靶点的结合活性均较高，推测可能是
大泻肺汤起效的多靶点成分，成分信息见表 7-6。EGFR、基质金属蛋白酶
9（matrix metalloproteinase-9，MMP9）、糖原合酶激酶 -3β（glycogen synthase
kinase-3 beta，GSK3B）、SRC 等靶点与各个潜在活性化合物之间的亲和力较
好，推测大泻肺汤通过多靶点发挥药效。

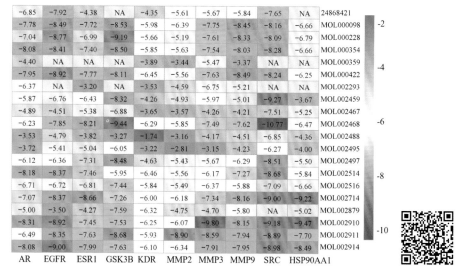

图 7-11　大泻肺汤防治 COPD 核心靶点与代表性核心成分的分子对接分数的热图分析

表 7-6　大泻肺汤防治 COPD 代表性核心成分的相关信息

药味	MOL ID	Pubchem CID	CAS 号	化合物中文名	化合物英文名
白芍	N/A	24868421	39011-90-0	芍药内酯苷	Albiflorin
甘草、葶苈子	MOL000098	5280343	117-39-5	槲皮素	Quercetin
黄芩	MOL000228	821279	1090-65-9	山姜素	Alpinetin
甘草、葶苈子	MOL000354	5281654	480-19-3	异鼠李素	Isorhamnetin
白芍、甘草、干姜、黄芩	MOL000359	12303645	5779-62-4	谷甾醇	Sitosterol
白芍、甘草、葶苈子	MOL000422	5280863	520-18-3	山柰酚	Kaempferol
大黄	MOL002293	N/A	37271-17-3	番泻苷 D	Sennoside D_qt
干姜	MOL002459	168115	23513-15-7	10-姜酚	10-Gingerol
干姜	MOL002467	442793	23513-14-6	6-姜酚	6-Gingerol
干姜	MOL002468	13347318	36062-05-2	六氢姜黄素	Hexahydrocurcumin
干姜	MOL002488	N/A	61871-71-4	6-姜二酮	6-Gingerdione
干姜	MOL002495	5281794	555-66-8	6-姜烯酚	6-Shogaol
干姜	MOL002497	168114	23513-08-8	8-姜酚	(8)-Gingerol
干姜	MOL002514	5281698	571-74-4	8-甲氧基莰菲醇	Sexangularetin
干姜	MOL002516	31211	122-48-5	姜酮	Zingerone
黄芩	MOL002714	5281605	491-67-8	黄芩素	Baicalein
黄芩	MOL002879	33934	27554-26-3	邻苯二甲酸二异辛酯	Diisooctyl phthalate
黄芩	MOL002910	N/A	479-54-9	红花素	Carthamidin
黄芩	MOL002911	78385588	N/A	2,6,2',4'-四羟基-6'-甲氧基查尔酮	2,6,2',4'-Tetrahydroxy-6'-methoxychaleone
黄芩	MOL002914	373261	4049-38-1	圣草酚	Rac-Eriodictyol

　　由此结果可以看出，大泻肺汤中的成分通过作用于不同靶点起到防治 COPD 的作用，不同成分之间需要形成配伍，发挥协同增效的作用。同时，也说明了靶点反向预测结果以及基于靶点反向预测结果得到的靶点网络、通路分析的可靠性。

五、大泻肺汤防治 COPD 核心靶点与代表性成分的结合模式分析

化合物产生药效的关键在于药物靶点是否具有合理的结合模式。本研究选取了核心靶点与其对接分值最高的核心成分，进行了结合模式分析，见图 7-12。EGFR 的残基 MET 793、LYS 745、GLU 762 与红花素形成氢键作用（图 7-12 A）。HSP90AA1 的残基 ASP 93 与红花素形成氢键作用，残基 TRP 162、PHE 138 与红花素形成 π-π 相互作用（图 7-12 B）。MMP9 的残基 LEU 188、GLN 402 与红花素形成氢键作用（图 7-12 C）。AR 的残基 GLN 711、MET 745、LEU 704 与六氢姜黄素形成氢键作用，残基 PHE 764 与六氢姜黄素形成 π-π 相互作用（图 7-12 D）。KDR 的残基 GLU 885、CYS 919 与六氢姜黄素形成氢键作用（图 7-12 E）。SRC 的残基 THR 338、GLU 339 与山奈酚形成氢键作用（图 7-12 F）。MMP2 的残基 PRO 134、ASN 147 与 8- 甲氧基荭菲醇形成氢键作用（图 7-12 G）。GSK3B 的残基 VAL 135 与黄芩素形成氢键作用（图 7-12 H）。MMP3 的残基 PRO 221、GLU 202 与 2,6,2',4'- 四羟基 -6'- 甲氧基查尔酮形成氢键作用，残基 HIS 211 与 2,6,2',4'- 四羟基 -6'- 甲氧基查尔酮形成 π-π 相互作用（图 7-12 I）。ESR1 的残基 THR 347、GLU 353、LEU 387 与圣草酚形成氢键作用，残基 PHE 404 与圣草酚形成 π-π 相互作用（图 7-12 J）。综合核心靶点与代表性核心成分的分子对接分数热图分析及结合模式分析，初步表明了大泻肺汤的代表性成分可能是通过靶向 EGFR、MMPs（MMP2、MMP3、MMP9）、ESR1 等靶点，起到治疗 COPD 的作用。

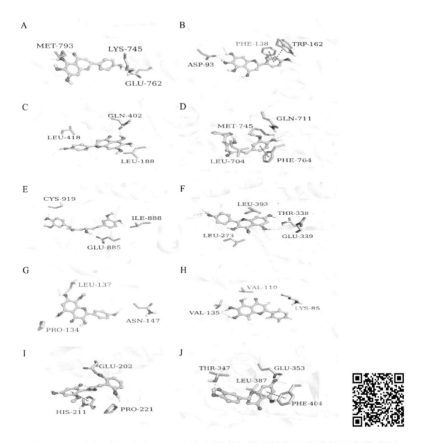

图 7-12　大泻肺汤防治 COPD 核心靶点与代表性核心成分的结合模式图

（A 为红花素与 EGFR 相互作用；B 为红花素与 HSP90AA1 相互作用；C 为红花素与 MMP9 相互作用；D 为六氢姜黄素与 AR 相互作用；E 为六氢姜黄素与 KDR 相互作用；F 为山奈酚与 SRC 相互作用；G 为 8- 甲氧基莰菲醇与 MMP2 相互作用；H 为黄芩素与 GSK3B 相互作用；I 为 2,6,2',4'- 四羟基 -6'- 甲氧基查尔酮与 MMP3 相互作用；J 为圣草酚与 ESR1 相互作用。图中，黄色虚线代表氢键相互作用，红色虚线代表 π-π 作用。）

六、大泻肺汤各功效组防治 COPD 的"药味 - 成分 - 靶点"网络及关键靶点的 KEGG 通路富集分析

采用 Cytoscape（Version 3.7.2）软件构建大泻肺汤各功效组防治胃癌的"药味 - 成分 - 靶点"网络，建立可视化网络拓扑图。将大泻肺汤各功效组防治 COPD 的关键靶点导入 DAVID 数据库中，进行 KEGG 通路富集分析

（$P < 0.05$）。

（一）大泻肺汤清热组防治 COPD 的"药味 – 成分 – 靶点"网络及关键靶点的 KEGG 通路富集分析

根据网络得到清热组的 35 个成分共对应 56 个关键靶点，KEGG 富集分析得到 142 条通路，见图 7–13。

清热组侧重于通过炎症调节防治 COPD，其中 PI3K–Akt 信号通路、JAK–STAT 信号通路、TNF 信号通路、MAPK 信号通路、TGF–β 信号通路等通路可能起到关键作用。气道炎症是 COPD 的基本病理特征，体内炎症微环境的紊乱、过度的氧化应激等多重病理改变是 COPD 发展的致病因素。大量的免疫细胞聚集产生炎症反应，当免疫调节过度时，炎性细胞所分泌的大量炎症因子会损伤肺组织，使之产生炎性损伤，最终导致疾病发生、发展和恶化。PI3K–Akt 信号通路在气道慢性炎症中，通过对炎症介质的释放、炎症细胞的活化及气道重塑等功能的调控，在 COPD 中发挥重要作用。过度激活的 PI3K–Akt 信号通路可诱导 NF–κB 的激活，上调促炎细胞因子 IL–6 和 TNF–α 的表达，导致持续性气道炎症，加速 COPD 的进展。JAK–STAT 信号通路是多种细胞因子信号转导的共同途径，在一定程度上参与细胞的增殖、分化、凋亡和炎症反应。MAPK 信号通路在维持机体内氧化 – 抗氧化的动态平衡中发挥着重要作用，同时参与 COPD 炎症的发生、发展等过程，其通过抑制 MAPK 信号通路可减轻 COPD 的炎症反应。在 COPD 的发病过程中，TGF–β 信号通路扮演着重要角色，TGF–β 信号通路调控相应炎症介质来影响气道重塑。通过抑制 TGF–β 信号通路，可以缓解 COPD 患者病情。因此，清热组可能主要通过作用于上述通路从而降低炎症水平发挥炎症调节的功能。

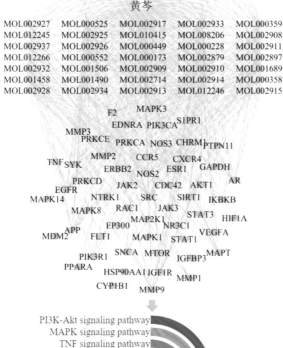

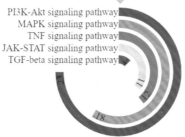

图 7-13　大泻肺汤清热组防治 COPD 的"药味 – 成分 – 靶点 – 通路"网络

（图中，△代表药味，○代表成分，◇代表靶点。）

（二）大泻肺汤泻肺通腑组防治 COPD 的"药味 – 成分 – 靶点"网络及关键靶点的 KEGG 通路富集分析

根据网络得到泻肺通腑组的 20 个成分共对应 43 个关键靶点，KEGG 富集分析得到 143 条通路，见图 7-14。

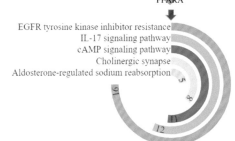

图 7-14 大泻肺汤泻肺通腑组防治 COPD 的"药味 – 成分 – 靶点 – 通路"网络

（图中，△代表药味，○代表成分，◇代表靶点。）

　　泻肺通腑组侧重于调节炎性渗出引起的气道黏液高分泌，其中 EGFR 信号通路、IL-17 信号通路、cAMP 信号通路、胆碱能突触（cholinergic synapse）、醛固酮调节的钠重吸收（aldosterone-regulated sodium reabsorption）等通路可能起到关键作用。炎症细胞、炎症介质通过激活不同的信号通路诱发气道黏液高分泌。气道黏液高分泌是机体水液代谢障碍，停滞于体内某一部位所形成的病理产物，是 COPD 发生、发展过程中重要的病理特征之一。气道黏液分泌过多导致 COPD 患者咳嗽和痰液生成，诱发气道炎症和气管重塑，导致 COPD 患者病情恶化。气道中微生物感染和促炎反应可通过调控 EGFR 信号通路引起气道黏液高分泌，使 COPD 患者肺功能恶化。MUC5AC 和 MUC5B 是参与气道中过多黏液形成的主要糖蛋白。MUC5AC 的表达可受 EGF 及 EGFR 的调节，MUC5B 可受 IL-17 通路介导，两者共同导致 COPD 中黏液高分泌和持续气道炎症。cAMP 信号通路的激活导致气道炎症的抑制和气道平滑肌的松弛。胆碱能受体与胆碱能神经元释放的乙酰胆碱（ACh）结合，可促进气道平滑肌收缩及增加气道黏液分泌，在调节气道张力方面起重要作用。通过抑制胆碱能受体活性，可减少气道黏液分泌。因此，泻肺通腑组可能主要通过作用于上述通路，从而降低炎症水平进而降低气道黏液高分泌，抑制气管重塑的发生。

（三）大泻肺汤调和组防治 COPD 的"药味 – 成分 – 靶点"网络及关键靶点的 KEGG 通路富集分析

根据网络得到调和组的 110 个成分共对应 76 个关键靶点，KEGG 富集分析得到 158 条通路，见图 7-15。

调和组与清热组、泻肺通腑组相互联系、相互影响。其关键靶点参与的通路主要有 HIF-1 信号通路、EGFR 信号通路、MAPK 信号通路、FoxO 信号通路、NF-κB 信号通路等。HIF-1 信号通路与免疫反应、炎症反应的发生和发展密切相关。COPD 在发病过程中往往伴随着低氧血症，HIF-1 广泛参与多种细胞信号通路，是介导缺氧信号传导的转导枢纽，其与其他信号通路之间存在交叉调节，形成特异性且多样的 HIF-1 介导的细胞缺氧反应通路。HIF-1 通路被激活以促进炎症和 VEGF 的表达，从而调节氧的利用。HIF-1 抗细胞凋亡的作用还与 PI3K-Akt 信号通路、MAPK 信号通路有关。EGFR 信号通路可以通过诱导 ErbB 信号通路、PI3K-Akt 信号通路、MAPK 信号通路和 HIF-1 信号通路等通路，上调黏蛋白基因的表达，使得患者气道黏液过度分泌呈高分泌状态。激活 ErbB 信号通路能够调节细胞增殖，促进炎症反应。MAPK 级联激活是多个信号通路的中心，激活 MAPK 通路能够调节细胞增殖和病理生理过程。在 COPD 的炎症反应及免疫应答中均有 NF-κB 信号通路的参与，NF-κB 信号通路可间接促进

VEGF、TGF-β 的表达，抑制 NF-κB 信号通路，可减轻炎症反应。FoxO 信号通路与 COPD 息息相关，调和组可能通过作用于 FoxO 信号通路以调节 COPD 的炎症与氧化应激反应，延缓 COPD 的病情进展。因此，调和组可能主要通过作用于上述通路，与清热组和泻肺通腑组起到"协同起效"的作用，延缓 COPD 病情进展的功能。

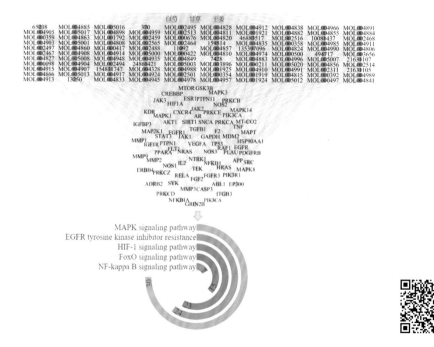

图 7-15　大泻肺汤调和组防治 COPD 的"药味 – 成分 – 靶点 – 通路"网络

（图中，△代表药味，○代表成分，◇代表靶点。）

敦煌医方大泻肺汤由具有清热功效的大黄、黄芩，具有泻肺通腑功效的葶苈子、干姜和具有调和功效的甘草、白芍组成。方中葶苈子降逆平喘，大黄泄热清肠，两者共为君药；黄芩清肺泄热，干姜温逐肺中痰饮，两者共为臣药；白芍为佐药，有敛阴和营作用，以助清热解毒、宣肺化痰；甘草为使药，调和诸药，助白芍酸甘化阴补其肺虚。故此方具有通腑泄热、清肺化痰的功效，能够针对痰热闭肺型 COPD 患者的证候特点进行治疗，具有 COPD 治疗或辅助治疗的理论基础。

　　大泻肺汤防治 COPD 的关键靶点已被证实与 COPD 的发生发展密切相关。在筛选出来的化合物中，葶苈子的有效成分槲皮素、异鼠李素、山奈酚已被证明对 COPD 具有良好的防治作用。葶苈子辛散，善泻肺中痰饮而平喘，且具行水消肿之功，可改善 COPD 所导致的多痰和咳喘等临床症状。干姜及其活性成分 6- 姜酚、六氢姜黄素、6- 姜二酮、6- 姜烯酚和 8- 姜酚等具有松弛支气管平滑肌作用，可缓解 COPD 患者呼吸困难等临床症状。黄芩及其活性成分黄芩素、红花素可通过 PI3K/Akt/NF-κB 通路抑制气道炎症，并减少 TGF-β 和 MMPs 的表达，从而显著改善 COPD 的气道重塑状况。

　　本节基于大泻肺汤药味功效进行分组，通过复杂网络分析，初步阐释了大泻肺汤清热、泻肺通俯、调和功效防治 COPD 的药效物质基础和作用机制。大泻肺汤可能通过 SRC、EGFR、MAPK、HSP90AA1 等，与炎症反应、免疫调节、化痰止咳平喘相关靶点，发挥清热、泻肺通腑、调和功效。大泻肺汤各功效组的药味成分共同发挥炎症调节、免疫调节和降低气道黏液高分泌作用，且各有侧重。如 PI3K-Akt 信号通路、HIF-1 信号通路、NF-κB 信号通路等通路参与炎症调节，EGFR 信号通路、cAMP 信号通路等通路参与降低气道黏液高分泌。大泻肺汤各功效的药味可作用于同一信号通路或特定的信号通路发挥不同或特定的功能调节。

　　从全方及各功效组的"药味 - 成分 - 靶点 - 通路"网络分析发现，网络中既存在一个分子调控多个靶点、多条通路，也存在不同分子调控同一个靶点、同一通路的现象，体现了大泻肺汤中"多成分 - 多靶点 - 多通路"对 COPD 起到综合治疗作用的特点。最后通过 CADD 进一步探讨了大泻肺汤中的代表性成分与核心靶点的亲和力及结合模式，说明了基于靶点反向预测结果得到的靶点网络、通路分析的可靠性，为大泻肺汤辅助防治 COPD 的合理性进行了解释。

第三节　小补肺汤

本章第一节内容已指出小泻肺汤倾向于防治细菌性肺炎，而在本节内容中，小补肺汤更适用于防治病毒性肺炎。敦煌医方小补肺汤源自《辅行诀》："治汗出口渴，少气不足息，胸中痛，脉虚者方。"具有病毒性肺炎治疗或辅助治疗的理论基础。第二篇中已经对小补肺汤的中医基础理论进行了深入分析，并通过生物信息挖掘以及网络药理学分析得到该方具有防治病毒性肺炎的可能（药物现代药理作用分析详见第五篇）。

病毒性肺炎属于中医"疫病"范畴，临床表现以发热为主要症状，可兼有无汗或汗出、鼻塞、流涕、咽喉痛、咳嗽等症状。小补肺汤中麦冬养阴润肺、益胃生津、清心除烦，为君药，五味子可收敛元气，为臣药，两者协同作用于疫病津液耗损、久咳伤肺的患者；细辛辛温，辛香走窜，入肺经通鼻窍，温肺脏，散寒邪，除痰湿，助旋覆花宣降肺气之功，二药并用为佐药。诸药合用，共奏养阴益肺、宣肺降气之功。综上所述，小补肺汤对防治病毒性肺炎有着一定的作用。围绕该方核心功效，为了分析小补肺汤主要治则治法及配伍规律的潜在科学内涵，本节在进行化学生物信息学分析之前，基于传统方剂理论，将小补肺汤分为养阴组（麦冬、五味子）和调气组（旋覆花、细辛），并通过靶点反向预测、蛋白互作网络分析、通路富集分析、多靶点分子对接等化学生物信息学方法，进一步探讨小补肺汤防治病毒性肺炎的潜在作用靶点和分子机制，揭示小补肺汤"养阴益肺，宣肺降气"防治病毒性肺炎的科学内涵。

一、小补肺汤"性味归经"网络的构建与分析

在《中国药典》中收集小补肺汤所含药味的性、味、归经信息，在Cytoscape（Version 3.7.2）中构建小补肺汤"性味归经"网络交互图，见图

7–16。网络中药味与归经度值较大（≥3）的为肺、心经。药味与五味度值较大（≥2）的为甘、苦、辛味，药味与四气度值较大（≥3）的为温性。由此可知，小补肺汤中多为温药，同时辅以寒药互补调节；方中甘、苦、辛味药居多，同时包含了酸、咸味药，酸咸并用，合而化辛以恢复肺之宣降；方中各药多归于肺、心经，强调多脏腑调节。小补肺汤通过性、味、归经达到配伍间的平衡，共同发挥养阴益肺，宣肺降气的功效。

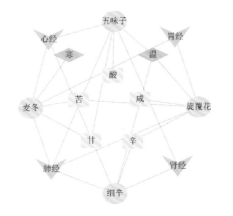

图 7–16　小补肺汤"性味归经"网络图

（图中，○代表药味，▽代表归经，□代表五味，◇代表四气。）

二、小补肺汤全方及各功效组防治病毒性肺炎的关键靶点分析

利用 TCMSP 数据库检索以及文献检索小补肺汤各药味化合物成分，预测小补肺汤中潜在活性成分的作用靶点（详见第二篇第五章第二节）。全方共收集到 60 个潜在活性成分（去重），其中养阴成分 35 个、调气组成分 25 个。预测得到全方化合物潜在靶点共 912 个（去重），其中养阴组化合物靶点 643 个，调气组化合物靶点 730 个。在 TTD、DrugBank、GeneCards 及 DisGeNET 数据库中共收集到肺炎疾病靶点 713 个（详见第三篇第七章第一节）。

将全方和各功效组的化合物靶点与肺炎疾病靶点取交集，获得小补肺汤全方防治肺炎的潜在作用靶点 116 个，养阴组 81 个，调气组 103 个。其中，

调气组潜在起效靶点更多，可能是小补肺汤防治肺炎的主要功效组。将小补肺汤全方及各功效组防治肺炎的潜在作用靶点导入 STRING 数据库中，物种设为"Homo sapiens"，蛋白互作综合得分＞0.9 作为筛选条件，获取 PPI，并在 Cytoscape（Version 3.7.2）软件进行可视化和复杂网络分析，见图 7-17。以大于度值、介度、紧密度中位数为标准，筛选出养阴组、调气组和全方成分防治肺炎的关键靶点分别为 26 个，33 个和 40 个。其中，小补肺汤全方防治肺炎部分关键靶点为 STAT3、核因子 NF-kappa-B p105 亚基（nuclear factor NF-kappa-B p105 subunit，NFκB1）、转录因子 Jun（transcription factor Jun，JUN）、IL-6、IL-1β、酪氨酸蛋白激酶 JAK1（tyrosine-protein kinase JAK1，JAK1）、TNF、胱天蛋白酶 3（caspase-3，CASP3）、MMP9、Toll 样受体 4（Toll-like receptor 4，TLR4），靶点信息见表 7-7。

小补肺汤防治肺炎的关键靶点 NFκB1、TLR4、IL6、IL1β、TNF 均已被证实与肺炎的发生发展密切相关。NF-κB 不仅通过介导促炎因子等细胞因子的释放间接参与病毒性肺炎的恶化，还能够决定细胞对流感病毒的易感性。TLR4 过度活化会导致破坏性炎症加重病毒介导的急性肺炎，其信号传导的失调也可能导致机体出现脓毒性休克相关的细胞因子风暴等严重后果，进而引起机体针对病原体的无效防御或者自身免疫对宿主细胞的误导性攻击。IL-6 为关键炎症因子，由单核巨噬细胞分泌，可使肝细胞分泌 CRP，刺激 B 细胞增殖，待发展为成熟细胞毒性 T 细胞后，局部炎症反应加剧。成人流感病毒能够感染体内免疫炎性细胞因子，进而发挥重要作用，可使局部炎症反应扩大，其中 IL-1β、IL-6 和 TNF-α 为重要炎症因子。IL-1β 为一种促炎活性因子，可参与 mRNA 转录并使其受影响。研究发现，IL-1β 细胞因子与相应的受体结合，在转录水平调节和促炎发挥及受体的表达诱惑等方面发挥重要作用。而具备多种生物学功能的 TNF-α 炎症因子在正常机体中可发挥机体免疫反应调节优势，可使杀灭病原体的免疫系统激活。如在病理机体中，TNF-α 可致 IL-4 和 IL-6 等炎症因子分泌，加剧炎症反应。各功效组均具有较多的防治肺炎的潜在靶点，表明各功效组具有协同起效的生物学基础。

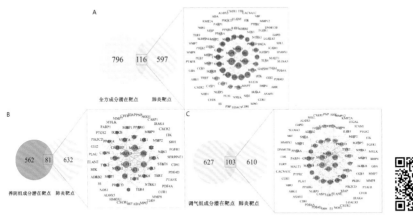

图 7-17　小补肺汤全方、各功效组成分靶点与病毒性肺炎交集靶点及其 PPI 网络

（A 为全方，B 为养阴组，C 为调气组。图 A、B、C 的左半部分为成分靶点与病毒性肺炎靶点的韦恩图，右半部分为 PPI 网络图。PPI 网络图中，节点颜色越紫、尺寸越大，代表节点的度值越大。）

表 7-7　小补肺汤防治病毒性肺炎的部分关键靶点信息表

Uniprot ID	基因名称	靶点名称	度值	介度	紧密度
P40763	STAT3	Signal transducer and activator of transcription 3	27	0.13	0.50
P19838	NFκB1	Nuclear factor NF-kappa-B p105 subunit	22	0.09	0.48
P05412	JUN	Transcription factor Jun	21	0.07	0.46
P05231	IL6	Interleukin-6	19	0.05	0.43
P01584	IL1β	Interleukin-1 beta	17	0.05	0.42
P23458	JAK1	Tyrosine-protein kinase JAK1	14	0.01	0.41
P01375	TNF	Tumor necrosis factor	13	0.01	0.41
P42574	CASP3	Caspase-3	10	0.01	0.38
P14780	MMP9	Matrix metalloproteinase-9	8	0.01	0.41
O00206	TLR4	Toll-like receptor 4	7	0.02	0.37

注：本节根据小补肺汤防治肺炎靶点 PPI 网络中大于度值、介度和紧密度中位数为标准，筛选出全方防治肺炎的关键靶点，选取部分关键靶点列于上表。

三、小补肺汤全方防治肺炎的"药味 – 成分 – 靶点"网络及关键靶点的 KEGG 通路富集分析

基于对全方防治肺炎的 PPI 网络及关键靶点的分析，本节进一步对全方防治病毒性肺炎的"药味 – 成分 – 靶点"网络及关键靶点的通路进行分析。基于拓扑结构的生物信息学方法，采用 Cytoscape（Version 3.7.2）软件构建小补肺汤全方防治肺炎的"药味 – 成分 – 靶点"网络，共获得 40 个关键靶点对应 55 个潜在活性成分。基于基因功能富集全方关键靶点的通路，筛选 $P < 0.05$ 的通路共 100 条，其中，小补肺汤防治肺炎关键通路信息，见表 7-8。其关键靶点参与的通路包括 TNF 信号通路、TLR 信号通路、MAPK 信号通路、趋化因子信号通路、cAMP 信号通路等通路，见图 7-18。

小补肺汤通过作用于相关通路，从而发挥防治肺炎的作用。例如，流感病毒感染肺上皮细胞后，在细胞内复制增殖。流感病毒 ssRNA 被宿主细胞 TLR3、TLR9 识别，活化 IKK-NF-κB 信号转导通路，导致感染细胞活化，产生多种细胞因子（TNF-α、IL-1、IL-6 等），引起出现炎症反应、细胞凋亡等病理过程。其中，PI3K-Akt 信号通路、MAPK 信号通路等通路可能起到关键作用。磷脂酰肌醇 3- 激酶（PI3K）/ 蛋白激酶 B（Akt）通路是细胞内调控增殖、凋亡、炎症反应等过程的重要信号通路。其磷酸化后可调节下游多种基因的表达，而外界病理刺激能够使该通路发生激活。MAPK 在介导炎症过程中的激活和细胞因子生成中起着重要作用，活化 MAPK 通过磷酸化核转录因子、细胞骨架及酶类等途径参与细胞增殖、分化、转化的调节，并与炎症、肿瘤等多种疾病密切相关。研究表明，炎性疼痛通过激活 NF-κB 来上调 CX3C 趋化因子受体 -1（CX3C chemokine receptor 1，CX3CR1），进而激活小胶质细胞。特异性阻断 NF-κB 的表达和以 CX3CR1 为靶位的治疗，可能为炎性疼痛治疗提供新的治疗途径。另外，cAMP 作

为细胞内重要的第二信使，其主要作用是与蛋白激酶 A（PKA）调节亚基结合，导致调节亚基与催化亚基解离，从而活化 PKA。活化的 PKA 可以磷酸化多种蛋白质，这对于维持细胞代谢和多种生命活动的正常进行具有重要的调节作用。由于 cAMP 是调节细胞功能和突触传递的重要介质，因此，其在体温调节中的作用得到人们的关注。有许多研究资料支持 cAMP 能够参与发热的中枢机制，其通过升高气道平滑肌 cAMP 水平和降低 cGMP 水平，抑制过敏介质释放，抑制气管平滑肌细胞钙离子内流，松弛气管平滑肌，以对机体达到镇咳平喘的作用。全方中所筛选出的关键靶点参与通路包含在各功效组关键通路中，提示小补肺汤全方是基于不同功效的药去发挥防治病毒性肺炎作用。结合全方"药物－成分－靶点"网络可进一步发现，小补肺汤发挥"补肺养阴、宣肺降气"防治肺炎功效，主要作用在免疫系统和活性氧调节两个方面。不同的功效配伍药物的多个成分，既可作用于不同的信号通路发挥同一功能调节，也可作用于同一信号通路发挥不同的功能调节，体现了其多点显效、协同增效的作用特点与多成分、多靶点、多通路的作用机制。

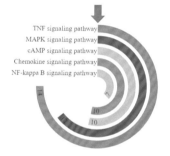

图 7-18　小补肺汤全方防治病毒性肺炎的"药味 - 成分 - 靶点 - 通路"网络

（图中，□代表药味，◇代表成分，○代表靶点。）

表 7-8　小补肺汤防治病毒性肺炎关键的 20 条通路

通路编号	通路名称	靶点数目	主要靶点	*P* 值
hsa05200	Pathways in cancer	22	NTRK1，CREBBP，JUN，MMP1，MMP2，STAT3，PIK3R1，HIF1A，MMP9，EGFR，NFKB1，VEGFA，IKBKB，IL6，MAPK8，CASP8，CASP3，AKT1，EP300，MAPK1，JAK1，MAPK3	1.07E-16
hsa05161	Hepatitis B	19	CREBBP，JUN，SRC，STAT3，PIK3R1，TNF，MMP9，NFKB1，IKBKB，IL6，MAPK8，CASP8，CASP3，AKT1，EP300，MAPK1，TLR4，JAK1，MAPK3	9.66E-21

续表

通路编号	通路名称	靶点数目	主要靶点	P 值
hsa05164	Influenza A	16	CREBBP，JUN，PLG，PIK3R1，TNF，NFKB1，IKBKB，IL6，MAPK8，IL1B，AKT1，EP300，MAPK1，TLR4，JAK1，MAPK3	9.00E-15
hsa04066	HIF-1 signaling pathway	15	CREBBP，NOS3，STAT3，PIK3R1，HIF1A，EGFR，NFKB1，VEGFA，IL6，AKT1，EP300，MAPK1，GAPDH，TLR4，MAPK3	4.44E-17
hsa04668	TNF signaling pathway	14	JUN，PIK3R1，TNF，MMP9，NFKB1，IKBKB，IL6，MAPK8，CASP8，IL1B，CASP3，AKT1，MAPK1，MAPK3	8.60E-15
hsa04620	Toll-like receptor signaling pathway	13	JUN，PIK3R1，TNF，NFKB1，IKBKB，IL6，MAPK8，CASP8，IL1B，AKT1，MAPK1，TLR4，MAPK3	2.63E-13
hsa05160	Hepatitis C	12	IKBKB，MAPK8，STAT3，MAPK1，AKT1，PIK3R1，PPARA，TNF，EGFR，NFKB1，JAK1，MAPK3	9.84E-11
hsa04010	MAPK signaling pathway	12	NTRK1，IKBKB，JUN，MAPK8，IL1B，CASP3，MAPK1，AKT1，TNF，EGFR，NFKB1，MAPK3	9.01E-08
hsa04151	PI3K-Akt signaling pathway	12	IKBKB，IL6，NOS3，MAPK1，AKT1，PIK3R1，TLR4，EGFR，NFKB1，JAK1，MAPK3，VEGFA	2.03E-06
hsa04062	Chemokine signaling pathway	10	IKBKB，SRC，STAT3，PRKCD，MAPK1，AKT1，PIK3R1，CCR5，NFKB1，MAPK3	6.70E-07
hsa04024	cAMP signaling pathway	10	CREBBP，JUN，MAPK8，EP300，MAPK1，AKT1，PIK3R1，PPARA，NFKB1，MAPK3	1.13E-06
hsa04621	NOD-like receptor signaling pathway	9	IKBKB，IL6，MAPK8，CASP8，IL1B，MAPK1，TNF，NFKB1，MAPK3	5.82E-10
hsa04662	B cell receptor signaling pathway	8	IKBKB，JUN，BTK，MAPK1，AKT1，PIK3R1，NFKB1，MAPK3	8.93E-08
hsa04660	T cell receptor signaling pathway	8	IKBKB，JUN，MAPK1，AKT1，PIK3R1，TNF，NFKB1，MAPK3	1.17E-06
hsa04370	VEGF signaling pathway	7	SRC，NOS3，MAPK1，AKT1，PIK3R1，MAPK3，VEGFA	9.83E-07

续表

通路编号	通路名称	靶点数目	主要靶点	P 值
hsa05321	Inflammatory bowel disease (IBD)	7	IL6，JUN，IL1B，STAT3，TNF，TLR4，NFKB1	1.31E-06
hsa04064	NF-kappa B signaling pathway	7	IKBKB，PLAU，IL1B，BTK，TNF，TLR4，NFKB1	8.03E-06
hsa04630	JAK-STAT signaling pathway	7	IL6，CREBBP，STAT3，EP300，AKT1，PIK3R1，JAK1	1.45E-04
hsa04350	TGF-beta signaling pathway	5	CREBBP，EP300，MAPK1，TNF，MAPK3	1.23E-03
hsa04310	Wnt signaling pathway	4	CREBBP，JUN，MAPK8，EP300	4.27E-02

四、小补肺汤防治肺炎核心靶点与核心成分靶向作用关系的分子对接验证

通过复杂网络分析，预测出小补肺汤防治肺炎的潜在活性化合物和靶点，但其发挥抗病毒性肺炎作用的核心靶点与核心成分靶向作用仍然需要进一步明确。分子对接是计算机辅助药物设计的重要手段。在网络药理学研究中，分子对接常用来研究化合物与网络中关键靶点的交互作用，通常对接分值≤-5表明有较好的结合活性。在"药味-成分-靶点"网络中，筛选度值、介度、紧密度均大于其中位数的成分及靶点作为小补肺汤防治病毒性肺炎的核心成分与核心靶点。针对全方"药味-成分-靶点"拓扑网络，筛选得到小补肺汤防治肺炎的核心成分18个（部分化合物结构详见第六篇）和核心靶点18个。选取度值排名前10位的核心靶点与核心成分进行分子对接验证。

PDB 数据库下载 SRC（PDB ID：2BDF）、EGFR（PDB ID：6DUK）、JAK1（PDB ID：3EYG）、F2（PDB ID：3PO1）、MAPK1（PDB ID：5AX3）、

MMP9（PDB ID：2OVX）、MMP2（PDB ID：3AYU）、MMP1（PDB ID：3SHI）、MAPK8（PDB ID：4G1W）、AKT1（PDB ID：3OCB）晶体结构作为分子对接的靶点。使用 Schrödinger 2020−4 软件的 PrepWiz 模块对受体进行预处理。使用 Glide 模块的 SP 进行分子对接。将化合物小分子结构用 LigPrep 模块进行处理，运用 OPLS_2005 力场得到相应的低能构象。Epik28 以 pH 值 7.0 ± 2.0 为条件分配电离状态并进行对接计算。将代表性核心成分与各靶点的对接结果以热图形式呈现，见图 7−19。结果显示，核心成分与各核心靶点均有一定的亲和力，其中化合物槲皮素、山奈酚、红车轴草素、柽柳黄素、草木樨苷、万寿菊素等与各个靶点的结合均较好，核心成分的信息见表 7−9。EGFR、F2、MAPK1、MAPK8、SRC 等靶点与各个潜在活性化合物之间的亲和力较好，推测小补肺汤通过多途径发挥药效。由此结果可以看出，小补肺汤中的成分通过作用于不同的靶点共同起到防治病毒性肺炎的作用，不同成分之间需要形成配伍，发挥协同增效的作用。同时，也说明了靶点反向预测结果以及基于靶点反向预测结果得到的靶点网络、通路分析的可靠性。

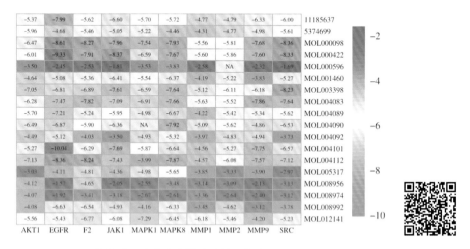

图 7−19　小补肺汤防治病毒性肺炎核心靶点与核心成分的分子对接热图分析

表 7-9　小补肺汤防治病毒性肺炎核心成分的相关信息

药味	MOL ID	Pubchem CID	CAS 号	化合物中文名	化合物英文名
麦冬	N/A	11185637	N/A	N/A	(S)-p-Coumaroyloctopamine
麦冬	N/A	5374699	93221-50-2	N/A	Jasmolone
旋覆花	MOL000098	5280343	117-39-5	槲皮素	Quercetin
旋覆花、细辛	MOL000422	5280863	520-18-3	山奈酚	Kaempferol
旋覆花	MOL000596	13889352	6426-43-3	蒲公英甾醇醋酸酯	Taraxasterol acetate
细辛	MOL001460	72616	482-74-6	隐品碱	Cryptopin
旋覆花	MOL003398	5281803	2284-31-3	红车轴草素	Pratensein
旋覆花	MOL004083	5281699	603-61-2	柽柳黄素	Tamarixetin
旋覆花	MOL004089	N/A	N/A	1-O-乙酰基大花旋覆花内酯	Inulicin
旋覆花	MOL004090	442263	N/A	N/A	3-[(3aS,4R,5R,8aR)-4-hydroxy-5,7-dimethyl-3-methylene-2-oxo-4,5,8,8a-tetrahydro-3aH-cyclohepta[b]furan-6-yl] propyl acetate
旋覆花	MOL004092	10360513	3301-49-3	1,6-二-O-乙酰基大花旋覆花内酯	1,6-O,O-Diacetylbritannilactone
旋覆花	MOL004101	5280759	618-67-7	草木樨苷	Melilotoside
旋覆花	MOL004112	5281678	519-96-0	万寿菊素	Patuletin
五味子	MOL005317	285342	36804-95-2	去氧哈林通碱	Deoxyharringtonine
五味子	MOL008956	91864462	83864-69-1	当归酰基戈米辛 O	Angeloylgomisin O
五味子	MOL008974	14992067	62956-48-3	戈米辛 G	Gomisin G
五味子	MOL008992	443027	61301-33-5	五味子丙素	Schisandrin C
细辛	MOL012141	441590	74483-60-6	哈尔满	Caribine

五、小补肺汤防治肺炎核心靶点与代表性核心成分的结合模式分析

化合物产生药效的关键在于药物靶点是否具有合理的结合模式。本研究选取了核心靶点与对接分值最高的核心成分，进行结合模式分析，见图 7-20。F2 的残基 SER 235、ASP 229 和 MAPK8 的残基 ASN 114、GLU 109、ASP 112 和 SRC 的残基 LEU 273、THR 338、GLU 339 分别与槲皮素形成氢键相互作用（图 7-20 A、C、D）。MAPK1 的残基 GLN 96、GLU 360、GLU 62 与槲皮素形成氢键相互作用，残基 LYS 45 与槲皮素形成 π-π 堆积作用（图 7-20 B）。MMP9 的残基 HIS 401、HIS 411 与柽柳黄素形成 π-π 堆积作用（图 7-20 E）。JAK1 的残基 ARG 879、GLU 1020 与山柰酚形成氢键作用；MMP2 的残基 ARG 149 与红车轴草素形成氢键作用；EGFR 的残基 LYS 745、ASP 800 与草木樨苷形成氢键作用；AKT1 的残基 ASP 292 与万寿菊素形成氢键作用（图 7-20 G~J）。综合核心靶点与代表性核心成分的分子对接分数热图分析及结合模式分析，初步表明了小补肺汤的代表性成分可能是通过靶向 JAK1、SRC、MAPK1 等靶点，起到治疗病毒性肺炎的作用。

中药方剂往往通过多个方向、多个靶点、多个层次发挥药效作用，这些功效组的协同作用对全方起效具有显著贡献。小补肺汤由具有养阴功效的麦冬和五味子及具有调气功效的旋覆花和细辛组成。方中麦冬和五味子补肺养阴、生津敛汗；旋覆花宣降肺气；细辛入肺经通鼻窍、温肺脏、散寒邪、除痰湿，助旋覆花宣降肺气。故此方具有养阴益肺、宣肺降气的功效，能够针对病毒性肺炎患者的证候特点进行治疗，具有病毒性肺炎治疗或辅助治疗的理论基础。

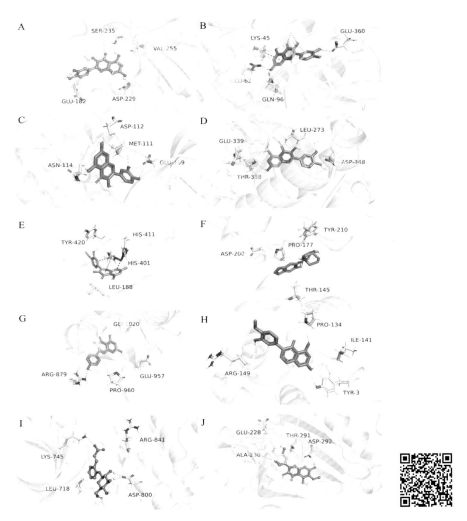

图 7-20　小补肺汤防治病毒性肺炎核心靶点与核心成分的结合模式图

（A 为槲皮素与 F2 相互作用；B 为槲皮素与 MAPK1 相互作用；C 为槲皮素与 MAPK8 相互作用；D 为槲皮素与 SRC 相互作用；E 为柽柳黄素与 MMP9 相互作用；F 为哈尔满与 MMP1 相互作用；G 为山柰酚与 JAK1 相互作用；H 为红车轴草素与 MMP2 相互作用；I 为草木樨苷与 EGFR 相互作用；J 为万寿菊素与 AKT1 相互作用。其中，黄色虚线代表氢键相互作用，红色虚线代表 π-π 作用。）

　　小补肺汤不同功效组的药味成分共同参与炎症 - 免疫系统和周期 - 凋亡功能的调节。如 TNF 信号通路、Toll 样受体信号通路等通路参与炎症 - 免疫调节，PI3K-Akt 信号通路、MAPK 信号通路等通路参与周期 - 凋亡调节。小补肺汤各功效组药味成分通过多靶点、多通路进行调节，具有多点显效、协同增效的作用特点。在已被筛选出来的化合物中，旋覆花活性成分槲皮素可降低肺炎小鼠血清 TNF-α、IL-6 及 IL-1β 含量。旋覆花、细辛活性成分山柰酚可通过 MAPK 等信号通路抑制气道炎症。

六、小补肺汤各功效分组防治肺炎的"药味－成分－靶点"网络及关键靶点的 KEGG 通路富集分析

鉴于小补肺汤具有多点显效、协同起效的药效特点，因此本节进一步对各功效分组构建"药味－成分－靶点"网络，以期筛选出不同功效药物共同发挥抗病毒性肺炎作用的潜在活性成分对应的靶点和通路。采用 Cytoscape（Version 3.7.2）软件构建小补肺汤各功效组防治病毒性肺炎的"药味－成分－靶点"网络，建立可视化网络拓扑图。基于基因功能富集各功效组关键靶点的通路，将小补肺汤各功效组防治病毒性肺炎的关键靶点导入 DAVID 数据库中，阈值 $P < 0.05$，进行 KEGG 通路富集分析。

（一）小补肺汤养阴组防治肺炎的"药味－成分－靶点"网络及关键靶点的 KEGG 通路富集分析

根据网络得到养阴组的 30 个成分共对应 26 个关键靶点，筛选得到养阴组关键靶点通路为 89 条。养阴组关键靶点参与的通路主要有 TNF 信号通路、PI3K-Akt 信号通路、TLR 信号通路、RIG-I-like receptor 信号通路、Wnt 信号通路等，见图 7-21。

养阴组主要参与免疫调节，其中 TNF 信号通路、T 细胞受体信号通路、TOll 样受体信号通路等通路可能起到关键作用。研究发现，病毒直接导致的细胞损伤只是致病机制之一，而感染和损伤后引起机体产生过激的炎症反应和免疫稳态失衡诱发的细胞因子，风暴才是导致重症肺炎乃至死亡的关键因素。因此，通过调节免疫反应来治疗病毒性肺炎，尤其在防治重症肺炎方面日益受到关注。TNF-α 作为重要的炎症细胞因子，可激活巨噬细胞、间质细胞、编码炎症相关细胞因子基因的启动子，进而诱发

多细胞相互作用，并使炎症迅速放大、持续存在。TNF 信号通路对炎症、免疫功能调节具有重要意义。Toll 样受体属于固有免疫病原模式识别受体，可以监视与识别各种不同的病原相关分子模式（PAMP），是机体抵抗感染性疾病的第一道屏障。TLR 在病毒入侵机体的早期，即可通过其介导的信号转导途径引起相关基因的表达，诱导干扰素的产生，发挥抗病毒作用。

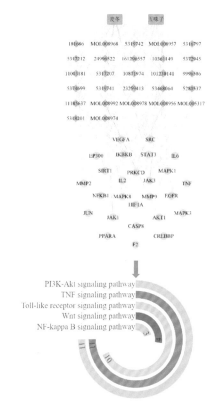

图 7-21　小补肺汤养阴组防治肺炎的"药味 – 成分 – 靶点 – 通路"网络
（图中，□代表药味，◇代表成分，○代表靶点。）

（二）小补肺汤调气组防治肺炎的"药味 – 成分 – 靶点"网络及关键靶点的 KEGG 通路富集分析

根据网络得到调气组的 25 个成分共对应 33 个关键靶点，筛选得到调气组关键靶点通路为 96 条。从数量上看，调气组依然排首位，表明潜在干预的生物学通路更多。调气组关键靶点参与的通路主要有 TNF 信号通路、TLR 信号通路、cAMP 信号通路、PI3K-Akt 信号通路、p53 信号通路等，见图 7-22。

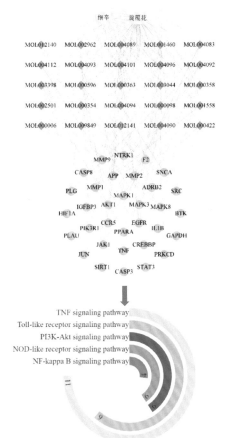

图 7-22   小补肺汤调气组防治肺炎的"药味 - 成分 - 靶点 - 通路"网络
（图中，□代表药味，◇代表成分，○代表靶点。）

调气组主要参与活性氧的调节，其中 TNF 信号通路、MAPK 信号通路、NF-κB 信号通路等通路可能起到关键作用。氧化应激发生时同样伴随炎症反应的发生，氧化应激产生的活性氧可以激发炎症，诱导细胞的凋亡及坏死。研究表明，TNF-α 通过活性氧的产生，间接促进肺水肿。其在刺激组织产生活性氧时，能够引起机体氧化应激，并激活 MAPK 信号转导通路，使大量的炎症因子表达，诱导炎症反应，从而使组织损伤。另有研究表明，通过抑制活性氧介导的 NF-κB 通路，可以显著抑制 TNF-α 诱导大鼠血管平滑肌细胞迁移和炎症反应。

结果表明，小补肺汤多个成分与多个关键靶点结合，多个关键靶点对应多条信号通路。在不同功效组的药味成分所对应的关键靶点通路中，既有差异的信号通路，起到"多点显效"的作用，也有相同的信号通路，起到"协同起效"的作用，充分体现了小补肺汤多成分、多靶点、多通路防治病毒性肺炎的作用特点。因此，经通路分析我们认为小补肺汤可以通过调节多条信号通路防治病毒性肺炎。

本节基于不同的功效配伍分组建立了"药味 – 成分 – 靶点 – 通路"网络，初步阐明了小补肺汤中两个功效组多点显效、协同增效的科学内涵，最后通过分子对接进一步探讨了小补肺汤辅助病毒性肺炎治疗的多成分、多靶点、多通路作用机制，为运用小补肺汤防治病毒性肺炎提供了科学解释。

第四节　大补肺汤

支气管哮喘（bronchial asthma，BA）是一种临床上多见、多发的慢性呼吸道疾病，是主要由多种免疫细胞和细胞组分参加反应的慢性气道炎症性疾病，临床主要表现为反复发作的咳嗽、喘息、气促和咳痰，具有气流受限可逆性和气道高反应性的特性。中医上将支气管哮喘归属于"哮病"范畴，其病理机制为宿痰伏肺，遇外邪侵袭、饮食不当、情志内伤或正气亏虚等因素致使痰阻于气道，以致肺宣降功能异常，导致痰气相搏而引发致病。陶弘景在《辅行诀》中提道："肺德在收。故经云：以酸补之，咸泻之。肺苦气上逆，急食辛以散之，开腠理以通气也。"治疗当以调升降、宣外邪、理气机、化伏痰为要，以使脏腑和合，肺气升降有序，则哮喘自平。

本节将结合第二篇中大补肺汤的中医基础理论以及方解分析，通过靶点反向预测、蛋白互作网络分析、通路富集分析、多靶点分子对接等化学生物信息学方法进一步探讨大补肺汤治疗支气管哮喘的潜在作用靶点和分子机制，揭示大补肺汤"滋养肺肾、通降气机"防治支气管哮喘的科学内涵（药物现代药理作用分析详见第五篇）。本节基于传统方剂理论，将大补肺汤分为养阴组（麦冬、五味子、生地黄）、调气组（旋覆花、细辛）、益气组（炙甘草）和清热组（竹叶），利用化学生物信息学进行深入分析。

一、大补肺汤"性味归经"网络的构建与分析

在《中国药典》中收集大补肺汤所含药味的性、味、归经信息，在Cytoscape（Version 3.7.2）中构建大补肺汤"性味归经"网络交互图，见图7-23。网络中度值较大（≥3）药味的归经为肺、心、胃、肾经，度值分别是5、5、4、3。度值较大（≥2）药味的五味为苦、酸味。度值较大（≥4）药味的四气为温性。由此可知，大补肺汤所含药味多为温性药，同时辅以寒、平性药互补调节；方中苦、酸味药居多，同时包含了甘、辛、咸味药，五味平和；方中各药多归于肺、心、胃、肾经，既强调母子传变，又注重五脏之平和的关系。大补肺汤通过性、味、归经达到配伍间的平衡，共同发挥滋养肺肾、通降气机的功效。

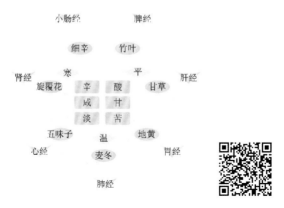

图7-23　大补肺汤"性味归经"网络图

（图中，○代表药味，▽代表归经，□代表五味，◇代表四气。）

二、大补肺汤全方及各功效组防治支气管哮喘的关键靶点分析

利用 TCMSP、TCMID 数据库检索大补肺汤各药味化合物成分，去重后预测大补肺汤中有效成分的作用靶点（详见第二篇第五章第四节）。全方共收集到 220 个潜在活性成分（去重），其中清热组成分 60 个、调气组成分 26 个、养阴组成分 66 个和益气组成分 75 个。预测大补肺汤中有效成分的作用靶点，全方化合物潜在靶点共 1109 个（去重），其中，清热组化合物靶点 561 个、调气组化合物靶点 615 个、养阴组化合物靶点 810 个、益气组化合物靶点 708 个。

以"bronchial asthma"为关键词，在 TTD、DrugBank、GeneCards 及 DisGeNET 数据库检索相关靶点信息，其中 GeneCards 数据库以 relevance score≥2.5 为筛选标准，DisGeNET 数据库以 score 值＞0.1 为筛选标准，整合 4 个数据库检索结果并删除重复靶点，获得支气管哮喘疾病靶点 776 个。

大补肺汤防治支气管哮喘全方及 3 个功效组的化合物靶点与支气管哮喘疾病靶点取交集获得大补肺汤全方防治支气管哮喘的潜在作用靶点 220 个，清热组 144 个，调气组 149 个，养阴组 177 个，益气组 160 个。将大补肺汤全方及各功效组防治支气管哮喘的潜在作用靶点导入 STRING 数据

库中，物种设为"Homo sapiens"，蛋白互作综合得分 > 0.9 作为筛选条件，获取 PPI，并在 Cytoscape（Version 3.7.2）软件进行可视化和复杂网络分析，见图 7-24。筛选出均大于度值、介度、紧密度中位数的节点作为大补肺汤防治支气管哮喘各功效组关键靶点，得到养阴组 48 个、调气组 38 个、益气组 39 个和清热组 33 个。

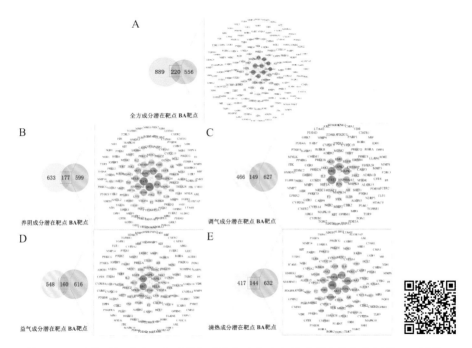

图 7-24　大补肺汤全方、各功效组成分靶点与支气管哮喘交集靶点及其 PPI 网络

（A 为全方，B 为养阴组，C 为调气组，D 为益气组，E 为清热组。图 A、B、C、D、E 的左半部分为成分靶点与支气管哮喘靶点的韦恩图，右半部分为 PPI 网络图。PPI 网络图中，节点颜色越红、尺寸越大，代表节点的度值越大。）

　　大补肺汤防治支气管哮喘的全方关键靶点共 59 个，主要有 SRC、MAPK（MAPK1/3/8/14）、NFKB1、IL6、TNF、IL1B、MMP9 等，靶点信息见表 7-10。研究表明，TNF-α 在严重的皮质类固醇难治性哮喘患者的气道中增加，并与气道病理有关，其已被证明可以激活气道上皮细胞中的 c-SRC 激酶。SRC 通过多种途径介导巨噬细胞调控炎症反应，能够改善气道平滑肌的增生与肥大，控制支气管哮喘疾病的发展。实验证明，SRC 激酶抑制剂可降低 TNF-a 对大分子屏障通透性，并减少紧密连接蛋白 ZO-1、ZO-2 和 ZO-3 变化的影响，从而改善气道屏障。NF-κB 可被 TNF-α 外刺激激活，并在气道炎症炎性蛋白的表达中起显著的调节作用。IL-6 是常见炎性细胞因子，可被多种细胞分泌，参与多种疾病过程，与肺中 IL-6R 结合，可诱导 Th17 分化，促进 IL-17、嗜中性粒细胞聚集，加重气道炎症，导致人重度哮喘。除此之外，通过药物或基因途径抑制 MAPKs 的活性，可阻断气道过敏性炎症。这些靶点涉及炎症反应、免疫调节、抗菌、解热、化痰、镇咳平喘等方面，表明这些蛋白靶点与大补肺汤清热、调气、养阴和益气的功效机制可能有关。

表 7-10　大补肺汤防治支气管哮喘的部分关键靶点信息表

Uniprot ID	基因名称	靶点名称	度值	介度	紧密度
P12931	SRC	Proto-oncogene c-Src	48	0.15	0.49
P27361	MAPK3	Extracellular signal-regulated kinase 1	40	0.04	0.46
P28482	MAPK1	Extracellular signal-regulated kinase 2	40	0.04	0.46
P19838	NFKB1	Nuclear factor NF-kappa-B	34	0.03	0.45
Q16539	MAPK14	Stress-activated protein kinase 2a	26	0.01	0.44
P45983	MAPK8	Stress-activated protein kinase JNK1	24	0.02	0.43
P05231	IL6	HUMAN interleukin 6	24	0.03	0.42
Q9Y275	TNF	B-cell-activating factor	22	0.01	0.41
P01584	IL1B	Interleukin-1 beta	16	0.01	0.41
P14780	MMP9	Matrix metalloproteinase-9	10	0.02	0.39

注：以大补肺汤防治支气管哮喘靶点 PPI 网络中大于度值、介度和紧密度中位数为标准，筛选出全方成分防治支气管哮喘的关键靶点，选取部分关键靶点列于上表。

三、大补肺汤全方防治支气管哮喘的"药味 – 成分 – 靶点"网络及关键靶点的 KEGG 通路富集分析

基于拓扑结果的生物信息学方法，采用 Cytoscape（Version 3.7.2）软件构建大补肺汤各功效组防治支气管哮喘的"药味 – 成分 – 靶点"网络，建立可视化网络拓扑图，共获得 59 个关键靶点，对应 191 个成分。基于基因功能富集各功效组关键靶点的通路，将大补肺汤各功效组防治支气管哮喘的关键靶点导入 DAVID 数据库中，阈值 $P < 0.05$，进行 KEGG 通路富集分析得到 113 条通路，部分通路信息见表 7–11。关键参与的通路有 PI3K–Akt 信号通路、趋化因子信号通路、HIF–1 信号通路、FoxO 信号通路、MAPK 信号通路等通路，见图 7–25。

研究表明，在 OVA 诱导的哮喘小鼠气管内滴注 PI3K 特异性抑制剂（LY294002），其 BALF 中的细胞总数、嗜酸性粒细胞计数、IL–5、IL–13 和 CCL11 水平显著降低，气道嗜酸粒细胞性炎症也受到抑制，表明阻断 PI3K 信号转导通路可抑制 Th2 细胞因子生成和嗜酸粒细胞浸润。缺氧诱导因子 HIF 所介导的通路会诱导肺组织缺氧，从而导致肺通气或换气障碍，引发支气管哮喘，并且 HIF 通过调节 VEGF、EGF 等相关因子的表达进一步加重支气管哮喘。p38 MAPK 信号通路参与免疫细胞活化，其过度激活与炎症因子释放、气道上皮损伤、支气管哮喘的发生、发展密切相关，因此抑制 p38 MAPK 信号通路的过度激活，是调控免疫炎症、治疗支气管哮喘的途径之一。

结合全方"药物 – 成分 – 靶点 – 通路"网络可进一步发现，大补肺汤发挥"滋养肺肾、通降气机"防治肺炎功效，主要作用在炎症 – 免疫系统调节和神经调节两个方面，不同的功效配伍药物的多个成分，既可作用于不同的信号通路发挥同一功能调节，也可作用于同一信号通路发挥不同的功能调节，体现了其多点显效、协同增效的作用特点与多成分、多靶点、多通路的作用机制。

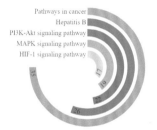

图 7-25　大补肺汤全方防治支气管哮喘的"药味 – 成分 – 靶点 – 通路"网络

（图中，▽代表药味，◇代表成分，○代表靶点。）

表 7-11　大补肺汤防治支气管哮喘的部分关键 KEGG 通路信息表

通路编号	通路名称	靶点数目	主要靶点	P 值
hsa05200	Pathways in cancer	35	ITGB1，CXCL8，HDAC1，CXCR4，PTGS2，FGF2，HIF1A，RELA，EGFR，IKBKB，MAPK8，CASP8，CCND1，CASP3，AKT1，MAPK1，EP300，JAK1，MAPK3，JUN，CREBBP，HSP90AA1，NOS2，CHUK，PRKCB，MMP1，MMP2，STAT3，PRKCA，FOS，MMP9，NFKB1，VEGFA，AR，IL6	2.07E-28

续表

通路编号	通路名称	靶点数目	主要靶点	P 值
hsa05161	Hepatitis B	26	CXCL8、SRC、TNF、RELA、IKBKB、MAPK8、CASP8、CCND1、CASP3、AKT1、MAPK1、EP300、STAT6、JAK1、MAPK3、JUN、CREBBP、CHUK、PRKCB、STAT3、PRKCA、FOS、MMP9、NFKB1、IL6、TLR4	8.17E-28
hsa04151	PI3K–Akt signaling pathway	22	ITGB1、HSP90AA1、CHRM1、SYK、CHUK、NOS3、ITGB3、PRKCA、FGF2、EGFR、RELA、NFKB1、VEGFA、IKBKB、IL6、CCND1、AKT1、MAPK1、JAK2、TLR4、JAK1、MAPK3	1.14E-13
hsa05164	Influenza A	20	CREBBP、JUN、CXCL8、PRKCB、PRKCA、MAPK14、TNF、RELA、NFKB1、IKBKB、IL6、MAPK8、IL1B、AKT1、EP300、MAPK1、JAK2、TLR4、JAK1、MAPK3	4.48E-17
hsa04010	MAPK signaling pathway	19	JUN、CHUK、PRKCB、PLA2G4A、PRKCA、FOS、MAPK14、FGF2、TNF、EGFR、RELA、NFKB1、IKBKB、MAPK8、IL1B、CASP3、AKT1、MAPK1、MAPK3	7.15E-13
hsa04668	TNF signaling pathway	18	JUN、CHUK、FOS、PTGS2、MAPK14、TNF、MMP9、RELA、NFKB1、IKBKB、IL6、MAPK8、CASP8、IL1B、CASP3、AKT1、MAPK1、MAPK3	4.00E-18
hsa04066	HIF–1 signaling pathway	17	CREBBP、NOS2、PRKCB、NOS3、STAT3、PRKCA、HIF1A、EGFR、RELA、NFKB1、VEGFA、IL6、AKT1、EP300、MAPK1、TLR4、MAPK3	2.01E-17
hsa04620	Toll–like receptor signaling pathway	17	JUN、CXCL8、CHUK、FOS、MAPK14、TNF、RELA、NFKB1、IKBKB、IL6、MAPK8、CASP8、IL1B、AKT1、MAPK1、TLR4、MAPK3	1.05E-16

续表

通路编号	通路名称	靶点数目	主要靶点	P值
hsa04062	Chemokine signaling pathway	16	LYN, CXCL8, CHUK, SRC, PRKCD, STAT3, CXCR4, PRKCZ, RELA, NFKB1, IKBKB, AKT1, MAPK1, JAK2, CCR5, MAPK3	1.40E-11
hsa04621	NOD-like receptor signaling pathway	14	HSP90AA1, CXCL8, CHUK, MAPK14, TNF, RELA, NFKB1, IKBKB, IL6, MAPK8, CASP8, IL1B, MAPK1, MAPK3	2.86E-16
hsa04015	Rap1 signaling pathway	14	ITGB1, PRKCB, SRC, ITGB3, ITGB2, PRKCA, MAPK14, FGF2, PRKCZ, EGFR, VEGFA, AKT1, MAPK1, MAPK3	1.03E-08
hsa04068	FoxO signaling pathway	13	CREBBP, CHUK, STAT3, MAPK14, EGFR, IKBKB, IL6, MAPK8, CCND1, AKT1, EP300, MAPK1, MAPK3	6.10E-10
hsa04024	cAMP signaling pathway	12	CREBBP, JUN, MAPK8, CHRM1, EP300, MAPK1, AKT1, FOS, ADRB2, RELA, NFKB1, MAPK3	4.93E-07
hsa04370	VEGF signaling pathway	11	SRC, PRKCB, NOS3, PLA2G4A, MAPK1, AKT1, PRKCA, MAPK14, PTGS2, MAPK3, VEGFA	4.36E-11
hsa04064	NF-kappa B signaling pathway	11	LYN, IKBKB, CXCL8, SYK, CHUK, IL1B, PTGS2, TNF, TLR4, RELA, NFKB1	1.64E-09
hsa04012	ErbB signaling pathway	9	JUN, MAPK8, SRC, PRKCB, MAPK1, AKT1, PRKCA, EGFR, MAPK3	4.71E-07
hsa04150	mTOR signaling pathway	7	IKBKB, PRKCB, MAPK1, AKT1, PRKCA, TNF, MAPK3	7.18E-06

四、大补肺汤防治支气管哮喘核心靶点与核心成分靶向作用关系的分子对接验证

通过复杂网络分析，预测出大补肺汤防治支气管哮喘的潜在活性化合物和靶点，但其发挥抗支气管哮喘作用的核心靶点与核心成分靶向作用仍

然需要进一步明确。分子对接是计算机辅助药物设计的重要手段。在网络药理学研究中，分子对接常用来研究化合物与网络中关键靶点的交互作用，通常对接分值≤-5表明有较好的结合活性。在"药味-成分-靶点"网络中，筛选度值、介度、紧密度均大于其中位数的成分及靶点作为大补肺汤防治支气管哮喘的核心成分与核心靶点。针对全方"药味-成分-靶点"拓扑网络，筛选得到大补肺汤防治支气管哮喘的核心成分77个（部分化合物结构详见第六篇）和核心靶点26个。选取度值排名前10位的核心靶点与核心成分进行分子对接验证。

PDB数据库下载ESR1（PDB ID：5ACC）、EGFR（PDB ID：4AZU）、AR（PDB ID：4OLM）、SRC（PDB ID：2BDF）、HSP90AA1（PDB ID：4BQG）、MMP2（PDB ID：3AYU）、SYK（PDB ID：4PUZ）、MMP9（PDB ID：2OVX）、MMP1（PDB ID：3SHI）、PTGS2（PDB ID：5F1A）晶体结构作为分子对接的靶点。使用Schrödinger 2020-4软件的PrepWiz模块对受体进行预处理。使用Glide模块的SP进行分子对接。将化合物小分子结构用LigPrep模块进行处理，运用OPLS_2005力场得到相应的低能构象。Epik28以pH值7.0±2.0为条件分配电离状态并进行对接计算。将代表性核心成分与各靶点的对接结果以热图形式呈现，见图7-26。结果显示，核心成分与各核心靶点均有一定的亲和力，其中化合物槲皮素、山柰酚、红车轴草素、旋覆花内酯、五味子醇乙等与各个靶点的结合均较好，核心成分的信息见表7-12。EGFR、MMP2、SRC、基质金属蛋白酶1（matrix metalloproteinase-1，MMP1）、前列腺素G/H合酶2（prostaglandin G/H synthase 2，PTGS2）等靶点与各个潜在活性化合物之间的亲和力较好，推测大补肺汤可通过多途径发挥药效。由此结果可以看出，大补肺汤中的成分通过作用于不同的靶点共同起到防治支气管哮喘的作用，不同成分之间需要形成配伍，发挥协同增效的作用。同时，也说明了靶点反向预测结果以及基于靶点反向预测结果得到的靶点网络、通路分析的可靠性。

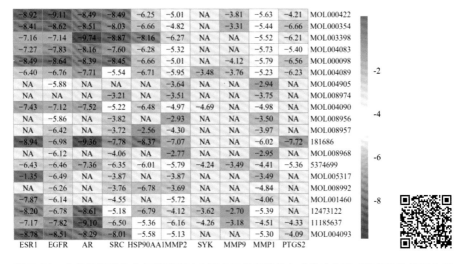

ESR1	EGFR	AR	SRC	HSP90AA1	MMP2	SYK	MMP9	MMP1	PTGS2	
−8.92	−9.11	−8.49	−8.49	−6.25	−5.01	NA	−3.81	−5.63	−4.21	MOL000422
−8.41	−8.62	−8.51	−8.03	−6.66	−4.82	NA	−3.31	−5.44	−6.66	MOL000354
−7.16	−7.14	−9.74	−8.87	−8.16	−6.27	NA	NA	−5.52	−6.21	MOL003398
−7.27	−7.83	−8.16	−7.60	−6.28	−5.32	NA	NA	−5.73	−5.40	MOL004083
−8.49	−8.64	−8.39	−8.45	−6.66	−5.01	NA	−4.12	−5.79	−6.56	MOL000098
−6.40	−6.76	−7.71	−5.54	−7.05	−3.48	−3.76		−5.23	−6.23	MOL004089
NA	−5.88	NA	NA	NA	−3.64	NA		−2.94	NA	MOL004905
NA	NA	NA	−3.21	NA	−3.51	NA	NA	−3.75	NA	MOL008974
−7.43	−7.12	−7.52	−5.22	−6.48	−4.97	−4.69	NA	−4.98	NA	MOL004090
NA	−5.86	NA	−3.82	NA	−2.93	NA	NA	−3.50	NA	MOL008956
NA	−6.42	NA	−3.72	−2.56	−4.30	NA	NA	−3.97	NA	MOL008957
−8.94	−6.98	−9.36	−7.78	−8.37	−7.07	NA	NA	−6.02	−7.72	181686
NA	−6.12	NA	−4.06	NA	−2.77	NA	NA	−2.95	NA	MOL008968
−6.43	−6.46	−7.36	−6.35	−6.01	−5.79	−4.24	−3.49	−4.41	−5.36	5374699
−1.35	−6.49	NA	−3.87	NA	−3.87	NA	NA	−3.49	NA	MOL005317
NA	−6.26	NA	−3.76	−6.78	−3.69	NA	NA	−4.84	NA	MOL008992
−7.87	−6.14	NA	−4.55	NA	−5.72	NA	NA	−4.06	NA	MOL001460
−8.20	−8.61	NA	−5.18	−6.79	−4.12	−3.62	−2.70	−5.39		12473122
−7.17	−7.82	−9.10	−6.50	−5.36	−6.16	−4.26	−3.18	−4.51	−4.33	11185637
−8.78	−8.51	−8.29	−8.01	−5.58	−5.13	NA	NA	−5.30	−4.09	MOL004093

图 7-26　大补肺汤防治支气管哮喘核心靶点与代表性核心成分的分子对接分数的热图分析

表 7-12　大补肺汤防治支气管哮喘核心成分的相关信息

药味	MOL ID	Pubchem CID	CAS 号	化合物中文名	化合物英文名
甘草、细辛、旋覆花	MOL000422	5280863	520-18-3	山奈酚	Kaempferol
甘草、旋覆花	MOL000354	5281654	480-19-3	异鼠李素	Isorhamnetin
旋覆花	MOL003398	5281803	2284-31-3	红车轴草素	Pratensein
旋覆花	MOL004083	5281699	603-61-2	柽柳黄素	Tamarixetin
甘草、旋覆花	MOL000098	5280343	117-39-5	槲皮素	Quercetin
旋覆花	MOL004089	N/A	N/A	旋覆花内酯	Inulicin
甘草	MOL004905	195396	123914-44-3	乙基(5-异氰酸基-2-甲基苯基)氨基甲酰氯化	3,22-Dihydroxy-11-oxo-delta(12)-oleanene-27-alpha-methoxycarbonyl-29-oic acid
旋覆花	MOL008974	14992067	62956-48-3	戈米辛 G	Gomisin G

续表

药味	MOL ID	Pubchem CID	CAS 号	化合物中文名	化合物英文名
旋覆花	MOL004090	442263	N/A	N/A	3-[(3aS,4R,5R,8aR)-4-hydroxy-5,7-dimethyl-3-methylene-2-oxo-4,5,8,8a-tetrahydro-3aH-cyclohepta[b]furan-6-yl]propyl acetate
五味子	MOL008956	91864462	83864-69-1	当归酰基戈米辛 O	Angeloylgomisin O
五味子	MOL008957	5318785	82078-76-0	五味子乙素	Schizandrer B
麦冬	N/A	181686	41060-20-2	红门兰酚	Orchinol
五味子	MOL008968	634470	58546-54-6	五味子醇甲	Gomisin-A
麦冬	N/A	5374699	93221-50-2	N/A	Jasmolone
五味子	MOL005317	285342	36804-95-2	去氧哈林通碱	Deoxyharringtonine
五味子	MOL008992	119112	61301-33-5	五味子丙素	Schisandrin C
细辛	MOL001460	72616	482-74-6	隐品碱	Cryptopin
淡竹叶	N/A	12473122	N/A	N/A	3-(2,4-dinitrophenyl)-4-phenyl-2H-oxadiazol-3-ium-5-one
麦冬	N/A	11185637	N/A	N/A	(S)-p-Coumaroy loctopamine
旋覆花	MOL004093	5281604	529-51-1	杜鹃黄素	Azaleatin

五、大补肺汤防治支气管哮喘核心靶点与代表性核心成分的结合模式分析

化合物产生药效的关键在于药物靶点是否具有合理的结合模式。本研究选取了核心靶点与其对接分值较高的核心成分，进行了结合模式分析，见图7-27。ESR1 的残基 ARG 394 与红门兰酚形成氢键作用，残基 PHE 404 与红门兰酚形成 π-π 堆积作用（图 7-27 A）。EGFR 的残基 GLN 791、MET 793、ASP 800 与山奈酚形成氢键作用（图 7-27 B）。AR 的残基 MET 745、GLN 711、ASN 705 与红车轴草素形成氢键作用，残基 PHE 764 与红车轴草素形成 π-π 堆积作用（图 7-27 C）。SRC 的残基 THR 338、MET

341、SER 342 与红车轴草素形成氢键作用（图 7-27 D）。HSP90AA1 的残基 TYR 139 与红门兰酚形成氢键作用，残基 PHE 138 与红门兰酚形成 π-π 堆积作用（图 7-27 E）。MMP2 的残基 ARG 149、GLY 135 与山柰酚形成氢键作用（图 7-27 F）。SYK 的残基 ASN 457、SER 379 与旋覆花内酯

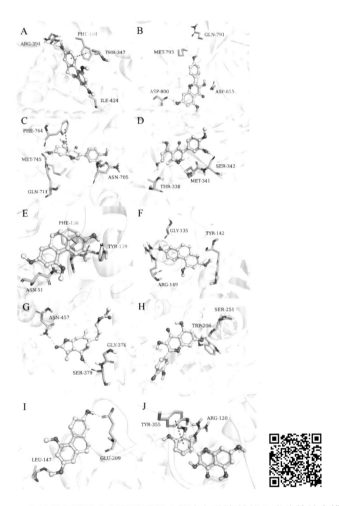

图 7-27　大补肺汤防治支气管哮喘核心靶点与代表性核心成分的结合模式图

（A 为红门兰酚与 ESR1 相互作用；B 为山柰酚与 EGFR 相互作用；C 为红车轴草素与 AR 相互作用；D 为红车轴草素与 SRC 相互作用；E 为红门兰酚与 HSP90AA1 相互作用；F 为山柰酚与 MMP2 相互作用；G 为旋覆花内酯与 SYK 相互作用；H 为槲皮素与 MMP9 相互作用；I 为红门兰酚与 MMP1 相互作用；J 为异鼠李素与 PTGS2 相互作用。图中，黄色虚线代表氢键相互作用，蓝色虚线代表 π-π 共轭。）

形成氢键作用（图 7-27 G）。MMP9 的残基 SER 251 与槲皮素形成氢键作用（图 7-27 H）。MMP1 的残基 GLU 209 与红门兰酚形成氢键作用（图 7-27 I）。PTGS2 的残基 ARG 120 与异鼠李素形成氢键作用，残基 TYR 355 与异鼠李素形成 π-π 堆积作用（图 7-27 J）。综合核心靶点与代表性核心成分的分子对接分数热图分析及结合模式分析，初步表明了大补肺汤的代表性成分可能是通过靶向 ESR1、EGFR、AR 等靶点，起到治疗支气管哮喘的作用。

六、大补肺汤各功效组防治支气管哮喘的"药味–成分–靶点"网络及关键靶点的 KEGG 通路富集分析

鉴于大补肺汤具有多点显效、协同起效的药效特点，因此本节进一步对不同功效分组构建"药味–成分–靶点"网络，建立可视化网络拓扑图，以期筛选出不同功效药物共同发挥抗支气管哮喘作用的潜在活性成分对应的关键靶点和通路。

（一）大补肺汤养阴组防治支气管哮喘的"药味–成分–靶点"网络及关键靶点的 KEGG 通路富集分析

根据网络得到养阴组的 58 个成分共对应 48 个关键靶点，114 条通路。参与的通路主要有 Pathways in cancer、Hepatitis B、PI3K-Akt 信号通路、Proteoglycans in cancer、Influenza A 等，见图 7-28。

养阴组主要发挥免疫调节作用。在 TNF 信号通路中，TNF-α 释放 Th2 细胞和中性粒细胞，与 TNF 受体相关因子 2 结合，使 IκB 激酶（IκB kinase，IKK）磷酸化，促进 MUC5AC 基因的表达，加速 MUC5AC 的合成与分泌，使哮喘气道黏液黏稠度增强，使哮喘加重，因此通过抑制 TNF-α/NF-κB 信号通路，能够缓解哮喘。由于 Th1/Th2 失衡，Th2 的细胞因子诱导炎症因子如白介素（ILs）以及免疫球蛋白 IgE，产生一系列复杂连锁反应引起气道慢性炎症，激活上皮细胞中 NOD 样受体（NOD-like receptors，

NLRs）表达和平滑肌细胞收缩导致支气管哮喘发生。Notch 信号通路可能在气道炎症类疾病中起重要作用。药物可以通过抑制 Notch1 的异常表达来抑制哮喘气道炎症反应，从而缓解支气管哮喘的发生发展。因此，以上信号通路可能是大补肺汤养阴组参与炎症调节的重要分子机制。

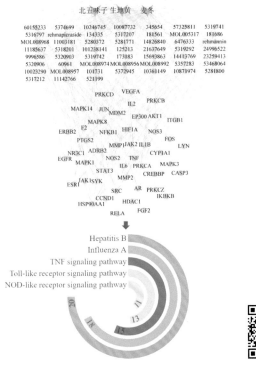

图 7-28　大补肺汤养阴组防治支气管哮喘的"药味 - 成分 - 靶点 - 通路"网络

（图中，▽代表药味，◇代表成分，○代表靶点。）

（二）大补肺汤调气组防治支气管哮喘的"药味 - 成分 - 靶点"网络及关键靶点的 KEGG 通路富集分析

利用网络药理学分析方法，筛选得到调气组的 24 个成分共对应 38 个关键靶点，103 条通路。关键靶点参与的通路主要有 Pathways in cancer、TNF 信号通路、MAPK 信号通路、HIF-1 信号通路等，见图 7-29。

调气组主要发挥调节糖代谢作用。其中，AMPK 信号通路和 HIF 信号通路等通路也是调控细胞代谢的重要调节通路。HIF 信号通路通过调节细胞低氧环境中的糖酵解来维持细胞在低氧条件下的生命活动。AMPK 信号通路可以调控细胞内 ATP 与 ADP 的比例，从而维持细胞内能量物质平衡。通过激活 AMPK 蛋白的功能，可使细胞内线粒体代谢产物活性氧水平降低，从而减轻气道炎症，缓解哮喘。

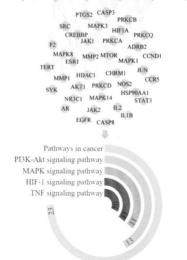

图 7-29　大补肺汤调气组防治支气管哮喘的"药味－成分－靶点－通路"网络

(图中，▽代表药味，◇代表成分，○代表靶点。)

（三）大补肺汤益气组防治支气管哮喘的"药味－成分－靶点"网络及关键靶点的 KEGG 通路富集分析

利用网络药理学分析方法，筛选得到益气组的 72 个成分共对应 39 个关键靶点，99 条通路。关键靶点参与的通路主要有 Pathways in cancer、Hepatitis B、Proteoglycans in cancer、Prolactin 信号通路等，见图 7-30。

益气组主要在调节脂质代谢过程中发挥作用。其中，mTOR 信号通路可以参与调节细胞内合成和分解代谢，从而为细胞的生命活动提供必要的基础化合物。mTOR 既是生长、增殖与生存的主调节器，也是调节自噬的中心分子。mTOR 信号通路可以通过调节 DCs 中 IL-12 的表达来干预 Th1/Th2 平衡，并认为 PI3K 下游信号通路是进行 Th1/Th2 平衡调节的一个良好靶点。

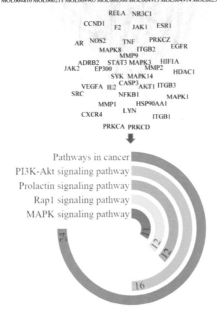

图 7-30　大补肺汤益气组防治支气管哮喘的"药味 – 成分 – 靶点 – 通路"网络
(图中，▽代表药味，◇代表成分，○代表靶点。)

（四）大补肺汤清热组防治支气管哮喘的"药味 – 成分 – 靶点"网络及关键靶点的 KEGG 通路富集分析

根据网络筛选得到清热组的 36 个成分共对应 33 个关键靶点，104 条通路。关键靶点参与的通路主要有 Pathways in cancer、雌激素信号通路、PI3K–Akt 信号通路、HIF–1 信号通路等，见图 7–31。

清热组主要发挥炎症调节作用。研究表明，血管内皮生长因子 VEGF 是哮喘炎症、气道和血管重构以及相关生理病理改变的重要影响因子，VEGF 过量可能是导致哮喘等 Th2 型炎症性疾病的发病机制之一，因此，VEGF 信号通路在治疗支气管哮喘时起到关键作用。在哮喘患者过敏原攻击的肺及气道上皮细胞和巨噬细胞中，具有高表达的 NRG、ErbB。基于 NRG/ErbB 信号在哮喘中的关键作用，抑制 NRG/ErbB 信号通路的过度激活已被作为治疗哮喘的新靶点。

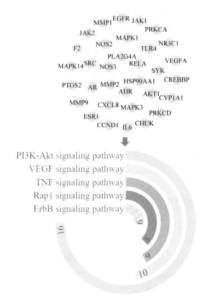

图 7–31　大补肺汤清热组防治支气管哮喘的"药味 – 成分 – 靶点 – 通路"网络

（图中，▽代表药味，◇代表成分，○代表靶点。）

对大补肺汤各功效组防治支气管哮喘的"药味－成分－靶点－通路"网络进行分析，结果表明，中药治疗疾病所涉及的通路并不是孤立存在的，而是从多层次、多靶点出发，相互联结。在不同功效组的成分对应的关键靶点通路中，既有差异的信号通路，起到"多点显效"的作用，也有相同的信号通路，起到"协同起效"的作用。上述结果充分体现出中医药多途径、多靶点的作用特点，表明大补肺汤可通过调节多条信号通路治疗支气管哮喘。

大补肺汤由麦冬、五味子、旋覆花、细辛、竹叶、甘草、生地黄7味中药组成，主要治疗肺肾气阴两虚型的肺系疾病，具有滋养肺肾、通降气机的功效，能够恢复患者脏腑功能调节机体状态。本节基于传统方剂理论对大补肺汤进行分组，建立"药味－成分－靶点－通路"网络，初步阐明了大补肺汤中多点显效、协同增效的科学内涵，为大补肺汤的深层次物质基础研究与分子机制研究奠定基础。

大补肺汤各功效组的药味成分主要作用于炎症－免疫系统调节和神经调节两方面，其中 VEGF 信号通路、HIF-1 信号通路、NOD 样受体信号通路等通路参与免疫－炎症调节，Wnt 信号通路等通路参与神经调节，体现了其多点显效、协同增效的作用特点与多成分、多靶点、多通路的作用机制。

大补肺汤防治支气管哮喘的关键靶点 EGFR、SRC、MMP9 均已被证实与支气管哮喘的发生发展密切相关。EGFR 是治疗哮喘、缓解气道炎症反应的潜在治疗靶点。在炎症细胞 NADPH 氧化酶的催化下生成的 ROS，可通过配体依赖性或配体非依赖性机制活化 EGFR，进而激活 PI3K-Akt 信号通路，加速促炎因子及黏蛋白的表达。金属蛋白酶 MMP 在哮喘的发病机制和严重程度的调节中发挥作用，MMP9 占主导地位，MMP2 也参与其中。在已被筛选出来了的化合物中，槲皮素、山奈酚、β- 谷甾醇和木犀草素有减轻气道炎症反应，抑制气道重塑，扩张支气管平滑肌的作用，在哮喘治疗中发挥关键作用。其中，槲皮素可减少炎症细胞 ROS 的释放，从而减少细胞毒性和 DNA 损害。山柰酚通过抑制 12-LOX 的活性，影响炎症因子与内皮因子的释放，从而减轻血管内皮功能的损伤，可能起到防治疾病的作用。

本节初步阐明了敦煌医方大补肺汤治疗支气管哮喘的化学基础和生物基础，从全成分、多靶点分子对接的大数据分析角度发现不同功效药味对不同生理功能靶点具有明显选择性，对大补肺汤通过"清热""调气""益气""养阴"防治支气管哮喘进行了生物学解读。

参考文献

[1] Tong X，Zheng Y，Li Y，et al. Soluble ligands as drug targets for treatment of inflammatory bowel disease[J]. Pharmacol Ther，2021，226（107859）.

[2] Ouyang J，Pan X，Lin H，et al. GKN2 increases apoptosis，reduces the proliferation and invasion ability of gastric cancer cells through down-regulating the JAK/STAT signaling pathway[J]. Am J Transl Res，2017，9（2）：803-811.

[3] Jiang D，Liang J，Li Y，et al. The role of Toll-like receptors in non-infectious lung injury[J]. Cell Res，2006，16（8）：693-701.

[4] Rabe K F，Watz H. Chronic obstructive pulmonary disease[J]. Lancet，2017，389（10082）：1931-1940.

[5] 谢文英，尚立芝，胡文豪，等 . 慢性阻塞性肺疾病的发病机制及中医药治疗进展 [J]. 中国实验方剂学杂志，2015，21（09）：227-230.

[6] Vallath S，Hynds R E，Succony L，et al. Targeting EGFR signalling in chronic lung disease：therapeutic challenges and opportunities[J]. Eur Respir J，2014，44（2）：513-522.

[7] Lai H, Rogers D F. New pharmacotherapy for airway mucus hypersecretion in asthma and COPD: targeting intracellular signaling pathways[J]. J Aerosol Med Pulm Drug Deliv, 2010, 23(4): 219-231.

[8] Choi W, Choe S, Lau G W. Inactivation of FOXA2 by Respiratory Bacterial Pathogens and Dysregulation of Pulmonary Mucus Homeostasis[J]. Front Immunol, 2020, 11(515).

[9] Yin Y, Liu J, Zhang M, et al. Mechanism of YuPingFeng in the Treatment of COPD Based on Network Pharmacology[J]. Biomed Res Int, 2020, 2020: 1630102.

[10] Xu F, Lin J, Cui W, et al. Scutellaria baicalensis Attenuates Airway Remodeling via PI3K/Akt/NF-κB Pathway in Cigarette Smoke Mediated-COPD Rats Model[J]. Evidence-based Complementary and Alternative Medicine, 2018, 2018(5): 1-12.

[11] 吴莹, 金叶智, 张舒, 等. 小檗碱对流感病毒感染肺泡巨噬细胞炎性细胞因子的影响及其分子机制研究 [J]. 中国免疫学杂志, 2012, 28(02): 125-131.

[12] 张雨茜, 王荣花, 陈祥, 等. TLR4 信号通路介导病毒性急性肺损伤与 ARDS 的研究进展 [J]. 病毒学报, 2021, 37(05): 1234-1243.

[13] 吴莹, 金叶智, 张舒, 等. 汉黄芩素对流感病毒感染肺泡巨噬细胞 NF-κB 核转位及表达的影响及机制 [J]. 中国实验方剂学杂志, 2012, 18(18): 161-165.

[14] 范媛, 朱佳, 田磊. 足三里注射黄芪注射液对气虚自汗模型大鼠体温调节中枢的影响 [J]. 中国药房, 2013, 24(31): 2896-2898.

[15] 王婷婷, 冷承浩, 郭昆鹏, 等. 槲皮素对小鼠金黄色葡萄球菌肺炎的防治作用及 IKK/NF-κB/IκB 信号通路机制研究 [J]. 中药药理与临床, 2019, 35(04): 53-57.

[16] 刘施吟，胡渊龙，陈宪海. 神术散治疗新型冠状病毒肺炎的分子机制研究 [J]. 中药材，2020，43（04）：1038-1043.

[17] Nakae S，Lunderius C，Ho LH，et al. TNF can contribute to multiple features of ovalbumin-induced allergic inflammation of the airways in mice[J]. J Allergy Clin Immunol，2007，119（3）：680-686.

[18] Dada L A，Sznajder J I. Hypoxic inhibition of alveolar fluid reabsorption[J]. Adv Exp Med Biol，2007，618（159-168）.

[19] Zhang X，Liu F，Liu H，et al. Urinary trypsin inhibitor attenuates lipopolysaccharide-induced acute lung injury by blocking the activation of p38 mitogen-activated protein kinase[J]. Inflamm Res，2011，60（6）：569-575.

[20] 杨源民，陈利娜，瞿水清，等. 基于青蒿素及其衍生物心血管保护作用探讨其干预 COVID-19 心血管并发症的可行性 [J]. 中国中药杂志，2020，45（24）：6053-6064.

[21] Byeon S E，Yi Y S，Oh J，et al. The role of Src kinase in macrophage-mediated inflammatory responses[J]. Mediators Inflamm，2012，2012（512926）.

[22] Lee I T，Yang C M. Role of NADPH oxidase/ROS in pro-inflammatory mediators-induced airway and pulmonary diseases[J]. Biochem Pharmacol，2012，84（5）：581-590.

[23] Lee I T，Yang C M. Inflammatory signalings involved in airway and pulmonary diseases[J]. Mediators Inflamm，2013，2013（791231）.

[24] 李丹丹，任卫英，朱蕾. p38 丝裂原活化蛋白激酶在肺部疾病中的研究进展 [J]. 复旦学报（医学版），2018，45（03）：413-417.

[25] 司东旭. 肺脾为核心脏腑整体辨证支气管哮喘慢性持续期免疫调控研究 [D]. 北京：北京中医药大学，2021.

[26] Zhang J，Wang X，Vikash V，et al. ROS and ROS-Mediated

Cellular Signaling[J]. Oxid Med Cell Longev，2016，2016（4350965）.

[27] Toujani S，Mehiri N，Hamzaoui K，et al. Role of metalloproteinases MMP-2 in asthma[J]. Tunis Med，2016，94（6）: 167-171.

[28] 唐春丽，魏江存，滕红丽，等 . 黄酮类成分抗炎活性及其作用机制研究进展 [J]. 中华中医药学刊，2021，39（04）: 154-159.

第四篇

基于"体－用－化"配伍模型的脾脏、肺脏病方化学生物信息学研究

《辅行诀》"体 – 用 – 化"辨治体系法度严谨、特色鲜明、临床价值突出。但《辅行诀》"体 – 用 – 化"辨治体系有别于现代主流中医的辨治体系，导致其应用范围尚不广泛，未充分发挥其在疾病防治中的价值。本篇基于《辅行诀》"体 – 用 – 化"辨治理论，构建"体 – 用 – 化"分组模型网络，运用靶点反向预测、蛋白互作网络分析、通路富集分析等方法探究脾脏、肺脏病方"体""用""化"功能配伍的物质基础及生物学机制，阐释"体 – 用 – 化"辨治体系的现代科学内涵，丰富中医辨证论治体系，同时为《辅行诀》临床应用和转化奠定基础，促进敦煌特色中医理论的推广应用。

第八章
基于"体－用－化"配伍模型的脾脏病方化学生物信息学研究

第三篇第六章基于传统方剂理论，通过化学生物信息学方法探讨了大泻脾汤和大补脾汤防治胃癌的潜在作用靶点和分子机制，探究了其治则治法及配伍规律的潜在科学内涵。本章尝试在《辅行诀》"体－用－化"辨治理论指导下，运用靶点反向预测、蛋白互作网络分析、通路富集分析等方法探究大泻脾汤和大补脾汤防治胃癌"体""用""化"功能配伍的物质基础及生物学机制，用化学生物信息学方法完成对大泻脾汤和大补脾汤"体－用－化"组方理论科学内涵的解读。

第一节　大泻脾汤

《辅行诀》"体－用－化"辨治理论认为，寒热错杂型的胃癌多由脾体阳气不足，寒、湿从中而生，影响脾用之运化水谷精微的功能所引起。大泻脾汤具有体用兼调，以泻脾体之寒为主，补脾用为辅的功效，能够针对胃癌患者的证候特点进行治疗，具有治疗或辅助治疗胃癌的理论基础。本节在《辅行诀》"体－用－化"辨治理论指导下，运用化学生物信息学方法探讨了大泻脾汤防治胃癌的"体""用""化"功能配伍的物质基础及生物学机制，完成了对大泻脾汤"体－用－化"组方理论科学内涵的解读。

一、大泻脾汤"体-用-化"模型分组

在《辅行诀》中，大泻脾汤由 6 味药组成：附子（辛）、干姜（辛）、炙甘草（甘）、黄芩（苦）、大黄（咸）、芍药（酸）。其中，附子、干姜味属辛，为方中脾脏"体"组；炙甘草味属甘，为方中脾脏"用"组；黄芩味属苦，体现辛甘化苦燥脾的功效特点，对应脾脏"化"组。大泻脾汤包含了对脾之子脏肺脏的同泻之功，以达母子同治之效。芍药味属酸，为肺脏"用"组；大黄味属咸，为肺脏"体"组，见图 8-1。

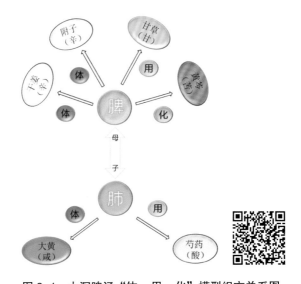

图 8-1　大泻脾汤"体-用-化"模型组方关系图

（图中，黄色为甘味、浅绿色为酸味、白色为辛味、红色为苦味、黑色为咸味、深蓝色为体、绿色为用、浅蓝色为化。）

二、大泻脾汤全方及"体-用-化"模型分组防治胃癌的关键靶点分析

利用 TCMSP 数据库以及文献检索获取大泻脾汤的化合物成分，得到大泻脾汤全方成分 180 个（去重），脾脏"用"组成分 83 个，脾脏"体"组成分 33 个，肺脏"用"组成分 22 个，肺脏"体"组成分 15 个，脾

脏"化"组成分 34 个。将上述各组的化合物成分用 SwissTargetPrediction
数据库预测化合物靶点，得到脾脏"用"组靶点 777 个，脾脏"体"组
靶点 727 个，肺脏"用"组靶点 323 个，肺脏"体"组靶点 345 个，脾
脏"化"组靶点 473 个，全方靶点 1146 个，具体信息见表 8-1。在 TTD、
DrugBank、GeneCards 及 DisGeNET 数据库中共收集到胃癌疾病靶点 847
个（详见第三篇第六章第二节）。

脾脏"用"组、脾脏"体"组、脾脏"化"组、肺脏"用"组、肺脏
"体"组化合物靶点与胃癌疾病靶点的共有靶点分别为 150 个、136 个、98
个、81 个、94 个，全方的共有靶点 184 个。其中，脾脏"用"组、脾脏
"体"组、脾脏"化"组、肺脏"体"组潜在起效靶点更多，可能在大泻
脾汤防治胃癌中发挥主要作用。将大泻脾汤防治胃癌的潜在作用靶点导入
STRING 数据库中，物种设为"Homo sapiens"，蛋白互作综合得分＞ 0.9
作为筛选条件，获取 PPI，并在 Cytoscape（Version 3.7.2）软件进行可视化
和复杂网络分析。以大于度值、介度、紧密度中位数为标准，筛选出脾脏
"用"组、脾脏"体"组、肺脏"用"组、肺脏"体"组、脾脏"化"组的
"体－用－化"模型分组防治胃癌的关键靶点分别为 44 个、43 个、24 个、
30 个、28 个。"体－用－化"模型分组均具有较多的防治胃癌的潜在靶点，
表明"体－用－化"模型分组具有协同起效的生物学基础。

表 8-1 大泻脾汤"体－用－化"模型分组的成分、靶点数

分组		成分（个）	靶点（个）
脾	脾体	33	136
	脾用	83	150
	脾化	34	98
肺	肺用	22	81
	肺体	15	94

三、大泻脾汤"体－用－化"模型分组"药味－成分－靶点－通路"网络及关键靶点的 KEGG 通路富集分析

鉴于大泻脾汤具有多点显效、协同起效的药效特点，因此本节进一步对"体－用－化"模型分组构建"药味－成分－靶点－通路"网络，以期筛选出不同功效药物共同发挥防治胃癌作用的成分对应的关键靶点、通路。基于拓扑结构的生物信息学方法，采用 Cytoscape（Version 3.7.2）软件构建大泻脾汤"体－用－化"模型分组防治胃癌的"药味－成分－靶点"网络，建立可视化网络拓扑图。基于基因功能富集"体－用－化"模型分组关键靶点的通路，将大泻脾汤"体－用－化"模型分组防治胃癌的关键靶点导入 DAVID 数据库中，将"select identifier"设置为"official gene symbol"，"list type"设置为"gene list"，限定物种为"Homo sapiens"，阈值 $P < 0.05$，进行 KEGG 通路富集分析。

（一）大泻脾汤中脾脏"体"组"药味－成分－靶点－通路"网络及关键靶点的 KEGG 通路富集分析

脾"体"可以被理解为脾之阳气。胃癌患者整个病程都伴有脾阳不足，脾阳不足、阴寒内盛则气的运行能力下降，致使脾气升降失常，引起腹中胀满、干呕、泄泻等症状。故方用味辛之附子、干姜温中散寒泻脾体，以恢复气的正常运行，改善腹中胀满、泄泻等症状。根据"药味－成分－靶点－通路"网络得到脾脏"体"组 43 个关键靶点对应 29 个成分，KEGG富集分析得到 160 条通路，见图 8-2。关键靶点参与的 PD-L1 expression and PD-1 checkpoint pathway in cancer、TCR 信号通路、TNF 信号通路等通路主要与炎症－免疫调节相关。胃癌中 PD-L1 过表达的肥大细胞水平与促炎细胞因子 TNF-α 水平存在显著相关性，TNF-α 通过激活 NF-κB 信号通路诱导肥大细胞表达 PD-L1。肥大细胞在体内有助于人胃癌肿瘤的生长和抑制 T 细胞免疫。应用抑制剂阻断 PD-L1，抑制 PD-L1 的表达可以逆转

肥大细胞的影响。因此,脾脏"体"组可能主要通过调节免疫和降低炎症水平发挥泻脾脏"体"的功能,从而达到扶正而祛邪的目的。

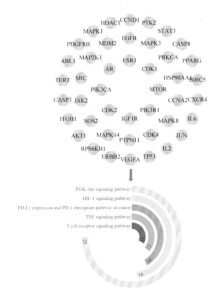

图 8-2　大泻脾汤中脾脏"体"组"药味－成分－靶点－通路"网络

(图中,□代表药味,◇代表成分,○代表靶点。)

(二)大泻脾汤中脾脏"用"组"药味－成分－靶点－通路"网络及关键靶点的 KEGG 通路富集分析

脾"用"可以被理解为脾运化水谷精微,充养先天,化生人体营、卫之气的作用。胃癌患者易出现脾不运化导致营、卫之气不足,营不足会出现腹中胀满、饮食难消等症状,卫不足则免疫低下,易出现外感症状。故方用味甘之甘草发挥健脾、益气、补脾之用,使后天气血化生充足以濡养五脏六腑,荣卫实气,调节免疫平衡,改善患者身体机能低下的状态。根据"药味－

成分－靶点－通路"网络得到脾脏"用"组 44 个关键靶点对应 77 个成分，KEGG 富集分析得到 157 条通路，见图 8-3。关键靶点参与的 Wnt 信号通路与肿瘤免疫相关。Wnt 信号通路的失调与各种癌症中肿瘤发生的几乎所有阶段都有错综复杂的关系。通过对效应 T 细胞、辅助性 T 细胞、树突细胞和其他表达细胞因子的免疫细胞的直接或间接影响，异常激活的 Wnt/β-catenin 信号可抑制 T 细胞介导的抗肿瘤免疫反应。因此，脾脏"用"组可能主要通过靶向 Wnt 信号通路调节机体免疫，改善肿瘤微环境，达到防治胃癌的目的。

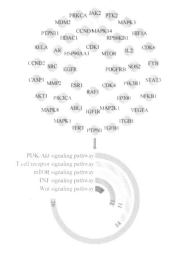

图 8-3　大泻脾汤中脾脏"用"组"药味－成分－靶点－通路"网络

（图中，□代表药味，◇代表成分，○代表靶点。）

（三）大泻脾汤中脾脏"化"组"药味－成分－靶点－通路"网络及关键靶点的 KEGG 通路富集分析

脾"化"味为新生成功用，既可助脾之体，又可助脾之用，维持不

同组的平衡。胃癌后期身体机能低下，脾之"体""用"均不足，阳气虚
衰，水液积聚于中焦，故方用味苦之黄芩入脾化味，燥其湿邪，以增强脾
脏"体""用"功用。根据"药味－成分－靶点－通路"网络得到大泻脾汤
脾脏"化"组 28 个关键靶点对应 31 个成分，KEGG 富集分析得到 142 条
通路，见图 8-4。结果表明，JAK2、STAT3、STAT1 等靶点和 JAK-STAT
信号通路等通路主要与细胞增殖－凋亡相关。通过靶向 GKN2，从而下调
JAK-STAT 信号通路以增加胃癌细胞的凋亡，降低胃癌细胞的增殖和侵袭能
力，抑制肿瘤的发生、发展。因此，脾脏"化"组可能通过调节 JAK-STAT
信号通路进而调节胃癌细胞的增殖与凋亡，发挥祛邪作用，"邪去则正安"
人体正气得以恢复，可帮助脾脏"体"组、脾脏"用"组药味发挥功能。

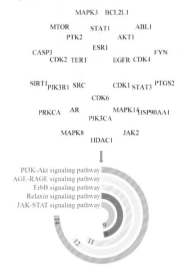

图 8-4　大泻脾汤中脾脏"化"组"药味－成分－靶点－通路"网络

（图中，□代表药味，◇代表成分，○代表靶点。）

（四）大泻脾汤中肺脏"用"组"药味－成分－靶点－通路"网络及关键靶点的 KEGG 通路富集分析

肺"用"可以被理解为肺脏对气的收纳之性。肺吸入自然界之清气与脾胃后天运化水谷精微相合生成宗气，宗气以其"走息道以司呼吸、贯心脉以行气血"的特性作用于全身，调节呼吸运动和血液的运行，增强机体正气。故方用味酸之芍药发挥养阴、敛肺、补肺之用，以促进清气的吸入。根据"药味－成分－靶点－通路"网络得到大泻脾汤肺脏"用"组 24 个关

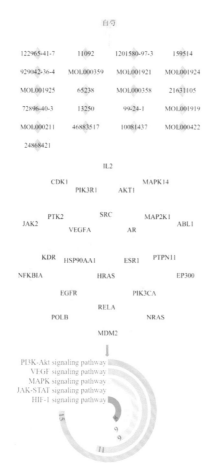

图 8-5　大泻脾汤中肺脏"用"组"药味－成分－靶点－通路"网络

（图中，□代表药味，◇代表成分，○代表靶点。）

键靶点对应 21 个成分，KEGG 富集分析得到 128 条通路，见图 8-5。关键靶点参与的 HIF-1 信号通路与提高氧气利用率，改善机体缺氧状态相关。最新研究表明，HIF-1 通路与癌症炎症 – 免疫相关，HIF-1 信号的转导有助于免疫抑制肿瘤微环境。同时，激活 HIF-1 信号通路将诱导肿瘤细胞中 CD47 高表达，进而避免其受到巨噬细胞攻击，而 HIF-1 的过度活化会引起 T 细胞相关的免疫抑制。因此，肺脏"用"组可能主要通过靶向 HIF-1 信号通路来调节机体免疫，抑制炎症的发生发展，协助脾脏"用"组发挥扶正而祛邪的作用，共同调节胃癌的发展。

（五）大泻脾汤中肺脏"体"组"药味 – 成分 – 靶点 – 通路"网络及关键靶点的 KEGG 通路富集分析

肺"体"可以被理解为肺脏的柔韧之性。肺与大肠相表里，唯有肺脏宣降功能正常，肺、肠气机才得以正常运行。当肺失宣降时，肺、肠气机紊乱则会出现便秘症状。而胃癌是一种慢性消耗性疾病，其病机多为脾胃虚弱。由于肺、肠气机紊乱所致的便秘长期积滞则化热，故方用味咸之大黄泻肺"体"以清泄肠腑实热积滞，宣通肺、肠气机。根据"药味 – 成分 – 靶点 – 通路"网络得到大泻脾汤肺脏"体"组 30 个关键靶点对应 11 个成分，KEGG 富集分析得到 106 条通路，见图 8-6。结果表明，AKT1、PIK3R1、AKT2 等靶点和 PI3K–Akt 信号通路、FoxO 信号通路等通路与能量代谢和细胞周期 – 凋亡相关。激活 PI3K–Akt 信号通路可以抑制 FoxO 的表达，从而抑制葡萄糖代谢；通过抑制 PI3K–Akt 通路激活 FoxO 转录因子，从而引起细胞周期停滞和细胞凋亡。因此，肺脏"体"组可能主要通过调节能量代谢和细胞凋亡途径来发挥防治胃癌的功能，达到祛邪而复正的目的。

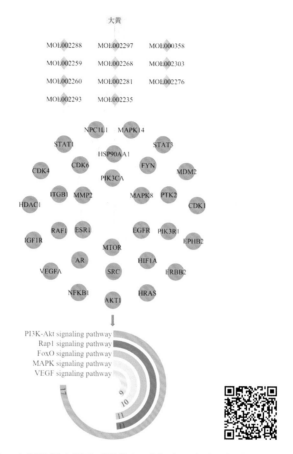

图 8-6　大泻脾汤中肺脏"体"组"药味－成分－靶点－通路"网络

（图中，□代表药味，◇代表成分，○代表靶点。）

四、大泻脾汤"体－用－化"模型组方关键靶点的 KEGG 通路韦恩分析

利用 DAVID 数据库对大泻脾汤 5 个"体－用－化"模型组干预胃癌关键靶点进行 KEGG 通路富集分析，筛选 $P < 0.05$ 的通路。脾脏"体"组得到 160 条通路，脾脏"用"组得到 157 条通路，脾脏"化"组得到 142 条通路，肺脏"体"组得到 106 条通路，肺脏"用"组得到 128 条通路。将 5 个"体－用－化"模型组通路进行韦恩分析（图 8-7），结果发现，脾

脏"化"组、脾脏"体"组、脾脏"用"组特有通路分别为 1 条、2 条、3 条，见表 8-2。

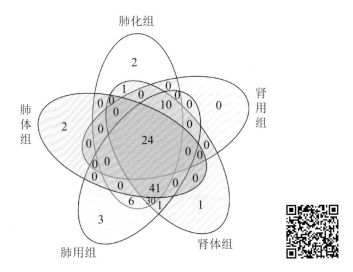

图 8-7　大泻脾汤"体－用－化"模型分组防治胃癌关键靶点对应 KEGG 通路的韦恩图

表 8-2　大泻脾汤"体－用－化"模型分组防治胃癌对应的特有通路

"体－用－化"模型分组	数量	通路名称
脾脏化组	1	Phosphatidylinositol signaling system
脾脏体组	2	Huntington disease
		Intestinal immune network for IgA production
脾脏用组	3	TGF-beta signaling pathway
		cGMP-PKG signaling pathway
		Alcoholism

大泻脾汤由附子、干姜、甘草、大黄、黄芩、芍药等 6 味药组成，具有泻体补用、体用兼调功效，能够针对胃癌患者的证候特点进行治疗，具有胃癌治疗或辅助治疗的理论基础。

本节基于《辅行诀》"体－用－化"组方配伍模型，通过靶点反向预测、蛋白互作网络分析、通路富集分析等方法探讨了大泻脾汤防治胃癌的"体""用""化"功能配伍的物质基础及生物学机制。结果表明，脾"体"

组可能通过 PD–L1 expression and PD–1 checkpoint pathway in cancer、TCR
信号通路、TNF 信号通路等通路，发挥调节炎症 – 免疫平衡的作用。脾
"用"组可能通过 Wnt 信号通路等通路调节机体免疫，改善肿瘤微环境。
脾"化"组可能通过 JAK2、STAT3、STAT1 等靶点和 JAK–STAT 信号通
路等通路调节胃癌细胞的增殖与凋亡。肺"用"组可能通过 HIF–1 信号
通路等通路发挥功能，不仅可提高氧气利用率，改善机体缺氧状态，还与
癌症炎症 – 免疫相关，通过调节机体免疫抑制肿瘤微环境。肺"体"组
可能通过 AKT1、PIK3R1、AKT2 等靶点和 PI3K–Akt 信号通路、FoxO
信号通路等通路，调节细胞能量代谢，从而引起细胞周期停滞和细胞
凋亡。

一方面，大泻脾汤可能通过味辛之附子、干姜泻脾体，味甘之甘草
补脾用，以及味酸之芍药补肺用。通过化学生物信息学分析方法推测脾脏
"体"组、脾脏"用"组和肺脏"用"组可能与调节机体的炎症 – 免疫平
衡，改善机体状态相关。另一方面，大泻脾汤可能通过味苦之黄芩入脾脏
化味，味咸之大黄泻肺体，2 味药在调节脾化影响脾体、脾用的同时还起
到泻肺体之功。通过化学生物信息学方法推测脾脏"化"组和肺脏"体"
组可能与抑制肿瘤细胞的增殖和促进肿瘤细胞的凋亡相关。

本节在《辅行诀》"体 – 用 – 化"辨治理论指导下，运用化学生物信
息学方法，初步完成了对大泻脾汤"体 – 用 – 化"组方理论科学内涵的解
读，为大泻脾汤用于临床诊治提供理论基础，同时也为大泻脾汤临床应用
和转化奠定基础。

第二节　大补脾汤

大泻脾汤具有"以泻体为主、补用为辅"的功效，用于治疗脾体阳气
不足、寒热互结于内，影响脾用之运化水谷精微所引起的胃癌病症。基于

"同病异治"理论，虽然众多胃癌患者临床表现相似，但是其病机却不尽相同。传统中医理论认为胃癌的证候除"寒热错杂证"外，还有"脾气虚衰证"。

《辅行诀》"体－用－化"辨治理论认为，胃癌除大泻脾汤所适用之证外，还有较大泻脾汤脾用之运化水谷精微，柔软营养五脏六腑功能不足的病症。大补脾汤具有体用兼调，以补脾用之运化水谷精微，濡养机体五脏六腑为主，泻脾体为辅的功效，能够针对胃癌患者的证候特点进行治疗，具有胃癌治疗或辅助治疗的理论基础。本节在《辅行诀》"体－用－化"辨治理论指导下，运用化学生物信息学方法探讨了大补脾汤防治胃癌的"体""用""化"功能配伍的物质基础及生物学机制，完成了对大补脾汤"体－用－化"组方理论科学内涵的解读。

一、大补脾汤"体－用－化"模型分组

在《辅行诀》中，大补脾汤由 7 味药组成：人参（甘）、甘草（甘）、干姜（辛）、白术（苦）、旋覆花（咸）、麦冬（酸）、五味子（酸）。其中，甘草、人参味属甘，为方中脾脏"用"组；干姜味属辛，为方中脾脏"体"组；白术味属苦，体现辛甘化苦燥脾的功效特点，对应脾脏"化"组。大补脾汤包含了对脾之子脏肺脏的同补之功，以达母子同治之效。麦冬、五味子味属酸，为肺脏"用"组；旋覆花味属咸，为肺脏"体"组，见图 8-8。

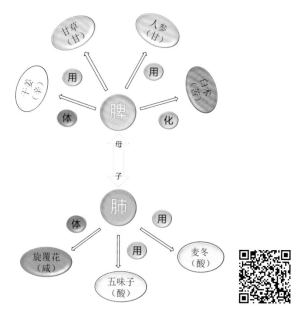

图 8-8 大补脾汤"体－用－化"模型组方关系图

（图中，黄色为甘味、浅绿色为酸味、红色为苦味、白色为辛味、黑色为咸味、深蓝色为体、绿色为用、浅蓝色为化。）

二、大补脾汤全方及"体－用－化"模型分组防治胃癌的关键靶点分析

利用 TCMSP、TCMID 数据库及文献检索收集大补脾汤各药味化合物成分，筛选到大补脾汤全方成分 142 个（去重），脾脏"用"组成分 93 个，脾脏"体"组成分 16 个，肺脏"用"组成分 36 个，肺脏"体"组成分 18 个，脾脏"化"组成分 14 个。利用 SwissTargetPrediction 数据库预测化合物靶点，得到脾脏"用"组靶点 911 个，脾脏"体"组靶点 532 个，肺脏"用"组靶点 664 个，肺脏"体"组靶点 562 个，脾脏"化"组靶点 103 个，全方靶点 1077 个，见表 8-3。在 TTD、DrugBank、GeneCards 及 DisGeNET 数据库中共收集到胃癌疾病靶点 847 个（详见第三篇第六章第二节）。

脾脏"用"组、脾脏"体"组、脾脏"化"组、肺脏"用"组、肺脏"体"组化合物潜在靶点分别与胃癌疾病靶点的共有靶点为 162 个、110个、21 个、133 个、115 个，全方的共有靶点 193 个。其中，脾脏"用"组、脾脏"体"组、肺脏"用"组、肺脏"体"组潜在起效靶点更多，可能在大补脾汤防治胃癌中发挥主要作用。将大补脾汤防治胃癌的潜在作用靶点导入 STRING 数据库中，物种设为"Homo sapiens"，蛋白互作综合得分＞0.9 作为筛选条件，获取 PPI，并在 Cytoscape（Version 3.7.2）软件进行可视化和复杂网络分析。以大于度值、介度、紧密度中位数为标准，筛选出脾脏"用"组、脾脏"体"组、肺脏"用"组、肺脏"体"组、脾脏"化"组防治胃癌的关键靶点分别为 50 个、34 个、43 个、35 个、3 个。"体-用-化"模型分组均具有较多的防治胃癌的潜在靶点，表明"体-用-化"模型分组具有协同起效的生物学基础。

表 8-3　大补脾汤"体-用-化"模型分组的成分、靶点数

分组		成分（个）	靶点（个）
脾	脾体	16	110
	脾用	93	162
	脾化	14	21
肺	肺用	36	133
	肺体	18	115

三、大补脾汤"体-用-化"模型分组"药味-成分-靶点-通路"网络及关键靶点的 KEGG 通路富集分析

鉴于大补脾汤具有多点显效、协同起效的药效特点，因此本节进一步对"体-用-化"模型组构建"药味-成分-靶点-通路"网络，以期筛选出不同功效药物共同发挥防治胃癌作用的化合物成分对应的关键靶点和通路。基于拓扑结构的生物信息学方法，构建大补脾汤"体-用-化"模

型分组防治胃癌的"药味－成分－靶点"网络，建立可视化网络拓扑图。基于基因功能富集"体－用－化"模型分组关键靶点的通路，将大补脾汤"体－用－化"模型分组防治胃癌的关键靶点导入 DAVID 数据库中，阈值 $P < 0.05$，进行 KEGG 通路富集分析。

（一）大补脾汤中脾脏"用"组"药味－成分－靶点－通路"网络及关键靶点的 KEGG 通路富集分析

脾"用"可以被理解为脾运化水谷精微以充养其他脏腑、形体官窍的作用。胃癌后期，患者易出现饮食难消、时自吐利、枯瘦如柴、立不可转动等症状，故方用味甘之人参、甘草发挥健脾、益气、补脾之用，使后天气血化生充足以濡养五脏六腑，改善患者身体机能低下的状态。根据"药味－成分－靶点－通路"网络得到脾脏"用"组 50 个关键靶点对应 90 个成分，KEGG 富集分析得到 114 条通路，见图 8-9。关键靶点参与的 RAS 信号通路、HIF 信号通路、PI3K-Akt 信号通路等通路与调控能量代谢密切相关。肿瘤细胞的特点是无限生长，正常能量代谢模式难以满足其需求，故而肿瘤细胞通过借助异常能量供应途径获得足够的能量。癌症患者体内处于高代谢状态，通过补脾用可调整机体能量代谢平衡。而 AMPK 是机体保持葡萄糖平衡所必需的物质，通过激活 AMPK 信号通路可抑制糖酵解的代谢过程，抑制肿瘤细胞的活性。脾脏"用"组可能主要通过调节机体能量代谢发挥补脾"用"的功能。

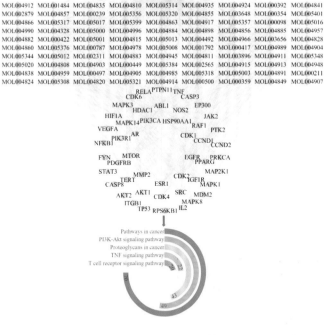

图8-9 大补脾汤中脾脏"用"组"药味－成分－靶点－通路"网络

(图中，□代表药味，◇代表成分，○代表靶点。)

（二）大补脾汤中脾脏"体"组"药味－成分－靶点－通路"网络及关键靶点的 KEGG 通路富集分析

脾"体"可以被理解为脾之阳气。脾之阳气不足则脾运化水谷精微以荣卫的能力下降，致使卫外不固，机体易受外邪侵袭。故方用味辛之干姜温补脾阳，泻脾之体，荣卫以御外邪。根据"药味－成分－靶点－通路"网络得到脾脏"体"组 34 个关键靶点对应 13 个成分，KEGG 富集分析得到 67 条通路，见图 8-10。关键靶点 HSP90AA1 是 HSP90 的功能基因，HSP90 具有调控肿瘤增殖与组织血管新生的功能，能够促进肿瘤细胞侵袭与迁移，影响细胞周期与凋亡。SRC 家族激酶可以调节肿瘤细胞增殖、侵袭、血管生成等途径。在胃癌晚期，靶向 SRC 可以抑制胃癌细胞侵袭。STAT3 是可以通过调节免疫细胞、基质和上皮细胞来维持体内平衡的细胞因子和生长因子，靶向 STAT3 可以预防或减缓胃癌的发展。关键靶点参与的 TCR 信号通路、PI3K-Akt 信号通路、TNF 信号通路等通路主要与调节机体免疫相关。现代研究发现，脾脏与机体的免疫功能密切相关，免疫功能失调能够引起脾胃受损，容易发生病变。脾脏"体"组药味可能主要通过作用于 SRC、STAT1 等靶点介导先天免疫，通过调节先天免疫增强免疫功能，促进脾胃的生理功能。其中，TNF-α 信号通路可以调节机体免疫功能，适量的 TNF-α 可以抵御肿瘤。因此，脾脏"体"组可能主要通过调节机体免疫功能发挥泻脾"体"的作用。

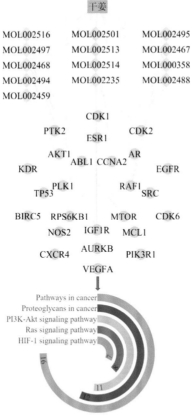

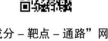

图 8-10　大补脾汤中脾脏"体"组"药味 - 成分 - 靶点 - 通路"网络

（图中，□代表药味，◇代表成分，○代表靶点。）

（三）大补脾汤中脾脏"化"组"药味－成分－靶点－通路"网络及关键靶点的 KEGG 通路富集分析

脾"化"味为新生成功用，既可助脾之体用，又可补肾之用，维持不同组的平衡。胃癌后期，脾"体""用"均不足。脾主运化水液能力不足，致使水液积聚于中焦，出现腹水过多的症状，然恐其日久及肾，进一步影响水液的运化，故方用味苦之白术，在增强脾"体""用"的基础上，增强肾"用"之功。根据"药味－成分－靶点－通路"网络得到脾脏"化"组3个关键靶点对应3个成分，KEGG 富集分析得到34条通路，见图8-11。关键靶点 EGFR 在胃癌中与不良预后相关，EGFR 基因扩增与淋巴结转移和肿瘤浸润深度相关。靶向 EGFR 的药物奥希替尼（Osimertinib）、阿法替尼（Afatinib）等已经被应用于临床治疗癌症。又头框（forkhead box，Fox）基因亚家族参与细胞周期、细胞生长、细胞凋亡、肿瘤抑制和代谢等过程，可作为潜在的早期诊断生物标志物和胃癌患者的治疗靶点。脾脏"化"组药味白术又为我克之肾脏的"用"组药味。肾主水，肾脏与机体的水液代谢调节相关。胃癌患者放、化疗后，导致体内水分丢失，气津两伤。脾脏"化"组白术可与不同组药味配伍，协助脾脏"体"组、脾脏"用"组药味发挥作用，增强健脾功效，达到协同增效的目的，减少水液流失，调控胃癌的发生发展。

白术

MOL000033 MOL000028 MOL000072

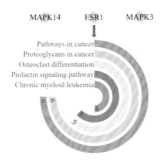

图 8-11　大补脾汤中脾脏"化"组"药味－成分－靶点－通路"网络

（图中，□代表药味，◇代表成分，○代表靶点。）

（四）大补脾汤中肺脏"用"组"药味－成分－靶点－通路"网络及关键靶点的 KEGG 通路富集分析

肺"用"可以被理解为肺脏对气的收纳之性。肺主气司呼吸，可调节呼吸运动和全身气机。中医认为肺、脾、肾是调节水液代谢的重要脏腑，胃癌日久导致肺、脾、肾衰弱，而肺用不足时，其主气司呼吸功能失常，导致气机失常，因此出现因腹水过多压迫胸腔导致的呼吸障碍。故方用味酸之麦冬、五味子发挥养阴、敛肺、补肺之用，以促进清气的吸入。根据"药味－成分－靶点－通路"网络得到肺脏"用"组 43 个关键靶点对应 34 个成分，KEGG 富集分析得到 115 条通路，见图 8-12。其中，AKT1、PIK3R1、AKT2 等靶点和 PI3K-Akt 信号通路、HIF-1 信号通路等通路与提高氧气利用率，改善机体缺氧状态相关。在缺氧环境中，PI3K-Akt 信号通路被激活，进而调节 HIF-1 表达，提高氧气利用率，使氧气和营养物质输送增加，改善呼吸困难的状态，调畅全身气机。因此，肺脏"用"组可能主要通过调节机体气机发挥"用"的功能，与脾"用"功能相关，共同调节胃癌的发展。

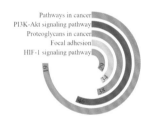

图 8-12　大补脾汤中肺脏"用"组"药味-成分-靶点-通路"网络

（图中，□代表药味，◇代表成分，○代表靶点。）

（五）大补脾汤中肺脏"体"组"药味-成分-靶点-通路"网络及关键靶点的 KEGG 通路富集分析

肺"体"可以被理解为肺脏的柔韧之性。西医认为胃癌是一种慢性消耗性疾病，疾病后期，机体营养匮乏，身体机能低下，会出现因呼吸肌无力导致的呼吸困难。中医认为胃癌后期会出现由于脾胃虚弱，气血化生减少所致的营养匮乏状态，肺脏失于濡养则主气司呼吸功能和助脾布散水谷精微功能失常，引起气急。故用味咸之旋覆花宣肺降气，泻肺之体，以改善肺脏的柔韧之性。根据"药味-成分-靶点-通路"网络得到肺脏"体"组 35 个关键靶点对应 17 个成分，KEGG 富集分析得到 109 条通路，见图 8-13。其中，

AKT1、PIK3R1、PIK3CA 等靶点和 PI3K–Akt 信号通路、FoxO 信号通路等通路与能量代谢和细胞周期－凋亡相关。在调节机体能量代谢方面，PI3K–Akt 信号通路、FoxO 信号通路可能发挥关键作用。一方面，FoxO 是调节糖代谢的重要通路，激活 PI3K–Akt 信号通路可以抑制 FoxO 的表达，抑制 G-6Pase（葡萄糖 6- 磷酸酶）的分泌，进而抑制葡萄糖代谢。另一方面，PI3K–Akt 通路的抑制能够激活 FoxO 转录因子，SFN 抑制 Akt 的磷酸化，并激活 FoxO 转录因子，导致细胞周期停滞和细胞凋亡。因此，PI3K–Akt 信号通路、FoxO 信号通路能够通过抑制肿瘤细胞葡萄糖代谢和诱导肿瘤细胞凋亡对机体量的摄取，进而增加机体对正常细胞的能量供应。故肺脏"体"组可能主要通过调节能量代谢和细胞凋亡途径发挥泻"体"的功能。

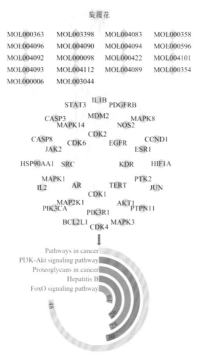

图 8–13　大补脾汤中肺脏"体"组"药味－成分－靶点－通路"网络

（图中，□代表药味，◇代表成分，○代表靶点。）

四、大补脾汤"体－用－化"模型组方关键靶点的 KEGG 通路韦恩分析

利用 DAVID 数据库对大补脾汤 5 个"体－用－化"模型分组干预胃癌关键靶点进行 KEGG 通路富集分析，筛选 $P < 0.05$ 的通路。脾脏"体"组得到 67 条通路，脾脏"用"组得到 114 条通路，脾脏"化"组得到 34 条通路，肺脏"体"组得到 108 条通路，肺脏"用"组得到 115 条通路。将 5 个"体－用－化"模型分组通路进行韦恩分析（图 8-14），得到脾脏"用"组、脾脏"体"组、肺脏"用"组、肺脏"体"组特有通路分别为 2 条、2 条、3 条、1 条，见表 8-4。

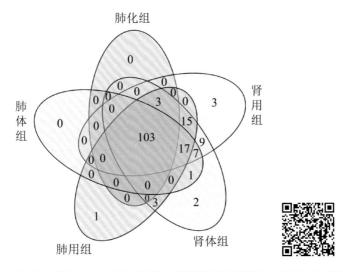

图 8-14　大补脾汤"体－用－化"模型分组防治胃癌关键靶点对应 KEGG 通路的韦恩图

表 8-4　大补脾汤"体－用－化"模型分组防治胃癌对应的特有通路

"体－用－化"模型分组	数量	通路名称
脾脏用组	2	Pathogenic Escherichia coli infection
		Viral myocarditis
脾脏体组	2	ABC transporters
		Bile secretion

续表

"体-用-化"模型分组	数量	通路名称
肺脏用组	3	Rheumatoid arthritis
		Glucagon signaling pathway
		Amphetamine addiction
肺脏体组	1	Alzheimer's disease

　　大补脾汤由人参、甘草、干姜、白术、旋覆花、麦冬、五味子等7味药组成，具有补用泻体、体用兼调功效，能够针对胃癌患者的证候特点进行治疗，具有治疗或辅助治疗胃癌的理论基础。

　　本节基于《辅行诀》"体-用-化"组方配伍模型，通过靶点反向预测、蛋白互作网络分析、通路富集分析等方法探讨了大补脾汤防治胃癌的"体""用""化"功能配伍的物质基础及生物学机制。结果表明，脾脏"用"组通过 RAS 信号通路、HIF 信号通路、PI3K-Akt 信号通路、AMPK 信号通路等通路调节机体能量代谢，使正常细胞竞争性抑制肿瘤细胞对能量的摄取。脾脏"体"组主要通过 TCR 信号通路、PI3K-Akt 信号通路、TNF 信号通路等通路调节机体免疫，改善肿瘤微环境。脾脏"化"组通过靶向 Fox 和 EGFR 基因，调节细胞周期、细胞生长、细胞凋亡和代谢。肺脏"用"组通过靶向 AKT1、PIK3R1、AKT2 等靶点和 PI3K-Akt 信号通路、HIF-1 信号通路等通路调节机体呼吸运动，改善机体缺氧状态。肺脏"体"组通过靶向 AKT1、PIK3R1、PIK3CA 等靶点和 PI3K-Akt 信号通路、FoxO 信号通路等通路调节机体能量代谢和细胞周期与凋亡，抑制肿瘤细胞增殖。

　　首先，大补脾汤可能通过味甘之人参、甘草补脾用，味苦之白术入脾脏化味，以及咸味之旋覆花泻肺体。通过化学生物信息学分析，推测脾脏"用"组、脾脏"化"组和肺脏"体"组可能与调节机体能量代谢，促进正常细胞竞争性抑制肿瘤细胞的能量摄取，以及调节细胞周期与凋亡，抑制肿瘤细胞增殖相关。其次，大补脾汤可能通过味辛之干姜泻脾体。通过化学生物信息学分析，推测脾脏"体"组可能与调节机体免疫平衡，改善肿瘤微环境相关。最后，大补脾汤可能还通过味酸之麦冬、五味子补肺用。通过化学生物信息学分析，推测肺脏"用"组可能与提高氧气利用率，增加组织细胞对氧的摄取，改善机体的缺氧状态相关。

本节在《辅行诀》"体－用－化"辨治理论指导下，运用化学生物信息学方法，初步完成了对大补脾汤"体－用－化"组方理论科学内涵的解读，为大补脾汤用于临床诊治提供理论基础，同时也为大补脾汤临床应用和转化奠定基础。

参考文献

[1] 董俊刚，刘喜平，崔国宁，等. 半夏泻心汤治疗胃癌研究 [J]. 中国中医基础医学杂志，2021，27（12）: 1990-1994.

[2] Lv Y，Zhao Y，Wang X，et al. Increased intratumoral mast cells foster immune suppression and gastric cancer progression through TNF-α-PD-L1 pathway[J]. J Immunother Cancer，2019，7（1）: 54.

[3] Zhou Y，Xu J，Luo H，et al. Wnt signaling pathway in cancer immunotherapy[J]. Cancer Lett，2022，525（84-96）.

[4] Ouyang J，Pan X，Lin H，et al. GKN2 increases apoptosis, reduces the proliferation and invasion ability of gastric cancer cells through down-regulating the JAK/STAT signaling pathway[J]. Am J Transl Res，2017，9（2）: 803-811.

[5] Martí J M，Garcia-Diaz A，Delgado-Bellido D，et al. Selective modulation by PARP-1 of HIF-1α-recruitment to chromatin during hypoxia is required for tumor adaptation to hypoxic conditions[J]. Redox Biol，2021，41（101885）.

[6] Goldbraikh D，Neufeld D，Eid-Mutlak Y，et al. USP1 deubiquitinates Akt to inhibit PI3K-Akt-FoxO signaling in muscle during prolonged starvation[J]. EMBO Rep，2020，21（4）：e48791.

[7] Palma F R，Ratti B A，Paviani V，et al. AMPK-deficiency forces metformin-challenged cancer cells to switch from carbohydrate metabolism to ketogenesis to support energy metabolism[J]. Oncogene，2021，40（36）：5455-5467.

第九章
基于"体－用－化"配伍模型的肺脏病方化学生物信息学研究

第三篇第七章基于传统方剂理论，通过化学生物信息学方法探讨了大泻肺汤防治 COPD 及大补肺汤防治支气管哮喘的潜在作用靶点和分子机制，探究了其治则治法及配伍规律的潜在科学内涵。本章在《辅行诀》"体－用－化"辨治理论指导下，运用靶点反向预测、蛋白互作网络分析、通路富集分析等方法，探究大泻肺汤防治 COPD 及大补肺汤防治支气管哮喘"体""用""化"功能配伍的物质基础及生物学机制，用化学生物信息学方法完成对"体－用－化"组方理论科学内涵的解读，为其现代化开发奠定基础。

第一节　大泻肺汤

《辅行诀》"体－用－化"辨治理论认为，痰热型的 COPD 多由痰热壅结肺体，致使肺用不收所引起。大泻肺汤具有体用兼调，以泻肺体痰热为主，补肺用收敛之性为辅的功效，能够针对 COPD 患者的证候特点进行治疗，具有 COPD 治疗或辅助治疗的理论基础。本节在《辅行诀》"体－用－化"辨治理论指导下，运用化学生物信息学方法探讨了大泻肺汤防治 COPD 的"体""用""化"功能配伍的物质基础及生物学机制，完成了对大泻肺汤"体－用－化"组方理论科学内涵的解读。

一、大泻肺汤"体－用－化"模型分组

在《辅行诀》中，大泻肺汤由 6 味药组成：大黄（咸）、葶苈子（咸）、芍药（酸）、甘草（甘）、黄芩（苦）、干姜（辛）。其中，大黄、葶苈子味属咸，为方中肺脏"体"组；芍药味属酸，为方中肺脏"用"组；干姜味属辛，体现酸咸化辛，以宣通气机的功效特点，对应肺脏"化"组。大泻肺汤包含了对肺之子脏肾脏的同泻之功，以达母子同治之效。甘草味属甘，为肾脏"体"组；黄芩味属苦，为肾脏"用"组，见图 9-1。

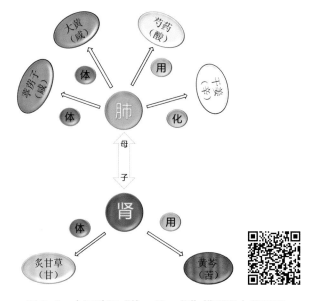

图 9-1　大泻肺汤"体－用－化"模型组方关系图

（图中，黄色为甘味、浅绿色为酸味、红色为苦味、黑色为咸味、白色为辛味，深蓝色为体、绿色为用、浅蓝色为化。）

二、大泻肺汤全方及"体－用－化"模型分组防治 COPD 的关键靶点分析

利用 TCMSP 数据库及文献检索收集大泻肺汤各药味化合物成分，共筛选到大泻肺汤全方成分 166 个（去重），肺脏"化"组成分 15 个，肺脏

"体"组成分 25 个，肺脏"用"组成分 22 个，肾脏"体"组成分 80 个，肾脏"用"组成分 35 个。将上述各组的化合物成分用 SwissTargetPrediction 数据库预测潜在靶点，得到肺脏"化"组靶点 531 个，肺脏"体"组靶点 434 个，肺脏"用"组靶点 323 个，肾脏"体"组靶点 779 个，肾脏"用"组靶点 614 个，全方靶点 1020 个，见表 9-1。在 TTD、DrugBank、GeneCards 及 DisGeNET 数据库共获得 COPD 疾病相关靶点共 1502 个（详见第三篇第七章第二节）。

　　肺脏"化"组、肺脏"体"组、肺脏"用"组、肾脏"体"组、肾脏"用"组化合物潜在靶点分别与 COPD 疾病靶点的共有靶点为 177 个、158 个、115 个、241 个、210 个，全方的共有靶点 302 个。其中，肾脏"体"组、肾脏"用"、肺脏"化"组潜在起效靶点更多，可能在大泻肺汤防治 COPD 中发挥主要作用。将大泻肺汤防治 COPD 的潜在作用靶点导入 STRING 数据库中，物种设为"Homo sapiens"，蛋白互作综合得分＞0.9 作为筛选条件，获取 PPI，并在 Cytoscape（Version 3.7.2）软件进行可视化和复杂网络分析。以大于度值、介度、紧密度中位数为标准，筛选出肺脏"化"组、肺脏"体"组、肺脏"用"组、肾脏"体"组、肾脏"用"组防治 COPD 的关键靶点分别为 38 个、42 个、32 个、63 个、54 个。"体−用−化"模型分组均具有较多的防治 COPD 的潜在靶点，表明"体−用−化"模型组具有协同起效的生物学基础。

表 9-1　大泻肺汤"体−用−化"模型分组的成分、靶点数

分组		成分（个）	靶点（个）
肺	肺化	15	177
	肺体	25	158
	肺用	22	115
肾	肾体	80	241
	肾用	35	210

三、大泻肺汤 "体－用－化" 模型分组 "药味－成分－靶点－通路" 网络及关键靶点的 KEGG 通路富集分析

鉴于大泻肺汤具有多点显效、协同起效的药效特点，因此本节进一步对 "体－用－化" 模型分组构建 "药味－成分－靶点－通路" 网络，以期筛选出不同功效药物共同发挥防治 COPD 作用的化合物成分对应的关键靶点、通路。基于拓扑结构的生物信息学方法，采用 Cytoscape（Version 3.7.2）软件构建大泻肺汤 "体－用－化" 模型分组防治 COPD 的 "药味－成分－靶点" 网络，建立可视化网络拓扑图。基于基因功能富集 "体－用－化" 模型分组关键靶点的通路，将大泻肺汤 "体－用－化" 模型分组防治 COPD 的关键靶点导入 DAVID 数据库中，阈值 $P < 0.05$，进行 KEGG 通路富集分析。

（一）大泻肺汤中肺脏 "用" 组 "药味－成分－靶点－通路" 网络及关键靶点的 KEGG 通路富集分析

"用" 可以被理解为脏腑气化活动的表现，而肺 "用" 表现为肺脏对气的收纳之性。肺主气司呼吸，肺 "用" 体现在其收纳之性，一是吸收外界清气，二是调节体内气体交换运动。COPD 患者因久咳导致阴伤、肺气不收，出现气急、喘息等症状，故方用味酸之芍药敛肺养阴以补肺之用，使肺气得收，改善气急、喘息等症状。根据 "药味－成分－靶点－通路" 网络得到大泻肺汤肺脏 "用" 组 32 个关键靶点对应 21 个成分，KEGG 富集分析得到 88 条通路，见图 9–2。其中，PIK3R1、PIK3CA、AKT1 等靶点和 PI3K–Akt 信号通路、HIF–1 信号通路等通路，主要集中作用于改善机体呼吸困难的状态方面。COPD 以持续性、进行性呼吸困难为主要症状，呼吸困难存在于 COPD 的整个病程中。持续进行性呼吸困难致使机体长期处于缺氧状态，严重影响身体机能。而在缺氧环境中，PI3K–Akt 信号通路被激活，调节 HIF–1 表达，从而提高氧气利用率，改善缺氧状态。因此，推测肺脏 "用" 组可能主要通过调节机体呼吸作用发挥 "用" 的功能。

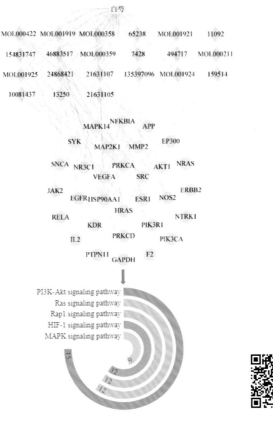

图 9-2 大泻肺汤中肺脏"用"组"药味-成分-靶点-通路"网络
(图中，□代表药味，◇代表成分，○代表靶点。)

（二）大泻肺汤中肺脏"体"组"药味-成分-靶点-通路"网络及关键靶点的 KEGG 通路富集分析

"体"可以被理解为五脏气化活动的物质基础，而肺之"体"表现为肺脏的柔韧之性。COPD 患者因毒邪袭肺，热毒炼液为痰，痰热壅滞于肺，致使肺体柔性之性不足，进一步影响肺主气司呼吸功能，故而出现呼吸困难、喘憋等症状。方中用味咸之大黄、葶苈子清泻肺肠邪热，恢复肺气宣降以泻肺之体，使机体气机升降恢复正常，减轻患者痛苦。根据"药味-成分-靶点-通路"网络得到大泻肺汤肺脏"体"组 42 个关键靶点对应

20个成分，KEGG富集分析得到151条通路，见图9-3。肺脏"体"组与炎症－免疫系统和细胞焦亡调节相关。其中，MAPK3、MAPK1等靶点和胆碱能突触、MAPK信号通路、PI3K-Akt信号通路等通路可能起到关键作用。通过靶向乙酰胆碱酯酶（AchE），促进乙酰胆碱降解，能够影响胆碱能受体活性，抑制气道黏液分泌，减少痰液形成，降低炎症和气道高反应性；通过靶向调节PI3K-Akt，可减少炎症的发生，恢复敏感性并防止气道重塑；IL-35通过MAPK信号通路抑制TNF-α诱导的支气管上皮细胞细胞焦亡并减轻细胞损伤。因此，肺脏"体"组可能通过调节炎症－免疫系统和细胞焦亡，进而发挥泻"体"的功能。

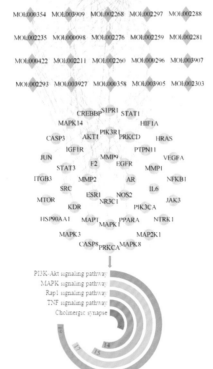

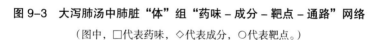

图9-3　大泻肺汤中肺脏"体"组"药味－成分－靶点－通路"网络

（图中，□代表药味，◇代表成分，○代表靶点。）

（三）大泻肺汤中肺脏"化"组"药味－成分－靶点－通路"网络及关键靶点的 KEGG 通路富集分析

"化"味为新生成功用，可维持不同组的平衡。肺之化味为辛，辛能"散"、能"行"，因此肺之化味表现在对肺体和肺用的调节。方中用味辛之干姜，以其能散、能行的特性恢复肺气宣降的功能，协助肺脏"体"组、"用"组发挥功能。根据"药味－成分－靶点－通路"网络得到大泻肺汤肺脏"化"组 38 个关键靶点对应 15 个成分，KEGG 富集分析得到 149 条通路，见图 9-4。肺脏"化"组可能主要通过调节 PI3K-Akt 信号通路、HIF-1 信号通路、Relaxin 信号通路等通路，进而调节肌成纤维细胞收缩力并防止肺纤维化。增强肌成纤维细胞收缩力可增强肺的呼吸功能，防止肺纤维化可增加肺脏的柔韧性。故肺脏"化"组可通过调节肌成纤维细胞收缩力，防止肺纤维化而入肺脏"化"味，进而增强泻"体"补"用"的功能。

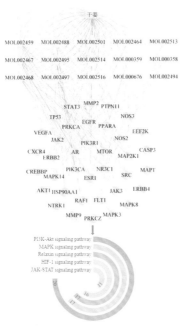

图 9-4 大泻肺汤中肺脏"化"组"药味－成分－靶点－通路"网络

（图中，□代表药味，◇代表成分，○代表靶点。）

（四）大泻肺汤中肾脏"用"组"药味－成分－靶点－通路"网络及关键靶点的 KEGG 通路富集分析

"用"可以被理解为脏腑气化活动的表现，而肾"用"表现为肾脏对气的收纳功能，纳气功能正常才能发挥肾主水的功能，反之肾阴虚会导致虚热上冲，影响纳气功能，进一步加重呼吸困难。方中用味苦之黄芩养阴清热以补肾之用，能够恢复肾主水、纳气的功能。根据"药味－成分－靶点－通路"网络得到大泻肺汤肾脏"用"组 54 个关键靶点对应 35 个成分，KEGG富集分析得到 103 条通路，见图 9-5。COPD 急性加重期由炎症反应导致的咳喘症状尤为显著，为防止引起肺脏的器质性损伤，治疗多从抗炎、止咳平喘角度出发。通过靶向 CCR1/JAK/STAT/NF-κB 通路可以减轻 COPD 患者肺部炎症，改善呼吸困难的状态，调畅全身气机。因此，肾脏"用"组可能主要通过减轻肺部炎症，调节呼吸运动发挥补"用"的功能。

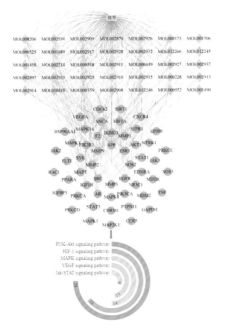

图 9-5　大泻肺汤中肾脏"用"组"药味－成分－靶点－通路"网络

（图中，□代表药味，◇代表成分，○代表靶点。）

（五）大泻肺汤中肾脏"体"组"药味－成分－靶点－通路"网络及关键靶点的 KEGG 通路富集分析

"体"可以被理解为五脏气化活动的物质基础，而肾"体"表现为肾脏所藏之精。中医认为肾为先天之本，唯有肾精充足，五脏六腑才能发挥正常的生理功能。而肾精有赖于后天水谷精微的充养，水谷精微的运化又需要气的作用，肾为气之根，肺为气之主，肺主出气，肾主纳气，故维持体内气的充足至关重要。脾气充足则肾精得以充养，因此方中用味甘之甘草补中益气以泻肾之体。根据"药味－成分－靶点－通路"网络得到大泻肺汤肾脏"体"组 63 个关键靶点对应 78 个成分，KEGG 富集分析得到 109 条通路，见图 9-6。通过通路分析发现，肾脏"体"组通路也多作用在调节机体呼吸、提高氧气利用率方面与肺脏"用"组相一致。其中，PI3K-Akt 信号通路、HIF 信号通路可能发挥关键作用。因此，肺脏"用"组与肾脏"体"组主要通过调节机体呼吸，提高氧气利用率，发挥补"用"和泻"体"的功能。

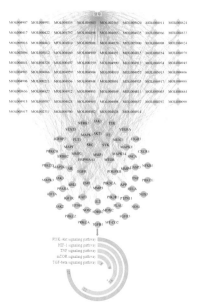

图 9-6 大泻肺汤中肾脏"体"组"药味－成分－靶点－通路"网络

（图中，□代表药味，◇代表成分，○代表靶点。）

四、大泻肺汤"体－用－化"模型分组关键靶点的 KEGG 通路韦恩分析

利用 DAVID 数据库对大泻肺汤 5 个"体－用－化"模型分组防治 COPD 关键靶点进行 KEGG 通路富集分析，筛选 $P < 0.05$ 的通路。肺脏"化"组得到 149 条通路，肺脏"体"组得到 151 条通路，肺脏"用"组得到 88 条通路，肾脏"体"组得到 109 条通路，肾脏"用"组得到 103 条通路。将 5 个"体－用－化"模型分组通路进行韦恩分析（图 9-7），结果发现，肺脏"化"组、肺脏"体"组、肾脏"体"组、肾脏"用"组特有通路分别为 4 条、4 条、7 条、1 条，见表 9-2。

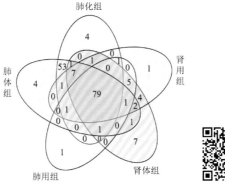

图 9-7　大泻肺汤"体－用－化"模型分组防治 COPD 关键靶点对应 KEGG 通路的韦恩图

表 9-2　大泻肺汤"体－用－化"模型分组防治 COPD 对应的特有通路

"体－用－化"模型分组	数量	通路名称
肺脏化组	4	Amyotrophic lateral sclerosis
		Wnt signaling pathway
		Tight junction
		Huntington disease
肺脏体组	4	Toll and Imd signaling pathway
		Inflammatory bowel disease
		Cushing syndrome
		Apoptosis－multiple species

续表

"体－用－化"模型分组	数量	通路名称
肾脏体组	7	Inflammatory bowel disease (IBD)
		NF–kappa B signaling pathway
		Circadian entrainment
		Amyotrophic lateral sclerosis (ALS)
		Salivary secretion
		Arginine biosynthesis
		African trypanosomiasis
肾脏用组	1	Glucagon signaling pathway

　　大泻肺汤由大黄、葶苈子、芍药、甘草、干姜、黄芩等6味药组成，具有补用泻体、体用兼调的功效，能够针对COPD患者的证候特点进行治疗，具有COPD治疗或辅助治疗的理论基础。

　　本节基于《辅行诀》"体－用－化"组方配伍模型，通过靶点反向预测、蛋白互作网络分析、通路富集分析等方法探讨了大泻肺汤防治COPD的"体""用""化"功能配伍的物质基础及生物学机制。结果表明，肺脏"用"组主要通过靶向PIK3R1、PIK3CA、AKT1等靶点和PI3K–Akt信号通路、HIF–1信号通路等通路改善机体呼吸困难的状态。肺脏"体"组与炎症－免疫系统和细胞焦亡调节相关，主要通过MAPK3、MAPK1等靶点和胆碱能突触、MAPK信号通路、PI3K–Akt信号通路等通路发挥作用。肺脏"化"组通过除作用于PI3K–Akt信号通路、HIF–1信号通路等通路外，还可通过靶向Relaxin通路调节肌成纤维细胞收缩力以防止肺纤维化。肾脏"用"组通过靶向CCR1/JAK/STAT/NF–κB通路可以减轻COPD患者肺部炎症，改善呼吸困难的状态，调畅全身气机。肾脏"体"组多通过PI3K–Akt信号通路、HIF信号通路等通路调节机体呼吸，提高氧气利用率。

　　一方面，大泻肺汤可能通过味酸之芍药补肺用，味甘之甘草泻肾体。通过化学生物信息学分析，推测肺脏"用"组和肾脏"体"组可能与提高组织细胞对氧的摄取，调节机体呼吸运动，改善呼吸困难的状态相关。另一方面，大泻肺汤可能通过味咸之大黄、葶苈子泻肺体，味辛之干姜入肺脏化味，以及味苦之黄芩补肾用。通过化学生物信息学分析，推测肺脏"体"组、肺脏"化"组和肾脏"用"组可能与减轻机体炎症反应，预防肺纤维化，维持机体正常呼吸运动相关。

本节在《辅行诀》"体－用－化"辨治理论指导下，运用化学生物信息学方法，初步完成了对大泻肺汤"体－用－化"组方理论科学内涵的解读，为大泻肺汤用于临床诊治提供理论基础，同时也为大泻肺汤临床应用和转化奠定基础。

第二节　大补肺汤

《辅行诀》"体－用－化"辨治理论认为，肺肾气阴两虚型的支气管哮喘多由肺用收敛不足所引起。大补肺汤具有体用兼调，以补肺用收敛之性为主，泻肺体以防体实的功效，能够针对支气管哮喘患者的证候特点进行治疗，具有支气管哮喘治疗或辅助治疗的理论基础。本节在《辅行诀》"体－用－化"辨治理论指导下，运用化学生物信息学方法探讨了大补肺汤防治支气管哮喘的"体""用""化"功能配伍的物质基础及生物学机制，完成了对大补肺汤"体－用－化"组方理论科学内涵的解读。

一、大补肺汤"体－用－化"模型分组

在《辅行诀》中，大补肺汤由 7 味药组成：麦冬（酸）、五味子（酸）、旋覆花（咸）、细辛（辛）、竹叶（苦）、甘草（甘）、生地黄（苦）。其中，麦冬、五味子味属酸，为方中肺脏"用"组；旋覆花味属咸，为方中肺脏"体"组；细辛味属辛，体现酸咸化辛宣肺，为方中肺脏"化"组。大补肺汤包含了对肺之子脏肾脏的同补之功，以达母子同治之效。生地黄、竹叶味属苦，为方中肾脏"用"组；甘草味属甘，为方中肾脏"体"组，见图 9–8。

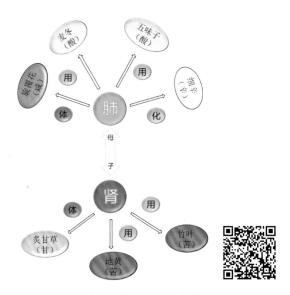

图 9-8　大补肺汤"体－用－化"模型组方关系图

（图中，黄色为甘味、浅绿色为酸味、红色为苦味、白色为辛味、黑色为咸味，深蓝色为体、绿色
为用、浅蓝色为化。）

二、大补肺汤全方及"体－用－化"模型分组防治支气管哮喘的关键靶点分析

利用 TCMSP 和 TCMID 数据库收集大补肺汤各药味化合物成分，共筛选到大补肺汤全方成分 220 个（去重），肺脏"化"组成分 8 个，肺脏"用"组成分 35 个，肺脏"体"组成分 18 个，肾脏"用"组成分 89 个，肾脏"体"组成分 74 个。将上述各组的化合物成分用 SwissTargetPrediction 数据库预测潜在靶点，得到肺脏"化"组靶点 452 个，肺脏"用"组靶点 642 个，肺脏"体"组靶点 399 个，肾脏"用"组靶点 747 个，肾脏"体"组靶点 708 个，全方靶点 1109 个，见表 9-3。在 TTD、DrugBank、GeneCards 及 DisGeNET 数据库中共收集到支气管哮喘疾病靶点共 776 个（详见第三篇第七章第四节）。

肺脏"化"组、肺脏"用"组、肺脏"体"组、肾脏"用"组、肾脏"体"组化合物靶点分别与支气管哮喘疾病靶点的共有靶点为 108 个、153 个、108 个、172 个、160 个，全方的共有靶点 220 个，其中肺脏"用"组、肾脏"用"组、肾脏"体"组潜在起效靶点更多，可能在大补肺汤防治支气管哮喘中发挥主要作用。将大补肺汤防治支气管哮喘的潜在作用靶点导入 STRING 数据库中，物种设为"Homo sapiens"，蛋白互作综合得分＞0.9 作为筛选条件，获取 PPI，并在 Cytoscape（Version 3.7.2）软件进行可视化和复杂网络分析。以大于度值、介度、紧密度中位数为标准，筛选出肺脏"化"组、肺脏"用"组、肺脏"体"组、肾脏"用"组、肾脏"体"组防治支气管哮喘的关键靶点分别为 23 个、40 个、26 个、41 个、39 个。"体–用–化"模型分组均具有较多的防治支气管哮喘的潜在靶点，表明"体–用–化"模型分组具有协同起效的生物学基础。

表 9–3　大补肺汤"体–用–化"模型分组的成分、靶点数

分组		成分（个）	靶点（个）
肺	肺体	18	108
	肺用	35	153
	肺化	8	108
肾	肾用	89	172
	肾体	74	160

三、大补肺汤"体–用–化"模型分组"药味–成分–靶点–通路"网络及关键靶点的 KEGG 通路富集分析

鉴于大补肺汤具有多点显效、协同起效的药效特点，因此本节进一步对"体–用–化"模型分组构建"药味–成分–靶点–通路"网络，以期筛选出不同功效药物共同发挥防治支气管哮喘作用的化合物成分对应的关键靶点、通路。基于拓扑结构的生物信息学方法，采用 Cytoscape（Version

3.7.2）软件构建大补肺汤"体－用－化"模型分组防治支气管哮喘的"药味－成分－靶点"网络，建立可视化网络拓扑图。基于基因功能富集"体－用－化"模型分组关键靶点的通路，将大补肺汤"体－用－化"模型分组防治支气管哮喘的关键靶点导入DAVID数据库中，阈值$P < 0.05$，进行KEGG通路富集分析。

（一）大补肺汤中肺脏"用"组"药味－成分－靶点－通路"网络及关键靶点的KEGG通路富集分析

"用"可以被理解为脏腑气化活动的表现，而肺"用"表现为肺脏对气的收纳之性。肺主气司呼吸，肺"用"体现在其收纳之性，一是吸收外界清气，二是调节体内气体交换运动。支气管哮喘患者气短声低、动则尤甚，有时会伴有舌干红、痰少而黏的气阴两虚症状，故方用味酸之麦冬、五味子收敛肺气、养阴、清热、除烦以补肺用。根据"药味－成分－靶点－通路"网络得到大补肺汤肺脏"用"组40个关键靶点对应33个成分，KEGG富集分析得到106条通路，见图9-9。其中，PIK3R1、PIK3CA、AKT1等靶点和PI3K-Akt信号通路、NF-κB信号通路等通路主要与减轻肺部炎症、改善肺功能方面相关。PI3K-Akt通路在气道重塑中起关键作用，能够驱动哮喘的病理改变。拮抗PI3K-Akt通路的异常激活，可抑制炎症细胞浸润到肺部，减少气道重塑并改善肺功能。此外，通过抑制NF-κB信号通路能够改善哮喘中的巨噬细胞活化，减轻肺部炎症。因此，推测肺脏"用"组可能主要通过减轻肺部炎症、改善肺功能发挥补"用"的功能。

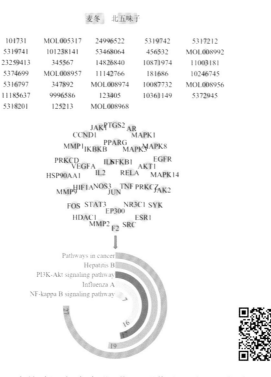

图 9-9　大补肺汤中肺脏"用"组"药味－成分－靶点－通路"网络

(图中，□代表药味，◇代表成分，○代表靶点。)

（二）大补肺汤中肺脏"体"组"药味－成分－靶点－通路"网络及关键靶点的 KEGG 通路富集分析

"体"可以被理解为五脏气化活动的物质基础，而肺之"体"表现为肺脏的柔韧之性。支气管哮喘患者急性发作期因宿痰于内，外邪引动伏痰，致使气道阻塞而出现咳喘气短、喉中哮鸣等症状。方中用味咸之旋覆花降气化痰以泻肺体，改善气道阻塞、气管平滑肌痉挛的状态。根据"药味－成分－靶点－通路"网络得到大补肺汤肺脏"体"组 26 个关键靶点对应 17 个成分，KEGG 富集分析得到 100 条通路，见图 9-10。其中，MAPK3、MAPK1、IL-6 等靶点和 MAPK 信号通路等通路可能在调节支气管平滑肌收缩方面起到关键作用。激活 MAPK 信号通路可表现出更严重的支气管收缩，诱发哮喘；抑制 MAPK 通路的激活可以改善气管平滑肌的痉挛状态，降低哮喘发病率。因此，肺脏"体"组可能通过以上通路缓解气管平滑肌痉挛，降低气道高反应性，发挥泻"体"的功能。

图 9-10　大补肺汤中肺脏"体"组"药味－成分－靶点－通路"网络
(图中，□代表药味，◇代表成分，○代表靶点。)

（三）大补肺汤中肺脏"化"组"药味－成分－靶点－通路"网络及关键靶点的 KEGG 通路富集分析

"化"味为新生成功用，可维持不同组的平衡，肺之化味为辛，辛能"散"、能"行"，因此肺"化"表现为对肺体和肺用的调节。方中用味辛之细辛，以其宣通温散、发表祛邪之性调节肺气宣降，防邪复入，协助肺脏"体"组、"用"组发挥功能。根据"药味－成分－靶点－通路"网络得到大补肺汤肺脏"化"组23个关键靶点对应7个成分，KEGG富集分析得到92条通路，见图9-11。其中，PI3K-Akt信号通路、HIF-1信号通路等通路与细胞增殖-凋亡相关。一方面，Akt的活化可激活mTOR，引起细胞自噬而发生肺纤维化；另一方面，活化的Akt通过激活HIF-1α，使肺泡表面活性物质生成不足，诱发肺纤维化。因此，靶向抑制PI3K-Akt通路和HIF-1通路，可在一定程度上有效防治肺纤维化。故肺脏"化"组可能主要通过调节PI3K-Akt信号通路和HIF-1信号通路，发挥入肺脏"化"味，增强泻"体"补"用"的功能。

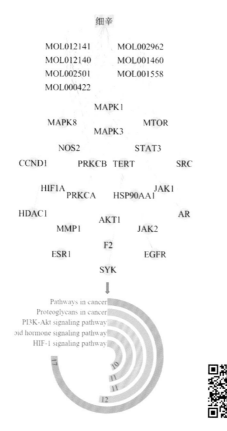

图9-11　大补肺汤中肺脏"化"组"药味–成分–靶点–通路"网络

(图中，□代表药味，◇代表成分，○代表靶点。)

（四）大补肺汤中肾脏"用"组"药味－成分－靶点－通路"网络及关键靶点的 KEGG 通路富集分析

"用"可以被理解为脏腑气化活动的表现，而肾"用"表现为肾脏对气的收纳功能。肾的一切功能都源于肾气的充盛，肾气又由肾阳蒸腾气化肾阴而成。支气管哮喘缓解期多以呼吸急迫、咳嗽、咳痰等症状为主。肺为气之主，肾为气之根，支气管哮喘的主要病机为肺肾气阴两虚。方中用味苦之竹叶养阴生津；地黄填精养髓以补肾之用，充养肾阴、肾气。根据"药味－成分－靶点－通路"网络得到肾脏"用"组 41 个关键靶点对应 50 个成分，KEGG 富集分析得到 153 条通路，见图 9-12。关键靶点参与的 PI3K-Akt 信号通路与肾小管细胞上皮－间质转化相关，通过 PI3K 抑制剂

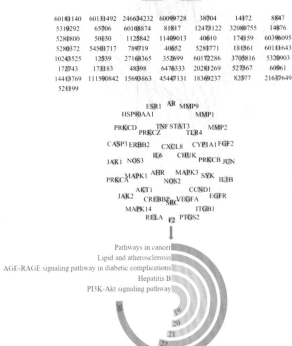

图 9-12 大补肺汤中肾脏"用"组"药味－成分－靶点－通路"网络

（图中，□代表药味，◇代表成分，○代表靶点。）

阻断 PI3K-Akt 信号通路，使 Akt 的磷酸化下降，肾小管细胞上皮 – 间质转化减少，进而调节机体水液代谢。因此，肾脏 "用" 组可能主要通过阻断 PI3K-Akt 信号通路，调节水液代谢发挥补 "用" 的功能。

（五）大补肺汤中肾脏 "体" 组 "药味 – 成分 – 靶点 – 通路" 网络及关键靶点的 KEGG 通路富集分析

"体" 可以被理解为五脏气化活动的物质基础，而肾之 "体" 表现为肾脏所藏之精。肾所藏先天之精是人体生命活动的根本，脾胃后天所化生的气血是人体生命活动的物质基础，当脾、肾不足时，肺也常不足，因此方中用味甘之甘草补中益气以泻肾之体，达益肺之功。根据 "药味 – 成分 – 靶点 – 通路" 网络得到肾脏 "体" 组 39 个关键靶点对应 72 个成分，KEGG 富集分析得到 149 条通路，见图 9-13。通过通路分析发现，肾脏

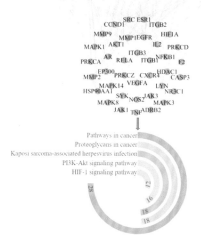

图 9-13 大补肺汤中肾脏 "体" 组 "药味 – 成分 – 靶点 – 通路" 网络

（图中，□代表药味，◇代表成分，○代表靶点。）

"体"组通路也多在改善哮喘症状、调节呼吸运动方面与肺脏"体"组相一致。其中，PI3K-Akt 信号通路、HIF 信号通路、MAPK 信号通路可能发挥关键作用。因此，肺脏"体"组与肾脏"体"组可能共同主要通过调节机体呼吸，改善哮喘症状，从而发挥泻"体"的功能。

四、大补肺汤"体－用－化"模型分组关键靶点的 KEGG 通路韦恩分析

利用 DAVID 数据库对大补肺汤 5 个"体－用－化"模型分组干预支气管哮喘关键靶点进行 KEGG 通路富集分析，筛选 $P < 0.05$ 的通路。肺脏"体"组得到 100 条通路，肺脏"用"组得到 106 条通路，肺脏"化"组得到 92 条通路，肾脏"体"组得到 149 条通路，肾脏"用"组得到 153 条通路。将 5 个"体－用－化"模型分组通路进行韦恩分析（图 9-14），结果发现，肺脏"体"组、肺脏"用"组、肾脏"体"组、肾脏"用"组特有通路分别为 1 条、2 条、4 条、1 条，见表 9-4。

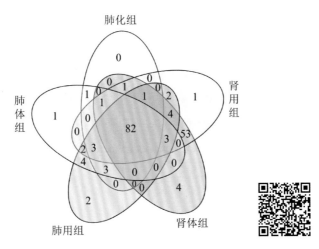

图 9-14　大补肺汤"体－用－化"模型分组防治支气管哮喘关键靶点对应 KEGG 通路的韦恩图

表 9-4　大补肺汤"体 – 用 – 化"模型分组防治支气管哮喘对应的特有通路

"体 – 用 – 化"模型分组	数量	通路名称
肺脏体组	1	Alzheimer's disease
肺脏用组	2	Transcriptional misregulation in cancer
		Cocaine addiction
肾脏体组	4	Longevity regulating pathway – worm
		Axon regeneration
		Toll and Imd signaling pathway
		Viral myocarditis
肾脏用组	1	Malaria

　　大补肺汤由麦冬、五味子、旋覆花、细辛、竹叶、生地黄等 7 味药组成，具有补用泻体、体用兼调的功效，能够针对支气管哮喘患者的证候特点进行治疗，具有支气管哮喘治疗或辅助治疗的理论基础。

　　本节基于《辅行诀》"体 – 用 – 化"组方配伍模型，通过靶点反向预测、蛋白互作网络分析、通路富集分析等方法探讨了大补肺汤防治支气管哮喘的"体""用""化"功能配伍的物质基础及生物学机制。结果表明，肺"用"组主要靶向 PIK3R1、PIK3CA、AKT1 等靶点和 PI3K-Akt 信号通路、NF-κB 信号通路等通路，发挥减轻肺部炎症、改善肺功能和提高氧气利用率等作用。肺"体"组可能主要通过靶向 MAPK3、MAPK1、IL-6 等靶点和 MAPK 信号通路等通路，在调节支气管平滑肌收缩方面起到关键作用。肺"化"组可能主要通过调节 PI3K-Akt 信号通路、HIF-1 信号通路等通路，调节细胞增殖与凋亡，有效抑制肺纤维化的发生发展。肾"用"组可能主要通过调节 PI3K-Akt 信号通路，减少肾小管细胞上皮 – 间质转化，调节水液代谢。肾"体"组可能主要通过 PI3K-Akt 通路、HIF 通路调节机体呼吸，其在提高氧气利用率方面与肺"用"相一致。

　　首先，大补肺汤可能通过味酸之麦冬、五味子补肺用，味咸之旋覆花泻肺体，以及味甘之甘草泻肾体。通过化学生物信息学分析，推测肺脏

"用"组和肾脏"体"组能提高组织细胞对氧的摄取，肺脏"体"组能调节气管平滑肌的收缩，3组能共同改善肺功能，与维持机体呼吸运动相关。其次，大补肺汤可能通过味辛之细辛入肺脏化味。通过化学生物信息学分析，推测肺脏"化"组可能与调节细胞周期，抑制细胞凋亡，预防肺纤维化相关。最后，大补肺汤可能通过味苦之地黄、竹叶补肾用。通过化学生物信息学分析，推测肾脏"用"组可能与调节机体水液代谢，减少痰液生成相关。

本节在《辅行诀》"体–用–化"辨治理论指导下，运用化学生物信息学方法，初步完成了对大补肺汤"体–用–化"组方理论科学内涵的解读，为大补肺汤用于临床诊治提供理论基础，同时也为大补肺汤临床应用和转化奠定基础。

本篇运用化学生物信息学方法，初步阐明了《辅行诀》"体–用–化"辨治体系的现代科学内涵。在"体""用""化"关系中，"化"调和"体""用"，当"体"不足时，辅助"体"，当"用"不足时，辅助"用"，体现出"体–用–化"理论体系与传统方剂理论的区别，为敦煌医学"走出经卷，走向临床；走出院校，走向产业；走出国门，走向世界"提供科技支持。

参考文献

[1] Goldie R G，Henry P J，Rigby P J，et al. Influence of respiratory tract viral infection on endothelin-1-induced modulation of cholinergic nerve-mediated contractions in murine airway smooth muscle[J]. Journal of Cardiovascular Pharmacology，1998，31 Suppl 1：S219-221.

[2] Bahudhanapati H，Tan J，Dutta J A，et al. MicroRNA-144-3p targets relaxin/insulin-like family peptide receptor 1（RXFP1）expression in lung fibroblasts from patients with idiopathic pulmonary fibrosis[J]. J Biol Chem，

2019，294（13）：5008-5022.

[3] Zhao K，Dong R，Yu Y，et al. Cigarette smoke-induced lung inflammation in COPD mediated via CCR1/JAK/STAT/NF-κB pathway[J]. Aging（Albany NY），2020，12（10）：9125-9138.

[4] 李建生，王至婉. 支气管哮喘中医证候诊断标准（2016 版）[J]. 中医杂志，2016，57（22）：1978-1980.

[5] 李站. 补益肺肾、祛风化痰法治疗慢性持续期哮喘的临床研究 [J]. 人人健康，2020，No.521（12）：126-127.

[6] Zhu Y，Sun D，Liu H，et al. Bixin Protects Mice Against Bronchial Asthma Though Modulating PI3K/Akt Pathway[J]. Int Immunopharmacol，2021，101（Pt B）：108266.

[7] Li R，Song P，Tang G，et al. Osthole Attenuates Macrophage Activation in Experimental Asthma by Inhibitingthe NF-κB/MIF Signaling Pathway[J]. Front Pharmacol，2021，12（572463）.

[8] Zheng R，Du M，Tian M，et al. Fine Particulate Matter Induces Childhood Asthma Attacks via Extracellular Vesicle-Packaged Let-7i-5p-Mediated Modulation of the MAPK Signaling Pathway[J]. Adv Sci（Weinh），2022，9（3）：e2102460.

[9] Zhu Y，Tan J，Xie H，et al. HIF-1α regulates EMT via the Snail and β-catenin pathways in paraquat poisoning-induced early pulmonary fibrosis[J]. J Cell Mol Med，2016，20（4）：688-697.

[10] Xiong X Y，Bai L，Bai S J，et al. Uric acid induced epithelial-mesenchymal transition of renal tubular cells through PI3K/p-Akt signaling pathway[J]. J Cell Physiol，2019.

第五篇

脾脏、肺脏病方所含药味中药的药理作用

敦煌医书是藏于敦煌千佛洞中的医学文献，具有很强的古丝绸之路地域特色，其内容涉及基础理论及临床实践等诸多方面，记载了隋唐以前的医疗经验。敦煌医方组方独特、配伍精炼、实用方便、疗效确切、价值宝贵，是中医典籍的重要组成部分。敦煌医方脾脏、肺脏病方在实践中发挥了重要的临床价值。前文通过化学生物信息学已经验证了脾脏、肺脏病方对一些优势病种具有潜在价值，本篇将对脾脏、肺脏病方中单味药的来源、性味归经与全方优势疾病及其他现代药理学研究进行归纳总结，以期为脾脏、肺脏病方的传承与应用提供参考，为进一步挖掘脾脏、肺脏病方的现代药理学研究奠定基础。

敦煌医方脾脏、肺脏病方中共涉及 15 味中药。《辅行诀》理论中对五脏病证的论述源于《黄帝内经》，两书"五行－五脏"的对应关系相同，但五味入五脏的关系不同。《黄帝内经》中的"五行－五脏－五味"关系为：木－肝－酸、火－心－苦等，《素问·宣明五气》《素问·至真要大论》及《灵枢·五味》曰："酸入肝、辛入肺、苦入心、咸入肾、甘入脾。"《辅行诀》中五味与五脏不是单一的对应关系，而是在引入"体－用－化"模型基础上的"五脏－五味"对应关系，由"一脏应一味"变化为"一脏应三味"，扩大了药物的应用范围。五脏之"体"为根本的、内在的、本质的物质基础；"用"为五脏的功用，是"体"的外在表现；"化"为"体"和"用"相合，产生的新质体。

根据《黄帝内经》及《辅行诀》中"五行－五脏－五味"对应关系，将敦煌医方脾脏、肺脏病方中的药味进行归类。其中，属酸味的药味有麦冬、五味子、芍药；属苦味的药味有地黄、竹叶、白术、黄芩；属甘味的药味有甘草、人参；属辛味的药味有附子、干姜、细辛；属咸味的药味有旋覆花、葶苈子、大黄。

第十章
酸味中药的药理作用

敦煌医方脾脏、肺脏病方中味"酸"的药有麦冬、五味子、芍药。

第一节　麦冬

麦冬为大补脾汤的组成药味。

大补脾汤乃小补脾汤加麦冬、五味子、旋覆花组成，主治脾气虚弱兼阴液亦亏之饮食不化，呕吐下利，其人枯瘦如柴，立不可动转，口中苦干渴，汗出，气急，脉微而时结等症。方中麦冬有泻湿、除烦、生津之用。基于《辅行诀》理论，麦冬味酸属金，具有益气、养阴、敛汗的作用，是用味药，在"四补二泻一化"模式中属补味，与其他药味一起，全方共奏温中回阳、益气养阴之功。

【**功效**】养阴生津，润肺清心。

【**主治**】用于肺燥干咳，阴虚痨嗽，喉痹咽痛，津伤口渴，内热消渴，心烦失眠，肠燥便秘。

【**性味归经**】甘、微苦，微寒。归肺、胃、心经。

【**药理作用**】

1.抗肿瘤及抗辐射作用

麦冬具有显著的抗肿瘤活性，其中的类黄酮和甾体皂苷是主要活性物质。短葶山麦冬皂苷 C 腹腔注射对艾氏腹水癌有抑瘤活性，并且呈一定的剂量依赖性。

麦冬水提物与镉同时使用时，小剂量水提物对镉诱发微核无抑制作用，中剂量和大剂量则有明显抑制作用，抑制率分别达 47.5% 和 41.0%；麦冬水提物与环磷酰胺合用时，小、中剂量组对环磷酰胺诱发的微核无抑制作用，而大剂量组抑制效果显著。麦冬乙酸乙酯提取物中的成分甲基沿阶草酮 A（1）、甲基沿阶草酮 B（2）等高异类黄酮对 HeLa-S3 细胞有强的细胞毒性。麦冬皂苷 D 联合沉默环氧合酶 -2（COX-2）基因能抑制胰腺癌细胞增殖、迁移与侵袭，其机制可能与抑制 COX-2 信号通路并降低 HIF-1α、VEGF 蛋白表达水平有关。

2. 对心血管系统的作用

（1）抗心律失常：麦冬总皂苷（TSLSL）是抗心律失常作用的有效成分之一。静脉注射 10mg/kg TSLSL，能预防或对抗由氯仿 - 肾上腺素（兔）、$BaCl_2$（大鼠）和乌头碱（大鼠）所诱发的心律失常。TSLSL 可有效对抗由氯仿 - 肾上腺素、$BaCl_2$ 所诱发的心律失常，对结扎犬冠状动脉造成心肌缺血、缺氧引起的室性心律失常具有良好的疗效。

（2）抗心肌缺血和心肌梗死：TSLSL、总氨基酸和麦冬提取物都具有明显的抗心肌缺血作用。在结扎冠脉所致心肌梗死实验中，TSLSL 可显著抑制心肌组织肌酸磷酸激酶的释放，同时 TSLSL 能保护心肌超氧化物歧化酶（SOD）活性，降低心肌丙二醛（MDA）水平，此外还可降低心肌游离脂肪酸的生成，缩小心肌梗死面积。麦冬提取物可使结扎冠脉所致心肌梗死犬的心外膜心电图 S-T 段、心肌酶谱、心肌梗死面积（N-BT 染色）及心肌超微结构（线粒体、细胞核和肌原纤维核浆的改变）等指标较模型组显著改善。麦冬总皂苷及总多糖可显著增加小鼠心肌营养血流量。异丙肾上腺素诱导大鼠心肌坏死的实验结果表明，麦冬多糖抗心肌缺血的活性部位为分子量 10000 以下的多糖。进一步研究表明，麦冬多糖可拮抗垂体后叶素引起的 S-T 段抬高，可使结扎大鼠冠脉后升高的 S-T 段明显降低，说明麦冬多糖具有抗急性心肌缺血的作用。此外，麦冬抗心肌缺血的作用机制可能与防止心肌细胞脂质过氧化及改善脂肪酸代谢有关，并呈现出一定的量效关系。

（3）抗心肌细胞损伤：麦冬多糖和皂苷能够抗心肌细胞损伤，对抗心肌缺血而起到心肌保护作用。麦冬多糖 MDG-1 能够增强心肌对缺血的适应能力，提高心肌对缺氧缺血的耐受能力，增加冠状动脉血流量，促进缺血再灌注大鼠内皮祖细胞增殖分化，降低缺血修饰白蛋白水平，保护缺血的心肌细胞。麦冬皂苷 D 能够通过减少 ROS 累积，缓解阿霉素诱导的大鼠心肌细胞损伤。

（4）抗血栓：麦冬皂苷能保护人脐静脉内皮细胞系 ECV304，防止髓样白血病细胞株 HL-60 黏附到内皮组织，抑制静脉血栓的形成。麦冬多糖 MDG-1 可通过抑制 Bax/Bcl-2 蛋白比例、caspase-3 表达和炎性因子分泌，来保护人脐静脉内皮细胞（HUVEC）免于 H_2O_2 诱导的细胞凋亡和炎症的发生。麦冬提取液还可对小鼠耳郭微动静脉予以明显扩张，对血液状态予以改善，其中以乙醇提取液作用更甚。

3. 对免疫系统的作用

研究显示，麦冬多糖可显著增加幼鼠胸腺和脾脏的重量，增强小鼠网状内皮系统的吞噬能力，提高血清血溶素含量，表明麦冬多糖具有良好的免疫增强和刺激作用。另外，麦冬多糖还具有较显著的抗小鼠耳异种被动皮肤过敏的作用，并能拮抗乙酰胆碱和组胺的混合液刺激引起的正常豚鼠和卵白蛋白引起的致敏豚鼠的支气管平滑肌收缩，抑制致敏豚鼠哮喘的发生和小鼠肥大细胞脱颗粒及组胺释放。研究表明，麦冬多糖能保护由 $^{60}Co-\gamma$ 射线全身照射和环磷酰胺造成的免疫低下小鼠的胸腺和脾脏，还有一定的升白细胞的作用。

4. 降血糖作用

麦冬多糖能够促进脂肪细胞对葡萄糖的转运和利用。麦冬多糖

MDG-1 可预防高脂血症小鼠肥胖，并改善其血脂异常，还能降低小鼠的空腹血糖，改善糖耐量，减轻胰岛素抵抗。麦冬多糖 OJP1 能维持糖尿病大鼠的抗氧化酶水平，并改善其心血管功能。麦冬正丁醇提取物（BM）也能明显降低正常小鼠血糖浓度，并有剂量依赖性，但其对胰岛素浓度没有明显影响。

5. 抗氧化作用

麦冬中某些皂苷成分是潜在的天然抗氧化剂。麦冬总皂苷对 2,2- 二苯基 -1- 苦肼基自由基（DPPH）和羟自由基具有清除作用。另有研究者采用 DPPH 自由基清除法，和 ABTS 自由基清除法，测定得出短葶山麦冬中提取的酚性化合物 N-trans-feruloyltyramine 和 N-trans-feruloyloctopamine 也具有明显抗氧化性。

6. 改善肝肺损伤作用

研究表明，麦冬的成分鲁斯可皂苷 Lm-3 及其苷元鲁斯可皂苷元，对苦基氯诱发的小鼠迟发型过敏反应造成的肝脏损伤具有保护作用。

7. 耐缺氧作用

麦冬能提高皮下注射异丙肾上腺素的小鼠在低压缺氧条件下的存活数。麦冬煎剂、麦冬水提物、麦冬注射液皆有提高常压或减压小鼠的耐缺氧能力。

8. 抗衰老作用

麦冬水煎液灌胃，可对抗 D- 半乳糖引起的大鼠脑组织 SOD、肝组织谷胱甘肽过氧化物酶（GSH-Px）活性的显著降低及 MDA 含量的显著增高，并呈现剂量依赖性。麦冬水煎液、麦冬注射液及麦冬多糖均有缓解氟哌啶醇诱导的大鼠脑组织衰老的作用。麦冬水煎剂、麦冬注射液可通过提高大鼠脑皮质中 SOD、GSH-Px 含量，发挥延缓衰老作用。此外，麦冬多糖可降低 D- 半乳糖诱导衰老模型小鼠脑内单胺氧化酶 B（MAO-B）的活力，增加血清溶血素含量，提高衰老小鼠的体液免疫功能，发挥延缓衰老的作用。

9. 对胃肠道的作用

实验研究发现，麦冬多糖对乙醇引起的胃黏膜损伤有保护作用，并对乙醇引起的胃黏膜电位差值下降有拮抗作用，其作用机制与抑制胃酸、胃蛋白酶活性有关。麦冬多糖对吲哚美辛引起的胃黏膜损伤有保护作用，这与增加胃蛋白酶原合成有关。此外，麦冬多糖对萎缩性胃炎也有一定的治疗作用，这主要与改善胃黏膜的血液循环、抑制炎性反应、促进组织细胞的增生有一定关系。

10. 其他作用

麦冬还有镇咳、镇静催眠、抗过敏、抗炎、抗肥胖和抗菌等作用。

【用法用量】6~12g。

第二节　五味子

五味子是小补肺汤、大补脾汤、大补肺汤的组成部分。

小补肺汤主治肺气不足，肺阴亦亏，复有寒凝胸中，气机不降所致的肺病，患者可出现汗出，口渴，少气不足息，胸中痛，脉虚等症状。基于《辅行诀》理论，五味子味酸补肺金，属金中金，具有敛汗降逆、止渴止咳的作用，是用味药，是小补肺汤"二补一泻一化"模式中的补味药，与其他药味一起，全方共奏补肺养阴、宣肺降气的功效。

大补脾汤主治脾气虚弱兼阴液亦亏之饮食不化，呕吐下利，其人枯瘦如柴，立不可动转，口中苦干渴，汗出，气急，脉微而时结等症。方中五味子益气、养阴、敛汗。基于《辅行诀》理论，五味子味酸补子脏肺金，属金中金，可敛汗降逆、止渴止咳，是用味药，为"四补二泻一化"模式中的补味，与其他药味一起，全方共奏温中回阳、益气养阴之功。

大补肺汤用于治疗肺、脾、肾不足兼心中烦热之证。基于《辅行诀》

理论，五味子味酸补肺金，属金中金，可敛汗降逆、止渴止咳，是用味药，为大补肺汤"四补二泻一化"模式中的补味药，与其他药味一起，全方共奏补益肺肾、纳气平喘的功效。

【功效】收敛固涩，益气生津，补肾宁心。

【主治】用于久咳虚喘，梦遗滑精，遗尿尿频，久泻不止，自汗盗汗，津伤口渴，内热消渴，心悸失眠。

【性味归经】酸、甘，温。归肺、心、肾经。

【药理作用】

1. 对消化系统的影响

（1）对肠道的作用：研究表明，经五味子多糖治疗后，小鼠的肠道黏膜炎症有所恢复，IL-6、IL-1β 和 TNF 等炎症因子水平明显降低。五味子多糖除了对肠道黏膜的保护作用外，对溃疡性结肠炎也有一定的治疗作用，可以对抗溃疡性结肠炎引发的肠道炎症，影响多种炎症因子水平，还可调节肠道菌群的平衡，并影响肠道代谢。五味子多糖可影响肠道黏膜免疫，高、中、低剂量的五味子多糖均可促进小鼠肠道内分泌型免疫球蛋白 A 的分泌，促进免疫细胞的活性。综上，五味子多糖提高肠道免疫能力的机制可能是通过增加 T 淋巴细胞的数量和活性，促进机体分泌型免疫球蛋白 A 的分泌，以及影响多种细胞因子的活性实现的。此外，有研究证明五味子醇甲有抑制离体大鼠结肠自发收缩的作用，并认为此作用是依赖环磷酸鸟苷途径产生的。

（2）对结肠、直肠、胰腺肿瘤的作用：五味子素 A 能够抑制小鼠结直肠癌的生长，促进结直肠细胞发生凋亡及保护性自噬，其作用可能与抑制 HIF-1α/CXCR4 信号通路相关。五味子乙素可以显著抑制人结肠癌细胞（SW620）的增殖和迁移，同时可以显著降低 SW620 细胞内 VEGFA、VEGF-R2、PI3K、Akt 基因及蛋白质的表达水平。五味子乙素可以抑制 SW620 细胞的活性和迁移，同时抑制 VEGF/PI3K/Akt 信号通路。五味子多糖含药血清对人结肠癌细胞株 HT29 细胞的增殖有抑制作用，而且呈剂量和时间依赖性。五味子乙素可使结肠癌 SW480 细胞增殖抑制率和细胞凋亡率明显升高，SW480 细胞的侵袭率及穿膜细胞数明显降低，p-p38 和 p-p53 蛋白表达水平明显升高。所以，五味子乙素可抑制结肠癌 SW480 细胞的增殖和侵袭，促进细胞的凋亡，p38MAPK 信号途径可能参与了五味子乙素对肿瘤细胞的抑制作用。五味子甲素可通过靶向抑制 EGFR-SRC 信号通路，减少黏着斑相关蛋白 p-Y397-FAK 和 p-Y181-paxillin 的表达，进而抑制胰腺癌 PANC-1 细胞的迁移和侵袭。

（3）对结肠炎的作用：五味子甲素对大鼠实验性结肠炎的保护作用可能与其降低促炎细胞因子 IL-6 和 TNF-α，升高抑炎细胞因子 TGF-β1 和 IL-10，降低肠道黏膜通透性及抑制结肠组织中 TLR4/NF-κB 信号通路有关。五味子甲素对葡聚糖硫酸钠所致溃疡性结肠炎（UC）大鼠有缓解作用。其机制可能是通过抑制 IL-6/STAT3 信号通路相关基因转录及蛋白表达，从而发挥对 UC 的治疗作用。五味子甲素可能通过降低结肠组织中性粒细胞数量和 NO 含量以及升高 SOD 和 GSH-Px 的表达量，缓解机体的氧化应激水平，治疗实验性大鼠结肠炎。五味子乙素可以使大鼠结肠组织中的 FoxP3 蛋白和基因水平显著升高，RORγt 蛋白和基因表达水平显著降低，能较显著地改善结肠组织溃疡，抑制肠道炎症反应。其作用机制与其上调大鼠结肠组织中 FoxP3 的表达、降低 RORγt 表达有关。

（4）保肝：五味子甲素、五味子乙素、五味子丙素、五味子醇甲、五味子醇乙、五味子酯甲和五味子酯乙对用四氯化碳、硫代乙酰胺和炔雌醚等化学物质引起的小鼠肝损伤所致的血清转氨酶异常，均有不同程度的降低作用。五味子醇提物能显著降低大剂量对乙酰氨基酚肝中毒所致的小鼠死亡率，并可防止肝内谷胱甘肽的耗竭，增强肝微粒体代谢乙酰氨基酚的速度。五味子木脂素可以通过影响淋巴细胞亚群和自然杀伤细胞来增强酒精性肝损伤小鼠的免疫功能；或通过减轻肝细胞的氧化损伤并增强其抗氧化能力，从而减轻应激性肝损伤；或通过影响肝脏药物代谢酶的活性，从而发挥保肝作用。

（5）抗溃疡：五味子的三萜酸和木质素对大鼠幽门结扎所治溃疡有较好的保护作用，并能显著抑制吲哚美辛和无水乙醇所致的胃黏膜损伤。去氧五味子素可抑制胃酸分泌。戈米辛 A、五味子素等物质有抗应激性胃溃疡的作用。

2. 保护神经

五味子醇提取液对 D- 半乳糖致衰老小鼠脑神经细胞具有保护作用，其作用与提高 SOD 活性、降低 MDA 含量、增强神经细胞 DNA 损伤的修复能力、抑制凋亡有关。五味子醇甲能增强 PC12 细胞对谷氨酸的摄取，拮抗 6- 羟基多巴胺诱导的 PC12 细胞的毒性作用。五味子酚和丹酚酸 A 具有抗氧化作用，对 H_2O_2 引起神经细胞凋亡有保护作用。五味子木脂素可促进大鼠脑内 B 淋巴细胞瘤 -2（Bcl-2）和磷酸化蛋白激酶（p-Akt）的表达，以及抑制凋亡蛋白 Bax 的表达。促进 Akt 的活性及增加 Akt 蛋白的表达水平可抑制细胞凋亡。因此，五味子抑制脑内神经细胞凋亡的机制可能是通过 Akt 蛋白相关信号通路进而抑制 Bax 的水平，促进 Bcl-2 的表达。研究体外 LPS 诱导的神经小胶质细胞损伤模型发现，五味子乙素可改善 LPS 对小胶质细胞增殖的抑制作用，其可抑制炎症因子 IL-6、TNF-α 等，并且能够抑制炎症相关蛋白质 iNOS、COX-2 等。这说明五味子乙素通过抗炎和抑制细胞凋亡保护神经细胞，其机制可能是与抑制 Traf6/TAK1 信号通路有关。另有研究表明，五味子木质素类化合物抗细胞凋亡的作用与其抗氧化作用相关，其通过减少细胞氧化应激水平，从而保护细胞，降低细胞凋亡的风险。

3. 镇静、催眠

五味子乙醇提取液、五味子水提取物均可使小鼠自主活动明显减少，并可增强氯丙嗪和利血平对自主活动的抑制作用，对抗苯丙胺对自主活动的兴奋作用。五味子超微粉水煎液、五味子水煎液、五味子水提取物及其有效成分五味子甲素、五味子丙素、五味子醇乙等均可增加阈下睡眠剂量戊巴比妥钠致小鼠睡眠数，延长阈上睡眠剂量戊巴比妥钠致小鼠的睡眠时间，其中五味子乙素及五味子醇乙对小鼠的睡眠时间有先延长后缩短的双向性影响。五味子超微粉水煎液、五味子水煎液均能明显延长大鼠睡眠总时间和慢波睡眠 II 期，而对慢波睡眠 I 期和快动眼睡眠无影响。五味子醇甲可抑制小鼠由电刺激或长期单居引起的激怒行为，对大鼠回避性条件反射及二级条件反射有选择性抑制作用，这与其能增加纹状体及下丘脑多巴胺含量有关。

4. 增强学习记忆能力

五味子具有改善记忆力和健脑益智的临床药理作用。五味子可使小鼠跳台反应中错误次数显著减少。五味子总素可通过抑制海马区神经元和胶质细胞 NF-κB 的表达，进而抑制其下游物质 NO 的释放，NO 含量降低，caspase-3 蛋白表达减少，脑组织 SOD 活性增强，进而降低氧化应激损伤，抑制细胞凋亡；五味子总素也可通过促进 Bcl-2 基因的表达而缓解 H_2O_2 介导的氧化损伤，进而改善小鼠学习记忆功能。五味子醇甲可通过清除氧自由基、抗氧化应激、调控凋亡基因等作用机制保护受损神经细胞，从而改善帕金森病细胞模型的细胞状态。

5. 抗氧化、抗衰老

五味子酚是五味子中抗氧化作用最强的化合物。有研究人员发现，五味子酚的抗氧化能力与乙酰胆碱酯酶活性相关，并发现五味子酚改善小鼠的学习记忆能力是通过 SIRT1-PGC-1α-Tau 信号通路发挥其抗氧化作用而导致的。五味子酚可对抗由氧化震颤素所引起的帕金森病，其作用机制主要是调节多巴胺 / 胆碱能的水平，从而降低心脏衰竭、帕金森综合征以及阿尔茨海默病等疾病的患病概率。五味子多糖可降低小鼠血清中尿素氮和乳酸的含量以及降低 MDA 和 8- 羟基脱氧鸟苷的水平，提示五味子多糖有抗疲劳的作用，且其作用机制与降低骨骼肌氧化损伤有关。因此，五味子酯甲、五味子酚以及五味子多糖均可产生抗氧化作用，且五味子具有治疗由氧化应激引起的阿尔茨海默病和帕金森综合征等老年疾病的潜能。

五味子水提液及其有效成分五味子酚、北五味子粗多糖具有延缓衰老、抗氧化的作用。其可显著增加脑、肝等组织的 SOD 活性，降低 MDA 含量，对动物的肝、肾、心、脑匀浆脂质过氧化物（LPO）的生成具有明显的抑制作用。五味子乙素对 Fenton 反应致晶状体的氧化损伤有明显的防护作用。五味子木脂素提取物可通过防止自由基的过度产生和积累，显著降低氧化损伤，并增强肝细胞的抗氧化能力。

6. 抗惊厥、抗抑郁

中枢神经过度紧张兴奋可引发强制性和阵挛性惊厥。研究发现，五味子醇甲对强直性惊厥的抵抗作用比较明显，尤其可明显抵抗马方综合征引起的惊厥及北美黄连碱、戊四氮、烟碱和白毛茛碱所产生的强制性惊厥，而对戊四氮和烟碱所导致的阵挛性惊厥几乎不产生对抗作用。研究表明，五味子提取物不仅可通过调节海马脑源性神经营养因子（BDNF）水平和提高脑内多巴胺和 5- 羟色胺水平对抑郁症进行改善，还可通过上调酪氨酸激酶受体 B（TrkB）/ 环磷腺苷效应元件结合蛋白（CREB）/ 细胞外调节激酶（ERK）和胞内磷脂酰肌醇 3- 激酶（PI3K）/ 蛋白激酶 B（Akt）/ 糖原合成酶激酶 -3（GSK-3）信号通路来改善抑郁症。

7. 增强免疫功能

五味子粗多糖、五味子水煎剂具有升高白细胞及增强免疫功能的作用，能明显对抗环磷酰胺（CTX）所致外周血白细胞的减少，并可增加免疫抑制小鼠胸腺和脾脏的重量，增强网状内皮系统对印度墨汁的吞噬能力。五味子多糖既能明显增加小鼠的胸腺指数，促进小鼠胸腺发育，又能加强巨噬细胞的吞噬能力，大大提高吞噬率，具有明显的免疫调节作用。五味子乙素、五味子醇甲均能升高免疫力低下小鼠的廓清指数以及吞噬指数。五味子乙素各剂量组均可改善小鼠的脾指数和胸腺指数，且其作用与药物剂量呈正相关。五味子醇甲各组能升高小鼠的半数溶血值，使小鼠的免疫功能得到增强。五味子酚的抗氧化作用可以保护脾淋巴细胞免受氧自由基的损伤，有利于增强机体免疫力，提高防病、抗病能力。

8. 抗肿瘤作用

从五味子果实中提取的多糖能促进胸腺发育，提高吞噬细胞的吞噬能力，提升机体内免疫球蛋白和细胞因子水平，还能诱导小鼠单核巨噬细胞（RAW264.7 细胞）分泌细胞因子，改善免疫功能，对肿瘤产生抵抗作用。用五味子甲素处理胰腺癌（PANC-1）细胞以研究其对癌细胞迁移和侵袭的影响，以细胞增殖 - 活性检测试剂盒 -8（CCK-8）检测细胞增殖抑制率，以划痕愈合实验和细胞迁移（transwell）小室法检测细胞迁移和侵袭能力变化，以蛋白质印迹法检测给药后 PANC-1 细胞中人表皮生长因子受体（EGFR）、Src 激酶（SRC）、黏着斑激酶（FAK）、磷酸化 FAK（Y397）（p-Y397-FAK）、桩蛋白（paxillin）和磷酸化 paxillin（Y181）（p-Y181-paxillin）的蛋白表达。结果表明，五味子甲素以时间和浓度依赖方式抑制 PANC-1 细胞增殖、迁移和侵袭。经五味子甲素处理的胰腺癌 PANC-1 细胞 EGFR、SRC、p-Y397-FAK 和 p-Y181-paxillin 蛋白表达水平显著降低，FAK 和 paxillin 蛋白表达水平无明显变化，表明五味子甲素可通过靶向抑制 EGFR/SRC 信号通路，减少黏着斑相关蛋白 p-Y397-FAK 和 p-Y181-paxillin 的表达，从而抑制胰腺癌 PANC-1 细胞的侵袭和迁移。

9. 其他作用

五味子还有镇咳、抗菌抑菌、降血糖和对胚胎损伤的保护等药理作用。
【用法用量】2~6g。

第三节　芍药

芍药是大泻脾汤、小泻肺汤及大泻肺汤的组成部分。芍药有白芍和赤芍之分，方中用白芍。

大泻脾汤主治寒热错杂之腹中胀满，干呕不能食，欲利不得，或下利不止等症。基于《辅行诀》理论，芍药属金中土，为用味药，是"三泻二补一化"模式中的补味，味酸补子脏肺金，可敛阴潜阳、柔肝止痛，与其他药味一起，全方共奏寒热并用、调和阴阳之功。

小泻肺汤主治痰热壅肺，气道阻塞所致的肺病，患者可出现咳喘上气，胸中迫满，不可卧等症状。基于《辅行诀》理论，小泻肺汤中芍药味酸属金，可敛阴潜阳，柔肝止痛，为用味药，是"二泻一补"模式中的补味，与其他药味一起，全方共奏通腑泄热、泻肺平喘之功。

芍药具有养血敛阴、缓急降气的功效。大泻肺汤是小泻肺汤加甘草、黄芩、干姜组成，因大泻肺汤所治疗的疾病症状较重，故在用小泻肺汤泻肺平喘、泄热通腑、缓急降气的基础上，加黄芩重在清肺化痰，甘草益气调中兼缓急止痛、祛痰止咳，干姜温中助阳，以防寒凉之药过度伤阳。基于《辅行诀》理论，芍药味酸属金，可敛阴潜阳、柔肝止痛，补肺金，为用味药，是大泻肺汤"三泻二补一化"模式中的补味药，与其他药味一起，全方共奏通腑泄热、清肺化痰之功。

【功效】白芍：养血调经，敛阴止汗，柔肝止痛，平抑肝阳。

赤芍：清热凉血，散瘀止痛。

【主治】白芍：用于血虚萎黄，月经不调，自汗，盗汗，胁痛，腹痛，四肢挛痛，头痛眩晕。

赤芍：用于热入营血，温毒发斑，吐血衄血，目赤肿痛，肝郁胁痛，经闭痛经，癥瘕腹痛，跌仆损伤，痈肿疮疡。

【性味归经】苦、酸，微寒。归肝、脾经。

【药理作用】

1. 镇痛、抗炎作用

芍药能够起到有效的镇痛作用，其主要成分芍药总苷可以剂量性的将醋酸诱导扭体和在电刺激诱导下嘶叫以及热板反应进行全面抑制。有报道表明，芍药能够对因蜂毒引起疼痛起到原发性与继发性痛觉过敏加以作用，进而体现出较为明显的抑制作用，同时能够全面抑制镜像热过敏现象的出现。有研究表明，芍药总苷对于大鼠痛觉过敏也会起到相应的抑制作用。其机制可能和 α- 肾上腺素以及 K- 阿片受体与儿茶酚胺系统介导有直接的关系。另外，使用芍药苷对小鼠进行脑室注射，可以对大鼠的中枢神经起到镇痛功效。芍药苷为赤芍、白芍镇痛作用的共有成分，芍药内酯苷作为白芍的特征成分亦具有镇痛作用。芍药苷和芍药内酯苷镇痛作用的机制可能与升高血清和大脑皮层中 β-EP 水平，减少大脑皮层前列腺素 E2（PGE2）生成或释放有关。

芍药总苷能够将机体内 Tol 样受体的 4/5 信号全面阻断，进而将树突状细胞的功能进行全面抑制，最终全面降低在免疫介导作用下产生的炎症反应。对接触性皮炎患者的研究可以证明，芍药总苷能够对因巨噬细胞功能作用出现的负调控起到作用，其中包含阻止 T 细胞内巨噬细胞移动性抑制因子的表达，将巨噬细胞移动抑制因子 – 细胞外信号调节激酶 1/2- 环氧化酶 2 信号全面下调以及防止一氧化氮的生成。在其机体外周单核细胞内，白细胞介素 -1β 出现上调，进而令单核细胞产生噬菌作用，TNF-α 和前列腺素 E2 出现和 CD80 以及 HLA-DR 全面表达。在芍药总苷的作用下，这些物质的活性会下降，这在一定程度上说明芍药总苷可以利用抑制单核细胞作用的方式，将炎性反应速率减慢。芍药苷可能通过靶向 NF-κB 信号通路来调控 Th17/Treg 平衡，从而发挥其对 UC 的治疗作用。

2. 抗肿瘤作用

有研究证明，芍药对于肿瘤有非常强的抑制作用，这与芍药中有效成分芍药苷有直接关系。芍药苷能明显逆转 TNF-α 对成纤维样滑膜细胞的影响，对癌细胞有一定的抑制作用。芍药中的多酚化合物可以将凋亡小体脱氧核糖核酸的染色质进行浓缩，同时促进了其片段化作用，令细胞停止在 G1 期。有专家使用芍药提取物对 HL-60 的抗繁殖作用进行研究。结果证明，该物质能够诱导 HL-60 细胞启动凋亡程序。芍药总苷能够将白血病患者体内 K562 细胞的生长速率降低，使之完全阻滞于 G0 和 G1 期间内。另外，芍药总苷还能使胱天蛋白酶 9 和胱天蛋白酶 3 在该细胞中迅速积累，最终引起白细胞凋亡现象发生。有动物实验表明，在大鼠体内移植 K562 细胞，在使用芍药总苷治疗后，大鼠肿瘤体积和质量明显减少。在胃癌中，芍药苷主要是通过 NF-κB 信号通路来影响癌症。芍药苷能够抑制 SGC-7901 细胞中的 NF-κB 活性，这是通过抑制 IκBα 磷酸化，导致入核的 NF-κB 减少所实现的。

3. 抗氧化作用

有研究证明，芍药乙酸乙酯提取物和乙醚提取物拥有着较强的抗氧化和自由基清除能力，对于羟自由基引发的白蛋白氧化损伤有着一定的保护功效。芍药总苷对于 DPPH 自由基有着极为强大的清除作用。在 PC12 细胞内，芍药总苷可以令其中活性物质水平下降，使超氧化物歧化酶（SOD）、谷胱甘肽以及过氧化氢酶活跃程度上升，进而起到抑制毒性扩散的作用。有研究表明，芍药总苷可以使乳酸脱氢酶、谷草转氨酶和肌酸激酶的活性全面降低，同时增加 SOD 活性，全面降低丙二醛含量。

4. 抗抑郁作用

芍药总苷有着一定的抗抑郁效果。实验证明，在对慢性不可预知性应激抑郁症动物中，随着芍药总苷含量的增加，其体内蔗糖消耗速度和以往相比显著增加，与此同时，慢性不可预知性应激所引起的去甲肾上腺素、

5- 羟色胺以及 5- 吲哚乙酸含量也明显上升，说明芍药总苷可通过上调去甲肾上腺素、5- 羟色胺，发挥抗抑郁的药理作用。

5. 免疫调节作用

大量发现表明，芍药苷诱导骨髓造血和免疫相关细胞因子基因表达，调节骨髓蛋白质水平，可能是促进骨髓造血细胞生长、增殖和分化，发挥免疫和补血作用的重要机制。此外，芍药苷还可明显促进骨髓间充质干细胞增殖，芍药苷干预骨髓间充质干细胞后，G0/G1 期细胞比例显著降低，S 期细胞比例显著升高，同时芍药苷干预组骨髓间充质干细胞 IL-6 的分泌和 mRNA 表达显著增强。芍药苷促进骨髓间充质干细胞增殖，诱导 IL-6 高表达并促进其向细胞外分泌，可能是芍药苷的免疫调节机制之一。

6. 神经保护作用

芍药苷对神经元、神经毒性和神经细胞损伤具有明显的保护作用。研究发现，芍药苷通过激活 NF-E2 相关因子 2/ARE 调控基因（Nrf2/ARE）信号通路，抑制 AD 大鼠 Aβ（1-42）介导的氧化应激和海马神经元损伤。芍药苷还可通过抑制应激活化蛋白激酶（JNK）活性，逆转丝裂原活化蛋白激酶（MAPK）和 JNK 水平的下降，减轻三丁基氯化锡所致的神经元丢失。此外，研究发现芍药苷可能通过抑制丝裂原活化蛋白激酶 -4（MKK4）-JNK 信号通路来预防或治疗神经退行性疾病和神经损伤。不同剂量芍药苷对激活丁哌卡因诱导的人神经母细胞瘤细胞（SH-SY5Y）p38MAPK 通路有抑制作用，证明芍药苷可减轻丁哌卡因对 SH-SY5Y 的神经毒性，从而保护神经，提示其在减轻丁哌卡因诱导的神经毒性方面具有潜在应用价值。芍药苷对鱼藤酮诱导的 SH-SYSY 损伤具有明显的保护作用，其机制与降低人 α- 突触核蛋白（α-Syn）和 Bax/Bcl-2 有关。芍药苷还可通过激活 PI3K-Akt 通路而上调 Bcl-2 蛋白表达水平，下调 caspase-9、caspase-3 和 Bax 蛋白表达水平，从而抑制神经细胞凋亡并保护神经细胞。芍药苷长期治疗可以改善神经退行性疾病的症状，从而延缓该疾病发生。

7. 降血糖作用

从芍药根分离出的芍药苷及 8- 去苯甲酰基芍药苷能降低鼠的血糖。芍药苷静脉注射能明显降低链佐星诱发的糖尿病小鼠的血糖，血浆中含糖量也随着用药时间的延长而逐渐降低，在用药后 25 分钟时作用最强。芍药苷降低血浆中含糖量水平，作用与量有关（1~10mg/kg 体重），对正常大鼠也观察到了类似的效果，但与剂量无关。芍药苷以 1mg/kg 剂量静脉注射，能明显降低血浆中葡萄糖水平，然而随着剂量的增加，作用越不明显。8- 去苯甲酰基芍药苷的抗糖尿病活性比芍药苷要弱得多。芍药苷可被用于降血糖，但其降糖机制与胰岛素无关。

8. 抗心脑血管疾病

在血管紧张素 II 刺激的离体大鼠胸主动脉平滑肌细胞中，芍药苷通过升高一氧化氮和一氧化氮合酶水平，降低基质金属蛋白酶 2 活性，从而抑制血管紧张素 II 诱导的平滑肌细胞增殖。在心血管疾病发展过程中，缺氧对内皮细胞的特性有很大的影响。在氯化钴诱导的缺氧内皮细胞中，芍药苷可以防止缺氧诱导因子 1α 的积累，下调 p53 和 E1B 19k/Bcl-2 结合蛋白 Nip3 的表达，有效保护内皮细胞的凋亡。

9. 保肝作用

发挥保肝作用的主要活性成分为芍药总苷，主要包括芍药苷、芍药内酯苷、苯甲酰芍药苷。

【用法用量】6~15g。

第十一章
苦味中药的药理作用

敦煌医方脾脏、肺脏病方中味"苦"的药有地黄、竹叶、白术、黄芩。

第一节　地黄

地黄为大补肺汤中的组成部分，有补肾治耳聋之用。

大补肺汤是由小补肺汤加地黄、竹叶、甘草组成，用于治疗肺、脾、肾不足兼心中烦热之证。基于《辅行诀》理论，地黄味苦属水中水，可益阴填髓、凉血生津，是用味药，属大补肺汤"四补二泻一化"模式中的补味药，与其他药味一起，全方共奏补益肺肾、纳气平喘的功效。

【功效】鲜地黄：清热生津，凉血，止血。

生地黄：清热凉血，养阴生津。

【主治】鲜地黄：用于热病伤阴，舌绛烦渴，温毒发斑，吐血，衄血，咽喉肿痛。

生地黄：用于热入营血，温毒发斑，吐血，衄血，热病伤阴，舌绛烦渴，津伤便秘，阴虚发热，骨蒸劳热，内热消渴。

【性味归经】鲜地黄：甘、苦，寒。归心、肝、肾经。

生地黄：甘，寒。归心、肝、肾经。

【药理作用】

1. 抗肿瘤

将生地黄炮制为九蒸九晒熟地黄，提取多糖研究九蒸九晒熟地黄多糖（RGP）对 Lewis 肺癌小鼠模型的影响，发现 RGP 组的凋亡指数、凋亡蛋白（Bax、caspase）表达以及免疫指标均显著升高，Bcl-2 表达显著降低，且呈剂量依赖性，从而得出 RGP 可抑制 Lewis 肺癌细胞增殖，促进凋亡的结论，其作用机制可能与诱发凋亡蛋白和增强免疫应答有关。采用竞争性逆转录聚合酶链反应的方法，研究低分子质量地黄多糖（LRPS）体外给药对 Lewis 肺癌细胞 p53 基因表达的影响，发现 LRPS 能使 Lewis 肺癌细胞内的 p53 基因表达明显增加。从地黄中提取分离的多糖成分地黄多糖 b（RPS-b），在体内与体外实验中能明显提高正常小鼠 T 淋巴细胞的增殖反应能力，促进白细胞介素 -2（IL-2）的分泌，能相对改善荷瘤小鼠由于肿瘤生长引起的 IL-2 分泌功能的下降，以及显著提高细胞毒性 T 淋巴细胞（CTL）的活力。提示 RPS-b 增强 CTL 对肿瘤细胞的杀伤效应功能是其产生抑瘤作用的一个重要途径。

地黄汤剂可以使实验性化学致癌物质引起的小鼠前胃鳞状上皮细胞癌发生率显著下降，且能延长荷瘤小鼠的存活时间，提高荷瘤动物的血清 / 球蛋白，从而降低荷瘤动物血清的极谱值。

2. 对血糖的影响

地黄多糖是通过某种途径促进了胰岛素的分泌，使其接近正常水平，进而恢复正常能量代谢，同时使胰岛素水平提高，从而对肥胖型糖尿病起到治疗作用。采用高糖、高脂饲料喂养加腹腔注射链脲佐菌素（STZ）破坏胰岛细胞的方法构建糖尿病大鼠模型，研究发现地黄可以明显降低糖尿病大鼠的血糖水平，显著改善糖尿病大鼠的微炎症状态。地黄寡糖具有显著的降血糖作用，研究发现它可以增加肝糖原含量，减低肝葡萄糖 -6- 磷酸酶活性，并在一定程度上逆转 2 型糖尿病脂代谢紊乱，同时降低葡萄糖和肾上腺素致高血糖大鼠模型血糖的趋势。据报道，地黄梓醇能明显降低四氧嘧啶导致的糖尿病小鼠的血糖水平、改善糖耐量和血脂水平，并且呈剂量依赖关系。

3. 对心脑血管的作用

地黄对心血管疾病具有良好的治疗作用，对提升心功能的影响较大。研究发现，熟地黄含药血清可能通过 EPO 途径调控内皮细胞增殖和迁移，诱导和启动缺血区域血管新生，从而保护心血管系统。自由基是造成心肌再灌注损伤的主要因素之一，地黄可使氧自由基的清除活性提高，过氧化脂质含量降低，从而减轻自由基造成的心肌损伤。地黄可明显对抗 L- 甲状腺素灌胃诱导的大鼠心肌肥厚，抑制心、脑线粒体 Ca^{2+}、Mg^{2+}、ATP 酶活性，从而保护心脑组织，避免 ATP 耗竭和缺血损伤。同时，地黄煎剂可对抗异丙肾上腺素诱导的大鼠脑缺血，亦可明显抑制 Ca^{2+}、Mg^{2+}、ATP 酶活性升高，提示地黄中可能含有钙拮抗活性物质。

4. 对免疫系统作用

熟地黄水提物和粗多糖均可显著促进小鼠胸腺及脾的淋巴细胞的增殖，提高 IL-2、干扰素 -γ、白细胞介素 -4、白细胞介素 -5 水平，且呈现剂量依赖关系。干地黄可通过抑制过氧化氢的产生来清除自由基和防止脂质过氧化，从而延缓机体衰老，提升细胞活性，以达到调节和提高机体的免疫力和应激力的目的。

5. 对神经系统的作用

地黄中的梓醇可减轻 PC12 细胞中 H_2O_2 诱导的凋亡。梓醇通过抗氧化能力保护海马 CA1 区神经元免于死亡，并显著减少认知障碍，有效减弱了脂多糖（LPS）诱导的小胶质细胞激活和随后的多巴胺能神经毒性。研究发现，地黄通过 C6 胶质母细胞瘤细胞中的 cPKC 和 ERK1/2 途径来上调神经胶质细胞系衍生的神经营养因子（GDNF）的基因表达，并且具有可用于治疗痴呆的潜力。

实验结果表明，熟地黄可降低血浆皮质醇（CORT）含量，抑制海马

GR mRNA 的表达，进而控制机体体温，防止温度升高。其还能促进海马 c-fos 以及神经因子的基因表达，达到提高学习记忆力的药理作用。生地黄 免煎颗粒能够在一定程度上下调 MCAO 造模后引起的 Nogo-A 蛋白表达升高，有利于中枢神经缺血后的神经再生。此外，熟地黄水提液对东莨菪碱所致记忆获得障碍模型小鼠、对乙醇所致记忆再现障碍模型小鼠、A_1Cl_3 拟痴呆模型小鼠具有一定的益智作用。

6. 止血、补血作用

熟地黄是临床常用补血要药，可增强机体造血。据报道，鲜地黄能够减轻血热出血大鼠舌、肺、胃部出血损伤的相关症状，改善异常的血液流变学、凝血系统指标。生地黄、炒生地黄炭和炒熟地黄炭均能缩短小鼠出血时间和凝血时间，具有一定止血作用。生地黄止血作用的药效活性物质与糖类、环烯醚萜苷类有关。

熟地黄多糖对不同血虚模型小鼠外周血象、骨髓有核细胞均有拮抗作用，对小鼠造血干细胞具有促进增殖、分化的作用。地黄寡糖能刺激正常小鼠和快速老化模型小鼠骨髓 CFU-S、CFU-CM、CFU-E 和 BFU-E 的增殖和分化，升高外周白细胞，具有促进造血功能的作用。地黄寡糖还可促进快速老化模型 p 系小鼠骨髓粒系巨噬系祖细胞的增殖，使其基质细胞层上粒系巨噬系细胞集落的产率明显增多。特别是对造血微环境中的某些细胞，地黄寡糖能够促进其分泌多种造血生长因子而增强造血祖细胞的增殖。

7. 抗氧化、抗衰老作用

地黄饮子可通过调节谷胱甘肽过氧化物酶（GSH-Px）、超氧化物歧化酶（SOD）和丙二醛（MDA）的活性，达到清除自由基的目的。地黄可以通过影响激素水平、影响酶活性和抗氧化来延缓衰老过程。熟地黄水提液富含 5- 羟甲基糠醛元素，能够对血清 GSH-Px 起到增强其活性的作用，进而抑制过氧化脂的生成，控制人体发生衰老病变，延缓机体衰老。熟地的氯仿及乙醇提取液均能明显提高 D- 半乳糖诱导的衰老模型小鼠脑组织中

NOS 和 SOD 活性，使 NO 含量增加，过氧化脂质含量明显降低，从而发挥延缓衰老的作用。

熟地黄可有效促进机体抗氧化，延缓细胞衰老。研究表明，熟地黄清除 DPPH 自由基的效率与其炮制时间成正比，蒸煮时间越长，熟地黄的抗氧化性越强。

8. 对胃黏膜的作用

地黄还具有抗胃溃疡的药理活性。通过实验发现，给大鼠喂饲干地黄煎剂 6g/kg 能显著抑制大鼠胃黏膜损伤，抑制率最高达到 95.19%，这种保护作用可能与胃膜内辣椒辣素敏感神经元的传入冲动增多有关。

9. 抗焦虑、抗抑郁作用

通过研究鲜地黄及其多糖对实热大鼠焦虑模型的抗焦虑效果，发现鲜地黄及其多糖可能通过升高脑组织中 GABA 和 DA 的含量，降低 Glu 和 5-HT 的含量，以及抑制下丘脑 – 垂体 – 甲状腺（HPT）轴和下丘脑 – 垂体 – 肾上腺（HPA）轴功能亢进等途径，对实热大鼠模型起到抗焦虑作用。

通过研究抑郁症大鼠额叶皮层的氧化程度，发现与正常组相比，慢性不可预知温和应激（CUMS）抑郁症大鼠额叶皮层的脂质过氧化产物 MDA 水平显著升高，主要抗氧化酶 SOD、过氧化氢酶（CAT）、还原型谷胱甘肽（GSH）、GSH-Px 和谷胱甘肽 –S 转移酶（GST）的水平均显著降低。在给予梓醇 5 周后，CUMS 引起的以上指标的异常均被显著逆转，提示地黄中梓醇抗抑郁机制可能与抑制额叶皮层脂质过氧化并增强其抗氧化水平有关。

10. 其他作用

地黄还有抗炎、抗血管性痴呆、抑制肺纤维化、抑菌、纠正甲亢等药理作用。

【用法用量】鲜地黄：12~30g。

生地黄：10~15g。

第二节　竹叶

竹叶是大补肺汤中的组成部分，大补肺汤是由小补肺汤加地黄、竹叶、甘草组成，用于治疗肺、脾、肾不足兼心中烦热之证。基于《辅行诀》理论，竹叶味苦属水中金，补肾用，为用味药，属大补肺汤"四补二泻一化"模式中的补味药，与其他药味一起，全方共奏补益肺肾、纳气平喘的功效。

【功效】清热泻火，除烦止渴，利尿通淋。

【主治】用于热病烦渴，小便短赤涩痛，口舌生疮。

【性味归经】甘、淡，寒。归心、胃、小肠经。

【药理作用】

1. 抗肿瘤

竹叶提取物具有抑制癌细胞增殖的作用，随着浓度的增加，抑制作用逐渐增强，但其对于不同癌症具有选择性。将不同浓度竹叶提取液作用于小鼠移植性 ASP-Ⅰ肺癌细胞，观察不同浓度竹叶提取液对肿瘤大小以及对小鼠胸腺指数、脾指数的影响。实验结果显示，实验组肿瘤体积明显缩小、瘤重减轻，胸腺及脾提数显著提高，故竹叶提取液对 ASP-Ⅰ肺癌细胞的生长有明显抑制作用。此外，苦竹叶多糖对肺癌 A549 细胞株的生长在一定浓度范围内均有抑制作用，且呈剂量和时间依赖关系。

竹叶提取物中的鼠李糖、阿拉伯糖、木糖、甘露糖、葡萄糖和半乳糖等单糖组成的多糖具有吞噬能力，且有明显的抗癌活性。通过检测苦竹叶多糖对 3 种常见的人恶性肿瘤细胞生长抑制率发现，苦竹叶多糖对子宫颈癌 HeLa 细胞、肺癌 A549 细胞、人胃癌 SGC7901 的生长均有一定的抑制作用。

2. 抗氧化作用

竹叶提取物有很好的抗氧化作用。竹叶中抗氧化活性最强的成分分别是绿原酸、异荭草苷及木犀草素。竹叶黄酮提取物可以启动抗氧化防御，起到抗细胞氧化损伤作用。不同浓度竹叶提取物对过氧化氢自由基清除能力有显著差异。在关于从昆明实心竹叶提取的黄酮对油脂的抗氧化研究中发现，0.02%（质量分数）的竹叶黄酮的抗氧化效果高于维生素 C。竹叶黄酮是一种良好的天然抗氧化剂，其抗氧化作用与黄酮含量呈一定线性关系。竹叶中黄酮类化合物含量丰富，平均含量在 2% 左右。有人通过微波辅助提取绵竹叶多糖，对多糖清除 DPPH 自由基、羟自由基的能力进行了研究，体外抗氧化活性实验表明，绵竹叶多糖对 DPPH 自由基和羟自由基均具有一定的清除能力。

3. 对心血管系统作用

（1）抗心肌缺血：经药理实验研究发现，竹叶黄酮有抗心肌缺血再灌注损伤的作用，其可通过抑制氧化应激反应，保护心肌细胞。

（2）降血脂：以成年雄性大鼠为实验对象，用高脂饲料喂养大鼠，发现各剂量组竹叶黄酮均能显著降低大鼠血液中总胆固醇和甘油三酯的含量。此外，竹叶中的苷类化合物也具有明显降低实验动物的血甘油三酯和血液总胆固醇浓度的作用。

（3）抗血栓：竹叶黄酮能够通过抗血小板聚集来影响内外源凝血系统，激活纤溶活性，进而通过干扰内源性凝血系统因子的活性、抑制血纤维蛋白的形成，来显著延长小鼠体外凝血时间。其在延长血浆凝血酶原时间的同时，还能显著抑制二磷酸腺苷（ADP）导致的血小板凝聚，进而抑制动脉血栓的形成。

4. 防治肝损伤

实验证明，竹叶黄酮可以明显降低小鼠血浆 ALT 活性、肝组织的MDA 含量和 NO 含量，显著提高血浆和肝组织的抗氧化能力指数。竹叶黄酮还可防治乙醇所致脂肪肝，发挥保肝作用。竹叶黄酮能够提高机体抗氧化能力，减少脂肪过度氧化损伤，保证肝脏细胞对脂肪的正常代谢，进而发挥保肝作用。

5. 对免疫系统的影响

竹叶黄酮类化合物可以通过细胞与细胞之间的相互作用影响细胞分泌，其还能通过影响细胞增殖或者分化过程中的有丝分裂来起到增强机体免疫的作用。此外，在一定剂量范围内，竹叶黄酮可促进小鼠脾脏细胞 DNA 和蛋白质的合成，其在促成细胞增殖的同时促进了小鼠脾细胞人 γ 干扰素（IFN-γ）RNA 的表达，IFN-γ 的产生与分泌又反过来激活 NK 细胞，进而促进 T 细胞、B 细胞分化和细胞毒性 T 淋巴细胞（CTL）成熟，刺激 B 细胞分泌抗体，从而起到增强免疫力的作用。

6. 抑菌作用

竹叶黄酮类化合物对大肠埃希菌、金黄色葡萄球菌、枯草芽孢杆菌等微生物具有抑菌作用，对不同菌种的抗菌谱不同，其中对细菌（尤其是大肠埃希菌）的抑制作用最强，但对霉菌和酵母菌的抑制效果较弱。研究表明，各类竹叶提取物都有不同程度的抑菌、杀菌作用，但对真菌无显著抑制作用，综合表现为具有广谱抗菌活性。试验采用抑菌圈法研究系统分离得到的粉单竹竹叶提取物对金黄色葡萄球菌、大肠埃希菌、酿酒酵母和黄曲霉等常见微生物的抑菌活性，发现粉单竹竹叶提取物有较好的抑菌活性。淡竹叶甲醇中的明香草酸、香豆酸具有抗菌消炎作用。淡竹叶抑菌的有效成分为甲醇提取物，该提取物对大肠埃希菌、绿脓杆菌、金黄色葡萄球菌、乙型链球菌均具有抑菌效果。

7. 抗辐射作用

黄酮结构中存在共轭体系，该体系对紫外线和可见光均有较强的抗辐射作用。通过微弱化学发光分析和荧光光度分析等手段，能够证明竹叶黄酮对 ^{60}Co-γ 辐照和 $CuSO_4$-Phen-Vc-H_2O_2-DNA 体系中 OH 所致 DNA 损伤具有较好的保护作用和抗辐射作用。

8. 抗抑郁

对 2 型糖尿病大鼠抑郁模型进行实验，以大鼠的海马神经元损伤为指标，发现竹叶黄酮可改善 2 型糖尿病大鼠抑郁样行为，这可能与竹叶黄酮能够减轻海马神经元损伤，减少炎性因子，抑制 RAGE/P38/NF-κB 信号通路有关。

【用法用量】6~10g。

第三节　白术

白术为小补脾汤及大补脾汤的组成部分，具有补气、健脾、调中的作用。

小补脾汤即《伤寒论》之理中丸，两者药味相同，主证亦大体相同。小补脾汤主治饮食不化，时自吐利，吐利已，心中苦饥，或心下痞满，脉微，无力，身重，足痿，善转筋等症状。基于《辅行诀》理论，小补脾汤中白术味苦属水，有燥湿利水、固表止汗之用，为化味药，辛甘相合化味为苦，是"二补一泻一化"模式中的化味，与其他药味一起，全方共奏温中散寒、健脾和胃之功。

大补脾汤乃小补脾汤加麦冬、五味子、旋覆花组成，治疗脾气虚弱兼阴液亦亏之饮食不化，呕吐下利，其人枯瘦如柴，立不可动转，口中苦干渴，汗出，气急，脉微而时结等症，方中白术健脾调中。基于《辅行诀》理论，白术味苦，属水中土，可燥湿利水、固表止汗，辛甘相合化味为苦，为"四补二泻一化"模式中的化味，与其他药味一起，全方共奏温中回阳、益气养阴之功。

【功效】健脾益气，燥湿利水，止汗，安胎。

【主治】用于脾虚食少，腹胀泄泻，痰饮眩悸，水肿，自汗，胎动不安。

【**性味归经**】甘、苦，温。归脾、胃经。

【**药理作用**】

1. 抗肿瘤

白术挥发油、白术内酯Ⅰ、白术内酯Ⅱ均有抗肿瘤的作用。实验表明，白术有效成分抑制肺癌、宫颈癌、卵巢癌、大肠癌、腹水性肿瘤以及黑色素瘤细胞株增殖的作用显著。白术内酯Ⅰ能够通过抑制细胞磷脂酰肌醇 3-激酶（PI3K）与蛋白激酶 B（Akt）磷酸化，降低卵巢癌细胞 CDK1 的表达，以阻碍癌细胞的分裂进程。白术内酯Ⅰ通过调低 cyclinD1、CDK4 蛋白水平，进而改变细胞周期以抑制胃癌细胞 SGC-7901 的增殖，同时可促进其凋亡。此外，白术内酯Ⅰ还能通过降低 Notch 信号通路中 Notch1、Hey1、Jagged1 和 Hes1 蛋白的表达水平，抑制人胃癌 MGC-803 细胞增殖，并且呈时间、剂量依赖性。研究白术内酯对体外培养的人体乳腺癌细胞以及雌性乳腺癌小鼠模型的影响，结果表明无论在体内还是体外，白术内酯均能抑制转移性乳腺癌细胞的运动，其作用机制是通过下调转化生长因子 -β 以及癌症相关细胞分化因子水平实现的。

白术多糖具有明显的抑制结肠癌 CT26 荷瘤小鼠肿瘤生长以及增强 CT26 荷瘤小鼠免疫功能的作用，其机制可能与激活 TLR4 信号通路转导有关。白术内酯Ⅲ对人结肠癌 HCT-116 细胞增殖具有较强的体外抗肿瘤活性，并且能明显抑制 HCT-116 细胞增殖，诱导其凋亡，呈现出一定的浓度依赖性。白术内酯Ⅲ可能通过调节 Bax/Bcl-2 凋亡信号通路，促进 Bax、caspase-9、caspase-3 等基因及 Bax、caspase-9、cleaved caspase-3 等蛋白表达，抑制 Bcl-2 基因及蛋白表达，从而促进 HCT-116 细胞发生凋亡。

2. 对胃肠道作用

分别给予正常小鼠和阿托品预处理小鼠白术挥发油治疗，结果发现两组小鼠小肠的推进率皆有增加且胃排空速率加快，从而证明白术挥发油具有调节胃肠运动的作用。白术醇提物能够缓解乙酰胆碱所致的豚鼠离体肠肌痉挛，使之恢复正常的节律运动。白术经麸炒后抑制痉挛作用增强，说明白术对胃肠道平滑肌具有双向调节作用，既能缓解平滑肌痉挛，又能恢复被过度抑制的运动，这种双向调节作用是白术治疗便秘、腹胀、泄泻等疾病的作用基础。白术多糖能够提高大鼠小肠上皮 IEC-6 细胞钙离子水平，以促进细胞迁移和 E- 钙黏蛋白表达，从而促进胃肠黏膜损伤修复。研究表明，多糖质量分数大于 95% 的白术多糖能够增强 Bcl-2 蛋白表达，且降低 Bax 蛋白表达，从而对运动应激性溃疡大鼠胃黏膜起到保护作用。白术多糖之所以能够修复大肠埃希菌腹泻模型小鼠肠道黏膜，是因为白术多糖能够调节部分肠道黏膜修复因子。

3. 抗炎

白术抗炎机制体现在其能阻碍介导炎症发生的细胞因子生成，还涉及其能调节免疫系统，减轻超敏反应的发生。研究发现，白术内酯 I 能有效抑制乙酸所致小鼠血管通透性增加，并能抗肉芽肿组织增殖，证明白术对急、慢性炎症都有治疗作用。白术水煎液对溃疡性结肠炎模型大鼠 Th 细胞相关因子，如 IL-6、IL-17 及 IL-2 有调节作用，但对 IL-10 的调节作用不明显。

4. 利尿

白术中含有大量挥发油。临床经验证明了白术对治疗水肿、腹水有一定的疗效。有文献报道，白术具有强大的利尿作用，认为白术燥湿利水的功效是通过直接利尿实现的。也有研究发现，低剂量白术水煎液及挥发油不能引起正常小鼠尿液增多，中、高剂量反而激发抗利尿作用。故推测白术是通过调节消化液分泌，调节腹膜、胸膜对水的吸收等间接途径发挥利尿作用。虽然对于白术利尿的机制观点不一，但大量临床数据证明白术治疗水肿疗效确切。白术是否具有利尿作用存在争议，其抗利尿的机制还有待进一步研究。

5. 保肝

白术挥发油可以有效缓解小鼠的急性肝损伤。急性肝损伤小鼠经过白术挥发油预处理,可降低肝损伤小鼠血液中谷丙转氨酶(ALT)和谷草转氨酶(AST)水平,提高肝脏内谷胱甘肽(GSH)水平。并且,腺嘌呤核糖核苷酸(AMP)依赖的蛋白激酶(AMPK)和核转录因子 E2 相关因子 2(Nrf2)信号通路能被白术挥发油激活,同时血红素氧合酶 1(HO-1)、NADPH 醌氧化还原酶 1(NQO1)等与氧化应激相关的蛋白表达显著升高。自噬信号通路也能被白术挥发油激活,进而降低乙酰氨基酚诱导小鼠急性肝损伤的程度。研究者通过以高脂饲料饲养 SD 大鼠 14 周以建立大鼠非乙醇性脂肪性肝炎模型,研究白术多糖对非乙醇性脂肪性肝炎的防治作用。结果表明,模型组肝组织甘油三酯(TG)、游离脂肪酸(FFA)含量显著升高,血清 ALT、AST 活性明显升高;白术多糖组的上述指标显著低于模型组。所以,白术多糖具有良好的防治非乙醇性脂肪性肝炎的药效学效应。从白术根中分离和纯化出一种白术多糖,并将其命名为 PRAM2,以研究白术多糖对小鼠急性肝损伤的保护作用。实验证实,PRAM2 可以降低小鼠血清中的 AST 和 ALT 活性,还可以显著降低肝脏组织中的一氧化氮合酶(NOS)活性、NO 和 MDA 含量,并提高 SOD 和 GSH-Px 活性。所以,PRAM2 具有显著的体外抗氧化活性,并且对 CCl_4 诱导的小鼠肝损伤具有保护作用。

6. 防治溃疡性结肠炎

溃疡性结肠炎临床上多表现为腹泻、便血、腹痛和里急后重等症状。通过采用二硝基氯苯致敏联合醋酸灌肠法对 SD 大鼠进行溃疡性结肠炎造模,以研究白术水煎液对溃疡性结肠炎模型大鼠 Th 细胞相关因子的影响。结果显示,模型组 IL-2、IL-10 水平明显降低,IL-6、IL-17 水平明显升高,表明辅助性 T 细胞(Th 细胞)相关因子失调;白术水煎液用药后,大鼠 IL-2、IL-10 水平明显升高,IL-6、IL-17 水平明显降低,表明白术水煎液对 Th 细胞炎性因子失调具有调节作用。

7. 免疫调节作用

研究表明，白术多糖能够促进刀豆蛋白 A（ConA）诱导的脾脏 T 淋巴细胞的转化，增强 IL-2、IL-6、IL-10 和肿瘤坏死因子 -α（TNF-α）分泌，并提高转录因子 T-bet（Th1 型）和 Gata3（Th2 型）mRNA 表达，同时抑制 LPS 对脾脏 B 淋巴细胞的激活，减少 TNF-α 和免疫球蛋白抗体 G（IgG）分泌并降低 NF-κB mRNA 表达水平，降低 LPS 诱导的 CD3、CD4 和 CD8 淋巴细胞亚群比例。ConA 诱导下的脾淋巴细胞增殖可被白术多糖促进，但是 LPS 诱导下的脾淋巴细胞转化可被白术多糖有效抑制。另外，人体外周血活化的淋巴细胞可在白术内酯Ⅰ、白术内酯Ⅲ、白术颗粒和白术多糖的作用下起到增殖作用，有效调节人体免疫系统。

8. 降血糖、调节脂代谢

有研究表明，白术多糖能有效增加 db/db2 型糖尿病小鼠胰岛素敏感性指数，改善糖耐量，降低小鼠空腹血糖以及血浆胰岛素水平。白术挥发油能有效降低代谢综合征大鼠血清中 TG、TC、空腹血清胰岛素（FINS）、空腹血糖（FBG）和低密度脂蛋白胆固醇（LDL-C）水平，提高胰岛素敏感性和高密度脂蛋白胆固醇（HDL-C）的含量。白术挥发油还可以有效改善代谢综合征大鼠的糖脂代谢。不同剂量的白术提取物能够降低高脂大鼠胆固醇酰基转移酶（ACAT）、LDL-C、TG、TC 水平，升高卵磷脂胆固醇酰基转移酶（LCAT）和 HDL-C 水平。由此可知，白术提取物能有效调节高脂血症大鼠的血脂紊乱，尤其对升高 HDL-C 水平疗效显著。

9. 其他作用

白术还具有神经保护、抗血小板聚集、抑菌、保护心肌、抗凝血、抗氧化、镇静安神、祛痰等药理作用。

【用法用量】6~12g。

第四节　黄芩

黄芩为大泻脾汤及大泻肺汤的组成部分。

大泻脾汤重在治疗寒热错杂之腹中胀满，干呕不能食，欲利不得，或下利不止等症。基于《辅行诀》理论，黄芩味苦属水，为化味药，辛甘相合化味为苦，是"三泻二补一化"模式中的化味，是体用相互作用的结果，可泻脾气实之证，以调节阴阳，升阳解郁，与其他药味一起，全方共奏寒热并用、调和阴阳之功。

大泻肺汤由小泻肺汤加甘草、黄芩、干姜组成。因大泻肺汤治疗疾病症状较重，故在用小泻肺汤泻肺平喘、泄热通腑、缓急降气的基础上，加黄芩重在清肺化痰，甘草益气调中兼缓急止痛、祛痰止咳，干姜温中助阳，以防寒凉之药过度伤阳。基于《辅行诀》理论，黄芩味苦补子脏肾用，可升阳、滋阴、燥湿，是用味药，是大泻肺汤"三泻二补一化"模式中的补味药，与其他药味一起，全方共奏通腑泄热、清肺化痰之功。

【功效】清热燥湿，泻火解毒，止血，安胎。

【主治】用于湿温，暑湿，胸闷呕恶，湿热痞满，泻痢，黄疸，肺热咳嗽，高热烦渴，血热吐衄，痈肿疮毒，胎动不安。

【性味归经】苦，寒。归肺、胆、脾、大肠、小肠经。

【药理作用】

1.抗肿瘤

现代药理学研究表明，黄芩具有抗肿瘤作用。其中，黄芩苷、汉黄芩素等是黄芩发挥抗肿瘤作用的主要活性成分，这些活性成分可对肿瘤增殖、生长等机制产生抑制作用。

（1）胃肿瘤：黄芩素可以诱导胃癌 MGC-803 细胞的自噬，从而抑制细胞增殖，其作用机制可能与抑制 PI3K-Akt 信号通路有关。黄芩素可显著抑制胃癌细胞的体外增殖、迁移与侵袭，这可能与上调 GPR109A 的表达有关。黄芩中黄芩苷协同大黄素、薄荷醇能够对人胃癌 SGC-7901 细胞的增殖起到抑制作用，并且不同浓度的黄芩苷均可显著抑制胃癌细胞 SGC-7901 增殖。黄芩苷可对未经脂多糖刺激诱导的 MGC-803 和 BGC-823 细胞迁移能力产生影响，其作用机制为黄芩苷通过上调胃癌 MGC-803 和 BGC-823 细胞中抑癌基因 PTEN、p53 和 TIMP3 mRNA 以及蛋白的表达水平，下调 MMP3 mRNA 和蛋白的表达水平，从而抑制细胞迁移。

（2）结直肠肿瘤：研究发现，非染色体结构维持蛋白 I 复合亚基 D2（non-SMC condensing I complex subunit D2，NCAPD2）和非染色体结构维持蛋白 II 复合亚基 D3（non-SMC condensing II complex subunit D3，NCAPD3）在溃疡性结肠炎和结直肠癌组织中呈高表达，NCAPD2 和 NCAPD3 与结直肠癌的发生和发展有关。黄芩中的黄芩苷通过 NCAPD2 和 NCAPD3 可以抑制人类结直肠癌细胞株 HT-29，这是因其具有抑制细胞生长及诱导细胞凋亡的作用。此外，黄芩苷对错配修复基因 hMLH1 缺失的结直肠癌 HCT116 细胞裸鼠原位移植瘤生长具有明显的抑制作用，这是由于黄芩苷干预后移植瘤细胞周期在 G2/M 阻滞并诱导细胞凋亡，从而抑制 HCT116 细胞裸鼠原位移植瘤生长。

（3）胰腺肿瘤：研究表明，黄芩素能抑制胰腺癌细胞的增殖并促进细胞凋亡，其还能增加肿瘤对化疗药物的敏感性，该作用机制与抑制肿瘤的血管生成有关。此外，黄芩素能显著抑制胰腺癌细胞的迁移和侵袭，诱导胰腺癌细胞的凋亡和细胞自噬。

（4）食管肿瘤：黄芩素能抑制 EC109 细胞的增殖且改变细胞周期的分布，并呈一定的时间、浓度依赖性。黄芩中的黄芩苷可以抑制食管癌细胞株 ECA109 增殖，且抑制作用呈剂量、时间依赖性，其作用机制可能与上调 Bad 蛋白表达而抑制 cIAP-1 蛋白表达相关。

2. 抗菌、抗炎作用

黄芩对多种细菌、病毒均有良好的灭活作用。黄芩中的有效成分可降低柯萨奇病毒活性，发挥良好的抗病毒功效。黄芩的抗菌谱较广，可对包含大肠埃希菌、金黄色葡萄球菌等细菌在内的十余种细菌形成良好的抗菌作用。

抗炎作用也是黄芩的主要药理作用之一。黄芩中的黄芩苷、黄芩素等成分可直接调整线粒体的凋亡途径，并对活化的 B 细胞、T 细胞具有加快凋亡的效果，这是黄芩发挥抗炎、解痉清热作用的关键。现代研究认为，黄芩素可抑制炎性递质 PGE2、NO 的凋亡，改善 COX-2 蛋白表达水平，且药物浓度越高，抗炎效果越理想。

3. 抗疲劳

黄芩具有一定的抗疲劳作用。在黄芩的化学成分中，发挥抗疲劳作用的活性成分以黄芩粗多糖为主，黄芩粗多糖可增强小鼠血清乳酸脱氢酶活性，增加肌糖原及肝糖原水平，延长小鼠负重游泳时间，抗疲劳效果显著。

4. 心脑血管保护作用

在黄芩化学成分中，黄芩素、总黄酮等成分均具备保护心脑血管作用。其中，黄芩素可维持心脏心肌细胞的功能，使其免受病理机制的影响，这类化学成分在改善细胞缺血方面具有一定的优势。而总黄酮发挥保护心脑血管作用的机制则为：这种活性成分可于较短时间内修复血管堵塞，实现血管再通，通畅的大微血管有助于促使患者恢复血脑脊液的正常屏障功能，为脑水肿、神经损伤等病变的修复及预防提供良好的支持。此外，黄酮可通过对机体血管的直接作用，保护血液循环及神经功能，预防脑脊液屏障、海马区微血管等神经功能部位关键区受损。黄芩苷可调控 G 蛋白信号、A2A，且参与信号通路 TNFR1 的调控机制，其可经抗凋亡机制，对脑缺血疾病具有脑保护作用。除此之外，汉黄芩素也可改善甘油二酯等物质的聚集效应，缓解蛋白激酶 C 磷酸化进程，抑制因脂毒性诱导的血管平滑肌细胞死亡，缓解动脉粥样硬化进程，改善患者临床症状。

5. 增强免疫功能

黄芩对机体免疫功能有多种影响。一方面，黄芩具有抗免疫反应作用，尤其对Ⅰ型变态反应（过敏反应）作用显著。黄芩免疫抑制作用的环节包括：①稳定肥大细胞膜，减少炎性介质释放。②影响花生四烯酸代谢，抑制炎性介质的生成。另一方面，黄芩也具有提高机体免疫功能的作用。黄芩苷锌络合物能明显提高小鼠腹腔巨噬细胞的吞噬百分率和吞噬指数，并使血清溶菌酶含量及红细胞补体 C3bR 酵母花环形成百分率也明显提高。黄芩苷及黄芩苷元均能抑制免疫缺陷病毒（HIV-1）及免疫缺陷病毒逆转录酶（HIV-1RT）的活性，且黄芩苷元作用强于黄芩苷。

6. 解热、镇静作用

黄芩茎叶总黄酮对干酵母引起的大鼠发热有显著的解热作用。黄芩苷经腹腔或静脉注射对发热大鼠也有明显的解热作用，并呈一定的量－效关系。

黄芩有中枢抑制作用，能减少小鼠自发活动，协同阈下催眠量的戊巴比妥钠催眠作用。

7. 保肝、利胆

黄芩及黄芩提取物对多种实验性肝损伤模型有保护作用。黄芩的保肝作用可能与抗氧自由基损伤有关。黄芩及其有效成分黄芩素等可促进实验动物胆汁分泌，具有利胆作用。

8. 对血液系统影响

黄芩有止血功效。黄芩素等有效成分能不同程度地抑制由胶原、二磷酸腺苷、花生四烯酸诱导的血小板聚集，抑制由凝血酶诱导的纤维蛋白原转化为纤维蛋白的过程，进而产生抗凝血作用。

9. 降血脂、抗动脉粥样硬化

黄酮类成分中的汉黄芩素、黄芩新素Ⅱ，可升高实验性高脂血症大鼠的血清高密度脂蛋白胆固醇水平。黄芩新素Ⅱ还能降低大鼠的血清总胆固醇水平。黄芩素、黄芩苷能降低血清甘油三酯含量。黄芩茎叶总黄酮也有明显降血脂及抗动脉粥样硬化作用。

10. 其他作用

黄芩还具有抗氧化与降压等作用。

【用法用量】3~10g。

第十二章
甘味中药的药理作用

敦煌医方脾脏、肺脏病方中味"甘"的药有甘草和人参。

第一节 甘草

甘草为小泻脾汤、大泻脾汤、小补脾汤、大补脾汤、大泻肺汤及大补肺汤的组成部分。

小泻脾汤即《伤寒论》之四逆汤，主治寒湿内侵、邪气偏盛、脾阳虚衰所致的下利清谷，里寒外热，腹冷，脉微等症，方中甘草有补中固表、缓急解毒的作用。基于《辅行诀》理论，小泻脾汤中甘草味甘属土，为用味药，是"二泻一补"模式中的补味，可补益脾气，与附子、干姜配伍，使泻中有补，补中有泻，与其他药味一起，全方共奏温中散寒之功。

大泻脾汤重在治疗寒热错杂之腹中胀满，干呕不能食，欲利不得，或下利不止等症。基于《辅行诀》理论，甘草味甘属土，为用味药，是"三泻二补一化"模式中的补味。甘草补中固表、缓急解毒，与其他药味一起，全方共奏寒热并用、调和阴阳之功。

小补脾汤主治饮食不化，时自吐利，吐利已，心中苦饥，或心下痞满，脉微，无力，身重，足痿，善转筋等症状。基于《辅行诀》理论，小补脾汤中甘草味甘属土，具有补气健脾、补脾之用，为用味药，是"二补一泻一化"模式中的补味，与其他药味一起，全方共奏温中散寒、健脾和胃之功。

大补脾汤主治脾气虚弱兼阴液亦亏之饮食不化，呕吐下利，其人枯瘦如柴，立不可动转，口中苦干渴，汗出，气急，脉微而时结等症，方中甘草健脾调中。基于《辅行诀》理论，甘草味甘属土，可补脾益气，是用味药，属"四补二泻一化"模式中的补味，与其他药味一起，全方共奏温中回阳、益气养阴之功。

大泻肺汤在小泻肺汤泻肺平喘、泄热通腑、缓急降气的基础上，加黄芩重在清肺化痰，甘草益气调中兼缓急止痛、祛痰止咳，干姜温中助阳，以防寒凉之药过度伤阳。基于《辅行诀》理论，甘草味甘属土中木，可缓急解毒，泻子脏肾体，为体味药，是大泻肺汤"三泻二补一化"模式中的泻味药，与其他药味一起，全方共奏通腑泄热、清肺化痰之功。

大补肺汤是由小补肺汤加地黄、竹叶、甘草组成，用于治疗肺、脾、肾不足兼心中烦热之证。基于《辅行诀》理论，甘草味甘属土中木，可缓急解毒，达泻子脏肾体之功，为体味药，是大补肺汤"四补二泻一化"模式中的泻味药，与其他药味一起，全方共奏补益肺肾、纳气平喘的功效。

【功效】补脾益气，清热解毒，祛痰止咳，缓急止痛，调和诸药。

【主治】用于脾胃虚弱，倦怠乏力，心悸气短，咳嗽痰多，脘腹、四肢挛急疼痛，痈肿疮毒，缓解药物毒性、烈性。

【性味归经】甘，平。归心、肺、脾、胃经。

【药理作用】

1. 对消化系统的影响

甘草粉、甘草浸膏、甘草次酸、甘草素、甘草苷、异甘草苷和甘草甲醇提取物 FM100 对动物多种实验性溃疡模型均有抑制作用，能促进溃疡愈合。FM100 对离体豚鼠肠管有明显抑制作用。FM100 和异甘草素等黄酮化合物对乙酰胆碱、氯化钡、组胺引起的肠管痉挛性收缩有显著解痉作用。家兔灌胃甘草液后，胃平滑肌运动逐渐减弱，30 分钟后胃运动几乎完全停止。在解痉成分中，黄酮类和甘草素作用最强。FM100 与芍药苷的解痉作用有协同作用。

甘草制剂和甘草酸对动物多种实验性肝损伤具有明显的保护作用。甘草酸或甘草次酸肌内注射，对 CCl_4 引起的实验性肝硬化有抑制作用，可使肝胶原蛋白和血清 γ-球蛋白含量降低，并使血清谷丙转氨酶水平降低，即可抑制肝纤维组织增生和减轻间质炎症反应。病理组织学检查发现，甘草酸或甘草次酸也可使肝坏死和气球样变性明显减轻。甘草酸二铵具有较强的抗炎、保护肝细胞膜和改善肝功能的作用。甘草酸对乙型肝炎病毒（HBV）有直接抑制作用，在体外对 HBV 感染细胞表面抗原（HBsAg）向细胞外分泌有抑制作用。

2. 抗肿瘤

甘草三萜皂苷类中的甘草酸、甘草酸苷和甘草次酸，黄酮类中的甘草黄酮、异甘草素和甘草查尔酮均具有对肿瘤细胞移植和杀伤作用，且甘草酸和甘草黄酮诱导细胞凋亡是其显著抑制肿瘤细胞增殖的重要途径。甘草酸对多种肿瘤抑制的机制是主要通过抑制核苷酸还原酶和降低 DNA 合成限速酶的活性，使肿瘤细胞由 DNA 合成前期向 DNA 合成期移行阶段受阻，从而诱导癌细胞分化，抑制癌细胞增殖。

异甘草素可对结直肠癌细胞增殖、侵袭和迁移产生影响，其机制可能与抑制 MAPK/ERK 信号通路有关。这与我们前期预期的 MAPK 信号通路相符。

中药单体异甘草素对人食管鳞癌细胞系 EC9706 和 KYSE450 具有很强的抗食管癌活性，其机制与异甘草素能够显著下调 IGF-1R 的表达及与能够抑制其下游 PI3K-Akt 信号通路和 RAS/MAPK 信号通路的激活有关。

3. 抗炎作用

甘草具有糖皮质激素样抗炎作用，抗炎有效成分是甘草酸单铵盐、甘草次酸和 FM100。研究显示，甘草总皂苷通过抑制花生四烯酸代谢途径前列腺素的合成，减少巨噬细胞炎症介质的生成与释放，从而发挥抗炎作用。研究发现，红花和甘草黄酮联合应用，具有明显的抗炎镇痛活性。甘草中的总黄酮是其抗炎活性组分之一，此活性组分通过丝裂原活化蛋白激酶中的细胞外信号调节激酶（ERK）信号通路抑制基因 iNOS 和 COX-2 的表达，从而达到抗炎效果，其中异甘草素可能为抗炎的活性成分。

甘草渣的活性部位（GC）可影响 NF-κB、MAPK、JAK-STAT 和 PI3K-Akt、TNF、IL-17 和 IBD 等信号通路，通过抑制 IL6、IL1β 和 TNF 等细胞因子的释放，发挥抗炎作用。GC 通过调控 MAPK 和 JAK-STAT 等网络，发挥维护肠黏膜稳态与损伤修复的作用，从而改善 UC。这与我们前期预期的 MAPK 信号通路、JAK-STAT 信号通路相符。

4. 肾上腺皮质激素样作用

甘草浸膏、甘草酸、甘草次酸对多种动物均具有去氧皮质酮样作用，能促进钠、水潴留，排钾增加，进而显示盐皮质激素样作用。甘草浸膏、甘草酸能使大鼠胸腺萎缩、肾上腺重量增加、血中嗜酸性粒细胞和淋巴细胞减少、尿中游离型 17-羟皮质酮增加，进而显示糖皮质激素样作用。

5. 调节机体免疫功能

甘草多糖的主要成分是葡萄糖醛酸以及葡萄糖，因此它对人体的免疫系统有着多种调节功效。甘草多糖能够有效刺激 T 淋巴细胞增殖，达到增强抵抗的效果。同时，其还具有促进免疫球蛋白产生，抑制补体活性的效用。甘草葡聚糖对小鼠脾脏淋巴细胞有激活增殖作用，表现出致分裂原特性，与刀豆蛋白 A 合用有协同作用。甘草酸类具有增强巨噬细胞吞噬功能和增强细胞免疫功能的作用，但对体液免疫有抑制作用。

6. 抗菌、抗病毒

甘草黄酮类对金黄色葡萄球菌、枯草杆菌、酵母菌、真菌、链球菌等有抑制作用。甘草酸对 HIV、肝炎病毒、水疱性口腔病毒、腺病毒Ⅲ型、单纯疱疹病毒Ⅰ型、牛痘病毒等均有明显的抑制作用。甘草中所含的黄酮类成分，经过临床验证具有有效的抗氧化效用，能够有效地对氧自由基进行清除，从而保护细胞膜免受损害，对缺血再灌注型脑损害的保护作用尤为明显。甘草多糖对体外病毒和体内病毒均有抑制作用。

7. 抗变态反应

甘草酸单铵盐对豚鼠腹腔注射给药，可明显抑制豚鼠支气管哮喘的发生，表现为引喘时间明显延长。甘草酸能显著抑制鸡蛋清引起的豚鼠皮肤反应，并可减轻过敏性休克症状。甘草水煎液能抑制大鼠被动皮肤过敏反应，降低其血清 IgE 抗体水平。异甘草素等成分能抑制透明质酸酶的活性，并对由免疫刺激所诱导的肥大细胞组胺释放有抑制作用。

8. 镇咳、祛痰

甘草水提物、甘草醇提物、甘草苷和甘草芹糖苷镇咳祛痰作用明显。甘草次酸可通过促进 T 淋巴细胞凋亡，抑制淋巴细胞和嗜酸性粒细胞增生，从而减少 IgE、IL-4、IL-13、TNF-α 的表达。甘草次酸还能够调控 Bax、caspase-3 和 Bcl-2 的 mRNA 和蛋白表达。

9. 解毒

甘草提取物对误食毒物（毒蕈）、药物中毒（敌敌畏、喜树碱、顺铂、咖啡因、巴比妥等）均有一定的解毒作用，能缓解中毒症状，降低中毒动物的死亡率。甘草酸具有解毒作用，该作用是通过物理的、化学的方式沉淀、吸附，加强肝脏解毒功能等途径实现的。甘草酸在肝脏被分解为甘草次酸和葡萄糖醛酸，后者与毒物结合而解毒，前者有肾上腺皮质激素样作用，类似葡萄糖醛酸的结合解毒，并改善垂体 - 肾上腺系统的调节。甘草锌可通过诱导金属蛋白降低顺铂毒性，成为抗癌药的减毒剂。

10. 其他作用

此外，甘草还具有抗心律失常、神经保护、抗糖尿病、降血脂、抗动脉粥样硬化、抑制血小板聚集等作用。

【用法用量】 2~10g。

第二节　人参

人参为小补脾汤及大补脾汤的组成部分。

基于《辅行诀》理论，小补脾汤中人参味甘属土，具有补气健脾，补脾之用，为用味药，是"二补一泻一化"模式中的补味，与其他药味一起，全方共奏温中散寒、健脾和胃之功。

大补脾汤方中人参具有大补元气、固脱生津之用，是"四补二泻一化"模式中的补味，与其他药味一起，全方共奏温中回阳、益气养阴之功。

【功效】大补元气，复脉固脱，补脾益肺，生津养血，安神益智。

【主治】用于体虚欲脱，肢冷脉微，脾虚食少，肺虚喘咳，津伤口渴，内热消渴，气血亏虚，久病虚羸，惊悸失眠，阳痿宫冷。

【性味归经】甘、微苦，微温。归脾、肺、心经。

【药理作用】

1. 对中枢神经系统的影响

（1）对中枢兴奋与抑制的影响：人参对中枢神经既有兴奋作用，又有抑制作用。人参对中枢神经功能的作用与其成分和用量有关，人参皂苷 Rg 类有兴奋作用，Rb 类有抑制作用；小剂量主要为兴奋，大剂量为抑制。

（2）增强学习记忆能力：人参对多种化学物质造成的实验动物记忆获得、记忆巩固和记忆再现障碍均有改善作用，具体表现为对氢溴酸樟柳碱所引起的小鼠记忆获得障碍、对蛋白质合成制剂环己酰亚胺和亚硝酸所致小鼠记忆巩固不良、对乙醇所致小鼠记忆再现缺损等记忆的各个环节均有改善作用。人参增强学习记忆能力的主要有效成分为人参皂苷 Rg1 和 Rb1。

（3）抗脑缺血：人参皂苷对脑缺血损伤有保护作用，可明显降低脑缺血引起的海马椎体细胞损伤，延长被动回避实验的反应潜伏期，阻止迟发性神经元死亡。人参皂苷 Rg3 对脑缺血致神经细胞线粒体损伤有保护作用。人参皂苷 Rg1 与 Rb1 可促进神经元突起再生，增强神经元抗损伤与凋亡的能力。

2. 对心血管系统的影响

（1）强心、抗休克：人参具有增强心功能的作用，可提高多种动物的心肌收缩力，减慢心率，增加心排出量和冠脉流量。然而，大剂量使用人参则会减弱心肌收缩力并减慢心率。人参强心功能的作用机制与促进 Ca^{2+} 的释放及抑制心肌细胞膜 Na^+-K^+-ATP 酶活性，促进 Na^+-Ca^{2+} 交换，使 Ca^{2+} 内流增加有关，这与强心苷的作用机制相似。人参强心活性成分是人参皂苷。人参对各种原因造成的休克有防治作用，可延长过敏性休克和烫伤性休克动物的生存时间，提高心源性休克家兔的存活率，增加失血性循环衰竭动物心脏收缩力和频率，并明显加快心率。

（2）扩血管、调节血压：人参对血压有双向调节作用，并与剂量和机体功能状态有关，小剂量可以使麻醉动物血压升高，大剂量使血压下降。人参既可使高血压患者血压降低，又可使低血压或休克患者血压回升。人参对整体动物的冠状动脉、脑血管、椎动脉、肺动脉均有扩张作用，可增加和改善这些器官的血液循环。人参扩张血管的主要有效成分是人参皂苷 Re、人参皂苷 Rb1、人参皂苷 Rg1、人参皂苷 Rc。

（3）抗动脉粥样硬化：氧化的低密度脂蛋白（ox-LDL）可以降低乳酸脱氢酶的活性。研究表明，人参皂苷 Rb1 可以阻断 ox-LDL，从而起到血管内皮细胞的保护效应。人参皂苷 Rh2 可以提升血清超氧化物歧化酶的活力，增强抗脂质过氧化功能，从而稳定细胞膜，保护内皮细胞，发挥抗动脉粥样硬化的作用。人参皂苷 Rg1 可改善球囊损伤所致的血管形态学变化，对血管内膜异常增生有抑制作用，其机制可能与人参皂苷 Rg1 的抗氧化应激功能有关。另有学者发现，人参皂苷 Rg1 对凝血酶、二磷酸腺苷诱导的体外血小板聚集及活化有抑制作用，其机制可能与人参皂苷 Rg1 抑制细胞外信号调节激酶通路相关。

（4）抗心肌缺血：人参制剂对垂体后叶素引起的心肌缺血有改善作用。人参皂苷可改善结扎冠状动脉前降支家兔造成心肌梗死模型的心电图，降低 ST 段的抬高与病理性 Q 波的出现率，缩小心肌梗死范围，加速心肌缺血性损伤的恢复。人参皂苷 Rb1 可抑制急性心肌梗死大鼠心室重构，提高心脏舒张功能，减小左心室梗死面积。人参皂苷 Rb1、人参皂苷 Re 和人参皂苷 Rg2 可拮抗心肌缺血再灌注损伤后细胞凋亡作用。人参皂苷 Re 还可以抑制心肌中心粒细胞活化和髓过氧化物酶的释放，减轻心肌缺血再灌注损伤。人参皂苷 Rg1 能促进大鼠缺血心肌冠状动脉侧支血管的生成，这可能与 Rg1 促进血管内皮生长因子的表达、促进缺血心脏功能的恢复有关。人参皂苷 Rg3 可以减缓大鼠心肌细胞的凋亡，从而起到保护心肌的作用。研究发现，人参皂苷 Rg1 可增强机体内抗氧化酶的活性，减少自由基对内皮细胞的氧化损伤，减轻心肌细胞膜损伤。人参皂苷有助于改善心肌缺血，起到保护心肌的作用。

（5）抗心律失常：人参皂苷对多种原因造成的心律失常如期前收缩、心动过速，心室颤动、心室扑动与室性停搏等均有保护作用。人参皂苷抗心律失常作用主要与钙通道阻滞、减轻心肌肥厚和重构有关。人参皂苷 Rg1 和人参皂苷 Rh1 可阻滞大鼠心肌细胞 L、T 型钙通道，减少钙通道开放频率并缩短开放时间。人参皂苷 Rb1 对心室肌细胞 L 型钙电流和瞬时外向钾电流有显著的抑制作用，但不改变 L 型钙电流的通道动力学。人参茎叶皂苷可抑制大鼠室性心律失常。人参皂苷作用于钠离子通道，发挥抗心律失常的作用。人参皂苷 Re 能够抑制心室肌细胞电压依赖性的钠通道电流，以及瞬时外向钾通道电流，从而发挥抗心律失常的作用。人参皂苷具有离子通道阻滞作用，有助于改善心律失常。

（6）抗血栓：人参皂苷可抑制二磷酸腺苷（ADP）、凝血酶、再生障碍性贫血（AA）诱导的血小板（PLT）聚集和抑制凝血酶诱导的纤维蛋白原

（Fbg）转化为纤维蛋白，从而抑制血栓形成。人参抑制血小板聚集作用机制是通过激活腺苷酸环化酶和抑制磷酸二酯酶活性，使血小板内环磷酸腺苷（cAMP）含量升高，同时也与抑制血小板内环氧化物酶（COX）和血栓素 A2（TXA2）合成酶、拮抗 Ca^{2+} 作用有关。

3. 增强免疫、抗炎

人参皂苷和人参多糖是人参提高免疫功能的有效成分。人参皂苷可促进小鼠脾脏 NK 细胞活性，并能在刀豆蛋白 A 存在下诱生 IFN-γ 和 IL-2，增强对病毒的抵抗能力。人参皂苷预处理可改善创伤性失血性休克大鼠的免疫功能，提高大鼠脾淋巴细胞和巨噬细胞的增殖和吞噬能力，增加脾细胞 IL-2 产生和 IL-2 受体表达，并提高巨噬细胞 MHC Ⅱ 抗原表达和肿瘤坏死因子（TNF）释放。人参皂苷 Rg1 能增加正常小鼠脾脏、胸腺的重量，增强巨噬细胞的吞噬功能，同时能提高正常大鼠血清中 IL-2 及补体 C_3、C_4 的含量。人参还能对抗免疫抑制剂引起的免疫功能低下，如人参多糖和人参皂苷可提高环磷酰胺致免疫功能低下小鼠的白细胞数，促进受抑制的巨噬细胞及体液免疫和细胞免疫功能。此外，人参皂苷增强免疫的功能，还可通过影响神经内分泌系统得到实现。

4. 抗肿瘤

人参中不同类型的皂苷对多种肿瘤细胞生长具有很好的抑制作用。人参皂苷 Rg3 是人参的主要抗肿瘤化学成分，具有诱导肿瘤细胞凋亡、抑制肿瘤细胞增殖和转移、抑制肿瘤细胞黏附和侵袭、增强机体免疫等作用，是肿瘤综合治疗中重要的单体抗癌有效成分。人参皂苷 Rh2 能增强奥沙利铂（L-OHP）对 SGC-7901-SP 细胞的敏感性，将细胞增殖阻滞在 G1 期。经人参皂苷 Rh2 治疗后，SGC-7901-SP 细胞的凋亡蛋白 Bax 蛋白表达增高，Bcl-2 蛋白表达降低，并与药物浓度呈负相关。所以，人参皂苷 Rh2 可作为一种抗肿瘤药物的增敏剂。人参皂苷 Rh2 对人结肠癌 SW480 细胞有明显抗肿瘤活性，其作用机制可能是 Rh2 能够抑制 SW480 细胞中

P13K/AKT/GSK–3β 信号通路的激活，同时又能够激活 p53 信号通路，激活 caspase–3，破坏 Bcl–2/Bax 比例，进而诱导结肠癌细胞 SW480 凋亡。

5. 对内分泌系统的影响

（1）增强肾上腺皮质功能：人参对下丘脑 – 垂体 – 肾上腺皮质轴表现出兴奋作用，使其功能增强。人参皂苷 Rb1、人参皂苷 Rb2 等成分能使正常和切除一侧肾上腺大鼠的肾上腺重量增加，还能促进肾上腺皮质激素的合成与分泌，该作用主要是通过促进垂体前叶分泌促肾上腺皮质激素（ACTH）实现的。

（2）增强性腺功能：人参及人参皂苷具有兴奋垂体、分泌促性腺激素的作用，能加速大鼠的性成熟过程，加速未成年雌性小鼠动情期的出现，使其子宫和卵巢重量增加，黄体激素分泌增多。人参及人参皂苷也可使雄性幼年动物睾丸及附睾的重量增加、输精管直径扩大，使家兔睾丸中精子数量增多、精子活动力增加、精子体外生存期延长，其还可使对去势大鼠出现交尾现象。

（3）增强甲状腺功能：人参醇提物可使家兔垂体前叶 TSH 释放增加，提高血液中甲状腺激素的水平，具有增强甲状腺功能的作用。

（4）促进胰岛素的释放：人参总皂苷可刺激大鼠离体胰腺释放胰岛素，并可促进葡萄糖引起的胰岛素释放，进而提高血中胰岛素水平。

6. 对物质代谢的影响

（1）促进核酸和蛋白质合成：人参皂苷能促进生发活动旺盛的组织（如睾丸、骨髓等）的 DNA、RNA、蛋白质的生物合成。人参皂苷可激活 RNA 聚合酶的活性，从而使大鼠肝细胞核 RNA 合成速率明显增加。人参皂苷还可提高 3H– 亮氨酸的掺入率，增加蛋白质的合成。其中，以人参皂苷 Rb1、人参皂苷 Rb2 和人参皂苷 Rd 促进 RNA 合成的作用最强。

（2）降血脂、调节血糖：人参皂苷可明显降低高脂血症大鼠血清总胆固醇（TC）、甘油三酯（TG）和非酯化脂肪酸含量，升高血清高密度脂蛋白胆固醇（HDL-C）和磷脂含量，减轻肝细胞脂肪性病变，从而改善轻度脂肪肝，并降低动脉硬化指数。人参降血脂作用机制主要与激活脂蛋白酯酶和脂质代谢酶，促进脂质代谢，影响胆固醇及血中脂蛋白的合成、分解、转化和排泄有关。人参降血脂作用的有效成分是人参多糖及人参皂苷 Rb2。

人参皂苷和人参多糖对四氧嘧啶、链脲佐菌素引起的大鼠和小鼠高血糖均有降低作用。人参糖肽对正常小鼠及四氧嘧啶、链脲佐菌素引起的小鼠高血糖也有明显降低作用，该作用与降低肝糖原和加快糖的氧化利用有关。另外，人参对糖代谢有双向调节作用，对注射胰岛素诱发的血糖降低有回升作用。

7. 增强机体造血功能

人参对骨髓造血有刺激作用，对骨髓细胞 DNA、RNA、蛋白质及脂质的合成有促进作用。人参能促进骨髓细胞的有丝分裂，增加正常及贫血动物红细胞、白细胞和血红蛋白的含量。当骨髓受到抑制时，人参增加外周血细胞数的作用更为明显。人参总皂苷可增加 ^{60}Co 照射复合 CTX 和氯霉素注射建立的贫血小鼠骨髓有核细胞和红细胞总数，促进血红蛋白和血小板回升。体外实验表明，人参总皂苷诱导制备的大鼠骨髓巨噬细胞和人单核细胞株的培养上清液，可提高大鼠和人髓系多向造血祖细胞、粒细胞 - 巨噬细胞集落形成单位和红细胞系集落形成单位的集落生成率，提高红细胞生成素、粒细胞和巨噬细胞集落刺激因子、IL-3、IL-6 的蛋白、基因表达水平。

8. 抗应激、延缓衰老、抗氧化

人参能维持机体内环境的稳定性，增强机体对物理、化学和生物学等多种有害刺激的非特异性抵抗能力，即具有"适应原样作用"。人参水煎液和人参皂苷具有明显的抗疲劳作用，可延长小鼠游泳时间，抑制游泳大鼠肌糖原的降低。人参皂苷可减轻慢性束缚的疲劳大鼠肾上腺皮质超微结构的病理性变化，具有提高大鼠活动、运动和记忆能力等作用。

人参皂苷具有延长动物寿命、促进培养细胞增殖和延长其存活时间等作用。人参实现延缓衰老作用有多种途径，包括①抑制单胺氧化酶 B（MAO-B）活性：人参对老龄动物脑干中 MAO-B 活性有抑制作用。②抗氧化：人参可提高超氧化物歧化酶（SOD）和过氧化氢酶（CAT）的活性，保护生物细胞膜免受自由基的损害，其中以人参皂苷 Rb1 和人参皂苷 Rg1 的作用最好。③降低细胞膜的流动性：人参皂苷 Rg1 对神经细胞衰老伴随的细胞膜流动性增高有抑制作用。④调控免疫炎性细胞因子和增强免疫功能：人参皂苷可降低老龄大鼠外周血单核细胞分泌免疫炎性细胞因子 IL-1、IL-6 水平，但对 IL-8 无明显影响。

9. 抗疲劳性

复合人参素和人参多糖都能提高机体抗疲劳和耐受缺氧能力。在耐受缺氧实验中，复合人参素作用效果较好；抗疲劳实验中，人参多糖对小鼠作用更为显著。复合人参素主要成分是人参多糖，相较而言，人参多糖对提高耐受缺氧和抗疲劳能力药理作用更优。

10. 其他作用

人参还有改善哮喘、抗肺纤维化、保护肝肾功能、抗溃疡、抗炎等药理学作用。

【用法用量】3~9g，另煎兑服；也可研粉吞服，1 次 2g，1 日 2 次。

第十三章
辛味中药的药理作用

敦煌医方脾脏、肺脏病方中味"辛"的药有附子、干姜和细辛。

第一节　附子

附子为小泻脾汤及大泻脾汤中的组成部分。

小泻脾汤方中附子具有补火助阳的功效，基于《辅行诀》理论，小泻脾汤中附子味辛属木，泻脾体，为体味药，是"二泻一补"模式中的泻味，即泻本位之实质也，泻脾气实之证，与其他药味一起，全方共奏温中散寒之功。

大泻脾汤中附子味辛属木，泻脾体，为体味药，是"三泻二补一化"模式中的泻味，即泻本位之实质也，泻脾气实之证，与其他药味一起，全方共奏寒热并用、调和阴阳之功。

【功效】回阳救逆，补火助阳，散寒止痛。

【主治】用于亡阳虚脱，肢冷脉微，心阳不足，胸痹心痛，虚寒吐泻，脘腹冷痛，肾阳虚衰，阳痿宫冷，阴寒水肿，阳虚外感，寒湿痹痛。

【性味归经】辛、甘，大热。有毒。归心、肾、脾经。

【药理作用】

1.对消化系统影响

研究表明，附子煎剂可抑制胃排空，介导离体空肠自发性收缩活动，具有胆碱样、组胺样作用。生附子、乌头碱对大鼠离体回肠肌具有收缩作用，此作用可被阿托品阻断。附子水煎剂还能抑制小鼠水浸应激性和大鼠盐酸损伤性胃溃疡的形成。

2. 抗肿瘤作用

研究显示，高剂量附子乌头碱可通过调控荷胃癌小鼠 Treg、PGE2/COX2 信号通路发挥抗肿瘤的作用。临床上，乌头注射液对治疗胃癌晚期、肝癌等具有一定的疗效。药理实验表明，生川乌水煎液可显著抑制小鼠 S180 实体瘤的生长，对肿瘤细胞 LoVo，MGC-803 的生长有明显抑制作用，且与后者呈现一定的量效和时效关系。对 H22 和 S180 荷瘤小鼠通过灌胃与腹腔给药，发现附子粗多糖和酸性多糖能够显著抑制小鼠肿瘤的生长。附子灵、尼奥灵等化合物对结肠癌 SW480 细胞、人宫颈癌 Hela 细胞等肿瘤细胞增长具有抑制效应，其通过抑制肿瘤细胞 ATP 的产生，表现出较强的选择性抗肿瘤活性。此外还发现尼奥灵等化合物具有选择性杀伤癌细胞与非癌细胞的作用，以及不可逆的影响结肠癌 CT26、SW480 细胞等肿瘤细胞的作用。附子中的宋果灵可剂量依赖性抑制 SKOV-3 和 A2780 上皮性卵巢细胞癌细胞增殖，且对正常卵巢细胞存活没有抑制作用，其是通过调节 GSK3β、β-catenin 和 Bcl-2、Bax 蛋白发挥抗癌作用。附子中的塔拉萨敏对人 U-87MG 胶质瘤细胞具有细胞毒性，可以促进 U-87MG 胶质瘤细胞释放乳酸脱氢酶，进而促进癌细胞发生凋亡。

3. 对心血管系统的影响

目前认为，附子强心作用的主要机制是兴奋和激动 α 受体、β 受体，释放儿茶酚胺，另外还与通过激活反向 Na^+/Ca^{2+} 交换体使细胞内的钙离子浓度增高以及激活钙调磷酸酶有关。附子强心的主要成分有去甲乌药碱、氯化甲基多巴胺、去甲猪毛菜碱等，其作用于心脏，能促进心肌收缩，提高心率，扩大心搏出量，同时心肌耗氧量也会增加。附子能减少 M 受体数量，增加 β 受体数量。研究表明，附子对血压的影响既有升压效应又有降压效应，这与其所含成分有关。去甲乌药碱是附子产生降压作用的有效成分，具有兴奋 β 受体及阻断 α1 受体的双重作用。氯化甲基多巴胺为 α 受体激动剂，去甲猪毛菜碱对 β 受体和 α 受体均有兴奋作用，两者均是附子产生升压作用的有效成分。

附子具有显著的抗缓慢性心律失常作用，其可改善房室传导，加快心律，恢复窦性心律。附子对氯仿所致小鼠室颤有预防作用，并可对抗乌头碱所致大鼠心律失常。去甲乌药碱对维拉帕米所致小鼠缓慢性心律失常有明显防治作用，其还对甲醛所致家兔窦房结功能低下症有一定治疗作用，使窦房结与房室结功能趋于正常。但附子用量过大可导致心律失常。

附子具有一定的心肌保护作用。附子注射液静脉注射，能显著对抗垂体后叶素所引起的大鼠急性实验性心肌缺血。附子水煎剂对大鼠心肌有保护作用，能减轻冰水应激状态引起的应激性损伤。去甲乌药碱具有扩张冠状动脉和增加心肌血流量的作用，对实验性心肌缺血动物有一定的保护作用。附子抗心肌缺血作用可能与其能增加心肌血氧供应有关。

4. 抗休克

附子及其复方制剂对失血性休克、内毒素性休克、心源性休克及缺氧性、肠系膜动脉夹闭性休克等均有明显保护作用，能提高平均动脉压，延长存活时间并提高存活百分率。附子抗休克作用，与其强心、收缩血管、升高血压以及扩张血管、改善循环等作用有关。附子抗休克的有效成分除与其强心的有效成分去甲乌药碱相关外，还与其他成分有关，如去甲猪毛菜碱对 β 受体和 α 受体均有兴奋作用，能兴奋心脏，加快心率，收缩血管，升高血压；氯化甲基多巴胺为 α 受体激动剂，亦有强心升压作用。

5. 抗寒冷、提高耐缺氧能力

附子可抑制寒冷引起的鸡和大鼠的体温下降，延长其生存时间，减少死亡数。此作用与附子强心、扩张血管、增加血流量等作用有关。附子还可显著提高小鼠对常压缺氧的耐受力，延长小鼠在缺氧条件下的存活时间，保护心脑。

6. 抗炎、镇痛作用

附子通过兴奋下丘脑 – 垂体 – 肾上腺皮质系统功能发挥抗炎作用。同时，附子本身还有皮质激素样作用。附子所含乌头碱可显著抑制醋酸所致小鼠扭体反应，明显提高小鼠尾部加压致痛法的痛阈。现代药理实验证明，乌头总碱、乌头碱、美沙乌头碱、海帕乌头碱、去氧乌头碱等成分均具有较强的镇痛、抗炎活性，但因其毒性大、安全性小，临床应用受到限制。脂中乌头碱可以明显抑制小鼠后趾肿胀、减少醋酸扭体次数和抑制离体回肠收缩，具有显著的抗炎和镇痛作用。

7. 对免疫系统的作用

有关乌头碱对正常小鼠和皮质酮所致的阳虚模型小鼠腹腔巨噬细胞在干扰素诱导情况下其表面抗原表达的改变的研究发现，乌头碱均能显著提高对照组和试验组的巨噬细胞 Ia 抗原表达，从而增强巨噬细胞递呈抗原能力，促进免疫应答反应。附子多糖可通过提高机体的免疫功能，实现增强阿霉素蛋白磁微球靶向治疗肿瘤的作用。附子多糖能够明显增加小鼠脾脏的质量，提高荷瘤小鼠的淋巴细胞转化能力和 NK 细胞活性。从附子中分离得到的水溶性附子多糖 FPS-1，能够刺激淋巴细胞增殖和脾细胞抗体的产生。使用环磷酰胺制备小鼠免疫低下模型，比较附子不同炮制品（黑顺片、刨附片、蒸附片、炒附片、淡附片）在抗炎、镇痛及提高免疫功能方面的作用。结果表明，附子不同炮制品均具有提高免疫作用，且各药的作用效果存在不同程度的差异，其中以黑顺片、淡附片和蒸附片效果为佳。

8. 对新陈代谢的影响

生附子和炮附子的甲醇提取物可刺激小鼠肺对氨基酸的摄入。从附子中分离出的附子多糖 A、附子多糖 B、附子多糖 C 能明显降低四氧嘧啶造成的高血糖模型小鼠的血糖水平。研究其机制发现，附子多糖 A 不影响血液和细胞胰岛素水平以及己糖激酶、葡糖激酶、葡萄糖 –6– 磷酸酶、葡萄

糖 –6– 磷酸脱氢酶的活性，但会影响磷酸果糖激酶的活性。同时，附子多糖 A 还能使模型鼠肝糖原合成酶活性增加，但其血浆和肝脏胆固醇、甘油三酯总量并不升高。

9. 降低胆固醇

有研究证明，附子多糖（CPP）可明显降低血胆固醇水平。其机制与上调低密度脂蛋白受体（LDLR）和 CYP7α–1 mRNA 表达，以及下调肝脏羟甲基戊二酸辅酶 A（HMG–CoA）还原酶 mRNA 水平有关。研究表明，CPP 可显著抑制低密度脂蛋白（LDL–C）和高胆固醇血症大鼠血清中的总胆固醇（TC）水平，推测 CPP 降血胆固醇的机制与上调 CYP7α–1 mRNA 及蛋白表达和下调还原酶的 mRNA 水平有关。

10. 其他作用

现代药理学研究表明，附子还具有抗衰老、神经保护等作用。

【用法用量】3~15g，先煎，久煎。

第二节　干姜

干姜在小泻脾汤、大泻脾汤、小补脾汤、大补脾汤、大泻肺汤中均有使用。

小泻脾汤方中干姜有扶阴升阳、益气生津的作用。基于《辅行诀》理论，小泻脾汤中干姜味辛属木，为体味药，是"二泻一补"模式中的泻味，即泻本位之实质也，泻脾气实之证，与其他药味一起，全方共奏温中散寒之功。

基于《辅行诀》理论，大泻脾汤中干姜味辛属木，泻脾体，为体味药，是"三泻二补一化"模式中的泻味，即泻本位之实质也，泻脾气实之证，与其他药味一起，全方共奏寒热并用、调和阴阳之功。

小补脾汤方中干姜味辛属木，辛泻脾体，有扶阴升阳、益气生津之用，为体味药，是"二补一泻一化"模式中的泻味，与其他药味一起，全方共奏温中散寒、健脾和胃之功。

大补脾汤方中干姜温脾胃阳气以助运化。基于《辅行诀》理论，干姜味辛属木泻脾体，是体味药，为"四补二泻一化"模式中的泻味，与其他药味一起，全方共奏温中回阳、益气养阴之功。

大泻肺汤方中干姜温中助阳，以防寒凉之药过度伤阳，酸咸相合化味为辛，是大泻肺汤"三泻二补一化"模式中的化味药，与其他药味一起，全方共奏通腑泄热、清肺化痰之功。

【功效】温中散寒，回阳通脉，温肺化饮。

【主治】用于脘腹冷痛，呕吐泄泻，肢冷脉微，寒饮喘咳。

【性味归经】辛，热。归脾、胃、肾、心、肺经。

【药理作用】

1. 对消化系统的影响

干姜的有效成分 6- 姜烯酚既能抑制肠道免疫炎症，又能促进受损结肠黏膜的修复。其治疗溃疡性结肠炎的机制与抑制 Notch 和 TLR4/NF-κB 信号通路的过度活化相关。干姜醚能对抗水浸应激性等多种胃溃疡的形成。另外，干姜醇提物经口或十二指肠给药能明显增加胆汁分泌量。干姜水煎液给大鼠灌服，对应激性溃疡、醋酸诱发胃溃疡、幽门结扎性胃溃疡均有明显抑制作用。干姜浸膏对 Ach、组胺、$BaCl_2$ 所致豚鼠离体肠管痉挛有抑制作用。干姜所含姜酮、姜烯还具有镇吐作用。干姜所含芳香性挥发油对消化道有轻度的刺激作用，可使肠张力、节律及蠕动增强，从而促进胃肠的消化功能。干姜还可增强唾液的分泌，加强对淀粉的消化力。研究表明，干姜对慢性溃疡性结肠炎肠黏膜微循环障碍具有改善作用，可减轻慢性溃疡性结肠炎结肠黏膜炎症反应。

2. 抗肿瘤作用

干姜的活性成分 6- 姜烯酚具有诱导结肠癌细胞、胃癌细胞等多种癌细胞凋亡的作用，其作用机制与抑制 VEGFR2、增加 p53 的表达有关。这与我们前期预测的 VEGF 信号通路相关联。有研究发现，6- 姜烯酚通过抑制 TLR4/NF-κB 信号通路的表达来抑制胰腺癌细胞的增殖与迁移，以此来防治胰腺癌。淋巴细胞增殖试验结果显示，干姜提取物对通过促细胞分裂剂刀豆球蛋白 A 作用诱导的增殖具有抑制作用。干姜提取物对机体免疫功能具有双向调节作用，低浓度干姜提取物可使 IL-1、IL-3、IL-6 水平显著升高，而更高浓度的干姜提取物却无此作用。

3. 对心血管系统影响

姜辣素具有改善心血管功能的作用，其中姜酚为主要活性成分。干姜含有的挥发油和辛辣成分能够改善局部血液循环，利于愈合。干姜的挥发油成分还可以抗血栓、抑制血小板聚集，其水提物也可产生类似功效。干姜提取物可使心力衰竭家兔的心肌舒缩性能得以改善，减轻心衰症状，保护心功能，对兔急性心衰模型具有一定的保护和治疗作用。干姜所含姜酚和姜烯酮可使离体豚鼠心房自主运动增强，表现出强心作用。姜酚和姜烯酚可使血管扩张，促进血液循环，增加器官血流量。

4. 抗炎、镇痛作用

干姜的水、醚提取物都有明显的抗炎作用。干姜可促进肾上腺皮质功能而发挥抗炎作用。姜烯酮可明显抑制组胺和醋酸所致小鼠毛细血管通透性增加，抑制肉芽增生，减轻幼年大鼠胸腺重量，并使其肾上腺重量增加。干姜醚提取物、水提取物都有镇痛作用，均可使醋酸引起的小鼠扭体次数减少，且呈量效关系。

5. 抗缺氧作用与抗氧化作用

干姜醚提取物可能通过减慢机体耗氧速度而抗缺氧。另外，干姜能使细胞乳酸脱氢酶（LDH）释放减少，从而减少细胞缺氧缺糖性损伤。干姜醚提取物能延长常压密闭缺氧和氰化钾中毒模型小鼠的存活时间，其所含柠檬醛是干姜醚提取物中的抗缺氧有效成分。干姜不同提取物产生抗缺氧能力不同。研究表明，干姜水提物无抗缺氧作用，而醚提物具有抗缺氧作用，其机制可能与减慢机体耗氧速度有关。有关干姜对心肌细胞缺氧缺糖性损伤的保护作用研究表明，干姜能够降低细胞 LDH 的释放，从而减少细胞的损伤。

实验研究发现，干姜中主要起抗氧化作用的成分是姜酮、姜酚、姜脑等化合物。利用这些化合物进行清除 DPPH 自由基实验和 AAPH 诱导的微粒体抗氧化实验，结果表明二苯基庚烷类化合物及姜辣素类化合物都有很好的抗氧化活性，这些化合物的脂肪链可以阻断并清除自由基，尤其对 AAPH 诱导的微粒体抗氧化活性作用明显。

6. 抗病原微生物作用

姜酮、姜烯酮等化合物对伤寒杆菌、霍乱弧菌、沙门菌、葡萄球菌、链球菌、肺炎球菌等病原体有明显抑制作用。相关研究表明，干姜乙醇提取物对 8 种实验菌株产生的抑菌效果不一，此中对肺炎链球菌的抑菌作用最强，溶血性链球菌次之。有研究报道，新鲜干姜的精油有抑菌活性，对枯草芽孢杆菌、铜绿假单胞菌及黑曲霉等菌种均有抑制作用。

7. 其他作用

干姜除以上作用外，还具有抗疲劳、减小肾脏损伤、改善胰岛素抵抗等药理活性。

【用法用量】3~10g。

第三节　细辛

细辛为小补肺汤及大补肺汤的组成部分，具有散寒、行气、止痛之用。

小补肺汤主治肺气不足，肺阴亦亏，复有寒凝胸中，气机不降所致的肺病，可见汗出，口渴，少气不足息，胸中痛，脉虚等症状。基于《辅行诀》理论，细辛味辛，属木中金，可散寒蠲饮，酸咸相合化味为辛，是小补肺汤"二补一泻一化"模式中的化味药，与其他药味一起，全方共奏补肺养阴、宣肺降气的功效。

大补肺汤是由小补肺汤加地黄、竹叶、甘草组成，用于治疗肺、脾、肾不足兼心中烦热之证。细辛味辛，属木中金，可散寒蠲饮，酸咸相合化味为辛，为化味药，是大补肺汤"四补二泻一化"模式中的化味药，与其他药味一起，全方共奏补益肺肾、纳气平喘的功效。

【功效】解表散寒，祛风止痛，通窍，温肺化饮。

【主治】用于风寒感冒，头痛，牙痛，鼻塞流涕，鼻衄，鼻渊，风湿痹痛，痰饮喘咳。

【性味归经】辛，温。归心、肺、肾经。

【药理作用】

1. 抗肿瘤

细辛中丁香酚等苯丙醇类及木脂素类化合物可清除自由基，对诱癌有抑制作用。体外实验中，丁香酚等苯丙醇类清除自由基的活性较生育酚、姜黄素等天然抗氧化物作用更显著。细辛中数种苯丙类化合物及木脂素可抑制强促癌剂诱导的病毒活化，其中丁香酚、细辛脂素具有明显的抑制作用，甲基丁香酚、黄樟素显示较弱的抑制作用。以 4- 硝基喹啉 -N- 氧化物（4-NQO）为起始剂，甘油水溶液促发肿瘤，发现细辛素能显著降低肿瘤发生率，且明显减少每只癌肿动物的肿瘤数目，提示细辛素具有抗促癌作用。

2. 解热、镇痛、抗炎

研究发现，细辛挥发油口服或灌肠对正常性和实验性发热均有显著的解热作用。其挥发油经兔灌胃，对温刺法及伤寒、副伤寒混合疫苗所导致的人工性发热有明显的解热作用，对啤酒酵母所引起的大鼠发热也有明显的解热效果。细辛挥发油中的甲基丁香酚是其发挥抗炎镇痛作用的主要药效成分。甲基丁香酚通过口服或腹膜内途径给药，在不同的急性疼痛模型中均显示出抗伤害性效应。细辛挥发油腹腔注射对角叉菜胶性大鼠足垫肿胀有抑制作用，并且对切除肾上腺后的动物仍有作用。细辛挥发油可降低炎症渗出液中组胺含量，也能直接对抗组胺及前列腺素 E 引起的大鼠足垫肿胀。细辛挥发油对大鼠胸腔注射角叉菜胶引起的白细胞游走有抑制作用；对大鼠棉球肉芽肿也有抑制作用。研究发现，细辛的乙酸乙酯提取物可降低乙酸致痛小鼠脑组织和血清中 NO、PGE2、MDA 的含量，并可降低诱导型一氧化氮合酶（iNOS）的活性，提高 SOD 活性，进而达到镇痛的效果，而其对结构型一氧化氮合酶（cNOS）活性没有明显的影响。还有研究表明，细辛乙酸乙酯提取物的镇痛作用有可能与其含有阿片样物质有关，通过阿片受体发挥镇痛作用。同时，细辛还可通过阻滞神经细胞膜内侧 Na^+ 通道产生局麻作用，而达到镇痛效果。细辛醋酸乙酯提取物对二甲苯所致小鼠耳部炎性肿胀以及对醋酸所致毛细血管通透性亢进实验表明，细辛有明显的抗炎作用，且去除马兜铃酸后的提取物同样具有可靠的抗炎镇痛效果。细辛抗炎反应作用机理为：细辛具有促肾上腺皮质激素样作用，可增强肾上腺皮质的机能，同时可抑制组胺所致的毛细血管通透性增加，抑制炎症介质渗出、白细胞游走、结缔组织增生等反应，同时还具有较强的清除超氧自由基的能力，从而达到抗炎效果。

3. 强心、抗心肌缺血及抗心律失常作用

研究发现，小剂量细辛挥发油对离体蛙心产生兴奋作用，大剂量会使蛙心受抑制并停搏在舒张期。细辛醇提液对离体兔和豚鼠心脏均有明显的兴奋作用，在用药后迅速出现心肌收缩力增强、心率加快的现象。其可使豚鼠离体心脏冠脉流量增强，但对离体兔心却无明显影响。细辛挥发油静脉注射能对抗兔因垂体后叶素所致的急性心肌缺血。细辛水煎液能加快体外培养乳鼠心肌细胞的搏动频率，也可使受缺糖、缺氧性损伤的心肌细胞释放的乳酸脱氢酶减少，对缺糖、缺氧性损伤心肌细胞的细胞膜有直接保护作用。目前，临床应用细辛治疗缓慢性心律失常可能与其改善膜功能，减轻线粒体肿胀，增加能量，提高心肌细胞代谢及补偿能力有关。细辛醇提取物可使心源性休克狗心脏左心室泵血功能和心肌收缩力明显改善，表现为左心室内压（LVP）与平均动脉压（MAP）升高、心排血量增加、心率加快、等容期心肌最大收缩速度上升等，其作用强度与多巴胺、异丙肾上腺素、去甲乌药碱相似。北细辛醇提取物对离体兔和豚鼠心脏均有明显兴奋效果，可使离体心脏冠脉血流量增加、心率加快、心肌收缩力增强。细辛挥发油静脉注射可减弱兔垂体后叶素所致的急性心肌缺血程度，并能增加小鼠减压缺氧的耐受力。细辛水煎液可通过增加心率而使体外培养乳鼠心肌细胞的搏动频率显著增加，但对心肌细胞搏动强度则无明显影响，同时细辛对心肌细胞 Na^+ 通道电流有增强作用。

4. 调节血压的作用

细辛对血压具有双向调节作用，即可使血压升高者降低，血压降低者升高。研究表明，细辛挥发油可显著扩张蟾蜍内脏血管。细辛挥发油静脉注射可降低麻醉猫的血压；细辛醇浸液静脉注射可降低麻醉犬的血压，且表现出肾上腺素样作用。对于用去甲肾上腺素作用的家兔，细辛水溶性物质可使其血压升高，所含挥发油物质可使其血压下降。

5. 对血小板、血管的作用

细辛中所含成分 β- 细辛醚能降低血小板的活性，抑制血小板的聚集和黏附。因而，细辛在脑血栓方面表现出一定的预防和治疗作用。细辛中所含成分 β- 细辛醚能降低高脂血症大鼠脑组织中内皮素（ET）及神经肽 Y（NPY）含量，升高脑降钙素基因相关肽（CGRP）浓度，舒张血管，改善组织血液供应。细辛挥发油和非挥发性成分均对心肌细胞具有增强激活的作用，但前者作用不持续。

6. 解痉平喘及祛痰镇咳作用

细辛挥发油中的 β- 细辛醚能松弛组胺、乙酰胆碱所致豚鼠离体气管平滑肌的痉挛，且呈现量效关系。对整体哮喘模型，β- 细辛醚能明显延长豚鼠哮喘发作的潜伏时间和发作后跌倒潜伏时间，减轻症状发作的严重程度。细辛挥发油中的甲基丁香油酚，对豚鼠离体气管亦有显著松弛作用。

低浓度的细辛挥发油使家兔的离体子宫、肠管的张力先增加后降低，振幅增加，高浓度则呈抑制。细辛挥发油对组胺、乙酰胆碱以及氯化钡引起的离体豚鼠回肠痉挛有松弛作用。

7. 抑菌及抗病毒作用

研究发现，细辛挥发油、醇浸剂对多种真菌、细菌均表现出良好的抑菌作用，其抗菌主要有效成分为黄樟醚。细胞膜是细辛挥发油抗菌作用靶点之一，细辛可通过破坏供试菌株细胞膜的选择通透性，导致内容物的外渗，达到抗菌效果。由于细辛挥发油中含有多种单体成分，抑菌作用可能是多种成分协同作用的结果。细辛的水提取液对人乳头病毒有明显的破坏作用。α- 细辛醚有抑制呼吸道合胞病毒增殖的作用。有研究发现，细辛可以干扰猪流感病毒的复制，从而起到抗病毒作用。此外，细辛对新城疫病毒（NDV）还具有直接的灭活作用。研究发现，细辛非挥发性成分如 L- 细辛脂素，L- 芝麻脂素和卡枯醇对白色念珠菌有较强的抗菌活性，对大肠埃希菌、肺炎克雷白杆菌和金黄色葡萄球菌也具有一定的抗菌活性。在细辛众多的活性成分当中，黄樟醚是其抑菌、抗病毒作用的主要活性成分，对多种真菌具有较强的灭菌作用。

8. 抗惊厥作用

细辛挥发油与戊巴比妥钠、水合氯醛混合使用，能使清醒动物进入深度睡眠状态，可有效对抗电刺激和戊四氮（PTZ）所致的惊厥，并显著延长电刺激及戊四氮产生的惊厥潜伏期和实验动物死亡时间。细辛挥发油中的单体成分甲基丁香酚，对 PTZ 癫痫模型和毛果芸香碱（PiLo）癫痫模型 SD 大鼠癫痫发作具有抑制作用，该成分能够延长痫样放电密集群峰的潜伏期。细辛挥发油小剂量可使动物安静、驯服、自主活动时间减少；大剂量则可使动物睡眠，有显著抗惊厥作用。

9. 抗衰老作用

在多个 AD 模型中的研究表明，灯盏细辛及其活性成分（灯盏乙素和

咖啡酰奎宁酸）能够改善、提升学习记忆能力，其作用机制主要涉及抑制
β 淀粉样蛋白（Aβ）的生成、聚集、纤维化和神经毒性，调节胆碱能神经
系统，抑制氧化应激和炎症，抑制 tau 蛋白过度磷酸化，改善线粒体功能，
抗神经细胞凋亡等。细辛能够通过提高 SOD 活性，增强机体对自由基的清
除能力，减少自由基对机体的损伤。细辛还能显著提高老龄小鼠心、肝组
织中 GSH-Px 的活性，抑制自由基反应，进而起到抗衰老作用。

10. 其他作用

细辛还具有抗变态及免疫抑制、镇静、局麻等药理作用。

【用法用量】煎服，1~3g；散剂，每次服 0.5~1g。外用，适量。

第十四章
咸味中药的药理作用

敦煌医方脾脏、肺脏病方中味"咸"的药有旋覆花、葶苈子和大黄。

第一节　旋覆花

旋覆花属于大补脾汤、小补肺汤及大补肺汤的组成部分。

大补肺汤是由小补肺汤加地黄、竹叶、甘草组成，用于治疗肺、脾、肾不足兼心中烦热之证。基于《辅行诀》理论，旋覆花味咸泻子脏肺金，属火中火，可行气下水，是体味药，为大补肺汤"四补二泻一化"模式中的泻味药，与其他药味一起，全方共奏补益肺肾、纳气平喘的功效。

小补肺汤主治肺气不足，肺阴亦亏，复有寒凝胸中，气机不降所致的肺病，患者可出现汗出，口渴，少气不足息，胸中痛，脉虚等症状。基于《辅行诀》理论，旋覆花味咸泻子脏肺金，属火中火，可行气下水，是体味药，是小补肺汤"二补一泻一化"模式中的泻味药，与其他药味一起，全方共奏补肺养阴、宣肺降气的功效。

大补脾汤乃小补脾汤加麦冬、五味子、旋覆花组成，为治疗脾气虚弱兼阴液亦亏之饮食不化，呕吐下利，其人枯瘦如柴，立不可动转，口中苦干渴，汗出，气急，脉微而时结等症，方中旋覆花降逆止呕。基于《辅行诀》理论，旋覆花味咸泻子脏肺金，属火中火，可安神降逆、行气下水，是体味药，为"四补二泻一化"模式中的泻味，与其他药味一起，全方共奏温中回阳、益气养阴之功。

【功效】降气，消痰，行水，止呕。

【主治】用于风寒咳嗽，痰饮蓄结，胸膈痞闷，喘咳痰多，呕吐噫气，心下痞硬。

【性味归经】苦、辛、咸，微温。归肺、胃、脾、大肠经。

【药理作用】

1. 抗肿瘤作用

旋覆花内酯衍生物（ABL-N）对结肠癌细胞株 CT26 细胞的增殖有抑制作用，且其抑制作用呈浓度依赖性。ABL-N 可以阻滞 CT26 的细胞周期，使细胞停滞在 G1 期。ABL-N 可以诱导 CT26 凋亡，其诱导凋亡的机制可能与上调 CT26 细胞中的 caspase-3、caspase-9 表达有关。大花旋覆花内酯（ABL）剂量依赖性地抑制 HT-29 结肠癌细胞株细胞的增殖活性。ABL 通过下调 CDK4 和 cyclinE，上调 p21，使 HT-29 细胞的周期进程停滞于 G0/G1 期。ABL 对 HT-29 细胞增殖的抑制作用与其激活 Kruppel 样因子 4（KLF4）的表达有关。从旋覆花中分离出的一种倍半萜内酯泽兰内酯（eupatolide）通过下调 c-FLIP，使乳腺癌细胞增加对肿瘤坏死因子相关凋亡诱导配体（TRAIL）的敏感性，从而介导细胞凋亡。从欧亚旋覆花（I.britannica）中分离得到的倍半萜 1,6-O,O-diacetylbritannilactone 具有诱导 Bcl-2 磷酸化的作用，能抑制小鼠白血病 P-388 细胞的生长，效果与紫杉醇相近。另外，该物质对卵巢癌、乳腺癌、前列腺癌细胞也有明显细胞毒作用。

2. 抗肝炎活性

旋覆花水提物能改善经 LPS/PA（疮疱丙酸杆菌）诱导的小鼠肝损伤，提高肝损伤小鼠生存率，其保护肝损伤可能的作用机制为调节 Th1/Th2 比例失衡，减少小鼠脾脏细胞因子的波动。此外，从旋覆花中提取的蒲公英甾醇乙酸酯对 CCl、D-Gal 介导的急性肝损伤均有较好的保护作用，可有效抑制肝细胞死亡。

3. 抗糖尿病活性

低剂量链脲佐菌素（STZ）诱导的小鼠糖尿病，是一种干扰素依赖型的自身免疫性糖尿病。旋覆花水提物通过调节细胞因子的表达，具有抗小剂量 STZ 介导的 C57BL/KsJ 小鼠自身免疫性糖尿病活性。实验表明，旋覆花提取物对小鼠 1 型糖尿病和大鼠 2 型糖尿病均有显著降血糖作用，同时对糖尿病引起的血脂紊乱也有明显改善作用，并推测其作用机理为该提取物可能对四氧嘧啶和 STZ 造成的氧化损伤和胰岛炎症损伤有保护作用，从而抑制胰腺中炎症细胞浸润，维护胰岛细胞分泌胰岛素的正常功能。

4. 抗增生作用

研究发现，旋覆花倍半萜内酯 eupatolide 可抑制血小板源生长因子（PDGF）诱导的原代大鼠主动脉血管平滑肌细胞（RASMCs）增殖和迁移。该物质还能诱导抗氧化酶 – 血红素加氧酶 1（HO–1）的 mRNA 和蛋白表达。该研究表明，eupatolide 抗增殖作用机制是通过 ROS–Nrf2 信号通路诱导血红素加氧酶表达，进而抑制原代大鼠血管平滑肌细胞增殖和迁移，为预防和治疗动脉粥样硬化和再狭窄的发生提供了新的依据。研究表明，旋覆花总黄酮可抑制大鼠球囊损伤诱导的血管内膜增生。旋覆花总黄酮可以显著降低损伤血管基底膜 MDA 水平、抑制损伤诱导产生的超氧阴离子水平升高、抑制 p47phox 过表达。

5. 抗氧化作用

研究发现，旋覆花有较强的抗氧化和清除自由基的能力。旋覆花总黄酮提取物可抑制氧化损伤以及由氧化损伤引起的炎症，其通过抑制超氧阴离子的产生，抑制 TNF–α 的分泌，升高 SOD 并降低 MDA 水平，抑制血管内皮细胞氧化损伤。

6. 抗炎作用

倍半萜内酯可抑制脂多糖（LPS）刺激的 RAW264.7 细胞中 COX–2、

iNOS、PGE-2 及 NO 的表达，还可抑制 LPS 诱导的 NK-κB p65、MAPKs、Akt 蛋白磷酸化。该抑制作用是通过蛋白酶体降解肿瘤坏死因子受体相关因子 -6（TRAF6），进而抑制了 NF-κB、MAPKs 信号转导通路。

7. 降低高血脂作用

旋覆花总黄酮能够在不影响大鼠进食量的情况下抑制其体质量增加，同时降低高脂血症模型大鼠肝脏中胆固醇水平、粪便中胆汁酸水平、血清中总胆固醇（TC）、甘油三酯（TG）及低密度脂蛋白胆固醇（LDL-C）水平，提高高密度脂蛋白胆固醇（HDL-C）水平，具有改善高脂血症临床症状的作用。

8. 抗疲劳作用

实验表明，欧亚旋覆花多糖能延长小鼠爬杆时间和游泳时间，说明欧亚旋覆花多糖能使小鼠运动耐力提高，具有一定的抗疲劳作用。欧亚旋覆花多糖可以抑制血清尿素氮的产生，增加小鼠机体能量，增强体内代谢，促进体质恢复，进而延长小鼠运动耐力，消除疲劳。

9. 抗便秘作用

旋覆花多糖含有中性多糖和酸性多糖，是由葡萄糖、阿拉伯糖、木糖、鼠李糖和葡萄糖醛酸等单糖组成。研究表明，旋覆花多糖能增强正常小鼠胃肠动力，具有显著抗便秘作用。

【用法用量】3~9g，包煎。

第二节　葶苈子

葶苈子属于小泻肺汤及大泻肺汤的组成部分，具有泻肺平喘的作用。

小泻肺汤主治痰热壅肺，气道阻塞所致的肺病，患者可出现咳喘上气，胸中迫满，不可卧等症状。基于《辅行诀》理论，小泻肺汤中葶苈子味咸属火，可降逆平喘，泻肺体，为体味药，是"二泻一补"模式中的泻味，与其他药味一起，全方共奏通腑泄热、泻肺平喘之功。

大泻肺汤中葶苈子味咸属火，可降逆平喘，泻肺体，为体味药，是大泻肺汤"三泻二补一化"模式中的泻味药，与其他药味一起，全方共奏通腑泄热、清肺化痰之功。

【功效】泻肺平喘，行水消肿。

【主治】用于痰涎壅肺，喘咳痰多，胸胁胀满，不得平卧，胸腹水肿，小便不利。

【性味归经】辛、苦，大寒。归肺、膀胱经。

【药理作用】

1. 对呼吸系统的作用

（1）哮喘：研究表明，葶苈子水煎液、葶苈子脂肪油、葶苈子黄酮苷和葶苈子低聚糖可以改善过敏性哮喘大鼠的喘息指标、气管酚红排泌量以及肺部组织的病变情况，推测其作用机制可能与葶苈子活性组分调控 TLR4/NF-κB 信号通路，进而改善气道炎症、介导肌球蛋白轻链激酶（MLCK）和连接蛋白调节上皮损伤、改善过敏性哮喘大鼠的肺通透性有关。有研究发现，葶苈子水煎液低、中、高剂量均能显著减少小鼠咳嗽次数，增加小鼠呼吸道的酚红排泌量，同时能延长豚鼠哮喘潜伏期，并且提高解痉率。南葶苈子、北葶苈子都具有止咳祛痰的药理作用。通过研究发现，南葶苈子具有减轻哮喘的作用，能够显著减少黏液的产生、气道炎症细胞的浸润及嗜酸性粒细胞的激活，其作用机制可能为南葶苈子能够降低炎症细胞因子的表达，抑制 Th2 细胞的分化和激活。

（2）慢性阻塞性肺疾病：研究发现，复方葶苈子汤可通过抑制 NLRP3 炎症小体介导的细胞焦亡，改善 COPD-PAH 大鼠的肺血管重塑，且随着复方葶苈子汤剂量的增加，COPD-PAH 大鼠的肺血管重塑改善效果越明显。南葶苈子中的指标成分槲皮素 -3-O-β-D- 葡萄糖基 -7-O-β-D- 龙胆双糖苷（QGG）可以显著改善 COPD 模型大鼠的生存状态、体质量，降低外周血 CD4$^+$IL-17$^+$/FOXP3$^+$CD4$^+$，调控 Treg 和 Th17 特征性转录因子 FOXP3 和 RORγt 的基因表达，平衡外周血中 Th17 与 Treg 比例，抑制肺组织细胞凋亡，修复损伤的组织，维持器官功能的完整性。

2. 抗肿瘤作用

研究发现，葶苈子乙酸乙酯浸膏以剂量依赖、时间依赖方式抑制人非小细胞肺癌 H1975 细胞增殖，并且葶苈子乙酸乙酯浸膏能显著诱导人非小细胞肺癌 H1975 细胞发生凋亡。葶苈子对人鼻咽癌细胞和子宫颈癌细胞株有极强的抑制作用，并呈剂量依赖性。葶苈子对艾氏腹水癌小鼠的癌细胞有明显的抑制作用，且几乎无不良反应。

3. 利尿作用

有研究者通过代谢笼法实验证明了南葶苈子、北葶苈子均有一定的利尿作用，并且南葶苈子炒制品效果较好。实验发现，南葶苈子能够显著增加充血性心力衰竭模型大鼠的排尿量，利尿作用强，其机制可能与抑制肾小管对 Na$^+$、Cl$^-$ 和水的重吸收有关。葶苈子的利尿作用，可能与其加强心肌收缩力，增加肾小球滤过量有关。南葶苈子对治疗渗出性胸膜炎、胸腔积液、肺源性心脏病均有较好疗效。将从北葶苈子中提取的苯乙酰胺作用于急性水钠潴留模型鼠，发现苯乙酰胺能明显增加大鼠尿量。其机制可能是通过抑制 RAAS 过度活化，抑制 MAPK 信号通路过度激活（主要是 p38 MAPK 信号通路），从而减少细胞炎性因子的释放。

4. 强心作用

研究表明，葶苈子水提取物能增加犬的左心室心肌收缩性和泵血功能，并能增加冠脉流量。但葶苈子水提物对心率、动静脉氧分压差及动静脉氧溶解度无明显影响，说明葶苈子的水提取物具有显著强心和增加冠脉流量的作用，且不增加心肌耗氧量。从北葶苈子乙醇粗提取物中可以分别得到氯仿提取物和正丁醇提取物。其中，氯仿提取物可明显改善麻醉兔心脏的射血机能，增加血输出量；正丁醇提取物对麻醉兔仅具有加快呼吸的作用。

低浓度葶苈苷对离体猫心的冠状血管无影响，高浓度则使之收缩。对于急性冠状血管紊乱（结扎冠脉左降支）的家兔，葶苈苷可使其心收缩增加，心肌摄氧量增加，对心律失常及心电图的改变均呈现治疗作用。通过观察南葶苈子治疗心力衰竭大鼠模型的实验发现，南葶苈子具有改善心力衰竭大鼠心脏功能、抑制心室重构及减少心肌细胞凋亡的作用。葶苈子组成成分中强心苷类包括毒毛花苷元、伊夫单苷、葶苈苷。通过实验发现，葶苈子有效组分能够显著改善心衰症状，其作用机制可能与改善心衰大鼠体内氧化应激失衡状态，抑制神经内分泌系统过度激活密切相关。

5. 调血脂作用

南葶苈子提取物具有调血脂作用。对南葶苈子醇提取物和南葶苈子油对饮食性高脂血症大鼠的调血脂作用进行研究，结果发现南葶苈子醇提取物和南葶苈子油的调血脂作用和阳性对照药烟酸相近，其能显著降低高脂血症大鼠的总胆固醇（TC）、三酰甘油（TG）、低密度脂蛋白胆固醇（LDL-C）、高密度脂蛋白亚组分 3（HDL3-C）水平及 LDL-C/HDL-C 比值，显著升高 HDL-C 和高密度脂蛋白亚组分 2（HDL2-C）水平。

6. 雌激素样作用

通过小鼠子宫增重实验，证明北葶苈子可以增加小鼠子宫系数，北葶苈子炮制品水提物具有雌激素样活性，能够促进小鼠子宫内雌激素受体 ERα 和 ERβ 的表达。

7. 免疫调节

通过采用体外淋巴细胞增殖实验，发现葶苈子醇沉组分能够促进刀豆蛋白 A（ConA）诱导的 T 淋巴细胞的增殖和脂多糖（LPS）诱导的 B 淋巴细胞的增殖。同时，该物质还能提高免疫低下小鼠碳廓清指数 K、吞噬指数 α、半数溶血值 HC_{50} 和耳郭肿胀度，缓解免疫低下小鼠体质量的降低及胸腺和脾脏的萎缩，提高血清中 IL-2、IFN-γ 和 IL-4 的含量。

【用法用量】煎服，5~10g；研末服，3~6g。

第三节　大黄

大黄为大泻脾汤、小泻肺汤及大泻肺汤中的组成部分。

基于《辅行诀》理论，大泻脾汤中大黄味苦属水，为化味药，辛甘相合化味为苦，是"三泻二补一化"模式中的化味，是体用相互作用的结果，泻脾气实之证，可调节阴阳、升阳解郁，与其他药味一起，全方共奏寒热并用、调和阴阳之功。

小泻肺汤中大黄味咸属火，可泄热通腑、釜底抽薪，泻肺体，为体味药，是"二泻一补"模式中的泻味，与其他药味一起，全方共奏通腑泄热、泻肺平喘之功。

大泻肺汤中大黄味咸属火，可泄热通腑，泻肺体，为体味药，是大泻肺汤"三泻二补一化"模式中的泻味药，与其他药味一起，全方共奏通腑泄热、清肺化痰之功。

【功效】泻下攻积，清热泻火，逐瘀通经，利湿退黄，凉血解毒。

【主治】用于实热积滞便秘，血热吐衄，目赤咽肿，痈肿疔疮，肠痈腹痛，瘀血经闭，产后瘀阻，跌打损伤，湿热痢疾，黄疸尿赤，淋证，水肿；外治烧烫伤。

【性味归经】苦，寒。归胃、大肠、肝、脾、心包经。

【药理作用】

1.对消化系统的作用

研究表明，大黄有泻下的作用，其作用于大肠的有效成分是蒽醌类化合物，并以番泻苷 A 作用效果最强。泻下的有效成分具有胆碱样作用，可兴奋肠平滑肌上的 M 受体，使肠蠕动增加，同时抑制肠细胞膜 Na^+–K^+–ATP 酶活性，阻碍运转，使肠内渗透压增高，促进肠蠕动致泻。此外，有学者认为大黄对结肠水通道蛋白（AQP）的调节效应可能是其"泻下"功效的药理学新解释。大黄总蒽醌能够有效抑制大鼠结肠 AQP4 的表达，使其结肠内水含量增加，从而起到泻下作用。大黄素、大黄酸可以有效抑制 LoVo 细胞 AQP2 和 AQP4 的基因转录与翻译。大黄素、大黄酸通过抑制 AQP2 和 AQP4 的表达，使结肠内水含量增加，从而发挥泻下效应。大黄经过炮制后，由于其化学成分的改变，不同炮制品泻下作用均有所缓解。

2. 抗肿瘤作用

目前，大黄在抗癌研发领域的研究成为热点。大黄抗肿瘤的有效成分有大黄儿茶素、大黄酸和大黄素。利用人肝癌细胞系，通过噻唑蓝法研究大黄对肝癌细胞的作用，发现大黄素可明显下调突变的 p53 基因和 C-myc 基因，且其作用明显优于 5- 氟尿嘧啶（$P < 0.05$），从而抑制人肝癌细胞系的生长和增殖，最终使人肝癌细胞系死亡。大黄素能抑制酪氨酸自身磷酸化和转磷酸化，阻断 HER-2 受体 - 酪氨酸激酶信号传递途径，导致 HER-2 高表达的肿瘤细胞凋亡，且有助于提高其他抗肿瘤药物的疗效。大黄中的大黄酚能够抑制人胃癌 MKN28 细胞增殖，促进 LDH 释放，使 caspase-1 活性升高，诱导胃癌细胞焦亡，其作用机制与 NLRP3/caspase-1 信号通路密切相关。大黄素可显著抑制体内外胰腺癌的生长和转移，抑制 NF-κB 及其调控蛋白 survivin 和 MMP9 可能是大黄素的作用机制之一。大黄素能显著增强吉西他滨对裸鼠胰腺癌 SW1990 细胞移植瘤的抑瘤效果，其机制可能是大黄素通过抑制胰腺癌组织中 Akt 和 NF-κB 的激活，抑制 Bcl-2 的表达，并促进 Bax 的表达，从而降低 Bcl-2/Bax 的比值，破坏肿瘤细胞线粒体结构及增加线粒体膜通透性，引起线粒体 cytochrome C 释放。其通过触发 caspase 级联反应促使 caspase-9、caspase-3 激活，最终导致其增强吉西他滨对胰腺癌移植瘤的促凋亡作用。

3. 抗菌、抗炎作用

大黄对多种细菌均有不同程度的抑制作用，包括金黄色葡萄球菌、铜绿假单胞菌、痢疾杆菌、伤寒杆菌及大肠埃希菌等，其中对葡萄球菌、淋病双球菌最敏感。大黄不仅本身具有广谱抗菌作用，还对其他抗菌药物有协同增效作用，且不易产生耐药性。大黄中抗菌的有效成分主要为游离性蒽醌化合物，其中大黄酸、大黄素、芦荟大黄素抗菌效果好，而大黄酚和大黄素甲醚作用较差。目前已知的抗菌机制为，大黄能抑制菌体糖及糖代谢中间产物的氧化、脱氨、脱氢，并能抑制蛋白质和核酸的合成。

大黄能清除组织和血浆内的炎性介质，显著降低危重症患者血清中肿瘤坏死因子、白细胞介素和内毒素水平。大黄对慢性胆囊炎具有抗菌消炎，促进胆汁分泌、排泄的功效。

4.改善肾功能作用

大黄可减少肠道中的氨基氮的重吸收，改善氮质血症，抑制慢性肾功能不全患者的肾脏代偿性肥大，并降低高代谢状态。大黄具有改善氮质代谢作用，其有效成分是大黄鞣质等。大黄蒽醌和大黄酸蒽醌葡萄糖苷通过抑制肾小球细胞系膜细胞 DNA 和蛋白质的合成，起到系膜细胞生长抑制作用。

5.利胆、保肝作用

大黄具有利胆作用。大黄能够促进胆汁分泌，同时也能够促进胰腺消化液分泌，具有促进消化、利尿、降低血清总胆固醇、排石的作用。大黄能解除胆管括约肌痉挛，促进十二指肠和胆管舒张，疏通胆管和微细胆小管内淤积的胆汁。研究发现，大黄有改善肝功能，降低血清中 TNF-α、一氧化氮、内毒素含量的作用，并且能减少 TGF-β1 诱导的平滑肌肌动蛋白和胶原蛋白的表达。大黄对四氯化碳性肝损害具有保护作用，能降低四氯化碳所致肝损害小鼠的死亡率。大黄素能通过抑制 CD4$^+$ 和 F4/80$^+$ 细胞的浸润，抑制 CD4$^+$T 细胞和巨噬细胞中 p38MAPK-NF-κB 途径的活化，从而防止小鼠刀豆蛋白 A 诱导的肝损伤。

6. 利尿作用

大黄水提取物能显著降低大鼠血清尿素氮水平。大黄中产生利尿作用的主要作用成分为大黄素、大黄酸。在给予实验大鼠大黄水提取物后，其尿管蠕动波增强，尿中 Na^+、K^+ 含量明显上升。大黄酚在大鼠体内可相继被氧化为大黄素和大黄酸，大黄素和大黄酸均有明显的排 Na^+ 作用，其利尿作用和 Na^+ 排出量呈明显的线性关系，说明大黄对大鼠的尿量有明显持续的增加作用。

7. 解热作用

生大黄、酒大黄、熟大黄和大黄炭均有不同程度的解热作用，但前两者的解热作用强度明显高于后两者，其机制可能与抑制下丘脑中 cAMP 含量的升高有关。另有研究认为，大黄可抑制 Na^+-K^+-ATP 酶活性，减少 ATP 分解，使产能下降，为解热作用机理之一。大黄生品、酒炒品、酒炖品及炒炭品水煎剂，在同等剂量下，对鲜酵母致热大鼠均有明显的解热作用。持续时间达 3 小时以上，其中仅受热程度强、受热时间长的酒炖大黄和大黄炭，在给药后 3 小时解热作用较生品减弱。

8. 止血作用

大黄生品虽无止血功效，但经过炮制成为大黄炭后即可凉血止血。大黄炭中大黄酚含量为生大黄的 2.7 倍，大黄酚可以降低毛细血管通透性，减少伤口渗出，改善血管脆性，缩短凝血时间，促进血小板生成，因此具有良好的止痛、止血、生肌功能。大黄的止血成分 α- 儿茶素和没食子酸，能够促进血小板的黏附和聚积，有利血栓形成，使血小板计数和纤维蛋白原的含量增加，凝血时间缩短。

9. 对心血管系统的作用

颈动脉狭窄可能由动脉粥样硬化、颈动脉夹层等原因引起。研究表明，大黄素可能通过下调 ROS 表达，抑制增殖信号通路 MAPK-ERK 的活化，减少通路下游核内转录因子 C-myc 的表达，降低增殖蛋白 Ki67 的表达，来显著抑制新生内膜中血管平滑肌细胞（VSMCs）的过度增殖，从而缓解大鼠颈动脉损伤后新生内膜的形成，延缓颈动脉狭窄的发生。

10. 对免疫系统的影响

大黄挥发油能促进绵羊红细胞（SRBC）致敏小鼠溶血素的生成，表明大黄挥发油对机体特异性和非特异性免疫功能均有增强作用。研究表明，大黄蒽醌通过抑制内毒素、TNF-α、IL-1β 及 NO 的释放，降低肠通透性，下调 NLRP3 炎症因子表达，进而调节肠道非特异性免疫。大黄蒽醌还能增加分泌型 IgA（SIgA）的表达，减少 T 细胞的数量，恢复 Th1/Th2 平衡，从而启动重症急性胰腺炎（SAP）大鼠的肠道特异性免疫应答。研究发现，大黄素可通过降低人白细胞抗原（Hla-DR）、糖皮质激素诱导的肿瘤坏死因子受体（GITR）和细胞毒性 T 淋巴细胞相关抗原 -4（CTLA-4）的表达水平，从而促进 T 细胞的表达，表明大黄素能抑制树突状细胞（DC）的分化和成熟，诱导 T 细胞增强器官移植免疫耐受，减弱免疫排斥反应。

11. 其他作用

大黄还有促进脂肪代谢，促进胰液分泌，抑制胰酶活性，保护胰岛功能等药理作用。

【用法用量】3~5g，用于泻下不宜久煎。外用适量，研末敷于患处。

参考文献

[1] 彭婉，马骁，王建，等.麦冬化学成分及药理作用研究进展 [J].中草药，2018，49（02）：477-488.

[2] 邢楠楠，屈怀东，任伟超，等.五味子主要化学成分及现代药理作用研究进展 [J].中国实验方剂学杂志，2021，27（15）：210-218.

[3] 苟丽琼，姜媛媛，吴一超，等.芍药有效成分与药理活性研究进展 [J].基因组学与应用生物学，2018，37（09）：4022-4029.

[4] 陈金鹏，张克霞，刘毅，等.地黄化学成分和药理作用的研究进展

[J]. 中草药，2021，52（06）：1772-1784.

[5] 乔蕊，毛绒，张金玲，等 . 竹叶黄酮药理作用研究进展 [J]. 医药导报，2020，39（11）：1516-1519.

[6] 顾思浩，孔维崧，张彤，等 . 白术的化学成分与药理作用及复方临床应用进展 [J]. 中华中医药学刊，2020，38（01）：69-73.

[7] 王雅芳，李婷，唐正海，等 . 中药黄芩的化学成分及药理研究进展 [J]. 中华中医药学刊，2015，33（01）：206-211.

[8] 邓桃妹，彭灿，彭代银，等 . 甘草化学成分和药理作用研究进展及质量标志物的探讨 [J]. 中国中药杂志，2021，46（11）：2660-2676.

[9] 黎阳，张铁军，刘素香，等 . 人参化学成分和药理研究进展 [J]. 中草药，2009，40（01）：164-166.

[10] 张晟郡，张学武，朴英实 . 人参皂苷对癌前病变药理作用的研究现状 [J]. 中国临床药理学杂志，2022，38（11）：1283-1286.

[11] 唐梅，赵立春，徐敏，等 . 附子化学成分和药理作用研究进展 [J]. 广西植物，2017，37（12）：1614-1627.

[12] 孙凤娇，李振麟，钱士辉，等 . 干姜化学成分和药理作用研究进展 [J]. 中国野生植物资源，2015，34（03）：34-37.

[13] 吴昊，温晓茵，颜鹏，等 . 细辛的化学成分及药理作用研究进展 [J]. 中国实验方剂学杂志，2021，27（04）：186-195.

[14] 丁林芬，王扣，王海垠，等 . 旋覆花化学成分研究 [J]. 中药材，2016，39（06）：1296-1299.

[15] 范丽丽，程江南，张涛，等 . 旋覆花属植物化学成分及药理活性研究进展 [J]. 中医药导报，2017，23（13）：40-43.

[16] 孟祥凤 . 葶苈子化学成分及药理作用的研究进展 [J]. 黑龙江科技信息，2013（34）：71+63.

[17] 苗培福 . 大黄的药理作用及临床应用分析 [J]. 中国中医药现代远程

教育，2019，17（20）：61-62.

[18] 金丽霞，金丽军，栾仲秋，等．大黄的化学成分和药理研究进展

[J]．中医药信息，2020，37（01）：121-126.

第六篇
CHAPTER SIX

脾脏、肺脏病方药味成分化学结构信息

　　明确中医药发挥疗效的物质基础是推进中医药现代化、科学解读中医药科学内涵的主要任务之一。从宏观到微观来看，化合物结构决定性质是普遍规律，药物发挥功效根源于其物质基础——具有特定结构的化合物。同样，中医药发挥疗效，本质上是其成分中具有特定结构的化合物（群）在人体中产生的一系列生物学反应所致。

　　结构和性质的关系是中医药化学生物信息学方法的核心内容。例如：中医药化学生物信息学方法中基于化合物结构的靶点预测；基于受体结构的分子对接；基于药效团模型的虚拟筛选；基于化合物结构的 ADMET 预测等。因此，中药成分的结构信息是中医药与现代科学联系的桥梁和通用语言。本篇主要整理了本书脾脏、肺脏病方所含药味部分成分的化学结构，为相关方剂化学生物信息学的研究提供参考。

第十五章
酸味中药成分的结构信息

  本章从敦煌医方脾脏、肺脏病方中味"酸"的药麦冬、五味子和芍药出发，以化学成分结构信息为目标，在查阅大量文献的基础上，通过筛选、编辑、整理和归纳麦冬、五味子和芍药中基本符合 Lipinski 类药五规则的成分，以化合物为单位，将化合物中文名、英文名、化学物质唯一的数字识别号码（CAS 登录号）、分子式、分子结构、类药性数据等多要素数据进行整合，首次整体展示。

  类药性是指化合物分子与已知药物的相似性，主要指结构和理化性质的相似性。具有类药性的化合物不是药物，但具有成为药物的可能。类药性可以通过里宾斯类药五原则（Lipinski 五规则）来预测。Lipinski 五规则主要指 1 个分子应该具备以下性质（一般不会同时违背其中 2 条以上），即分子量小于 500 道尔顿、氢键供体数量不超过 5 个、氢键受体的数量不超过 10 个、脂水分配系数的对数值在 –2 到 5 之间和可旋转键不超过 10 个。符合该规则的化合物可能会有更好的药代动力学性质和更高的生物利用度，很可能是中药发挥功效的有效成分。对这类化合物的研究有助于中药治病机理的发现和单体药物的开发。

第一节 麦冬

  主要化学成分：含 11 种苷类，1 种氨基酸。其中，苷类包括：n– 丁

基 –β–D– 吡喃果糖苷、腺苷、(25S)– 罗斯考皂苷元 1–O–β–D– 吡喃岩藻糖 –3–O–α–L– 吡喃鼠李糖苷、麦冬皂苷 B、黄精螺环甾醇苷 PO4、(25S)– 罗斯考皂苷元 1–O–[(2–O– 乙酰基)–α–L– 吡喃鼠李糖基 (1 → 2)][β–D– 吡喃木糖基 (1 → 3)]–β–D– 吡喃岩藻糖苷、麦冬皂苷 C、麦冬皂苷 D'、菜油甾醇 –3–O–β–D– 吡喃葡萄糖苷、刺五加苷 A、豆甾醇 –3– 葡萄糖苷。氨基酸类包括：焦谷氨酸。具体信息，见表 15–1。

表 15–1　麦冬成分及化学结构信息

中文名	英文名	CAS 号	分子式	结构式	分子量	氢键给体	氢键受体	脂水分配系数	可旋转键
n– 丁基 –β–D– 吡喃果糖苷	n–Butyl–β–D–fructopyranoside	67884–27–9	$C_{10}H_{20}O_6$		236.30	4	4	-0.83	6
腺苷	Adenosine	58–61–7	$C_{10}H_{13}N_5O_4$		267.28	5	8	-2.02	2
(25S)– 罗斯考皂苷元 1–O–β–D– 吡喃岩藻糖 –3–O–α–L– 吡喃鼠李糖苷	(25S)–Ruscogenin 1–O–β–D–xylopyranosido–3–O–α–L–rhamnopyranoside	130431–10–6	$C_{38}H_{60}O_{12}$		708.86	N/A	N/A	N/A	N/A
麦冬皂苷 B	Spicatoside B	87425–34–1	$C_{39}H_{62}O_{12}$		722.9	2.5	6	N/A	12
黄精螺环甾醇苷 PO4	Polyspirostanoside PO4	119320–16–0	$C_{38}H_{60}O_{12}$		708.86	N/A	N/A	N/A	N/A

中文名	英文名	CAS 号	分子式	结构式	分子量	氢键给体	氢键受体	脂水分配系数	可旋转键
(25S)-罗斯考皂苷元 1-O-[(2-O-乙酰基)-α-L-吡喃鼠李糖基 (1→2)][β-D-吡喃木糖基 (1→3)]-β-D-吡喃岩藻糖苷	(25S)-Ruscogenin 1-O-[(2-O-acetyl)-α-L-rhamnopyranosyl-(1→2)][β-D-xylopyranosyl-(1→3)]-β-D-fucopyranoside	130431-11-7	$C_{46}H_{72}O_{17}$		897.04	N/A	N/A	N/A	N/A
麦冬皂苷 C	Ophiopogonin C	65586-25-6	$C_{46}H_{72}O_{17}$		915.1	9	18	N/A	6
麦冬皂苷 D'	Ophiopogonin D'	65604-80-0	$C_{44}H_{70}O_{16}$		855.0	8	16	N/A	7
菜油甾醇 -3-O-β-D-吡喃葡萄糖苷	Campestero-3-O-β-D-glucopyranoside	32214-82-7	$C_{34}H_{58}O_6$		400.76	1	1	7.63	5
刺五加苷 A	Eleutheroside A	474-58-8	$C_{35}H_{60}O_6$		576.8	4	6	N/A	9
豆甾醇 -3-葡萄糖苷	Stigmasterol-3-glucoside	19716-26-8	$C_{35}H_{58}O_6$		574.93	4	6	5.89	8

中文名	英文名	CAS 号	分子式	结构式	分子量	氢键给体	氢键受体	脂水分配系数	可旋转键
焦谷氨酸	L–Pyroglutamic acid	98–79–3	$C_5H_7NO_3$		129.11	2	3	N/A	1

第二节　五味子

主要化学成分：含 36 种萜类和挥发油，8 种芳香族，7 种木脂素，6 种脂肪族，3 种生物碱，2 种醌类，1 种香豆素类，1 种二芳基烷基化合物，1 种苷类。其中，萜类和挥发油类包括：(+)- 柠檬烯、α- 松油醇、S-(Z)-3,7,11- 三甲基 -1,6,10- 十二烷三烯 -3- 醇、桉叶油醇、左旋 -α- 蒎烯、左旋 -β- 蒎烯、乙酸橙花酯、L- 乙酸冰片酯、月桂烯、(R)-3,7- 二甲基 -1,6- 辛二烯 -3- 醇、γ- 松油烯、α,α- 二甲基 -4- 亚甲基环己烷甲醇、香茅醇、(+)-4- 萜品醇、β- 松油醇、1- 甲基 -4-(1- 甲基乙烯基) 环己醇、β- 蒎烯、α- 萜品烯、乙酸冰片酯、前西班牙夏洛草酮、白菖烯、芳樟醇、桉油烯醇、莰烯、乙酸香茅酯、T- 木罗醇、马兜铃酮、β- 松油烯、乙酸松油酯、侧柏醇、α- 花侧柏醇、α- 异松油烯、3- 异丙基 -6- 亚甲基 -1- 环己烯、4- 乙烯基 -2,2,4- 三甲基 -3-(1- 甲基乙烯基)- 环己基甲醇、Chamissonin diacetat、绒白乳菇二醇。芳香族类包括：榄香素、邻苯二甲酸二丁酯、5- 羟甲基糠醛、香草基丙酮、3- 糠醛、1- 苯基 -1,3- 丁二酮、R-(+)-1- 苯基 -1- 丙醇、香柏素。木脂素类包括：苯甲酰戈米辛 O、五味子醇甲、五味子酯乙、戈米辛 J、五味子丙素、戈米辛 H、戈米辛 M2。脂肪族类包括：原儿茶酸、3,4- 二羟基苯甲酸、2- 辛烯 -4- 酮、柠檬酸、2- 甲基柠檬酸、3- 甲基丁醇。生物碱类包括：去氧哈林通碱、托品林、环朝鲜黄杨碱 B。醌类包括：去氧紫草素、百里氢醌。香豆素类包括：

5,7- 二甲氧基香豆素。二芳基烷基化合物类包括：六氢姜黄素。苷类包括：荆芥苷 A。具体信息，见表 15-2。

表 15-2　五味子成分及化学结构信息

中文名	英文名	CAS 号	分子式	结构式	分子量	氢键给体	氢键受体	脂水分配系数	可旋转键
(+)- 柠檬烯	(+)-Dipentene	5989-27-5	$C_{10}H_{16}$		136.26	0	0	3.50	1
原儿茶酸、3,4- 二羟基苯甲酸	3,4-Dihydroxybenzoic acid	99-50-3	$C_7H_6O_4$		154.13	3	4	0.90	1
α- 松油醇	(L)-α-Terpineol	10482-56-1	$C_{10}H_{18}O$		154.28	1	1	2.42	1
S-(Z)-3,7,11- 三甲基 -1,6,10- 十二烷三烯 -3- 醇	(Z)-Nerolidol	142-50-7	$C_{15}H_{26}O$		222.41	1	1	4.56	7
桉叶油醇	1,8-Cineole	470-82-6	$C_{10}H_{18}O$		154.28	0	1	2.15	0
左旋 -α- 蒎烯	(1S)-(-)-α-Pinene	7785-26-4	$C_{10}H_{16}$		136.26	0	0	2.87	0
左旋 -β- 蒎烯	(1S)-(1)-β-Pinene	18172-67-3	$C_{10}H_{16}$		136.26	0	0	3.539	0
乙酸橙花酯	Neryl acetate	141-12-8	$C_{12}H_{20}O_2$		196.32	0	2	3.31	6
L- 乙酸冰片酯	L-Bornylacetate	5655-61-8	$C_{12}H_{20}O_2$		196.32	0	2	2.35	2
月桂烯	Myrcene	123-35-3	$C_{10}H_{16}$		136.26	0	0	3.69	4

续表

中文名	英文名	CAS 号	分子式	结构式	分子量	氢键给体	氢键受体	脂水分配系数	可旋转键
(R)-3,7- 二甲基 -1,6- 辛二烯 -3- 醇	(R)-Linalool	126-91-0	$C_{10}H_{18}O$		154.28	1	1	2.74	4
γ - 松油烯	γ -Terpinene	99-85-4	$C_{10}H_{16}$		136.26	0	0	3.45	1
α,α- 二甲基 -4- 亚甲基环己烷甲醇	δ -Terpineol	7299-42-5	$C_{10}H_{18}O$		154.28	1	1	2.47	1
香茅醇	β-Citronellol	106-22-9	$C_{10}H_{20}O$		156.30	1	1	3.05	5
榄香素	Elemicin	487-11-6	$C_{12}H_{16}O_3$		208.28	0	3	2.79	5
(+)-4- 萜品醇	(+)-Terpinen-4-ol	2438-10-0	$C_{10}H_{18}O$		154.28	1	1	2.55	1
邻苯二甲酸二丁酯	Dibutyl phthalate	84-74-2	$C_{16}H_{22}O_4$		278.38	0	4	4.20	10
β- 松油醇、1- 甲基 -4-(1- 甲基乙烯基) 环己醇	β-Terpineol	138-87-4	$C_{10}H_{18}O$		154.28	1	1	2.47	1
5- 羟甲基糠醛	5-Hydroxymethylfurfural	67-47-0	$C_6H_6O_3$		126.12	1	3	0.67	2
β- 蒎烯	β-Pinene	127-91-3	$C_{10}H_{16}$		136.26	0	0	2.93	0
α- 萜品烯	α-Terpilene	99-86-5	$C_{10}H_{16}$		136.26	0	0	3.45	1

续表

中文名	英文名	CAS 号	分子式	结构式	分子量	氢键给体	氢键受体	脂水分配系数	可旋转键
乙酸冰片酯	Borrnyl acetate	76-49-3	$C_{12}H_{20}O_2$		196.32	0	2	2.35	2
前西班牙夏洛草酮	Prehispanolone	132922-55-5	$C_{20}H_{30}O_3$		318.50	0	3	2.61	0
白菖烯、(+)-1(10)-马兜铃烯	(+)-Calarene	17334-55-3	$C_{15}H_{24}$		204.39	0	0	4.12	0
芳樟醇	Linalool	78-70-6	$C_{10}H_{18}O$		170.28	1	22	1.43	4
桉油烯醇	(+)-Spathulenol	6750-60-3	$C_{15}H_{24}O$		220.39	1	1	3.01	4
莰烯	(-)-Comphene	565-00-4	$C_{10}H_{16}$		136.26	0	0	2.93	0
乙酸香茅酯	Citronellyl acetate	150-84-5	$C_{12}H_{22}O_2$		198.34	0	2	3.43	7
香草基丙酮	Vanillylacetone	122-48-5	$C_{11}H_{14}O_3$		194.25	1	3	1.63	4
2-辛烯-4-酮	(E)-oct-2-en-4-one	4643-27-0	$C_8H_{14}O$		126.22	0	1	2.44	4
T-木罗醇	T-Muurolol	19912-62-0	$C_{15}H_{26}O$		222.41	1	1	3.78	1
马兜铃酮	Aristolone	6831-17-0	$C_{15}H_{22}O$		218.37	0	1	3.19	0

中文名	英文名	CAS 号	分子式	结构式	分子量	氢键给体	氢键受体	脂水分配系数	可旋转键
3- 糠醛	3-Furaldehyde	498-60-2	$C_5H_4O_2$		96.09	0	2	0.69	1
5,7- 二甲氧基香豆素	5,7-Dimethoxycoumarin	487-06-9	$C_{11}H_{10}O_4$		206.21	0	4	1.87	2
β- 松油烯	β-Terpinene	99-84-3	$C_{10}H_{16}$		136.26	0	0	3.50	1
去氧哈林通碱	Deoxyharringtonine	36804-95-2	$C_{28}H_{37}NO_8$		515.66	1	9	3.13	10
柠檬酸	Citric acid	77-92-9	$C_6H_8O_7$		192.14	4	7	-1.39	5
六氢姜黄素	Hexahydrocurcumin	36062-05-2	$C_{21}H_{26}O_6$		374.47	3	6	3.548	10
去氧紫草素	Deoxyshikonin	43043-74-9	$C_{16}H_{16}O_4$		272.32	2	4	3.50	3
百里氢醌	Thymoquinol	2217-60-9	$C_{10}H_{14}O_2$		166.24	2	2	2.98	1
1- 苯基 -1,3- 丁二酮	1-Phenyl-1,3-butanedione	93-91-4	$C_{10}H_{10}O_2$		162.20	0	2	1.34	3
2- 甲基柠檬酸	2-Methylcit-ric acid	6061-96-7	$C_7H_{10}O_7$		206.17	3	7	-1.14	6
3- 甲基 -1- 丁醇	3-Methyl-1-betutanl	123-51-3	$C_5H_{12}O$		88.17	1	1	1.22	2

中文名	英文名	CAS 号	分子式	结构式	分子量	氢键给体	氢键受体	脂水分配系数	可旋转键
托品林	Tigloidine	533-08-4	$C_{13}H_{21}NO_2$		223.35	0	3	2.20	3
苯甲酰戈米辛 O	Benzoylgomisin O	130783-32-3	$C_{30}H_{32}O_8$		492.61	0	7	6.21	6
环朝鲜黄杨碱 B	Cyclokoreanine B	10413-97-5	$C_{27}H_{46}N_2O$		414.75	2	3	3.38	3
五味子醇甲	Gomisin A	58546-54-6	$C_{23}H_{28}O_7$		416.51	1	7	3.85	4
五味子酯乙	Gomisin B	58546-55-7	$C_{28}H_{34}O_9$		498.57	1	9	4.75	5
戈米辛 J	Gomisin J	66280-25-9	$C_{22}H_{28}O_6$		388.50	2	6	4.76	4
R-(+)-1-苯基-1-丙醇	(1R)-1-Phenylpropan-1-ol	1565-74-8	$C_9H_{12}O$		136.21	1	1	2.13	2
乙酸松油酯	Terpinyl acetate	80-26-2	$C_{12}H_{20}O_2$		196.32	0	2	2.79	3
侧柏醇	Thujyl alcohol	513-23-5	$C_{10}H_{14}O$		154.28	1	1	1.95	1

中文名	英文名	CAS 号	分子式	结构式	分子量	氢键给体	氢键受体	脂水分配系数	可旋转键
五味子丙素	Schisandrin C	61301–33–5	$C_{22}H_{24}O_6$		384.46	0	6	4.87	2
α– 花侧柏醇	α–Cuparenol	21730–88–1	$C_{15}H_{22}O$		218.37	1	1	3.61	1
α– 异松油烯	Tereben	586–62–9	$C_{10}H_{16}$		136.26	0	0	3.64	0
(S)–γ– 丁基丁内酯	(S)–5–Butyldihydrofuran–2(3H)–one	107797–25–1	$C_8H_{14}O_2$		142.197	0	3	1.251	13
戈米辛 L1	(–)–Gomisin L1	82425–43–2	$C_{22}H_{26}O_6$		386.48	1	6	4.82	3
戈米辛 L2	(–)–Gomisin L2	82425–44–3	$C_{22}H_{26}O_6$		386.48	1	6	4.82	3
长管贝壳杉素 A	Longikaurin A	75207–67–9	$C_{20}H_{28}O_5$		348.48	3	5	1.16	0
荆芥苷 C	Schizonepetoside C	105351–69–7	$C_{16}H_{26}O_7$		168.26	1	2	1.52	1
(E)–9– 异丙基 –6– 甲基 –5,9– 癸二烯 –2– 酮	(E)–9–Isopropyl–6–methyl–5,9–decadiene–2–one	64854–44–0	$C_{14}H_{24}O$		208.343	0	2	3.978	4

续表

中文名	英文名	CAS 号	分子式	结构式	分子量	氢键给体	氢键受体	脂水分配系数	可旋转键
玫瑰萜醛 A	Rugosal A	121387-05-1	$C_{15}H_{22}O_4$		266.37	1	4	2.92	2
倍半萜内酯 A	Psilostachyin A	3533-47-9	$C_{15}H_{20}O_5$		280.35	1	5	1.60	0
戈米辛 H	Gomisin H	66056-20-0	$C_{23}H_{30}O_7$		418.53	2	7	3.80	5
戈米辛 M2	Gomisin M2	82425-45-4	$C_{22}H_{26}O_6$		386.48	1	6	4.82	3
香柏素	Nootkatin	493-41-4	$C_{15}H_{20}O_2$		232.35	1	2	3.55	3
3-异丙基-6-亚甲基-1-环己烯	(+)-β-Phellandrene	555-10-2	$C_{10}H_{16}$		136.26	0	0	3.31	1
4-乙烯基-2,2,4-三甲基-3-(1-甲基乙烯基)-环己基甲醇	4-Ethenyl-2,2,4-trimethyl-3-(1-methylethenyl)-cyclohexanemethanol	19078-36-5	$C_{15}H_{26}O$		222.37	1	1.7	3.505	7

中文名	英文名	CAS 号	分子式	结构式	分子量	氢键给体	氢键受体	脂水分配系数	可旋转键
N/A	Chamissonin diacetate	24112–95–6	$C_{19}H_{24}O_6$		348.43	0	6	2.45	4
绒白乳菇二醇	Vellerdiol	51276–18–7	$C_{15}H_{24}O_2$		236.35	2	2	1.9	2

第三节　芍药

　　主要化学成分：含 11 种苷类，4 种鞣质，2 种菊酯，1 种甾体，1 种氨基酸，1 种酚类，1 种内酯，1 种黄酮。其中，苷类包括：β–10– 蒎烯基 –β– 巢菜苷、氧化芍药苷、芍药苷元酮、芍药苷、芍药花苷、丹皮酚原苷、丹皮苷、芍药新苷、白芍苷、胡萝卜苷、赤芍药苷。鞣质类包括：1,2,3,6– 四 –O– 没食子酰 –β–D– 葡萄糖、1,2,3,4,6– 五没食子酰基葡萄糖、丁子芽鞣素、1–O– 没食子酰花梗鞣素。菊酯类包括：除虫菊素 Ⅱ、除虫菊素 Ⅰ。甾体类包括：β– 谷甾醇。氨基酸类包括：L– 苯丙氨酸。酚类包括：丹皮酚。内酯类包括：芍药内酯 A。黄酮类包括：油皮素查耳酮。具体信息，见表 15–3。

表 15-3　芍药部分成分及化学结构信息

中文名	英文名	CAS 号	分子式	结构式	分子量	氢键给体	氢键受体	脂水分配系数	可旋转键
1,2,3,6-四-O-没食子酰-β-D-葡萄糖	1,2,3,6-Tetra-O-galloyl-β-D-glucose	79886-50-3	$C_{34}H_{28}O_{22}$		788.62	13	22	2.45	13
β-谷甾醇	β-Sitosterol	83-46-5	$C_{29}H_{50}O$		414.79	1	1	8.08	6
除虫菊素 II	Pyrethrin II	121-29-9	$C_{22}H_{28}O_5$		372.50	0	5	3.74	9
除虫菊素 I	Pyrethrin I	121-21-1	$C_{21}H_{28}O_3$		328.46	N/A	N/A	N/A	N/A
β-10-蒎烯基-β-巢菜苷	(Z)-(1S,5R)-β-Pinen-10-yl-β-vicianoside	88623-94-3	$C_{21}H_{34}O_{10}$		446.55	6	10	-1.28	5
1,2,3,4,6-五没食子酰基葡萄糖	1,2,3,4,6-Pentagalloylglucose	14937-32-7	$C_{41}H_{32}O_{26}$		940.72	15	26	3.69	16
L-苯丙氨酸	Phenvlalanine	63-91-2	$C_9H_{11}NO_2$		165.21	3	3	0.96	3
氧化芍药苷	Oxypaeoniflorin	39011-91-1	$C_{23}H_{28}O_{12}$		496.51	6	12	-1.55	7
芍药苷元酮	Paeoniflorigenone	80454-42-8	$C_{16}H_{16}O_6$		318.35	1	6	0.79	4

中文名	英文名	CAS 号	分子式	结构式	分子量	氢键给体	氢键受体	脂水分配系数	可旋转键
芍药苷	Paeoniflorin	23180–57–6	$C_{23}H_{28}O_{11}$		480.51	5	11	−1.28	7
芍药内酯 A	Paeonilactone A	98751–79–2	$C_{10}H_{14}O_4$		198.24	1	4	−0.12	0
芍药花苷	Paeonin	132–37–6	$C_{28}H_{33}ClO_{16}$		661.02	N/A	N/A	N/A	N/A
丹皮酚	Paeonol	552–41–0	$C_9H_{10}O_3$		166.19	1	3	1.29	2
丹皮酚原苷	Paeonolide	72520–92–4	$C_{20}H_{28}O_{12}$		460.48	6	12	−1.85	7
丹皮苷	Paeonoside	20309–70–0	$C_{15}H_{20}O_8$		328.35	4	8	−0.62	5
芍药新苷	Lactiflorin	88623–95–4	$C_{23}H_{26}O_{10}$		462.49	3	10	−0.57	5
白芍苷	Albiflorin	39011–90–0	$C_{23}H_{28}O_{11}$		480.47	N/A	N/A	N/A	N/A

续表

中文名	英文名	CAS 号	分子式	结构式	分子量	氢键给体	氢键受体	脂水分配系数	可旋转键
油皮素查耳酮	Naringenin chalcone	25515–46–2	$C_{15}H_{12}O_5$		272.26	N/A	N/A	N/A	N/A
胡萝卜苷	Daucosterol	474–58–8	$C_{35}H_{60}O_6$		590.98	4	6	6.54	9
赤芍药苷	8–Diebenzoylpaeoniflorin	PubChem SID 78871852	$C_{16}H_{24}O_{10}$		383.5	2	4	N/A	4
丁子芽鞣素	Eugeniin	58970–75–5	$C_{41}H_{30}O_{26}$		938.70	15	26	3.38	9
1-O-没食子酰花梗鞣素	1-O-Galloylpedunculagin	82262–94–0	$C_{41}H_{28}O_{26}$		936.68	15	26	3.07	3

第十六章
苦味中药成分的结构信息

本章从敦煌医方脾脏、肺脏病方中味"苦"的药地黄、竹叶、白术和黄芩出发，以化学成分结构信息为目标，在查阅大量文献的基础上，通过筛选、编辑、整理和归纳地黄、竹叶、白术和黄芩中基本符合 Lipinski 类药五规则的成分，以化合物为单位，将化合物中文名、英文名、化学物质唯一的数字识别号码（CAS 登录号）、分子式、分子结构、类药性数据等多要素数据进行整合，首次整体展示。

第一节　地黄

主要化学成分：含 42 种苷类，11 种萜类和挥发油，7 种脂肪酸，1 种脂肪族，1 种生物碱，1 种氨基酸，1 种甾体类，1 种芳香族。其中，苷类包括：6-O- 香草酰基筋骨草醇、地黄苦苷、地黄苷 D、地黄苷 C、地黄苷 B、地黄苷 A、地黄紫罗兰苷 C、地黄紫罗兰苷 B、地黄紫罗兰苷 A、角胡麻苷、益母草苷 B、吉奥诺苷 C、吉奥诺苷 D、吉奥诺苷 E、吉奥诺苷 B1、吉奥诺苷 B2、焦地黄苷 B、吉奥诺苷 A1、吉奥诺苷 A2、异洋丁香酚苷、6-O- 对 - 羟基苯甲酰基筋骨草醇、地黄氯化臭蚁醛苷、2- 乙酰基洋丁香酚苷、乙酰梓醇、腺苷、益母草苷 A、筋骨草苷、桃叶珊瑚苷、梓醇、肉苁蓉苷 F、6-O- 对 - 香豆酰基筋骨草醇、单密力特苷、胡萝卜苷、二氢梓醇、3,4- 二羟基 -β- 乙氧苯基 -O-β-D- 葡萄糖吡喃 -(1 → 3)-

4-O- 咖啡酰基 -β-D- 吡喃葡萄糖苷、3,4- 二羟基 -β- 乙氧苯基 -O-
β-D- 葡萄糖吡喃 -(1 → 3)-4-O-α-L-(1 → 6)-4-O- 咖啡酰基 -β-D- 吡
喃葡萄糖苷、紫锥花苷、1- 乙基 -β-D- 半乳糖苷、6-O-E- 阿魏酰基筋
骨草醇、6-O-Z- 阿魏酰基筋骨草醇、朝鲜连翘苷、京尼平苷。萜类和挥
发油类包括：地黄素 D、地黄素 C、地黄素 B、地黄素 A、米欧波罗苷元、
焦地黄素 E、焦地黄素 C、焦地黄素 D、焦地黄呋喃、焦地黄素 A、二氢
香苇醇。脂肪酸类包括：棕榈油酸、十五烷酸、十九烷酸、壬酸、肉豆蔻
酸、花生油酸、月桂酸、琥珀酸。生物碱类包括：葡萄糖胺。氨基酸类包
括：γ- 氨基丁酸。甾体类包括：菜油甾醇。芳香族类包括：桂皮酸。具体
信息，见表 16-1。

表 16-1 干地黄成分及化学结构信息

中文名	英文名	CAS 号	分子式	结构式	分子量	氢键给体	氢键受体	脂水分配系数	可旋转键
6-O- 香草酰基筋骨草醇	6-O-Vanilloylajugol	124168-04-3	$C_{23}H_{30}O_{12}$		498.53	6	12	-1.31	7
琥珀酸	Succinic acid	110-15-6	$C_4H_6O_4$		118.10	2	4	-0.41	3
地黄苦苷	Rehmapicroside	104056-82-8	$C_{16}H_{26}O_8$		346.37	5	8	N/A	0

中文名	英文名	CAS 号	分子式	结构式	分子量	氢键给体	氢键受体	脂水分配系数	可旋转键
地黄苷 D	Rehmannioside D	81720–08–3	$C_{27}H_{42}O_{20}$		686.6	13	20	N/A	10
地黄苷 C	Rehmannioside C	81720–07–2	$C_{21}H_{34}O_{14}$		510.55	9	14	–4.82	6
地黄苷 B	Rehmannioside B	81720–06–1	$C_{21}H_{32}O_{15}$		524.53	9	15	–5.51	7
地黄苷 A	Rehmannioside A	81720–05–0	$C_{21}H_{32}O_{15}$		524.5	9	15	N/A	7

中文名	英文名	CAS 号	分子式	结构式	分子量	氢键给体	氢键受体	脂水分配系数	可旋转键
地黄紫罗兰苷 C	Rehmaionoside C	104112-05-2	$C_{19}H_{32}O_8$		388.5	5	8	N/A	5
地黄紫罗兰苷 B	Rehmaionoside B	104056-83-9	$C_{19}H_{34}O_8$		390.5	6	8	N/A	5
地黄紫罗兰苷 A	Rehmaionoside A	104112-06-3	$C_{19}H_{34}O_8$		390.5	6	8	N/A	5
地黄素 D	Rehmaglutin D	103744-84-9	$C_9H_{13}ClO_4$		220.65	2	4	N/A	0
地黄素 C	Rehmaglutin C	103744-81-6	$C_9H_{12}O_5$		200.19	3	5	N/A	2
地黄素 B	Rehmaglutin B	103744-83-8	$C_9H_{13}ClO_5$		236.65	N/A	N/A	N/A	N/A

续表

中文名	英文名	CAS 号	分子式	结构式	分子量	氢键给体	氢键受体	脂水分配系数	可旋转键
地黄素 A	Rehmaglutin A	103744–82–7	$C_9H_{14}O_5$		202.20	3	5	N/A	0
棕榈油酸	Palmitoleic acid	373–49–9	$C_{16}H_{30}O_2$		254.46	1	2	5.92	13
十五烷酸	Pentadecanoic acid	1002–84–2	$C_{15}H_{30}O_2$		242.45	1	2	5.91	13
十九烷酸	Nonadecanoic acid	646–30–0	$C_{19}H_{38}O_2$		298.57	1	2	7.74	17
壬酸	Nonanoic acid	112–05–0	$C_9H_{18}O_2$		158.27	1	2	3.17	7
肉豆蔻酸	Myristic acid	544–63–8	$C_{14}H_{28}O_2$		226.40	1	2	5.01	11
米欧波罗苷元	Mioporosidegenin	55781–48–1	$C_{12}H_{22}O_5$		246.31	1	5	−0.313	3
角胡麻苷	Martynoside	67884–12–2	$C_{31}H_{40}O_{15}$		652.71	7	15	0.89	13
益母草苷 B	Leonuride B	52949–83–4	$C_{15}H_{24}O_9$		348.39	6	9	−3.07	3
月桂酸	Lauric acid	143–07–7	$C_{12}H_{24}O_2$		200.36	1	2	4.54	10

续表

中文名	英文名	CAS 号	分子式	结构式	分子量	氢键给体	氢键受体	脂水分配系数	可旋转键
吉奥诺苷 C	Jionoside C	120406–33–9	$C_{29}H_{36}O_{13}$		592.6	7	13	N/A	11
吉奥诺苷 D	Jionoside D	120406–34–0	$C_{30}H_{38}O_{15}$		638.6	8	15	N/A	12
吉奥诺苷 E	Jionoside E	N/A	$C_{35}H_{46}O_{19}$		770.74	N/A	N/A	N/A	N/A
吉奥诺苷 B1	Jionoside Bl	120406–37–3	$C_{37}H_{50}O_{20}$		814.8	10	20	N/A	16
吉奥诺苷 B2	Jionoside B2	N/A	$C_{37}H_{50}O_{20}$		814.80	N/A	N/A	N/A	N/A
焦地黄苷 B	Jioglutoside B	124168–00–9	$C_{23}H_{34}O_{13}$		518.52	N/A	N/A	N/A	N/A
吉奥诺苷 A1	Jionoside A1	120444–60–2	$C_{36}H_{48}O_{20}$		800.8	11	20	N/A	15

中文名	英文名	CAS 号	分子式	结构式	分子量	氢键给体	氢键受体	脂水分配系数	可旋转键
古奥诺苷 A2	Jionoside A2	N/A	$C_{36}H_{48}O_{20}$		800.76	N/A	N/A	N/A	N/A
焦地黄素 E	Jioglutin E	128397–37–5	$C_{11}H_{20}O_5$		232.27	2	5	N/A	2
焦地黄内酯	Jioglutolide	124902–18–7	$C_9H_{14}O_4$		186.23	2	4	−0.93	0
焦地黄苷 A	Jioglutoside A	124167–99–3	$C_{15}H_{22}O_9$		346.37	5	9	−2.88	3
焦地黄素 C	Jioglutin C	124902–17–6	$C_{10}H_{16}O_6$		232.26	3	6	−1.82	1
焦地黄素 D	Jioglutin D	128443–55–0	$C_{11}H_{18}O_6$		246.29	2	6	−1.42	3
焦地黄呋喃	Jiofuran	124902–19–8	$C_9H_{12}O_4$		184.21	3	4	−0.53	2
焦地黄素 A	Jioglutin A	124902–16–5	$C_{10}H_{15}ClO_5$		250.70	2	5	−0.62	1

续表

中文名	英文名	CAS 号	分子式	结构式	分子量	氢键给体	氢键受体	脂水分配系数	可旋转键
异洋丁香酚苷	Isoacteoside	61303-13-7	$C_{29}H_{36}O_{15}$		478.49	7	11	1.13	8
6-O-对-羟基苯甲酰基筋骨草醇	6-O-p-Hydroxybenzoyl ajugol	N/A	$C_{22}H_{28}O_{11}$		468.50	6	11	−1.30	6
地黄氯化臭蚁醛苷	Glutinoside	103744-80-5	$C_{15}H_{23}ClO_{10}$		398.83	6	10	−2.78	3
葡萄糖胺	Glucosamine	3416-24-8	$C_6H_{13}NO_5$		179.17	5	6	N/A	1
2-乙酰基洋丁香酚苷	2-Acetylacteoside	94492-24-7	$C_{31}H_{38}O_{16}$		666.64	8	16	N/A	13
乙酰梓醇	Acetylcatalpol	N/A	$C_{18}H_{26}O_{10}$		402.44	5	10	−2.90	6

续表

中文名	英文名	CAS 号	分子式	结构式	分子量	氢键给体	氢键受体	脂水分配系数	可旋转键
腺苷	Adenosine	58-61-7	$C_{10}H_{13}N_5O_4$		267.28	5	8	-2.02	2
益母草苷 A	Ajugol	52949-83-4	$C_{15}H_{24}O_9$		267.24	4	8	N/A	2
筋骨草苷	Ajugoside	52916-96-8	$C_{17}H_{26}O_{10}$		348.39	6	9	-2.17	3
γ-氨基丁酸	γ-Aminobutyric acid	56-12-2	$C_4H_9NO_2$		103.12	N/A	N/A	N/A	N/A
花生油酸	Arachidic acid	506-32-1	$C_{20}H_{40}O_2$		312.60	1	2	8.19	18
桃叶珊瑚苷	Aucubin	479-98-1	$C_{15}H_{22}O_9$		346.37	6	9	-3.20	4
菜油甾醇	Campesterol	474-62-4	$C_{28}H_{48}O$		400.76	1	1	7.63	5

续表

中文名	英文名	CAS 号	分子式	结构式	分子量	氢键给体	氢键受体	脂水分配系数	可旋转键
梓醇	Catalpol	2415–24–9	$C_{15}H_{22}O_{10}$		362.37	6	10	−3.77	4
桂皮酸	Cinnamic acid	621–82–9	$C_9H_8O_2$		148.16	1	2	N/A	2
肉苁蓉苷 F	Cistanoside F	97411–47–7	$C_{21}H_{30}O_{13}$		490.51	8	13	−1.37	8
6-O- 对 -香豆酰基筋骨草醇	6–O–p–Coumaroylajugol	124168–04–3	$C_{25}H_{32}O_{12}$		524.57	6	12	−0.84	8
单密力特苷	Danmelittoside	20633–72–1	$C_{15}H_{22}O_{10}$		362.33	7	10	N/A	4
胡萝卜苷	Daucosterol	474–58–8	$C_{35}H_{60}O_6$		576.95	4	6	6.34	9

中文名	英文名	CAS号	分子式	结构式	分子量	氢键给体	氢键受体	脂水分配系数	可旋转键
二氢香苇醇	Dihydrocarveol	619-01-2	$C_{10}H_{18}O$		154.28	1	1	2.58	1
二氢梓醇	Dihydrocatalpol	6736-86-3	$C_{15}H_{24}O_{10}$		364.39	6	10	-3.38	4
3,4-二羟基-β-乙氧苯基-O-β-D-葡萄糖吡喃-(1→3)-4-O-咖啡酰基-β-D-吡喃葡萄糖苷	3,4-Dihydroxy-β-phenethyl-O-β-D-glucopyranosyl-(1→3)-4-O-caffeoyl-β-D-glucopyranoside	N/A	$C_{29}H_{36}O_{16}$		640.6	N/A	N/A	N/A	N/A
3,4-二羟基-β-乙氧苯基-O-β-D-葡萄糖吡喃-(1→3)-4-O-α-L-(1→6)-4-O-咖啡酰基-β-D-吡喃葡萄糖苷	3,4-Dihydroxy-β-phenethyl-O-β-D-gluco-pyranosyl-(1→3)-O-α-L-rhmnopyranosyl-(1→6)4-O-caffeoyl-β-D-glucopyranoside	N/A	$C_{35}H_{46}O_{20}$		786.74	N/A	N/A	N/A	N/A
3,4-二羟基-β-乙氧苯基-O-α-L-鼠李糖吡喃-(1→3)-O-β-D-葡萄糖吡喃-(1→6)-4-O-咖啡酰基-β-D-吡喃葡萄糖苷	3,4-Dihydroxy-β-phenethyl-O-α-L-rhamno-pyranosyl-(1→3)-O-β-D-galactopyranosyl-(1→6)4-O-caffeoyl-β-D-glucopyranoside	N/A	$C_{35}H_{46}O_{20}$		786.74	N/A	N/A	N/A	N/A

续表

中文名	英文名	CAS 号	分子式	结构式	分子量	氢键给体	氢键受体	脂水分配系数	可旋转键
1-乙基-β-D-半乳糖苷	1-Ethyl-β-D-galactoside	N/A	$C_8H_{16}O_6$		208.21	N/A	N/A	N/A	N/A
6-O-E-阿魏酰基筋骨草醇	6-O-E-Feruloyl ajugol	124168-06-5	$C_{25}H_{32}O_{12}$		524.57	6	12	-0.84	8
6-O-Z-阿魏酰基筋骨草醇	6-O-Z-Feruloyl ajugol	124224-02-8	$C_{25}H_{32}O_{12}$		524.57	6	12	-0.84	8
朝鲜连翘苷	Forsythiaside	79916-77-1	$C_{29}H_{36}O_{15}$		624.65	9	15	0.38	11
京尼平苷	Geniposide	27745-20-6	$C_{17}H_{24}O_{10}$		388.41	5	10	-2.25	6

第二节　竹叶

　　主要化学成分：含 3 种生物碱，2 种脂肪族，2 种萜类和挥发油，1 种鞣质，1 种甾体类，1 种香豆素类。其中，生物碱类包括：竹叶椒碱、白鲜碱、γ - 花椒碱。脂肪族类包括：(3Z)-3- 己烯 -1- 醇、(E)-2- 己烯醛、正己醛、2- 乙基呋喃。萜类和挥发油类包括：芦竹素、印白茅素。鞣质类包括：竹叶椒脂素。甾体类包括：菜油甾醇。香豆素类包括：香豆精。具体信息，见表 16-2。

表 16-2　竹叶部分成分及化学结构信息

中文名	英文名	CAS 号	分子式	结构式	分子量	氢键给体	氢键受体	脂水分配系数	可旋转键
竹叶椒碱	(+)-Xanthoplanine	6872-88-4	$C_{21}H_{26}NO_4^+$		356.48	1	4	3.37	3
竹叶椒脂素	(+)-Fargesin	68296-27-5	$C_{21}H_{22}O_6$		370.4	0	6	2.8	4
芦竹素	Arundoin	4555-56-0	$C_{31}H_{52}O$		440.7	0	1	9.5	2
菜油甾醇	Campesterol	474-62-4	$C_{28}H_{48}O$		400.76	1	1	7.79	5
印白茅素	Cylindrin	17904-55-1	$C_{31}H_{52}O$		440.7	0	1	9.5	2

续表

中文名	英文名	CAS 号	分子式	结构式	分子量	氢键给体	氢键受体	脂水分配系数	可旋转键
白鲜碱	Dictamnine	484–29–7	$C_{12}H_9NO_2$		199.22	0	3	2.36	1
γ–花椒碱	γ–Fagarine	524–15–2	$C_{13}H_{11}NO_3$		229.25	0	4	2.35	2
香豆精	Coumarin	91–64–5	$C_9H_6O_2$		146.15	0	2	1.90	0
2–乙基呋喃	2-Ethylfuran	3208–16–0	C_6H_8O		96.14	0	1	1.75	1
正己醛	N–Hexanal	66–25–1	$C_6H_{12}O$		100.18	0	1	1.85	4
(3Z)–3–己烯–1–醇	(3Z)–3–Hexen–1–ol	928–96–1	$C_6H_{12}O$		100.18	1	1	1.44	3
(E)–2–己烯醛	(E)–2–Hexenal	6728–26–3	$C_6H_{10}O$		98.16	0	1	1.83	3

第三节　白术

主要化学成分：含 11 种萜类和挥发油，9 种氨基酸，4 种内酯，2 种糖类，1 种生物碱，2 种酯类，1 种香豆素，1 种芳香族。其中，萜类和挥发油类包括：异龙脑、(1R)-2,2- 双甲基 -3- 亚甲基、右旋萜二烯、(+)-α- 长叶蒎烯、β- 桉叶醇、榄 [香] 醇、二氢香芹醇、莪术呋喃二烯、茅苍术醇、4(14),7(11)- 芹子二烯 -8- 酮、苍术酮。氨基酸类包括：L- 苯丙氨酸、甘氨酸、N- 乙酰 -L- 谷氨酰胺、L- 脯氨酸、L- 丝氨酸、L- 天门冬氨酸钙、L- 缬氨酸、L- 异亮氨酸、L- 组氨酸多聚物。内酯类包括：白术内酯Ⅰ、苍术内酯Ⅱ、苍术内酯Ⅲ、双白术内酯。酯类包括：12- 千里光酰基 -8- 反式白术三醇、3β- 乙酰氧基苍术酮。糖类包括：（多聚）甘露糖、果糖。生物碱类包括：吖啶。香豆素类包括：东莨菪内酯。芳香族类包括：邻苯二甲酸二异丁酯。具体信息，见表 16-3。

表 16-3　白术成分及化学结构信息

中文名	英文名	CAS 号	分子式	分子结构	分子量	氢键给体	氢键受体	脂水分配系数	可旋转转键
异龙脑	Dl-Isoborneol	124-76-5	$C_{10}H_{18}O$		154.28	1	1.1	1.98	0
(1R)-2,2-双甲基 -3- 亚甲基二环 [2.2.1] 庚烷	(+)-Camphene	5794-03-6	$C_{10}H_{16}$		136.26	0	0	2.93	0
右旋萜二烯	D-Limonene	5989-27-5	$C_{10}H_{16}$		136.26	0	0	3.50	1
(+)-α- 长叶蒎烯	α-Longipinene	5989-08-2	$C_{15}H_{24}$		204.39	0	0	4.12	0
β- 桉叶醇	β-Eudesmol	473-15-4	$C_{15}H_{26}O$		222.41	1	1	3.72	1
榄 [香] 醇	Elemol	639-99-6	$C_{15}H_{26}O$		222.41	1	1	N/A	3
吖啶	Akridin	260-94-6	$C_{13}H_9N$		179.23	0	1	3.35	0

中文名	英文名	CAS 号	分子式	分子结构	分子量	氢键给体	氢键受体	脂水分配系数	可旋转键
二氢香芹醇	(1S,2R,4R)-Neoiso-dihydrocarveol	619-01-2	$C_{10}H_{18}O$		154.28	1	1	2.58	1
东莨菪内酯	Scopoletin	92-61-5	$C_{10}H_8O_4$		192.18	1	4	1.62	1
L-苯丙氨酸	L-Phenylalanine	63-91-2	$C_9H_{11}NO_2$		165.21	3	3	0.96	3
白术内酯 I	Atractylenolide-1	73069-13-3	$C_{15}H_{18}O_2$		230.33	0	2	3.32	0
苍术内酯 II	2-Atractylenolide	73069-14-4	$C_{15}H_{20}O_2$		232.35	0	2	3.10	0
苍术内酯 III	Atractylenolide III	73030-71-4	$C_{15}H_{20}O_3$		248.35	1	3	2.93	0
莪术呋喃二烯	Furanodiene	19912-61-9	$C_{15}H_{20}O$		216.35	0	1	4.63	0
3β-乙酰氧基苍术酮	3β-Acetoxyatractylone	61206-10-8	$C_{17}H_{22}O_3$		274.39	0	3	3.39	2
甘氨酸	GLY	56-40-6	$C_2H_5NO_2$		75.08	3	3	-0.98	1
（多聚）甘露糖	(Poly)Mannose	30142-85-9	$C_6H_{12}O_6$		180.18	5	6	-2.68	5

续表

中文名	英文名	CAS 号	分子式	分子结构	分子量	氢键给体	氢键受体	脂水分配系数	可旋转键
N–乙酰–L–谷氨酰胺	Gulutamine	35305–74–9	$C_7H_{12}N_2O_4$		147.15	4	5	–0.92	4
果糖	Methose	30237–26–4	$C_6H_{12}O_6$		180.18	5	6	–2.69	5
邻苯二甲酸二异丁酯	Diisobutyl phthalate	84–69–5	$C_{16}H_{22}O_4$		278.38	0	4	3.92	8
茅苍术醇	Hinesol	23811–08–7	$C_{15}H_{26}O$		222.41	1	1	3.67	1
4(14),7(11)–芹子二烯–8–酮	Selina–4(14),7(11)–dien–8–one	54707–47–0	$C_{15}H_{22}O$		218.33	0	1	N/A	0
L–脯氨酸	L-Proline	37159–97–0	$C_5H_9NO_2$		115.15	2	3	–0.06	1
双白术内酯	Biatractylolide	182426–37–5	$C_{30}H_{38}O_4$		462.68	0	4	6.68	1
L–丝氨酸	D-Serin	56–45–1	$C_3H_7NO_3$		105.11	4	4	–1.49	2
L–天门冬氨酸钙	ASI	39162–75–9	$C_4H_5CaNO_4$		133.12	4	5	–1.25	3
L–缬氨酸	L-Valine	72–18–4	$C_5H_{11}NO_2$		117.15	2	3	–2.3	2

续表

中文名	英文名	CAS 号	分子式	分子结构	分子量	氢键给体	氢键受体	脂水分配系数	可旋转键
L- 异亮氨酸	L-Isoleucine	73-32-5	$C_6H_{13}NO_2$		131.20	3	3	0.70	3
L- 组氨酸多聚物	Istidina	71-00-1 30641-68-0、 150-35-6、 155304-24-8、 35479-49-3、 35558-59-9、 45955-20-2、 54166-13-1、 26062-48-6	$C_6H_9N_3O_2$		155.18	4	4	-1.01	3
12- 千里光酰基 -8- 反式白术三醇	12-Senecioyl-2E,8Z,10E-atractylentriol	113269-39-9	$C_{21}H_{24}O_5$		312.39	0	4	2.50	8
苍术酮	Atractylone	6989-21-5	$C_{15}H_{20}O$		216.35	0	1	4.11	0

第四节　黄芩

主要化学成分：含 31 种黄酮，23 种萜类和挥发油，5 种生物碱，2 种鞣质，1 种木脂素。其中，黄酮类包括：芹菜素、汉黄芩素、山姜素、5,7,8- 三羟基黄酮、金合欢素、白杨素、黄芩素、野黄芩素、红花素、圣草酚、三裂鼠尾草素、粘毛黄芩素Ⅱ、5,7,2',6'-四羟基黄酮、二氢木蝴蝶素、黄芩黄酮Ⅱ、千层纸素A、黄芩黄酮Ⅰ、5,7,4'-三羟基-8-甲氧基黄酮、5-羟基-7,8-二甲氧基黄酮、5,7,2',3'-四羟基黄酮、6-甲氧基柚皮素、5,7,4'-三羟基-8-甲氧基黄酮、黄芩黄酮、2',5,7-三羟基-8-甲氧基黄酮、5,8-二羟基-6,7-二甲氧基黄酮、5,8,2'-三羟基-7-甲氧基黄酮、甘黄芩苷元、5,2'-二羟基-6,7,8-三甲氧基黄酮、二氢黄芩素、2,6,2',4'-四羟基-6'-甲氧基查尔酮。萜类和挥发油类包括:异龙脑、桉叶油醇、(R)-3,7-二甲基-1,6-辛二烯-3-醇、丁香酚、辛酸、α-柏木烯、左旋樟脑、邻苯二甲酸二丁酯、1-辛烯-3-醇、(+)-异薄荷酮、对羟基肉桂酸、长叶薄荷酮、己酸、对羟基苯乙醇、壬酸、雪松烷-9-酮、7-甲醇-5(4H)-酮、对羟基苯甲醚、辛酸甲酯、酞酸二甲酯、苯甲酸甲酯、9-氧代-壬酸甲酯、肉桂酸甲酯、丁二酸二异丁酯。生物碱类包括:硫酸黄连碱、2,3,5,6-川芎嗪、二苯胺、表小檗碱、药根碱。鞣质类包括:新绿原酸、达诺赛德A。木脂素类包括:(+)-丁香树脂酚。具体信息,见表16-4。

表16-4 黄芩成分及化学结构信息

中文名	英文名	CAS号	分子式	结构式	分子量	氢键给体	氢键受体	脂水分配系数	可旋转键
芹菜素	Apigenin	520–36–5	$C_{15}H_{10}O_5$		270.25	3	5	2.33	1
异龙脑	(–)-Isoborneol	124–76–5	$C_{10}H_{18}O$		154.28	1	1	1.98	0
桉叶油醇	1,8–Cineole	470–82–6	$C_{10}H_{18}O$		154.28	0	1	2.15	0

续表

中文名	英文名	CAS 号	分子式	结构式	分子量	氢键给体	氢键受体	脂水分配系数	可旋转键
汉黄芩素	Wogonin	632–85–9	$C_{16}H_{12}O_5$		284.28	2	5	2.59	2
(R)–3,7– 二甲基 –1,6– 辛二烯 –3– 醇	(–)–Linalool	126–91–0	$C_{10}H_{18}O$		154.28	1	1	2.74	4
山姜素	2,3–Dihydro–7–hydroxy–5–methoxy–2–phenyl–4H–1–benzopyran–4–one	1090–65–9	$C_{16}H_{14}O_4$		270.30	1	4	2.82	2
丁香酚	Eugenol	97–53–0	$C_{10}H_{12}O_2$		164.22	1	2	2.55	3
辛酸	Octanoic acid	124–07–2	$C_8H_{16}O_2$		144.24	1	2	2.72	6
(+)– 丁香树脂酚	(+)–Syringaresinol	21453–69–0	$C_{22}H_{26}O_8$		418.48	2	8	2.10	6
5,7,8– 三羟基黄酮	5,7,8–Trihydroxyflavone	4443–09–8	$C_{15}H_{10}O_5$		270.25	3	5	2.33	1
α– 柏木烯	(–)–Alpha–cedrene	469–61–4	$C_{15}H_{24}$		204.39	0	0	4.18	0
左旋樟脑	(–)–Camphor	464–48–2	$C_{10}H_{16}O$		152.26	0	1	1.94	0
邻苯二甲酸二丁酯	Dibutyl phthalate	84–74–2	$C_{16}H_{22}O_4$		278.38	0	4	4.20	10

中文名	英文名	CAS号	分子式	结构式	分子量	氢键给体	氢键受体	脂水分配系数	可旋转键
1-辛烯-3-醇	1-Octen-3-ol	3391-86-4	$C_8H_{16}O$		128.24	1	1	2.53	5
(+)-异薄荷酮	(+)-Isomenthone	1196-31-2	$C_{10}H_{18}O$		154.28	0	1	2.60	1
对羟基肉桂酸	p-Hydroxycinnamic acid	7400-08-0	$C_9H_8O_3$		164.17	2	3	1.64	2
硫酸黄连碱	Coptisine	3486-66-6	$C_{19}H_{14}NO_4^+$		320.34	0	4	3.25	0
金合欢素	Acacetin	480-44-4	$C_{16}H_{12}O_5$		284.28	2	5	2.59	2
长叶薄荷酮	(+)-Pulegone	89-82-7	$C_{10}H_{16}O$		152.26	0	1	2.75	0
己酸	Hexanoic acid	142-62-1	$C_6H_{12}O_2$		116.18	1	2	1.81	4
2,3,5,6-川芎嗪	Tetramethyl pyrazine	1124-11-4	$C_8H_{12}N_2$		136.22	0	2	0.66	0
白杨素	Chrysin	480-40-0	$C_{15}H_{10}O_4$		254.25	2	4	2.60	1
黄芩素	Baicalein	491-67-8	$C_{15}H_{10}O_5$		270.25	3	5	2.33	1

续表

中文名	英文名	CAS 号	分子式	结构式	分子量	氢键给体	氢键受体	脂水分配系数	可旋转键
野黄芩素	Scutellarein	529-53-3	$C_{15}H_{10}O_6$		286.25	4	6	2.07	1
红花素	4',5,7,8-Tetrahydroxyflavanone	479-54-9	$C_{15}H_{12}O_6$		288.27	4	6	2.03	1
圣草酚	Eriodictyol	552-58-9	$C_{15}H_{12}O_6$		288.27	4	6	2.03	1
三裂鼠尾草素	Salvigenin	19103-54-9	$C_{18}H_{16}O_6$		328.34	1	6	2.82	4
粘毛黄芩素 II	Viscidulin II	92519-93-2	$C_{17}H_{14}O_7$		330.31	3	7	2.30	3
5,7,2',6'-四羟基黄酮	5,7,2',6'-Tetrahydroxyflavone	82475-00-1	$C_{15}H_{10}O_6$		286.25	4	6	2.07	1
二氢木蝴蝶素	Dihydrooroxylin	18956-18-8	$C_{16}H_{14}O_5$		286.30	2	5	2.55	2

中文名	英文名	CAS 号	分子式	结构式	分子量	氢键给体	氢键受体	脂水分配系数	可旋转键
黄芩黄酮 Ⅱ	Neobaicalein	55084-08-7	$C_{19}H_{18}O_8$		374.37	2	8	2.54	5
千层纸素 A	Oroxylin	480-11-5	$C_{16}H_{12}O_5$		284.28	2	5	2.59	2
对羟基苯乙醇	4-Hydroxyphenethyl alcohol	501-94-0	$C_8H_{10}O_2$		138.18	2	2	1.28	2
黄芩黄酮 Ⅰ	Skullcapflavone I	41060-16-6	$C_{17}H_{14}O_6$		314.31	2	6	2.57	3
5,7,4'-三羟基-8-甲氧基黄酮	5,7,4'-Trihydroxy-8-methoxyflavone	57096-02-3	$C_{16}H_{12}O_6$		300.28	3	6	2.32	2
壬酸	Nonanoic acid	112-05-0	$C_9H_{18}O_2$		158.27	1	2	3.17	7
雪松烷-9-酮	Cedran-9-one	13794-73-5	$C_{15}H_{24}O$		220.39	0	1	3.02	0
对羟基苯甲醚	4-Methoxyphenol	150-76-5	$C_7H_8O_2$		124.15	1	2	1.55	1
辛酸甲酯	Caprylic acid methyl ester	111-11-5	$C_9H_{18}O_2$		158.27	0	2	2.97	7
酞酸二甲酯	Dimethyl phthalate	131-11-3	$C_{10}H_{10}O_4$		194.20	0	4	1.54	4

续表

中文名	英文名	CAS号	分子式	结构式	分子量	氢键给体	氢键受体	脂水分配系数	可旋转键
十一醛	Undecanal	112-44-7	$C_{11}H_{22}O$		170.33	0	1	4.13	9
苯甲酸甲酯	Methyl benzoate	93-58-3	$C_8H_8O_2$		136.16	0	2	1.69	2
新绿原酸	Neochlorogenic acid	906-33-2	$C_{16}H_{18}O_9$		353.33	5	9	-1.09	5
二苯胺	Diphenylamine	122-39-4	$C_{12}H_{11}N$		169.24	1	1	3.38	2
5-羟基-7,8-二甲氧基黄酮	5-Hydroxy-7,8-dimethoxyflavone	3570-62-5	$C_{17}H_{14}O_5$		298.31	1	5	2.84	3
9-氧代-壬酸甲酯	9-Oxo-nonanoicacidmethylester	1931-63-1	$C_{10}H_{18}O_3$		186.28	0	3	2.17	9
肉桂酸甲酯	Methyl cinnamate	1754-62-7	$C_{10}H_{10}O_2$		162.20	0	2	2.15	3
丁二酸二异丁酯	Diisobutyl succinate	925-06-4	$C_{12}H_{22}O_4$		230.34	0	4	2.48	9
5,7,2'3'-四羟基黄酮	5,7,2',3'-Tetrahydroxyflavone	74805-70-2	$C_{15}H_{10}O_6$		286.25	4	6	2.07	1
6-甲氧基柚皮素	6-Methoxynaringenin	94942-49-1	$C_{16}H_{14}O_6$		302.30	3	6	2.28	2

中文名	英文名	CAS号	分子式	结构式	分子量	氢键给体	氢键受体	脂水分配系数	可旋转键
5,7,4'-三羟基-8-甲氧基黄酮	5,7,4'-Trihydroxy-8-methoxyflavone	57096-02-3	$C_{16}H_{12}O_6$		302.28	3	6	2.28	2
黄芩黄酮	2-(2-Hydroxy-6-ethoxyphenyl)-5-hydroxy-7,8-dimethoxy-4H-1-benzopyran-4-one	70028-59-0	$C_{18}H_{16}O_7$		344.34	2	7	2.55	4
2',5,7-三羟基-8-甲氧基黄酮	2',5,7-Trihydroxy-8-methoxyflavone	80713-32-2	$C_{16}H_{12}O_6$		300.28	3	6	2.32	2
5,8-二羟基-6,7-二甲氧基黄酮	5,8-Dihydroxy-6,7-dimethoxyflavone	73202-52-5	$C_{17}H_{14}O_6$		314.31	2	6	2.57	3
5,8,2'-三羟基-7-甲氧基黄酮	5,8,2'-Trihydroxy-7-methoxyflavone	77056-20-3	$C_{16}H_{12}O_6$		300.28	3	6	2.32	2
甘黄芩苷元	Ganhuangenin	92519-91-0	$C_{17}H_{14}O_8$		346.31	4	8	2.03	3
达诺赛德A	Darendoside A	149596-95-2	$C_{19}H_{28}O_{11}$		432.4	2	3.2	1.143	N/A

续表

中文名	英文名	CAS号	分子式	结构式	分子量	氢键给体	氢键受体	脂水分配系数	可旋转键
5,2'-二羟基-6,7,8-三甲氧基黄酮	5,2'-Dihydroxy-6,7,8-trimethoxyflavone	86926-52-5	$C_{18}H_{16}O_7$		344.34	2	7	2.55	4
表小檗碱	Epiberberine	6873-09-2	$C_{20}H_{18}NO_4{}^+$		336.39	0	4	3.45	2
药根碱	Jatrorrhizine	3621-38-3	$C_{20}H_{20}INO_4$		465.28	N/A	N/A	N/A	N/A
二氢黄芩素	Dihydrobaicalein	35683-17-1	$C_{21}H_{20}O_{11}$		448.10	2	4	1.825	N/A
2,6,2',4'-四羟基-6'-甲氧基查尔酮	2,6,2',4'-Tetrahydroxy-6'-methoxychalcone	92519-97-6	$C_{16}H_{14}O_6$		302.30	4	6	2.62	4

第十七章
甘味中药成分的结构信息

本章从敦煌医方脾脏、肺脏病方中味"甘"的药甘草和人参出发，以化学成分结构信息为目标，在查阅大量文献的基础上，通过筛选、编辑、整理和归纳甘草和人参中基本符合 Lipinski 类药五规则的成分，以化合物为单位，将化合物中文名、英文名、化学物质唯一的数字识别号码（CAS 登录号）、分子式、分子结构、类药性数据等多要素数据进行整合，首次整体展示。

第一节　甘草

主要化学成分：含 73 种黄酮，19 种萜类和挥发油，3 种香豆素类，2 种生物碱，2 种糖类，1 种酚酸，1 种甾体类。其中，黄酮类包括：槲皮素、熊竹素、甘草素、异鼠李素、刺芒柄花素、毛蕊异黄酮、山柰酚、甘草宁 G、5- 羟基 -8,8- 二甲基 -3-(3- 甲基 -2- 丁烯 -1- 基)-2-(2,4,5- 三羟基苯基)-4H,8H- 苯并 [1,2-b:3,4-b'] 二吡喃 -4- 酮、7- 羟基 -2- 甲基 -3- 苯基苯并吡喃 -4- 酮、乌拉尔醇 -3- 甲醚、异补骨脂黄酮、4',7- 二甲氧基异黄酮、1- 甲氧基菜豆素、樱黄素、甘草查尔酮 A、驴食草酚、高丽槐素、桑辛素、异甘草素、美迪紫檀素、松属素、黄羽扇豆魏特酮、7,4'- 二羟基黄酮、2- 甲基 -7 甲氧基异黄酮、柚皮素、粗毛甘草素 D、格里西轮、甘草异黄酮 B、甘草异黄烷酮、光甘草定、光甘草素、光果甘草酮、3- 羟基光甘草酚、甘草黄酮醇、甘草利酮、甘草查尔酮 B、甘草查尔酮 C、半甘草异黄酮 B、鳞叶甘草素 A、鳞叶甘草素 B、刺甘草查尔酮、甘草黄酮醇 A、粗毛甘草素 F。粗毛甘草素 C、异槲皮酚、菜豆异黄烷、(E)-3-(4-羟基 -2- 甲氧基苯基)-1-(4- 甲氧基苯基) 丙 -2- 烯 -1- 酮、1,3- 二苯基丙烷 -1,3- 二酮、甘草新木脂素、光甘草宁、黄甘草异黄酮 A、粗毛甘草素 I、9- 羟基 -9H- 芴 -2- 羧酸、2-[4,5- 二羟基 -2-(3- 甲基丁 -2- 烯基) 苯基]-5,6- 二羟基 -3- 甲氧基苯并吡喃 -4- 酮、异甘草黄酮醇、槲皮素 -3,3'- 二甲醚、粗毛甘草素 A、甘草黄酮 A、甘草宁 A、甘草宁 B、甘草宁 C、甘草宁 D、甘草宁 P、甘草宁 H、甘草宁 T、2,6,2',4'- 四羟基 -6'- 甲 氧 基 查 尔 酮、Glyasperins M、Gancaonin V、shinpterocarpin、栗宁、7- 乙酰氧基 -2- 甲基异黄酮、补骨脂乙素、1-(5-hydroxy-2,2-dimethylchromen-6-yl)-3-(4-hydroxyphenyl)prop-2-en-1-one。萜类和挥发油类包括：邻苯二甲酸二异丁酯、松油醇、酞酸二甲酯、茴香脑、2- 正戊基呋喃、薄荷脑、邻苯二甲酸二丁酯、2- 庚酮、庚醛、α- 毕橙茄烯醇、异佛尔酮、(1S,3R)- 顺式 -4- 蒈烯、抗氧剂 264、苯甲酸丁酯、1,7- 辛二烯、β- 松油烯、甘草内酯、1- 乙基 - 环丁醇、异光果甘草内酯。香豆素类包括：东莨菪内酯、甘草酚、甘草吡喃香豆素。生物碱类包括：3- 吲哚甲酸、5,6,7,8-Tetrahydro-4-methylquinoline。糖类包括：葡萄糖醛酸、壳二糖。酚酸类包括：原儿茶酸。具体信息，见表 17-1。

表 17-1　甘草成分及化学结构信息

中文名	英文名	CAS 号	分子式	结构式	分子量	氢键给体	氢键受体	脂水分配系数	可旋转键
东莨菪内酯	Scopoletin	92-61-5	$C_{10}H_8O_4$		192.18	1	4	1.62	1
邻苯二甲酸二异丁酯	DIBP	84-69-5	$C_{16}H_{22}O_4$		278.38	0	4	3.92	8

续表

中文名	英文名	CAS 号	分子式	结构式	分子量	氢键给体	氢键受体	脂水分配系数	可旋转键
槲皮素	Quercetin	117-39-5117-39-5	$C_{15}H_{10}O_7$		302.25	5	7	1.50	1
原儿茶酸	3,4-Dihydroxybenzoic acid	99-50-3	$C_7H_6O_4$		154.13	3	4	0.90	1
松油醇	(−)-α-Terpineol	10482-56-1	$C_{10}H_{18}O$		154.28	1	1	2.42	1
熊竹素	Kumatakenin	3301-49-3	$C_{17}H_{14}O_6$		314.31	2	6	2.09	3
甘草素	Liquiritigenin	578-86-9	$C_{15}H_{12}O_4$		256.27	2	4	2.57	1
异鼠李素	Isorhamnetin	480-19-3	$C_{16}H_{12}O_7$		316.28	4	7	1.76	2
刺芒柄花素	Formononetin	485-72-3	$C_{16}H_{12}O_4$		268.28	1	4	2.58	2
毛蕊异黄酮	Calycosin	20575-57-9	$C_{16}H_{12}O_5$		284.28	2	5	2.32	2
山奈酚	Kaempferol	520-18-3	$C_{15}H_{10}O_6$		286.25	4	6	1.77	1
甘草宁 G	Gancaonin G	126716-34-5	$C_{21}H_{20}O_5$		352.41	2	5	4.17	4

续表

中文名	英文名	CAS 号	分子式	结构式	分子量	氢键给体	氢键受体	脂水分配系数	可旋转键
5-羟基-8,8-二甲基-3-(3-甲基-2-丁烯-1-基)-2-(2,4,5-三羟基苯基)-4H,8H-苯并[1,2-b:3,4-b']二吡喃-4-酮	Artonin E	129683-93-8	$C_{25}H_{24}O_7$		436.49	4	7	4.67	3
7-羟基-2-甲基-3-苯基苯并吡喃-4-酮	7-Hydroxy-2-methylisoflavone	2859-88-3	$C_{16}H_{12}O_3$		252.28	1	3	3.11	1
乌拉尔醇-3-甲醚	Uralenol-3-methylether	150853-98-8	$C_{21}H_{20}O_3$		384.41	4	7	3.43	4
异补骨脂黄酮	Isobavachin	31524-62-6	$C_{20}H_{20}O_4$		324.40	2	4	4.42	3
4',7-二甲氧基异黄酮	4',7-Dimethoxyisoflavone	1157-39-7	$C_{17}H_{14}O_4$		282.31	0	4	2.83	3
酞酸二甲酯	Dimethyl phthalate	131-11-3	$C_{10}H_{10}O_4$		194.20	0	4	1.54	4
1-甲氧基菜豆素	1-Methoxyphaseollidin	65428-13-9	$C_{21}H_{22}O_5$		354.43	2	5	4.25	3
茴香脑	Cis-anethole	104-46-1	$C_{10}H_{12}O$		148.22	0	1	2.77	2

续表

中文名	英文名	CAS 号	分子式	结构式	分子量	氢键给体	氢键受体	脂水分配系数	可旋转键
樱黄素	Prunetin	552–59–0	$C_{16}H_{12}O_5$		284.28	2	5	2.32	2
甘草查尔酮 A	Licochalcone A	58749–22–7	$C_{21}H_{22}O_4$		338.43	2	4	4.62	6
驴食草酚	Vestitol	56701–24–7	$C_{16}H_{16}O_4$		272.32	2	4	3.15	2
2- 正戊基呋喃	2-Pentylfuran	3777–69–3	$C_9H_{14}O$		138.23	0	1	3.12	4
薄荷脑	DL–Menthol	89–78–1	$C_{10}H_{20}O$		156.30	1	1	2.78	1
邻苯二甲酸二丁酯	Dibutyl phthalate	84–74–2	$C_{16}H_{22}O4$		278.38	0	4	4.20	10
2- 庚酮	2–Heptanone	110–43–0	$C_7H_{14}O$		114.21	0	1	1.79	4
庚醛	Heptaldehyde	111–71–7	$C_7H_{14}O$		114.21	0	1	2.31	5
高丽槐素	Maackiain	2035–15–6	$C_{16}H_{12}O_5$		284.28	1	5	2.44	0
α- 毕橙茄烯醇	α–Cadinol	481–34–5	$C_{15}H_{26}O$		208.38	1	1	3.28	0

中文名	英文名	CAS 号	分子式	结构式	分子量	氢键给体	氢键受体	脂水分配系数	可旋转键
桑辛素	Morusin	62596-29-6	$C_{25}H_{24}O_6$		420.49	3	6	4.94	3
3-吲哚甲酸	3-Indoleformic acid	771-50-6	$C_9H_7NO_2$		161.17	2	2	1.73	1
异甘草素	Isoliquiritigenin	961-29-5	$C_{15}H_{12}O_4$		256.27	3	4	2.90	3
戊酸双氟可龙	Diflucortolone valerate	59198-70-8	$C_{27}H_{36}F_2O_5$		478.57	2	4.25	1.828	2
异佛尔酮	Izoforone	78-59-1	$C_9H_{14}O$		138.23	0	1	2.06	0
甘草酚	Neoglycyrol	23013-84-5	$C_{21}H_{18}O_6$		366.39	2	6	4.85	3
(1S,3R)-顺式-4-蒈烯	(1S,3R)-cis-4-Carene	5208-49-1	$C_{10}H_{16}$		136.26	0	0	2.68	0
美迪紫檀素	(+)-Medicarpin	33983-39-0	$C_{16}H_{14}O_4$		270.30	1	4	2.66	1
松属素	Pinocem-brin	480-39-7	$C_{15}H_{12}O_4$		256.27	2	4	2.57	1
抗氧剂 264	Butylated Hydroxytoluene	128-37-0	$C_{15}H_{24}O$		220.39	1	1	4.85	2

中文名	英文名	CAS 号	分子式	结构式	分子量	氢键给体	氢键受体	脂水分配系数	可旋转键
黄羽扇豆魏特酮	8-Prenylgenistein	104691-86-3	$C_{20}H_{18}O_5$		338.38	3	5	3.92	3
7,4'-二羟基黄酮	7,4'-Dihydroxyflavon	2196-14-7	$C_{15}H_{10}O_4$		254.25	2	4	2.60	1
2-甲基-7甲氧基异黄酮	7-Methoxy-2-methyl isoflavone	19725-44-1	$C_{17}H_{14}O_3$		266.31	0	3	3.36	2
柚皮素	Naringenin	480-41-1	$C_{15}H_{12}O_5$		272.27	3	5	2.30	1
粗毛甘草素 D	Glyasperin D	142561-10-2	$C_{22}H_{26}O_5$		370.48	2	5	4.99	5
格里西轮	Glycyrin	66056-18-6	$C_{22}H_{22}O_6$		382.44	2	6	4.67	5
甘草异黄酮 B	Licoisoflavone B	66056-30-2	$C_{20}H_{16}O_6$		352.36	3	6	2.85	1
甘草异黄烷酮	Licoisoflavanone	66067-26-3	$C_{20}H_{18}O_6$		354.38	3	6	2.97	1
甘草吡喃香豆素	Licopyranocoumarin	117038-80-9	$C_{21}H_{20}O_7$		384.41	3	7	3.04	3
光甘草定	Glabridin	59870-68-7	$C_{20}H_{20}O_4$		324.40	2	4	3.95	1
光甘草素	Glabrene	60008-03-9	$C_{20}H_{18}O_4$		322.38	2	4	3.77	1

续表

中文名	英文名	CAS 号	分子式	结构式	分子量	氢键给体	氢键受体	脂水分配系数	可旋转键
光果甘草酮	Glabrone	60008-02-8	$C_{20}H_{16}O_5$		336.36	2	5	3.12	1
3-羟基光甘草酚	3-Hydroxyglabrol	74148-41-7	$C_{25}H_{28}O_5$		408.53	3	5	5.73	5
甘草黄酮醇	Licoflavonol	60197-60-6	$C_{20}H_{18}O_6$		354.38	4	6	3.63	3
甘草利酮	Licoricone	51847-92-8	$C_{22}H_{22}O_6$		382.44	2	6	4.16	5
甘草查尔酮 B	Licochalcone B	58749-23-8	$C_{16}H_{14}O_5$		286.30	3	5	2.88	4
甘草查尔酮 C	Licochalcone C	144506-14-9	$C_{21}H_{22}O_4$		338.43	2	4	5.01	6
半甘草异黄酮 B	SeMilicoisoflavone B	129280-33-7	$C_{20}H_{16}O_6$		352.36	3	6	2.85	1
鳞叶甘草素 A	Glepidotin A	42193-83-9	$C_{20}H_{18}O_5$		338.38	3	5	3.90	3
鳞叶甘草素 B	Glepidotin B	87440-56-0	$C_{20}H_{20}O_5$		340.40	3	5	3.88	3
苯甲酸丁酯	Butyl benzoate	136-60-7	$C_{11}H_{14}O_2$		178.25	0	2	3.01	5

中文名	英文名	CAS 号	分子式	结构式	分子量	氢键给体	氢键受体	脂水分配系数	可旋转键
刺甘草查尔酮	Echinatin	34221-41-5	$C_{16}H_{14}O_4$		270.30	2	4	3.15	4
甘草黄酮醇A	Glycyrrhiza flavonol A	197304-01-1	$C_{20}H_{18}O_7$		370.38	4	7	2.17	1
1,7-辛二烯	α, ω -Octadiene	3710-30-3	C_8H_{14}		110.199	0	0	4.353	4
β-松油烯	β-Terpinene	99-84-3	$C_{10}H_{16}$		136.26	0	0	3.50	1
葡萄糖醛酸	Glucuronic acid	6556-12-3	$C_6H_{10}O_7$		194.16	5	7	-2.47	5
粗毛甘草素F	Glyasperin F	145382-61-2	$C_{20}H_{18}O_6$		354.38	3	6	2.97	1
粗毛甘草素C	Glyasperin C	142474-53-1	$C_{21}H_{24}O_5$		356.45	3	5	4.73	4
异槲皮酚	Isotrifoliol	329319-08-6	$C_{16}H_{10}O_6$		298.26	2	6	2.99	1
菜豆异黄烷	Phaseollinisoflavan	40323-57-7	$C_{20}H_{20}O_4$		324.40	2	4	3.95	1
(E)-3-(4-羟基-2-甲氧基苯基)-1-(4-甲氧基苯基)丙-2-烯-1-酮	Glypallichalcone	146763-58-8	$C_{17}H_{16}O_4$		284.33	1	4	3.40	5

续表

中文名	英文名	CAS 号	分子式	结构式	分子量	氢键给体	氢键受体	脂水分配系数	可旋转键
1,3-二苯基丙烷-1,3-二酮	Dibenzoylmethane	120-46-7	$C_{15}H_{12}O_2$		224.27	0	2	3.16	4
甘草新木脂素	Liconeolignan	82209-75-4	$C_{21}H_{22}O_5$		354.43	2	5	5.23	5
光甘草宁	Glabranin	41983-91-9	$C_{20}H_{20}O_4$		324.40	2	4	4.42	3
甘草内酯	Glabrolide	10401-33-9	$C_{30}H_{44}O_4$		468.74	1	4	5.00	0
黄甘草异黄酮 A	Eurycarpin A	166547-20-2	$C_{20}H_{18}O_5$		338.38	3	5	3.92	3
粗毛甘草素 I	Glypallichalcone I	146763-58-8	$C_{17}H_{16}O_4$		284.33	1	4	3.40	5
9-羟基-9H-芴-2-羧酸	Sigmoidin B	87746-47-2	$C_{20}H_{20}O_6$		356.40	4	6	3.89	3
2-[4,5-二羟基-2-(3-甲基丁-2-烯基)苯基]-5,6-二羟基-3-甲氧基苯并吡喃-4-酮	Uralene	150853-99-9	$C_{21}H_{18}O_7$		384.41	4	7	3.43	4
壳二糖	N,N'-Diacetylchitobiose	35061-50-8	$C_{16}H_{28}N_2O_{11}$		302.24	4	5.25	0.481	5

中文名	英文名	CAS 号	分子式	结构式	分子量	氢键给体	氢键受体	脂水分配系数	可旋转键
1-乙基-环丁醇	Cyclobutanol, 1-ethyl	84256-19-9	$C_6H_{12}O$		100.18	1	1	1.32	1
异甘草黄酮醇	Isolicoflavonol	94805-83-1	$C_{20}H_{18}O_6$		354.38	4	6	3.63	3
异光果甘草内酯	Isoglabrolide	10376-64-4	$C_{30}H_{46}O_5$		468.74	1	4	5.15	0
槲皮素-3,3'-二甲醚	Quercetin 3,3'-dimethyl ether	4382-17-6	$C_{17}H_{14}O_7$		330.31	3	7	1.82	3
N/A	5,6,7,8-Tetrahydro-4-methylquinoline	28971-03-1	$C_{10}H_{13}N$		147.24	0	1	2.69	0
粗毛甘草素A	Glyasperin A	142474-52-0	$C_{25}H_{26}O_6$		422.51	4	6	5.48	5
甘草黄酮A	Licoflavone A	61153-77-3	$C_{20}H_{18}O_4$		322.38	2	4	4.46	3
甘草宁A	Gancaonin A	27762-99-8	$C_{21}H_{20}O_5$		352.41	2	5	4.17	4
甘草宁B	Gancaonin B	124596-86-7	$C_{21}H_{20}O_6$		368.41	3	6	3.91	4

续表

中文名	英文名	CAS号	分子式	结构式	分子量	氢键给体	氢键受体	脂水分配系数	可旋转键
甘草宁C	Gancaonin C	124596–87–8	$C_{20}H_{18}O_5$		354.38	4	6	2.83	4
甘草宁D	Gancaonin D	124596–88–9	$C_{21}H_{20}O_7$		384.41	4	7	2.81	5
甘草宁P	Gancaonin P	129145–54–6	$C_{20}H_{18}O_7$		370.38	5	7	3.36	3
甘草宁H	Gancaonin H	126716–35–6	$C_{25}H_{24}O_6$		420.49	3	6	4.71	3
甘草宁T	Gancaonin T	134958–55–7	$C_{24}H_{30}O_5$		398.54	4	5	5.45	5
N/A	Glyasperins M	156162–05–9	$C_{21}H_{20}O_6$		368.41	2	6	3.22	2
N/A	Gancaonin V	134958–57–9	$C_{19}H_{20}O_4$		312.39	4	4	4.74	2
N/A	Shinpterocarpin	157414–04–5	$C_{20}H_{18}O_4$		322.38	1	4	3.46	0
栗宁	Castanin	550–79–8	$C_{17}H_{14}O_5$		298.31	1	5	2.57	3

续表

中文名	英文名	CAS号	分子式	结构式	分子量	氢键给体	氢键受体	脂水分配系数	可旋转键
N/A	1-(5-Hydroxy-2,2-dimethylchromen-6-yl)-3-(4-hydroxyphenyl)prop-2-en-1-one	54676-48-1	$C_{20}H_{18}O_4$		322.38	2	4	3.96	3
7-乙酰氧基-2-甲基异黄酮	7-Acetoxy-2-methylisoflavone	3211-63-0	$C_{18}H_{14}O_4$		294.32	0	4	3.15	3
补骨脂乙素	Corylifolinin	20784-50-3	$C_{20}H_{20}O_4$		324.40	3	4	4.76	5

第二节　人参

　　主要化学成分：含 7 种脂肪族，6 种皂苷，4 种萜类和挥发油，2 种芳香族，2 种生物碱，1 种氨基酸，1 种苷类，1 种甾体类，1 种维生素，1 种香豆素类。其中，脂肪族类包括：棕榈酸甲酯、豆蔻醇、反棕榈油酸甲酯、11-二十烯酸甲酯、1-十七烷醇、花生四烯酸、葎草烯环氧化物Ⅰ。皂苷类包括：人参皂苷 Rg1、人参皂苷 Rg3、木皂苷 A、人参皂苷 Rh2、人参皂苷 Rg3、人参皂苷 Rb3。萜类和挥发油类包括：β-红没药烯、B-榄香烯、B-瑟林烯、(+)-双环大根香叶烯。芳香族类包括：3,5-二甲基-4-甲氧基苯甲酸、邻苯二甲酸二叔丁酯。生物碱类包括：苯代南蛇碱、N-亚水杨基水杨胺。氨基酸类包括：亚叶酸。苷类包括：楤木皂苷 A。甾体类包括：原人参二醇。维生素类包括：吡哆素。香豆素类包括：灌木远志酮 A。具体信息，见表 17-2。

表 17-2　人参成分及化学结构信息

中文名	英文名称	CAS号	分子式	结构式	分子量	氢键给体	氢键受体	脂水分配系数	可旋转键
棕榈酸甲酯	Methyl palmitate	112-39-0	$C_{17}H_{34}O_2$		270.51	0	2	6.62	15
β-红没药烯	β-Bisabolene	495-61-4	$C_{15}H_{24}$		204.39	0	0	5.33	4
豆蔻醇	Tetradecan-1-ol	112-72-1	$C_{14}H_{30}O$		214.44	1	1	5.53	12
反棕榈油酸甲酯	Methyl palmitelaidate	10030-74-7	$C_{17}H_{32}O_2$		268.49	0	2	6.17	14
亚叶酸	Folinic acid	58-05-9	$C_{20}H_{23}N_7O_7$		473.50	8	14	-0.04	9
11-二十烯酸甲酯	Methyl (Z)-icos-11-enoate	2390-09-2	$C_{21}H_{40}O_2$		324.61	0	2	8.00	18
B-榄香烯	δ-Elemene	515-13-9	$C_{15}H_{24}$		204.39	0	0	4.73	3
楤木皂苷A	Araloside A	7518-22-1	$C_{47}H_{74}O_{18}$		927.21	10	18	1.74	10
1-十七烷醇	N-Heptadecanol	1454-85-9	$C_{17}H_{36}O$		256.53	1	1	6.90	15
人参皂苷Rg1	Ginsenoside Rg1	22427-39-0	$C_{42}H_{72}O_{14}$		801.14	10	14	1.13	10
原人参二醇	20-(s)-Protopanaxadiol	30636-90-9	$C_{30}H_{52}O_3$		460.82	3	3	5.79	4

续表

中文名	英文名称	CAS 号	分子式	结构式	分子量	氢键给体	氢键受体	脂水分配系数	可旋转键
人参皂苷Rg3	20-(S)-Ginsenoside-Rg3_qt	14197-60-5	$C_{42}H_{72}O_{13}$		785.14	9	13	2.30	10
3,5-二甲基-4-甲氧基苯甲酸	3,5-Dimethyl-p-anisic acid	21553-46-8	$C_{10}H_{12}O_3$		180.22	1	3	2.39	2
木皂苷A	Araloside A	7518-22-1	$C_{47}H_{74}O_{18}$		927.21	10	18	1.74	10
吡哆素	Vitamin H	22879-79-4	$C_{10}H_{16}N_2O_3S$		244.35	3	5	0.65	5
苯代南蛇碱	Celabenzine	53938-08-2	$C_{23}H_{29}N_3O_2$		379.55	2	5	2.29	2
邻苯二甲酸二叔丁酯	Di-tert-butyl phthalate	30448-43-2	$C_{16}H_{22}O_4$		278.38	0	4	3.40	6
花生四烯酸	Arachidonic acid	506-32-1	$C_{20}H_{32}O_2$		304.52	1	2	6.41	14
灌木远志酮A	Frutinone A	38210-27-4	$C_6H_{14}O_4$		264.24	0	4	2.70	0
人参皂苷Rh2	Ginsenoside Rh2	78214-33-2	$C_{36}H_{62}O_8$		622.98	6	8	4.04	7

续表

中文名	英文名称	CAS号	分子式	结构式	分子量	氢键给体	氢键受体	脂水分配系数	可旋转键
人参皂苷Rg3	Ginsenoside Rg3	14197-60-5	$C_{42}H_{72}O_{13}$		785.14	9	13	2.30	10
人参皂苷Rb3	Ginsenoside Rb3	68406-26-8	$C_{53}H_{90}O_{22}$		1079.43	14	22	-0.44	16
B-瑟林烯	β-Selinene	17066-67-0	$C_{15}H_{24}$		204.39	0	0	4.81	1
(+)-双环大根香叶烯	3,6,6,9-Tetramethyl-1,4,4a,5,7,9a-hexahydro-benzo[7]an-nulen	24703-35-3	$C_{15}H_{24}$		204.39	0	0	4.70	0
N-亚水杨基水杨胺	N-Salicylidene-salicylamine	3946-40-5	$C_{14}H_{13}NO_2$		227.38	2	3	2.90	3
葎草烯环氧化物 I	Humulene epoxide	19888-33-6	$C_{15}H_{24}O$		220.39	0	1	3.80	0

第十八章
辛味中药成分的结构信息

本章从敦煌医方脾脏、肺脏病方中味"辛"的药附子、干姜和细辛出发，以化学成分结构信息为目标，在查阅大量文献的基础上，通过筛选、编辑、整理和归纳附子、干姜和细辛中基本符合 Lipinski 类药五规则的成分，以化合物为单位，将化合物中文名、英文名、化学物质唯一的数字识别号码（CAS 登录号）、分子式、分子结构、类药性数据等多要素数据进行整合，首次整体展示。

第一节　附子

主要化学成分：含 14 种生物碱，3 种萜类，1 种黄酮，1 种苯丙素。其中，生物碱包括：多根乌头碱、3,4,5- 三甲氧基苯乙胺、光翠雀碱、(1R)-1-(4- 羟基苯甲基)-1,2,3,4- 四氢异喹啉 -6,7- 二酚、惰碱、2- 氨基苯酚、4- 氨基苯酚、日巴里宁碱、去甲猪毛菜碱、准噶尔乌头碱、人血草碱、异叶乌头素、异塔拉定、尿嘧啶。萜类：包括穿心莲内酯、去氧穿心莲内酯、开环新五味子酸 A。黄酮类包括：水黄皮素。苯丙素类包括：德尔妥因。具体信息，见表 18-1。

表 18-1　附子成分及化学结构信息

中文名	英文名	CAS 号	分子式	分子结构	分子量	氢键给体	氢键受体	脂水分配系数	可旋转键
尿嘧啶	Uracil	66-22-8	$C_4H_4N_2O_2$		112.10	2	4	-1.01	0
穿心莲内酯	Andrographolide	5508-58-7	$C_{20}H_{30}O_5$		350.50	3	5	2.50	3
德尔妥因	Deltoin	19662-71-6	$C_{19}H_{20}O_5$		328.29	0	5	2.48	4
去氧穿心莲	Deoxyandrographolide	79233-15-1	$C_{20}H_{30}O_4$		334.50	2	4	3.02	4
多根乌头碱	Karakoline	39089-30-0	$C_{22}H_{35}NO_4$		377.58	3	5	-0.05	2
水黄皮素	Karanjin	521-88-0	$C_{18}H_{12}O_4$		292.30	0	4	2.94	2
3,4,5-三甲氧基苯乙胺	TMPEA	121082-99-3	$C_{11}H_{17}NO_3$		211.29	2	4	1.21	5
开环新五味子酸 A	Seconeokadsuranic acid A	124817-74-9	$C_{30}H_{44}O_4$		468.668	1	4	6.575	5

中文名	英文名	CAS 号	分子式	分子结构	分子量	氢键给体	氢键受体	脂水分配系数	可旋转键
光翠雀碱	Denudatine	26166–37–0	$C_{22}H_{33}NO_2$		343.56	2	3	2.25	1
(1R)-1-(4-羟基苯甲基)-1,2,3,4-四氢异喹啉-6,7-二酚	(R)-Norcoclaurine	106032–53–5	$C_{16}H_{17}NO_3$		271.34	4	4	2.57	2
惰碱	Ignavine	1357–76–2	$C_{27}H_{31}NO_5$		449.59	3	6	1.22	3
2-氨基苯酚	2-Aminophenol	95–55–6	C_6H_7NO		109.14	3	2	0.82	0
4-氨基苯酚	UNAL	123–30–8	C_6H_7NO		109.14	3	2	0.82	0
日巴里宁碱	Pyrrolezanthine	500574–37–8	$C_{14}H_{15}NO_3$		245.30	2	3	2.51	5
去甲猪毛菜碱	Salsolinol	27740–96–1	$C_{10}H_{13}NO_3$		179.24	3	3	1.29	0
准噶尔乌头碱	Songorine	509–24–0	$C_{22}H_{31}NO_3$		357.54	2	4	0.90	1
人血草碱	Talatizamine	20501–56–8	$C_{24}H_{39}NO_5$		421.64	2	6	-0.32	5

续表

中文名	英文名	CAS 号	分子式	分子结构	分子量	氢键给体	氢键受体	脂水分配系数	可旋转键
异叶乌头素	Hetisine	10089-23-3	$C_{20}H_{27}NO_3$		329.48	3	4	-0.41	0
异塔拉定	Isotalatizidine	7633-68-3	$C_{23}H_{37}NO_5$		407.61	3	6	-0.73	4

第二节 干姜

主要化学成分：含 59 种萜类，2 种生物碱，1 种黄酮，1 种甾体，1 种二芳基烷基类化合物。其中，萜类和挥发油类包括：β- 桉叶醇、榄 [香] 醇、松油醇、橙花叔醇、牻牛儿醇、香叶醇、柠檬醛、左旋 -α- 蒎烯、β- 蒎烯、月桂烯、(R)-3,7- 二甲基 -1,6- 辛二烯 -3- 醇、罗勒烯、γ - 萜品烯、松油烯、草酸二乙酯、金合欢醇、橙花醇乙酸酯、α- 柏木烯、邻苯二甲酸二丁酯、(-)- 香茅醛、松油烯、2- 壬酮、甲基壬基甲酮、桧烯、(-)- 桃金娘烯醇、(+)-β- 水芹烯、3- 环己烯 -1- 醇、β- 葎草烯、乙酸香茅酯、丁酸香茅酯、双环丙基酮、莳醇、10- 姜酚、一亚油酸甘油酯、6- 姜酚、六氢姜黄素、甜瓜醛、2- 甲基 -3- 丁烯 -2- 醇、2- 甲基 -2- 庚烯、异戊酸、4- 姜酮醇、香茅醇乙酸酯、甲基庚烯酮、(R)-1,2- 丙二醇、樟烯醇、S-(Z)-3,7,11- 三甲基 -1,6,10- 十二烷三烯 -3- 醇、姜烯酮 A、黄根醇、姜酮、(S)-α- 水芹烯、菖蒲酮、6- 姜磺酸、4-(1,5-Dimethylhex-4-enyl)cyclohex-2-enone、[(1R,2R,5R)-2-Isopropyl-5-methyl-cyclohexyl]

acetate、三环萜、6- 姜辣二醇、(+)-1,5-Epoxy-nor-ketoguaia、水芹醛、α-
蒎烯、(+)- 柠檬烯、姜烯酮 B。生物碱类包括：七叶灵、内消旋 – 三羟基
哌啶。黄酮类包括：3,4',5,7- 四羟基 -8- 甲氧基黄酮。甾体类包括：甲睾
酮。二芳基烷基类化合物：5- 羟基 -7(4- 羟基苯基)-1-(4- 羟基 -3- 甲氧
基苯基)-3- 庚酮。具体信息，见表 18-2。

表 18-2　干姜成分及化学结构信息

中文名	英文名	CAS 号	分子式	结构式	分子量	氢键给体	氢键受体	脂水分配系数	可旋转键
β- 桉叶醇	β–Eudesmol	473–15–4	$C_{15}H_{26}O$		222.41	1	1	3.72	1
榄 [香] 醇	Elemol	639–99–6	$C_{15}H_{26}O$		222.41	1	1	3.70	3
松油醇	(L)-α–Terpineol	10482–56–1	$C_{10}H_{18}O$		154.28	1	1	2.42	1
橙花叔醇	Nerolidol	7212–44–4	$C_{15}H_{26}O$		222.41	1	1	4.56	7
牻牛儿醇、香叶醇	Geraniol	106–24–1	$C_{10}H_{18}O$		154.28	1	1	2.93	4
柠檬醛	Citral	5392–40–5	$C_{10}H_{16}O$		152.26	0	1	3.19	4
左旋 -α 蒎烯	(1S)-(–)-α–Pinene	7785–26–4	$C_{10}H_{16}$		136.26	0	0	2.87	0
β- 蒎烯	(–)-Nopinene	127–91–3	$C_{10}H_{16}$		136.26	0	0	2.93	0

续表

中文名	英文名	CAS 号	分子式	结构式	分子量	氢键给体	氢键受体	脂水分配系数	可旋转键
月桂烯	Myrcene	123–35–3	$C_{10}H_{16}$		136.26	0	0	3.69	4
(R)–3,7–二甲基–1,6–辛二烯–3–醇	(R)–linalool	126–91–0	$C_{10}H_{18}O$		154.28	1	1	2.74	4
罗勒烯	p–Ocimene	13877–91–3	$C_{10}H_{16}$		136.26	0	0	3.63	3
γ–萜品烯、松油烯	Moslene	99–85–4	$C_{10}H_{16}$		136.26	0	0	3.45	1
草酸二乙酯	Ethyl oxalate	95–92–1	$C_6H_{10}O_4$		154.28	1	1	1.98	0
金合欢醇	(E,E)–Farnesol	4602–84–0，106–28–5	$C_{15}H_{26}O$		222.41	1	1	4.76	7
橙花醇乙酸酯	Neryl acetate	141–12–8	$C_{12}H_{20}O_2$		196.32	0	2	3.31	6
α–柏木烯	(−)–α–Cedrene	469–61–4	$C_{15}H_{24}$		204.39	0	0	4.12	0
邻苯二甲酸二丁酯	Dibutyl phthalate	84–74–2	$C_{16}H_{22}O_4$		278.38	0	4	4.20	10
(−)–香茅醛	(−)–Citronellal	5949–05–3	$C_{10}H_{18}O$		154.28	0	1	3.02	5

中文名	英文名	CAS 号	分子式	结构式	分子量	氢键给体	氢键受体	脂水分配系数	可旋转键
松油烯	α-Terpinene	99-86-5	$C_{10}H_{16}$		136.26	0	0	3.45	1
2- 壬酮	2-Nonanone	821-55-6	$C_9H_{18}O$		142.27	0	1	2.70	6
甲基壬基甲酮	2-Undecanone	112-12-9	$C_{11}H_{22}O$		170.33	0	1	3.62	8
桧烯	(-)-Sabinene	3387-41-5	$C_{10}H_{16}$		136.26	0	0	2.87	1
(-)- 桃金娘烯醇	(-)-Myrtenol	19894-97-4	$C_{10}H_{16}O$		152.26	1	1	1.78	1
(+)-β- 水芹烯	(+)-β-Phellandrene	555-10-2、6153-16-8	$C_{10}H_{16}$		136.26	0	0	3.31	1
3- 环己烯 -1- 醇	3-Cyclohexen-1-ol	822-66-2	$C_6H_{10}O$		98.16	1	1	1.06	0
β- 葎草烯	β-Humulene	116-04-1	$C_{14}H_{24}$		190.36	0	0	4.63	0
乙酸香茅酯	Citronellyl acetate	150-84-5	$C_{12}H_{22}O_2$		198.34	0	2	3.43	7
丁酸香茅酯	Citronellyl butyrate	141-16-2	$C_{14}H_{26}O_2$		226.40	0	2	4.55	9
双环丙基酮	Dicyclopropyl ketone	1121-37-5	$C_7H_{10}O$		110.17	0	1	1.27	2
莳醇	Fenchol	1632-73-1	$C_{10}H_{18}O$		154.28	1	1	2.11	0

续表

中文名	英文名	CAS 号	分子式	结构式	分子量	氢键给体	氢键受体	脂水分配系数	可旋转键
10- 姜酚	10-Gingerol	23513-15-7	$C_{21}H_{34}O_4$		350.55	2	4	5.30	14
一亚油酸甘油酯	1-Monolinolein	2277-28-3	$C_{21}H_{38}O_4$		354.59	2	4	5.59	18
6- 姜酚	6-Gingerol	23513-14-6	$C_{17}H_{26}O_4$		294.43	2	4	3.47	10
六氢姜黄素	Hexahydrocurcumin	36062-05-2	$C_{21}H_{26}O_6$		374.47	3	6	3.31	10
甲睾酮	17-Methyltestosterone	58-18-4	$C_{20}H_{30}O_2$		302.50	1	2	3.54	0
甜瓜醛	2,6-Dimethyl-5-heptenal	106-72-9	$C_9H_{16}O$		140.25	0	1	2.77	4
2- 甲基 -3- 丁烯 -2- 醇	Methylbutenol	115-18-4	$C_5H_{10}O$		86.15	1	1	0.84	1
2- 甲基 -2- 庚烯	2-Methylhe-pt-2-ene	627-97-4	C_8H_{16}		112.24	0	0	3.57	3
异戊酸	Isovaleral acid	503-74-2	$C_5H_{10}O_2$		102.15	1	2	1.15	2
4- 姜酮醇	4-Gingerol	41743-68-4	$C_{15}H_{22}O_4$		266.37	2	4	2.56	8
香茅醇乙酸酯	[(3S)-3,7-Dimethyloct-7-enyl] acetate	67650-82-2	$C_{12}H_{22}O_2$		198.34	0	2	3.48	8
甲基庚烯酮	6-Methyl-5-hepten-2-one	110-93-0	$C_8H_{14}O$		126.22	0	1	1.79	3

中文名	英文名	CAS号	分子式	结构式	分子量	氢键给体	氢键受体	脂水分配系数	可旋转键
(R)-1,2-丙二醇	(R)-(-)-1,2-Propanediol	4254-14-2	$C_3H_8O_2$		76.11	2	2	-0.52	1
樟烯醇	Campherenol	18530-03-5	$C_{10}H_{14}O$		222.41	1	1	3.80	3
S-(Z)-3,7,11-三甲基-1,6,10-十二烷三烯-3-醇	Peruviol	142-50-7	$C_{15}H_{26}O$		222.41	1	1	4.56	7
姜烯酮A	Gingerenone A	128700-97-0	$C_{21}H_{24}O_5$		356.45	2	5	4.39	9
黄根醇	Xanthorrhizol	30199-26-9	$C_{15}H_{22}O$		218.37	1	1	5.07	4
3,4',5,7-四羟基-8-甲氧基黄酮	Sexangularetin	571-74-4	$C_{16}H_{12}O_7$		316.28	4	7	1.76	2
姜酮	Zingerone	122-48-5	$C_{11}H_{14}O_3$		194.25	1	3	1.63	4
(S)-α-水芹烯	(S)-(+)-α-Phellandrene	2243-33-6	$C_{10}H_{16}$		136.26	0	0	3.25	1
七叶灵	Heptaphylline	17750-35-5	$C_{18}H_{17}NO_2$		279.36	2	2	4.67	3

续表

中文名	英文名	CAS 号	分子式	结构式	分子量	氢键给体	氢键受体	脂水分配系数	可旋转键
菖蒲酮	Shyobunone	21698–44–2	$C_{15}H_{24}O$		220.39	0	1	3.84	3
6- 姜磺酸	6-Gingesulfonic acid	145937–21–9	$C_{17}H_{26}O_6S$		358.50	2	6	3.05	11
N/A	4–[(R)–6–Methylhe–pt–5–en–2–yl]cycloh–ex–2–en–1–on	196193–23–4	$C_{14}H_{22}O$		206.36	0	1	3.94	4
N/A	Neoisomenthol acetate	20777–36–0	$C_{12}H_{22}O_2$		198.34	0	2	3.16	3
三环萜	Tricyclene	508–32–7	$C_{10}H_{16}$		136.26	0	0	2.30	0
5- 羟基 –7(4- 羟基苯基)–1–(4- 羟基 –3– 甲氧基苯基)–3– 庚酮	5–Hydroxy–7–(4–hydroxyphenyl)–1–(4–hydroxy–3–methoxyphenyl)–3–heptanone	138870–92–5	$C_{20}H_{24}O_5$		344.44	3	5	3.33	9
6- 姜辣二醇	6–Gingediol	PubChem CID 101660275	$C_{17}H_{28}O_4$		296.45	3	4	3.54	10

续表

中文名	英文名	CAS 号	分子式	结构式	分子量	氢键给体	氢键受体	脂水分配系数	可旋转键
N/A	(+)-1,5-Epoxy-nor-ketoguaia-11-ene	PubChem SID 50631672	$C_{14}H_{20}O_2$		220.34	0	2	2.46	1
水芹醛	(4S)-4-Isopropylcyclohexene-1-carbaldehyde	21391-98-0	$C_{10}H_{16}O$		152.26	0	1	2.86	2
α-蒎烯	α-Pinene	80-56-8	$C_{10}H_{16}$		136.26	0	0	2.87	0
(+)-柠檬烯	(+)-Limonene	5989-27-5	$C_{10}H_{16}$		136.26	0	0	3.50	1
内消旋-三羟基哌啶	Mesotrihydroxypiperidine	172588-13-5	$C_5H_{11}NO_3$		133.17	4	4	-1.93	0
姜烯酮 B	Gingerenone B	128700-98-1	$C_{22}H_{26}O_6$		386.48	2	6	4.37	10

第三节 细辛

主要化学成分：含 54 种萜类和挥发油，11 种简单苯丙体，1 种脂肪酸，1 种酯类。其中，萜类和挥发油类包括：樟烯、樟脑、小茴香醇、芳樟醇氧化物 B、D-香茅醇、(±)-trans-香苇醇、2-(4-甲基苯基)丙-2-醇、紫苏醇、柠檬烯、水芹烯、α- 松油烯、异松油烯、γ - 松油烯、(E)-1- 甲基 -4(1- 甲基乙基)-2- 环己烯 -1- 醇、1,8- 桉叶素、4- 松油醇、(S)-α- 松油醇、(R)-α- 松油醇、乙酸松油酯、龙脑烯醛、马鞭草烯酮、2(10)- 蒎烯 -3- 酮、α- 蒎烯、3- 蒈烯、α- 侧柏烯、红没药醇、橙花叔醇、β- 榄香烯、α- 葎草烯、丁香烯、花侧柏烯、δ - 荜澄茄烯、1,8- 环氧 -p- 盖桉叶素、橙花醇、β- 愈创木烯、δ - 愈创木烯、α- 愈创木烯、β- 古芸烯、广藿香醇、β- 波旁天竺葵烯、芳樟醇、β- 蒎烯、黄樟醚、2- 甲氧基黄樟醚、(E)-3,7- 二甲基 -1,3,6 辛三烯；罗勒烯、(Z)-3,7- 二甲基 -1,3,6 辛三烯；罗勒烯、(E)-β- 金合欢烯、月桂烯、(+)- 香橙烯、(-)- 冰片；左旋龙脑、α- 葛缕酮、优葛缕酮、(±)-trans- 松香芹醇、桃金娘烯醇。简单苯丙体类包括：β- 细辛醚、α- 细辛醚、榄香脂素、丁香油酚、丁香油酚甲醚、甲氧基丁香油酚、肉豆蔻醚、1,2,3- 三甲氧基 -5- 甲基苯、百里香酚甲醚、卡枯醇甲、基胡椒酚。脂肪酸类包括：棕榈酸。酯类包括：2- 甲基丁酸甲酯。具体信息，见表 18-3。

表 18-3　细辛成分及化学结构信息

中文名	英文名	CAS 号	分子式	结构式	分子量	氢键给体	氢键受体	脂水分配系数	可旋转键
樟烯	Camphene	79–92–5	$C_{10}H_{16}$		136.26	0	0	2.93	0
樟脑	Camphor	464–49–3	$C_{10}H_{16}O$		152.26	0	1	1.94	0
小茴香醇	Fenchol	1632–73–1	$C_{10}H_{18}O$		154.28	1	1	2.11	0

续表

中文名	英文名	CAS 号	分子式	结构式	分子量	氢键给体	氢键受体	脂水分配系数	可旋转键
芳樟醇氧化物 B	Linalool oxide B	5989-33-3	$C_{10}H_{18}O_2$		170.28	1	2	1.43	2
D-香茅醇	(R)-(+)-β-Citronellol	7540-51-4	$C_{10}H_{20}O$		156.30	1	1	3.05	5
(±)-trans-香苇醇	(±)-trans-Carveol	1197-07-5	$C_{10}H_{16}O$		152.26	1	1	2.40	1
2-(4-甲基苯基)丙-2-醇	2-(4-Methylphenyl)propan-2-ol	1197-01-9	$C_{10}H_{14}O$		150.24	1	1	2.29	1
紫苏醇	Perilla alcohol	536-59-4	$C_{10}H_{16}O$		152.26	1	1	2.41	2
柠檬烯	DL-Limonene	138-86-3	$C_{10}H_{16}$		136.26	0	0	3.50	1
水芹烯	(-)-α-Phellandrene	4221-98-1	$C_{10}H_{16}$		136.26	0	0	3.25	1
α-松油烯	α-Terpinene	99-86-5	$C_{10}H_{16}$		136.26	0	0	3.45	1
异松油烯	Terpinolen	586-62-9	$C_{10}H_{16}$		136.26	0	0	3.64	0
γ-松油烯	γ-Terpinene	99-85-4	$C_{10}H_{16}$		136.26	0	0	3.45	1

续表

中文名	英文名	CAS 号	分子式	结构式	分子量	氢键给体	氢键受体	脂水分配系数	可旋转键
(E)-1-甲基-4(1-甲基乙基)-2-环己烯-1-醇	trans-4-(isopropyl)-1-methylcyclohex-2-en-1-ol	29803-81-4	$C_{10}H_{18}O$		154.28	1	1	2.36	1
1,8-桉叶素	1,8-Cineole	470-82-6	$C_{10}H_{18}O$		154.28	0	1	2.02	0
4-松油醇	dl-4-Terpineol	562-74-3	$C_{10}H_{18}O$		152.31	0	0	3.91	1
棕榈酸	Palmitic acid	57-10-3	$C_{16}H_{32}O_2$		256.48	1	2	6.37	14
(S)-α-松油醇	(S)-2-(4-methylcyclohex-3-en-1-yl)propan-2-ol	98-55-5	$C_{10}H_{18}O$		154.28	1	1	2.42	1
(R)-α-松油醇	(R)-2-(4-methylcyclohex-3-en-1-yl)propan-2-ol	98-55-5	$C_{10}H_{18}O$		154.28	1	1	2.42	1
乙酸松油酯	Terpinyl acetate	80-26-2	$C_{12}H_{20}O_2$		196.32	0	2	2.79	3
龙脑烯醛	Campholenic aldehyde	4501-58-0	$C_{10}H_{16}O$		152.26	0	1	2.19	2
马鞭草烯酮	Verbinone	18309-32-5	$C_{10}H_{14}O$		150.24	0	1	1.94	0
2(10)-蒎烯-3-酮	α-Pinocarvone	30460-92-5	$C_{10}H_{14}O$		150.24	0	1	1.79	0

续表

中文名	英文名	CAS 号	分子式	结构式	分子量	氢键给体	氢键受体	脂水分配系数	可旋转键
α-蒎烯	α-Pinene	80-56-8	$C_{10}H_{16}$		136.26	0	0	2.87	0
3-蒈烯	3-Carene	13466-78-9	$C_{10}H_{16}$		128.24	0	1	2.47	3
α-侧柏烯	α-Thujene	2867-05-2	$C_{10}H_{16}$		136.26	0	0	2.87	1
红没药醇	α-Bisabolol	515-69-5	$C_{15}H_{26}O$		220.44	0	0	5.73	4
橙花叔醇	Nerolidol	7212-44-4	$C_{15}H_{26}O$		222.41	1	1	4.56	7
β-榄香烯	(-)-cis-β-Elemene	33880-83-0	$C_{15}H_{24}$		204.39	0	0	4.79	3
α-葎草烯	α-Caryophyllene	6753-98-6	$C_{15}H_{24}$		204.39	0	0	5.04	0
丁香烯	β-Caryophyllen	87-44-5	$C_{15}H_{24}$		204.39	0	0	4.75	0
花侧柏烯	(R)-Cuparene	16982-00-6	$C_{15}H_{22}$		202.37	0	0	4.72	1
δ-荜澄茄烯	δ-Cadinene	483-76-1	$C_{15}H_{24}$		204.39	0	0	4.94	1

续表

中文名	英文名	CAS 号	分子式	结构式	分子量	氢键给体	氢键受体	脂水分配系数	可旋转键
1,8- 环氧 -p- 蓝桉叶素	Dehydro cineole	66113-06-2	$C_9H_{16}O$		152.26	0	1	1.84	0
橙花醇	β-Nerol	106-25-2	$C_{10}H_{18}O$		154.28	1	1	2.93	4
β- 愈创木烯	β-cis-Guaiene	88-84-6	$C_{15}H_{24}$		204.39	0	0	5.13	0
δ - 愈创木烯	δ -cis-Guaiene	3691-11-0	$C_{15}H_{24}$		204.39	0	0	4.99	1
α- 愈创木烯	α-cis-Guaiene	3691-12-1	$C_{15}H_{24}$		204.39	0	0	4.99	1
β- 古芸烯	β-Gurjunene	73464-47-8	$C_{15}H_{24}$		204.39	0	0	4.22	0
广藿香醇	Patchouli alcohol	5986-55-0	$C_{15}H_{26}O$		222.41	1	1	3.43	0

续表

中文名	英文名	CAS 号	分子式	结构式	分子量	氢键给体	氢键受体	脂水分配系数	可旋转键
β- 波旁天竺葵烯	β-Bourbonene	5208-59-3	C₁₅H₂₄		204.39	0	0	4.22	1
芳樟醇	Linalool	78-70-6	C₁₀H₁₈O		170.28	1	2	1.43	4
β- 蒎烯	β-Pinene	127-91-3	C₁₀H₁₆		136.26	0	0	2.93	0
黄樟醚	Safrole	94-59-7	C₁₀H₁₀O₂		162.20	0	2	2.61	2
2- 甲氧基黄樟醚	Croweacin	484-34-4	C₁₁H₁₂O₃		192.23	0	3	2.59	3
(E)-3,7- 二甲基 -1,3,6 辛三烯；罗勒烯	(E)-β-Ocimene	13877-91-3	C₁₀H₁₆		136.26	0	0	3.63	3
(Z)-3,7- 二甲基 -1,3,6 辛三烯；罗勒烯	(Z)-β-Ocimene	3338-55-4	C₁₀H₁₆		136.26	0	0	3.63	3
(E)-β- 金合欢烯	(E)-β-Farnesene	18794-84-8	C₁₅H₂₄		206.41	0	0	5.91	7
月桂烯	Myrcene	123-35-3	C₁₀H₁₆		136.26	0	0	3.69	4
β- 细辛醚	β-Asarone	5273-86-9	C₁₂H₁₆O₃		208.28	0	3	2.74	4
α- 细辛醚	α-Asarone	2883-98-9	C₁₂H₁₆O₃		208.28	0	3	2.74	4

续表

中文名	英文名	CAS 号	分子式	结构式	分子量	氢键给体	氢键受体	脂水分配系数	可旋转键
榄香脂素	Elemicin	487–11–6	$C_{12}H_{16}O_3$		208.28	0	3	2.79	5
(+)- 香橙烯	(+)- Aromadendrene	489–39–4	$C_{15}H_{24}$		176.33	0	0	3.77	0
(-)- 冰片；左旋龙脑	Borneoll	507–70–0	$C_{10}H_{18}O$		154.28	1	1	1.98	0
丁香油酚	Eugenol	97–53–0	$C_{10}H_{12}O_2$		266.36	1	2	3.64	0
丁香油酚甲醚	Methyl eugenol	93–15–2	$C_{11}H_{14}O_2$		178.25	0	2	2.81	4
甲氧基丁香油酚	Methoxy eugenol	6627–88–9	$C_{11}H_{14}O_3$		194.25	1	3	2.54	4
肉豆蔻醚	Myristicin	607–91–0	$C_{11}H_{12}O_3$		192.23	0	3	2.59	3
1,2,3- 三甲氧基 -5- 甲基苯	1,2,3- Trimethoxy-5- methylbenzene	6443–69–2	$C_{10}H_{14}O_3$		182.24	0	3	2.27	3

中文名	英文名	CAS 号	分子式	结构式	分子量	氢键给体	氢键受体	脂水分配系数	可旋转键
α-葛缕酮	α-Carvone	99-49-0	$C_{10}H_{14}O$		204.39	0	0	4.75	0
优葛缕酮	Eucarvone	503-93-5	$C_{10}H_{14}O$		150.24	0	1	2.07	0
百里香酚甲醚	Methyl thymol ether	1076-56-8	$C_{11}H_{16}O$		164.27	0	1	3.49	2
(±)-trans-松香芹醇	trans-Pinocarveol	1674-08-4	$C_{10}H_{16}O$		152.26	1	1	1.83	0
桃金娘烯醇	Myrtenol	515-00-4	$C_{10}H_{16}O$		152.26	1	1	1.78	1
2-甲基丁酸甲酯	Methyl-2-methylbutyrate	868-57-5	$C_6H_{12}O_2$		116.18	0	2	1.40	3
卡枯醇	Kakuol	18607-90-4	$C_{10}H_{10}O_4$		194.20	1	4	1.74	2
甲基胡椒酚	4-Allylanisole	140-67-0	$C_{10}H_{12}O$		148.22	0	1	2.82	3

第十九章
咸味中药成分的结构信息

本章从敦煌医方脾脏、肺脏病方中味"咸"的药旋覆花、葶苈子和大黄出发，以化学成分结构信息为目标，在查阅大量文献的基础上，通过筛选、编辑、整理和归纳旋覆花、葶苈子和大黄中基本符合 Lipinski 类药五规则的成分，以化合物为单位，将化合物中文名、英文名、化学物质唯一的数字识别号码（CAS 登录号）、分子式、分子结构、类药性数据等多要素数据进行整合，首次整体展示，以便于科学研究和检索部分缺失的信息。

第一节　旋覆花

主要化学成分：含 7 种黄酮，3 种内酯，2 种简单苯丙体，1 种甾体类，1 种酯类，1 种苷类，1 种萜类和挥发油，1 种生物碱。其中，黄酮类包括：槲皮素、异鼠李素、山柰酚、金圣草（黄）素、柽柳黄素、槲皮素 –3',4' – 二甲醚、菠叶素。内酯类包括：旋覆花内酯、旋覆花次内酯、旋覆花内酯 A。简单苯丙体类包括：咖啡酸、3,4– 二甲氧基肉桂酸。甾体类包括：β– 谷甾醇。酯类包括：绿原酸。苷类包括：绿莲皂苷元。萜类和挥发油类包括：乙酸表无羁萜酯。生物碱类包括：N– 亚水杨基水杨胺。具体信息，见表 19–1。

表 19-1　旋覆花成分及化学结构信息

中文名	英文名称	CAS 号	分子式	结构式	分子量	氢键给体	氢键受体	脂水分配系数	可旋转键
槲皮素	Quercetin	117-39-5	$C_{15}H_{10}O_7$		302.25	5	7	1.50	1
咖啡酸	Caffeic acid	331-39-5	$C_9H_8O_4$		180.17	3	4	1.37	2
异鼠李素	Isorhamnetin	480-19-3	$C_{16}H_{12}O_7$		316.28	4	7	1.76	2
β-谷甾醇	β-Sitosterol	64997-52-0	$C_{29}H_{50}O$		414.79	1	1	8.08	6
山柰酚	Kaempferol	520-18-3	$C_{15}H_{10}O_6$		286.25	4	6	1.77	1
绿原酸	Heriguard	327-97-9	$C_{16}H_{18}O_9$		354.34	6	9	-0.42	5
金圣草（黄）素	Chryseriol	491-71-4	$C_{16}H_{12}O_6$		354.34	6	9	-0.27	5
柽柳黄素	Tamarixetin	603-61-2	$C_{16}H_{12}O_7$		316.28	4	7	1.76	2

续表

中文名	英文名称	CAS 号	分子式	结构式	分子量	氢键给体	氢键受体	脂水分配系数	可旋转键
旋覆花内酯	Britannilactone	33620-72-3	$C_{15}H_{22}O_4$		266.37	2	4	1.81	4
旋覆花次内酯	Inulicin	33627-41-7	$C_{17}H_{24}O_5$		308.41	1	5	2.12	5
3,4-二甲氧基肉桂酸	Cinnamic acid, 3,4-dimethoxy-(8CI)	2316-26-9	$C_{11}H_{12}O_4$		208.23	1	4	1.87	4
绿莲皂苷元	Chlorogenin	562-34-5	$C_{27}H_{44}O_4$		432.71	2	4	3.72	0
乙酸表无羁萜酯	Epifriedelanol acetate	2259-07-6	$C_{32}H_{54}O_2$		470.8	0	2	10.7	2
槲皮素-3',4'-二甲醚	Dillenetin	3306-29-4	$C_{17}H_{14}O_7$		330.31	3	7	2.01	3
菠叶素	Spinacetin	3153-83-1	$C_{17}H_{14}O_8$		346.31	4	8	1.74	3
旋覆花内酯 A	Inuchinenolide A	79383-84-9	$C_{17}H_{22}O_5$		306.39	0	5	1.65	5
N-亚水杨基水杨胺	N-Salicylidene salicylamine	N/A	$C_{14}H_{13}NO_2$		227.28	2	3	2.90	3

第二节　葶苈子

主要化学成分：含 6 种脂肪酸，5 种苷类，3 种含硫合和物，2 种甾体类，1 种简单苯丙体，1 种生物碱。其中，脂肪酸类包括：棕榈酸、硬脂酸、油酸、亚麻酸、亚油酸、芥酸。苷类包括：黄麻苷 A、洋地黄毒苷元 -α- 鼠李糖苷、葶苈苷、葡萄糖芥苷、卫矛双糖苷。含硫合和物类包括：硫氰酸烯丙酯、二烯丙基二硫化物，异硫氰酸酯。甾体类包括：毒毛花苷元、β- 谷甾醇。简单苯丙体类包括：芥子酸。生物碱类包括：芥子碱。具体信息，见表 19-2。

表 19-2　葶苈子部分成分及化学结构信息

中文名	英文名	CAS 号	分子式	结构式	分子量	氢键给体	氢键受体	脂水分配系数	可旋转键
棕榈酸	Palmitic acid	57-10-3	$C_{16}H_{32}O_2$		256.48	1	2	6.37	14
硬脂酸	Stearic acid	57-11-4	$C_{18}H_{36}O_2$		284.54	1	2	7.28	16
油酸	Oleic acid	112-80-1	$C_{18}H_{34}O_2$		282.52	1	2	6.84	15
亚麻酸	Linolenic acid	463-40-1	$C_{18}H_{30}O_2$		278.48	1	2	5.95	13
亚油酸	Linolic acid	60-33-3	$C_{18}H_{32}O_2$		278.48	1	2	5.95	13
芥酸	Erucic Acid	112-86-7	$C_{22}H_{42}O_2$		338.64	1	2	8.66	19
硫氰酸烯丙酯	Allyl isothiocyanate	57-06-7	C_4H_5NS		99.17	0	1	1.63	2
二烯丙基二硫化物	Diallyldisulfide	2179-57-9	$C_6H_{10}S_2$		146.30	0	0	2.62	5

续表

中文名	英文名	CAS 号	分子式	结构式	分子量	氢键给体	氢键受体	脂水分配系数	可旋转键
芥子酸	Synapoic acid	530-59-6	$C_{11}H_{12}O_5$		224.23	2	5	1.60	4
毒毛花苷元	Corchorgenin	66-28-4	$C_{23}H_{32}O_6$		404.55	3	6	1.34	2
黄麻苷 A	Corchoroside	508-76-9	$C_{29}H_{42}O_9$		534.6	4	9	1.25	4
洋地黄毒苷元 -α- 鼠李糖苷	Evomonosid	508-93-0	$C_{29}H_{44}O_8$		520.73	4	8	2.52	3
葶苈苷	Alleoside A	630-64-8	$C_{29}H_{42}O_9$		534.71	4	9	1.25	4
葡萄糖芥苷	Erysimosid	7082-34-0	$C_{35}H_{52}O_{14}$		696.87	7	11	-0.50	7
卫矛双糖苷	Evobioside	79435-42-0	$C_{35}H_{54}O_{13}$		682.89	7	13	0.77	6
芥子碱	Sinapine	18696-26-9	$C_{16}H_{24}NO_5^+$		310.41	1	5	0.64	8

续表

中文名	英文名	CAS 号	分子式	结构式	分子量	氢键给体	氢键受体	脂水分配系数	可旋转键
β- 谷甾醇	β–Sitosterol	83–46–5	$C_{29}H_{50}O$		386.73	1	1	7.63	6

第三节　大黄

主要化学成分：含 10 种醌类，7 种有机酸，3 种黄酮，2 种脂肪酮，2 种鞣质，2 种酚类，2 种生物碱。其中，醌类包括：芦荟大黄素、大黄素、大黄素甲醚、大黄酚、虫漆酸 D、大黄素蒽酮、掌叶大黄二蒽酮 B、掌叶大黄二蒽酮 C、决明内酯、大黄酸植物提取物。有机酸类包括：没食子酸、肉桂酸、柠檬酸、乳酸、L- 苹果酸、肉桂酸、马来酸。黄酮类包括：儿茶精、泽兰黄醇、(+) 没食子儿茶素。脂肪酮类包括：反式苯亚甲基丙酮、覆盆子酮。鞣质类包括：大黄素甲醚 –1–O–B–D– 葡萄糖苷、单宁酸。酚类包括：丹叶大黄素、白皮杉醇。生物碱类包括：2- 苯基 –4- 喹啉羧酸、5- 羟基色胺。具体信息，见表 19–3。

表 19–3　大黄部分成分及化学结构信息

中文名	英文名称	CAS 号	分子式	分子结构	分子量	氢键给体	氢键受体	脂水分配系数	可旋转键
儿茶精	Cianidanol	154–23–4	$C_{15}H_{14}O_6$		290.29	5	6	1.92	1

续表

中文名	英文名称	CAS号	分子式	分子结构	分子量	氢键给体	氢键受体	脂水分配系数	可旋转键
芦荟大黄素	Aloe-emodin	481-72-1	$C_{15}H_{10}O_5$		270.25	3	5	1.67	1
大黄素	Emodin	518-82-1	$C_{15}H_{10}O_5$		270.25	3	5	2.49	0
大黄素甲醚	Physcion	521-61-9	$C_{16}H_{12}O_5$		284.28	2	5	2.74	1
没食子酸	3,4,5-Trihydroxybenzoic acid	149-91-7	$C_7H_6O_5$		170.13	4	5	0.63	1
肉桂酸	Cinnamic acid	621-82-9	$C_9H_8O_2$		148.17	1	2	1.90	2
柠檬酸	Citric acid	77-92-9	$C_6H_8O_7$		192.14	4	7	-1.39	5
大黄酚	Crysophanol	481-74-3	$C_{15}H_{10}O_4$		254.25	2	4	2.76	0
泽兰黄醇	Eupatin	19587-65-6	$C_{18}H_{16}O_8$		360.34	3	8	1.99	4
反式苯亚甲基丙酮	TPBO	1896-62-4	$C_{10}H_{10}O$		146.20	0	1	1.89	2
(+)没食子儿茶素	(+)-Gallocatechin	970-73-0	$C_{15}H_{14}O_7$		306.29	6	7	1.65	1

中文名	英文名称	CAS 号	分子式	分子结构	分子量	氢键给体	氢键受体	脂水分配系数	可旋转键
大黄素甲醚-1-O-B-D-葡萄糖苷	1,8-Dihydroxy-3-methoxy-2,6-dimethyl-9,10-anthraquinone	1329-27-7	$C_{22}H_{22}O_{10}$		298.31	2	5	3.23	1
丹叶大黄素	Rhapontigenin	500-65-2	$C_{15}H_{14}O_4$		258.29	3	4	3.00	3
2-苯基-4-喹啉羧酸	Cinchophen	132-60-5	$C_{16}H_{11}NO_2$		276.245	3	6.75	0.118	7
5-羟基色胺	5-Hydroxytryptamine	50-67-9	$C_{10}H_{12}N_2O$		176.24	4	2	1.28	2
白皮杉醇	Piceatannol	10083-24-6	$C_{14}H_{12}O_4$		244.26	4	4	2.75	2
虫漆酸 D	Laccaic acid D	18499-84-8	$C_{16}H_{10}O_7$		300.23	4	7	1.61	1
覆盆子酮	Raspberry Ketone	5471-51-2	$C_{10}H_{12}O_2$		164.22	1	2	1.64	3
10-β-羟基-6-β-异丁基呋喃烷醇	10-β-Hydroxy-6-β-isobutyrylfuranoeremophilane	60410-89-1	$C_{19}H_{28}O_4$		320.47	1	4	3.90	3
乳酸	Lactic acid	50-21-5	$C_3H_6O_3$		90.09	2	3	-0.31	1
大黄素蒽酮	Emodinanthrone	491-60-1	$C_{15}H_{12}O_4$		256.27	3	4	3.06	0

续表

中文名	英文名称	CAS 号	分子式	分子结构	分子量	氢键给体	氢键受体	脂水分配系数	可旋转键
L- 苹果酸	DMR	97-67-6	$C_4H_6O_5$		134.10	3	5	-0.95	3
肉桂酸	trans-Cinnamic acid	140-10-3	$C_9H_8O_2$		148.17	1	2	1.90	2
掌叶大黄二蒽酮 B	Palmidin B	17062-56-5	$C_{30}H_{22}O_7$		494.52	5	7	4.79	2
掌叶大黄二蒽酮 C	Palmidin C	17177-86-5	$C_{30}H_{22}O_7$		494.52	5	7	5.61	1
决明内酯	Toralactone	41743-74-2	$C_{15}H_{12}O_5$		272.27	2	5	2.25	1
大黄酸植物提取物	Rhein	478-43-3	$C_{15}H_8O_6$		284.23	3	6	1.88	1
马来酸	Maleic acid	110-16-7	$C_4H_4O_4$		116.08	2	4	-0.01	2
单宁酸	Glycerite	1401-55-4	$C_{76}H_{52}O_{46}$		1699.30	25	45	8.19	31

参考文献

[1] 中国医学科学院药物研究所.国家人口与健康科学数据共享平台药学数据中心 [DB/OL].[2018-05-25] http://pharmdata.ncmi.cn.

[2] 惠永正.中药天然产物大全 [M].上海：上海科学技术出版社，2011.

[3] 中国科学院上海有机化学研究所.化学专业数据库 [DB/OL].[1978-2022] http://www.organchem.csdb.cn.

[4] Wishart D S，Feunang Y D，Guo A C，et al. DrugBank 5.0：a major update to the DrugBank database for 2018[J]. Nucleic Acids Res，2018，46（D1）：D1074-d82.

[5] 北京西林布克网络科技有限公司.Chemical book[DB/OL].[2016-2021] https://www.chemicalbook.com/ProductIndex.aspx.

[6] 台湾计算与生物系统学实验室.台湾中医药资料库（TCM Database@ Taiwan）[DB/OL].[2022-09-21] http://tcm.cmu.edu.tw.

[7] 计算系统生物学实验室.Traditional Chinese Medicine Systems Pharmacology Database and Analysis Platform[DB/OL].[2022-09-26] https://old.tcmsp-e.com/tcmsp.php.

[8] 周家驹，谢桂荣，严新建.中药源植物化学成分手册 [M].北京：化学工业出版社，2004.

附录 1 "芪煌"著作权作品说明

一、著作权作品

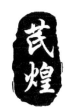

附图 1-1 芪煌

二、设计构思

"芪煌"传承中医药文化，将益气扶正代表中药黄芪与敦煌医学相结合；"芪煌"又与中医药的始祖"岐黄"谐音，寓意中医药文化繁荣昌盛、以敦煌医学文化为引领的黄芪养生产业蓬勃发展，充分发扬中医药传统文化优势，服务人类健康。

三、logo 含义

本 logo 构成以中医药文化为基础。其中，"芪"为益气扶正代表中药黄芪。黄芪始载于《神农本草经》，被列为上品，在古代写作"黄耆"。李时珍在《本草纲目》中释其名曰："耆，长也。黄耆色黄，为补药之长，故名。""耆"高度概括了黄芪具有补益、补虚、延缓人体衰老之用。"煌"代表敦煌文化、敦煌医学。敦煌一词，东汉应邵注《汉书》曰："敦，大也；煌，盛也。"取盛大辉煌之意，寓繁荣昌盛之愿。敦煌文化传承了中华传统文化的精华，又包含了多元文化的融合结晶，是丝绸之路文明交汇互鉴、东西方文明交流融合，不断创新与发展而形成的世界文明长河中一颗璀璨明珠，具有强大的文化感召力和精神辐射力。在敦煌文化中，蕴含汉、藏、印等不同文化系统及不同语言文字医学文献的敦煌医学，也是世界不同医学文化共处共融和交流互鉴的典范。文明因交流而多彩，因互鉴而发展。

本 logo 构成"芪煌"，既蕴含中药黄芪之益气扶正、延年益寿，敦煌医学之海纳百川、守正创新的中医药康养文化之意，又与中医药的始祖"岐黄"谐音，寓意中医药文化繁荣昌盛、以敦煌医学文化为引领的黄芪养生产业蓬勃发展。"芪煌"旨在传播推广中医药文化，坚持传承精华、守正创新，为中医药发展注入新动力，助推敦煌医学、黄芪养生产业链创造辉煌，走出经卷，服务人类健康。

"芪煌"中"芪"古为"耆"。《尔雅·释诂》曰："耆，长也。"《广雅》曰："耆，强也。"《说文》曰："煌，煌辉也。""芪煌"又蕴含天长地久、盛大辉煌、繁荣昌盛之意。本 Logo 可延伸性理解度很广，蕴含了丰富的中医药文化，体现了坚持传承精华、守正创新理念，是一个易辨、易读、易记的良好代言形象。

四、作品登记证书

作品名称：芪煌。

作品登记证书：国作登字 –2022–F–10161078。

著作权人：甘肃中医药大学，刘永琦。

登记日期：2022.8.9。

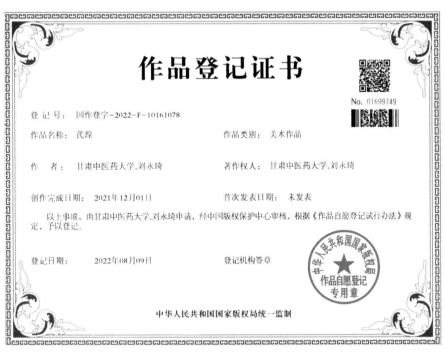

附图 1-2　作品登记证书

附录2 "阴阳五味"著作权作品说明

一、著作权作品

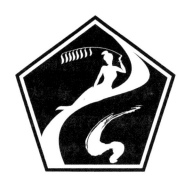

附图 2-1　阴阳五味

二、设计构思

"阴阳五味"图案以敦煌飞天和太极阴阳鱼图为设计基础，凸显敦煌医学五脏五味和益气扶正代表中药黄芪等元素，寓意以敦煌医学文化、理论为指导，发扬传统文化，发挥中医药防病治病、康复养生优势，实现天人合一，阴阳调和，服务人类健康的理念。

三、logo 含义

本 logo 构成整体以敦煌飞天和太极阴阳鱼图为设计基础。敦煌飞天手捧"黄芪花"，体现了昂扬向上、奋勇进取、飞往未来的美好理想，象征着助推中华民族的瑰宝——敦煌养生文化引领的中医药养生事业一飞冲天、蒸蒸日上、蓬勃发展。本 logo 将中医太极阴阳鱼图与象征五脏五味的五边形元素有机融合。五边形象征着敦煌医学《辅行诀五脏用药法要》五行五味、归经五脏、互藏互含之精要；太极阴阳鱼图体现了于天人之际，便是人类与自然相亲和，象征着以敦煌养生文化引领的中医药养生之道合乎天人相应，以实现阴阳调和，生生不息！

本 Logo 可延伸性理解度很广，构图新颖别致、动感极强。优美的线条突出了"阴阳五味"Logo 大气生动的形象，蕴含了丰富的中医药文化，助推敦煌医学、黄芪养生产业链承古拓新，创造辉煌，走出经卷，服务人类健康，体现了坚持传承精华、守正创新、以人为本的企业文化，是一个易辨、易读、易记的良好代言形象。

四、作品登记证书

作品名称：阴阳五味（美术作品）。

作品登记证书：国作登字 –2022–F–10161079。

著作权人：甘肃中医药大学，刘永琦。

登记日期：2022.8.9。

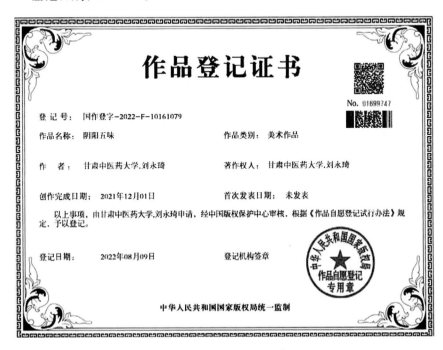

附图 2-2　阴阳五味证书

附录3 《辅行诀》辨证理论与处方系统软件简介

一、系统简介

《辅行诀》辨证理论与处方系统将敦煌医方《辅行诀》从经卷转变成数字化产品，更有利于宣传和推广学习敦煌医学《辅行诀》的独特理论及其价值。

本系统应用赋值积分法和兴趣导向式的学习方法，对传统中医和辅行诀"体－用－化"体系进行介绍，以更好的方式呈现给大众。

本系统可供致力于《辅行诀》特色理论研究的各大高校师生以及相关学者研习《辅行诀》，促进"产、学、研"的深度融合。

同时，使用者可以根据疾病情况选择相应症状，通过软件中的智能算法，计算出最适宜的处方。

二、软件使用基本步骤

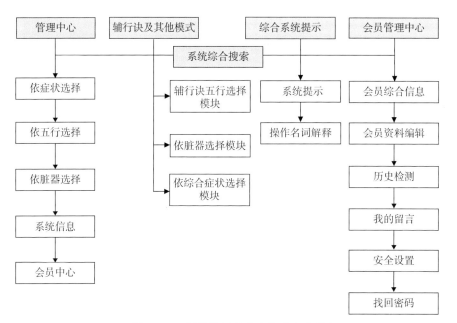

附图 3-1　软件使用基本步骤（客户端）

三、前台系统操作概况

前台系统操作模块共包括11个部分：文章展示、依症状选择处方、依五行选择处方、依脏器选择处方、系统信息提示、系统名词解释、登录与注册会员、会员信息管理、历史检测管理、会员留言反馈、综合搜索。下附部分界面图示。

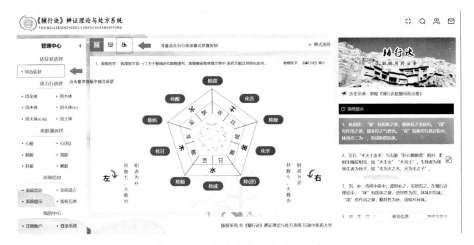

附图 3-2　确定选方模式（节选）

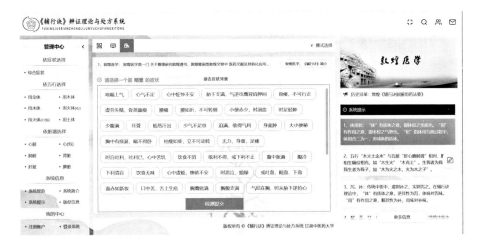

附图 3-3　依症状辨识证候（节选）

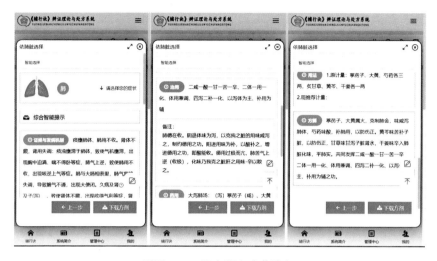

附图 3-4　处方释义（节选）

四、计算机软件著作权证书

软件名称:《辅行诀》辨证理论与处方系统 V1.0。

颁发部门：中华人民共和国国家版权局。

证书号：软著登字第 9976434 号，颁发时间：2022.8.5。

著作权人：甘肃中医药大学，刘永琦，王锐锋，魏本君，孙华政，靳晓杰，邱璐，张利英，和建政。

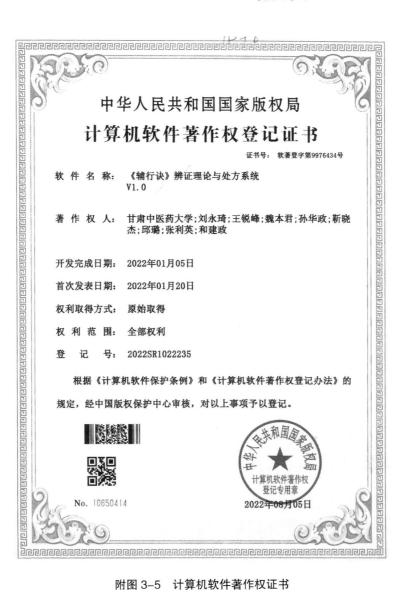

附图 3-5　计算机软件著作权证书